新医学科学与技术系列丛书

慢病机理与健康

Mechanisms of Chronic Diseases and Health

● 主　编　卢卫红　肖　丹

● 副主编　丁忠庆　宋　晨　高　鑫

哈爾濱工業大學出版社
HARBIN INSTITUTE OF TECHNOLOGY PRESS

内 容 提 要

慢病是由多种复杂原因引起的长期持续性疾病，如心血管疾病、癌症、慢性呼吸系统疾病、脑卒中、神经退行性疾病、糖尿病、慢性肾病等。近年来，由于生活方式的改变、环境污染加重等因素，慢病的发病率呈上升趋势，给人类的健康和社会经济带来了巨大的负担。因此，研究慢病的发病机理和防治策略是一项重要的科学任务。

本书内容共7章，第一章为慢病学总论，系统介绍了慢病的基本概念和特点；第二章为呼吸系统慢病的发病机理与健康防护；第三章为消化系统慢病的发病机理与健康防护；第四章为心血管系统慢病的发病机理与健康防护；第五章为内分泌与代谢疾病的发病机理与健康防护；第六章为神经退行性疾病的发病机理与健康防护；第七章为肿瘤的发病机理与健康防护。全书系统阐述了慢病的发病机理与防护措施，从各类慢病概念到诊断及诱发因素，递进至各类慢病的发病机理，并将食品营养学与中医思想融入健康防护策略，互相促进，突出了医学与健康教育特色。

本书可供高等院校和生命科学及医学研究机构的生物医学、食品科学、食品营养学专业的本科生、研究生及教学与科研人员参考使用。

图书在版编目(CIP)数据

慢病机理与健康/卢卫红，肖丹主编. —哈尔滨：哈尔滨工业大学出版社，2025. 4. —ISBN 978 - 7 - 5767 - 1955 - 0

Ⅰ. R4

中国国家版本馆 CIP 数据核字第 2025BK3564 号

策划编辑　杜燕
责任编辑　李鹏　孙晶
封面设计　高永利
出版发行　哈尔滨工业大学出版社
社　　址　哈尔滨市南岗区复华四道街 10 号　邮编 150006
传　　真　0451 - 86414749
网　　址　http://hitpress.hit.edu.cn
印　　刷　哈尔滨午阳印刷有限公司
开　　本　787 mm×1 092 mm　1/16　印张 20.75　字数 511 千字
版　　次　2025 年 4 月第 1 版　2025 年 4 月第 1 次印刷
书　　号　ISBN 978 - 7 - 5767 - 1955 - 0
定　　价　88.00 元

前　　言

随着生活方式的改变和人口老龄化趋势的加剧，慢病已成为全球范围内的重要公共卫生问题。在《“十四五”国民健康规划》中，重点提及了强化慢病综合防控。本书充分吸收传统慢病理论，面向人民群众健康的重要问题，讲述慢病发病机理、健康用药、营养防护，以及最新进展；贯彻落实立德树人根本任务，突出思想教育内容，树立学生为人民群众慢病健康服务的责任感和担当精神；广泛收集了国内外相关研究资料，旨在拓展医学生对慢病中医与心理学内涵的视野，培养医学研究生素质和提升其创新能力。

本书主要包括慢病学总论、呼吸系统慢病的发病机理与健康防护、消化系统慢病的发病机理与健康防护、心血管系统慢病的发病机理与健康防护、内分泌与代谢疾病的发病机理与健康防护、神经退行性疾病的发病机理与健康防护及肿瘤的发病机理与健康防护等内容。

本书共分为7章，第一章由卢卫红、周钦浩、马源编写；第二章、三章由丁忠庆、刘梦男、王嘉宇编写；第四章、五章由肖丹、贾静宜、乔一心编写；第六章由高鑫、李江飞编写；第七章由宋晨、王君文编写。肖丹、宋晨、高鑫负责全书的资料搜集整理工作，卢卫红、丁忠庆对本书进行了审阅。同时，黑龙江东方学院乔巍老师对本书的编写提供很大帮助，在此表示感谢。

本书由多所院校共同参与编写，是集体智慧的结晶。本书可在医学类、生物类研究生专业有关课程教学中使用，发放范围包括本科生、研究生、授课教师和从事生命科学及医学研究的科研人员，供教学及科研参考。

本书的编写深度结合教学改革，加强了教学资源库的建设，满足了学生的需求。由于学科涉及内容广泛，发展迅速，书中如有不妥之处，欢迎专家和读者批评指正。

编　者

2025年2月

目　录

第一章　慢病学总论 …… 1
第一节　慢病概论 …… 1
第二节　慢病的医学思维 …… 8
第三节　慢病患者的营养管理 …… 18
参考文献 …… 25
第二章　呼吸系统慢病的发病机理与健康防护 …… 28
第一节　慢性支气管炎的发病机理与健康防护 …… 28
第二节　支气管哮喘的发病机理与健康防护 …… 32
第三节　慢性阻塞性肺疾病的发病机理与健康防护 …… 39
第四节　支气管扩张的发病机理与健康防护 …… 50
第五节　慢性鼻窦炎的发病机理与健康防护 …… 59
第六节　肺纤维化的发病机理与健康防护 …… 64
第七节　肺动脉高压的发病机理与健康防护 …… 69
参考文献 …… 77
第三章　消化系统慢病的发病机理与健康防护 …… 82
第一节　慢性胃炎的发病机理与健康防护 …… 82
第二节　胃溃疡的发病机理与健康防护 …… 87
第三节　慢性肠炎的发病机理与健康防护 …… 93
第四节　十二指肠溃疡的发病机理与健康防护 …… 96
第五节　溃疡性结肠炎的发病机理与健康防护 …… 102
第六节　肝硬化的发病机理与健康防护 …… 108
第七节　慢性胆囊炎的发病机理与健康防护 …… 114
参考文献 …… 119
第四章　心血管系统慢病的发病机理与健康防护 …… 122
第一节　高血压的发病机理与健康防护 …… 122
第二节　冠心病的发病机理与健康防护 …… 129
第三节　慢性心力衰竭的发病机理与健康防护 …… 135
参考文献 …… 139

第五章　内分泌与代谢疾病的发病机理与健康防护 …… 141
第一节　糖尿病的发病机理与健康防护 …… 141
第二节　慢性肾炎的发病机理与健康防护 …… 153
第三节　骨质疏松的发病机理与健康防护 …… 159
第四节　关节炎的发病机理与健康防护 …… 164
第五节　甲状腺疾病的发病机理与健康防护 …… 172
第六节　肾上腺疾病的发病机理与健康防护 …… 182
第七节　雌激素相关疾病的发病机理与健康防护 …… 189
参考文献 …… 196
第六章　神经退行性疾病的发病机理与健康防护 …… 199
第一节　帕金森病的发病机理与健康防护 …… 199
第二节　阿尔茨海默病的发病机理与健康防护 …… 211
参考文献 …… 221
第七章　肿瘤的发病机理与健康防护 …… 224
第一节　良性脑肿瘤 …… 224
第二节　良性乳腺肿瘤 …… 229
第三节　良性前列腺增生 …… 235
第四节　良性子宫肌瘤 …… 241
第五节　罕见良性肾脏肿瘤 …… 244
第六节　白血病 …… 249
第七节　淋巴瘤 …… 253
第八节　肺癌 …… 257
第九节　乳腺癌 …… 267
第十节　肠癌 …… 274
第十一节　前列腺癌 …… 279
第十二节　胃癌 …… 283
第十三节　肝癌 …… 287
第十四节　胰腺癌 …… 292
第十五节　卵巢癌 …… 296
第十六节　子宫颈癌 …… 301
第十七节　骨肉瘤 …… 314
参考文献 …… 320

第一章　慢病学总论

第一节　慢 病 概 论

导读

- 掌握慢病的基本概念与主要特点，以及慢病的防控；
- 熟悉慢病与不良生活方式及慢病的监测；
- 了解慢病的发展与危害。

一、慢病的基本概念

慢性非传染性疾病（non-communicable diseases，NCDs）简称慢病，不是特指某种疾病，而是对一类起病隐匿，病程长且病情迁延不愈，缺乏确切的传染性生物病因证据，病因复杂，且有些尚未完全被确认的疾病的概括性总称（Canfell et al，2022）。慢病为长期存在且缓慢进展的健康问题，常见的慢病（图 1.1）主要是以心血管疾病、癌症、慢性呼吸系统疾病、脑卒中、神经退行性疾病、糖尿病、慢性肾病等为代表的一组疾病。这些疾病在全球范围内都具有较高的患病率和死亡率，对人类健康和社会经济发展产生了重大影响。

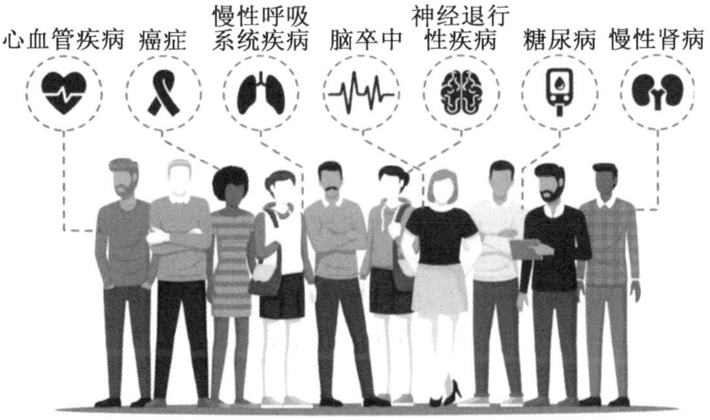

图 1.1　常见的慢病

慢病是指一类具有相似特征的疾病。这些特征包括：缺乏单一明确的病因、多个病因之间相互作用导致疾病的发生、自主神经系统的异常参与，以及与生活方式、心理和社会因素等密切相关。因此，慢病是一种复杂的疾病现象，需要从整体角度来看待和治疗。慢病有着共同的疾病特点，主要特点包括：

①病情状态较稳定。慢病的病情比较稳定,很少会出现剧烈的恶化。

②症状不明显。由于慢病没有确切的传染性的生物病因证据,起病隐匿,诊断时间往往较晚,错过最佳的治疗和控制时间。

③病程长。慢病的病程长,可以达到5年以上,病情迁延,即"只能控制,不能断根",有些慢病患者甚至需要终身服药控制病情。

④临床治疗与预后效果差。慢病的患病率高,知晓率和控制率低,各种并发症的致残率和死亡率高。

⑤需要个体化管理。慢病防治效果常取决于个体化、精细化的健康管理服务的实施,而慢病个体化、精细化健康管理服务涉及危险因素和高危人群的判断、诊断和个体评估,以及针对个体的健康干预和自我管理、精细化健康教育等。

慢病学是一门专注于慢病预防、控制和治疗的学科,它的研究对象包括慢病的病因、发病机理、诊断、治疗和预防等方面。通过深入研究慢病的各个方面,慢病学可以为人类提供更有效的预防和治疗方法,从而减轻患者的痛苦和经济负担。慢病学的研究方法主要包括流行病学调查、实验研究、临床研究、分子生物学和遗传学等(Sears et al,2012)。这些研究方法可以帮助研究者更深入地了解慢病的病因和发病机理,并开发出更有效的预防和治疗方法。

慢病学在当前的全球健康挑战中具有重要的地位。随着人口老龄化(Alfano et al,2020)和生活方式的改变,慢病的患病率和死亡率不断上升,这给公共卫生和医疗保健系统都带来了巨大的挑战。同时,慢病的病程长,预后差,并伴有严重并发症甚至残疾的发生,对人体健康和社会造成了严重的危害,已成为危害人们健康的主要公共卫生问题。因此,加强慢病学的研究和应用,促进慢病的预防和控制,对保障人类健康和社会稳定具有重要意义。

二、慢病的发展趋势

慢病已成为目前全球面临的最为严峻的健康问题。根据世界卫生组织(World Health Organization,WHO)发布的《2023年世界卫生统计》报告,由慢病导致的全球死亡人数从2000年的约3 100万人(61%)已增加到2019年的约4 100万人(74%)。其中,4种主要慢病(心血管疾病、癌症、慢性呼吸系统疾病和糖尿病)在2019年共造成约3 330万人死亡,相比2000年增加了28%,这4种主要慢病导致的死亡情况具体如下:

①心血管疾病。约1 790万人死亡,在慢病导致的死亡中占比最大。心血管疾病通常与不健康的饮食、缺乏体育活动和吸烟等风险因素相关。

②癌症。约930万人死亡。癌症是一个复杂的疾病类别,包括各种不同类型的肿瘤,其发病原因多种多样,包括遗传因素、环境暴露和生活方式(Sulli et al,2019)等。

③慢性呼吸系统疾病。约410万人死亡。慢性呼吸系统疾病包括慢性阻塞性肺疾病(chronic obstructive pulmonary disease,COPD)、肺气肿和哮喘等呼吸道疾病。吸烟、空气污染和职业性暴露等因素可增加这些疾病的风险。

④糖尿病。约200万人死亡。糖尿病导致血糖水平升高,可能引发多种并发症,如心血管疾病、肾脏问题和失明(Javeed et al,2018)等。生活方式因素,特别是不健康的饮食和缺乏运动,是糖尿病的主要风险因素之一。

另外,2000—2019 年 4 种慢病的年龄标准化死亡率呈现不同的趋势。其中,慢性呼吸系统疾病的死亡率下降最为显著,降幅为 37%;其次降幅较为明显的慢病是心血管疾病和癌症,其死亡率的降幅分别为 27%和 16%;然而,糖尿病导致的死亡率却略有上升,同期增长了 3%。

我国慢病的发病率正在快速上升,除了高血压和糖尿病的发病率显著升高外,癌症的发病率也呈现上升的趋势。与此同时,慢病的死亡率却有所下降。这反映了我国社会经济条件的改善和医疗卫生水平的提高,也是国民生活水平提升和寿命延长的必然结果。然而,考虑到人口老龄化等社会因素和吸烟等危险因素的现状及变化趋势,我国慢病的总体防控形势仍然十分严峻。

《中国居民营养与慢病状况报告(2020 年)》指出,我国超重和肥胖问题十分严峻。其中,成年居民的超重率和肥胖率分别达到了 34.3%和 16.4%;6~17 岁的儿童和青少年的超重率和肥胖率分别为 11.1%和 7.9%;而 6 岁以下的儿童的超重率和肥胖率则分别为 6.8%和 3.6%。这种超重和肥胖的趋势也直接增加了心血管疾病、糖尿病及多种癌症等慢病发生的风险。相较于 2015 年,高血压、糖尿病、高胆固醇血症、慢性阻塞性肺疾病及癌症的患病率均有所上升。

三、慢病的危害

慢病的危害主要是造成脑、心脏、肾脏(Girndt,2017)等重要脏器的损害,易造成伤残,影响劳动能力和生活质量,且医疗费用极其昂贵,增加了社会和家庭的经济负担。这些疾病对患者的健康和生活产生了广泛而严重的危害,其中一些主要危害包括:

①生命威胁。许多慢病,如心血管疾病、癌症、慢性阻塞性肺疾病和糖尿病,是导致世界各地居民死亡的主要原因。这些疾病可以导致早逝,缩短寿命。

②身体功能受损。慢病可以导致身体各器官功能的受损,如心脏、肺脏、肾脏、肝脏和关节,也可能导致永久性的健康问题,如心力衰竭、呼吸困难、肾衰竭等。

③生活质量下降。慢病可能导致疼痛、疲劳、失能和行动受限,从而影响患者的生活质量。患者可能需要长期的药物治疗、医疗护理和康复。

④经济负担。治疗慢病通常需要长期的医疗护理和药物治疗,这会导致巨大的经济负担。患者和家庭可能需要支付高额的医疗费用,同时可能因健康问题而无法工作。

⑤精神健康问题。慢病与精神健康问题之间存在密切关联。疼痛、疾病和治疗可能引发焦虑、抑郁和其他心理健康问题。

⑥社会关系受损。慢病可能导致社会隔离和关系问题。患者可能感到孤独和无助,同时家庭成员和朋友也可能承受照顾患者的负担。

⑦公共卫生挑战。慢病在全球范围内已成为公共卫生挑战,占据大量医疗资源,对医疗系统造成压力,同时也对国家的经济和社会产生重大影响。

因此,预防、早诊断和有效管理慢病对于减轻其危害至关重要(Subramanian et al,2020)。根据 2015 年 4 月 10 日国家卫计委例行新闻发布会上发布的《中国疾病预防控制工作进展报告》,慢病综合防控工作力度虽然逐步加大,但防控形势依然严峻,心血管疾病、恶性肿瘤等慢病已成为主要死亡原因,慢病导致的死亡人数已占全国总死亡人数的 86.6%,而导致的疾病负担占总疾病负担的近 70%。根据《中国居民营养与慢性病状况报告(2020

年)》,全国18岁及以上成人的高血压患病率为27.5%,糖尿病患病率为11.9%。根据国家肿瘤中心于2022年公布的数据,2022年我国癌症总新发病例数为482.47万人,占全球病例数的24.1%,肺癌位居发病首位。2022年癌症总死亡病例数为257.42万人,占全球死亡病例数的26.5%。心血管疾病、癌症和慢性呼吸系统疾病为主要死因。标准化处理后,除冠心病、肺癌等少数疾病死亡率有所上升外,多数癌症、慢性阻塞性肺疾病、脑卒中等慢病死亡率均呈下降趋势。

四、慢病与不良生活方式

世界卫生组织调查显示,慢病的发病原因60%与个人的生活方式密切相关,同时还与遗传、医疗条件、社会条件和气候等因素有关。在生活方式中,吸烟、酗酒、膳食不合理及身体活动量不足是慢病发生的四大危险因素(Nugent,2019)。

吸烟、过量饮酒、身体活动量不足和高盐、高脂等不健康饮食是慢病发生和发展的主要行为危险因素(D'angelo et al,2019)。根据《中国吸烟危害健康报告(2020年)》显示,我国吸烟人数超过3亿人,15岁及以上人群吸烟率为26.6%,其中男性吸烟率高达50.5%。烟草每年使我国100多万人失去生命,若不及时采取有效措施,预计到2030年死亡人数将增至每年200万人,到2050年将增至每年300万人。

病例分析:恶性肿瘤

病例1:日本一位两岁的男孩,由于母亲长期吸烟,在妊娠期癌细胞转移至胎儿,结果男孩患上了肺癌,这是一种极为罕见的情况,但也说明了吸烟对肺癌的影响巨大。

病例2:一位40岁的男性,长期酗酒导致其肝脏功能严重受损,患上了肝硬化和肝癌。他在接受治疗时,仍然无法戒酒,最终导致治疗失败。

病例3:一位50岁的女性,因为喜欢吃高盐、高脂、高糖、低纤维的食物,导致其胃黏膜受到刺激和损伤,患上了胃溃疡和胃癌。她在发现胃癌时已经是晚期,无法手术切除。

病例4:一位35岁的女性,缺乏体育锻炼,导致其体重超标和代谢紊乱,患上了乳腺癌。她在接受化疗时,由于免疫系统功能低下,出现了严重的感染和并发症。

解析:肿瘤是一类由细胞异常增殖而形成的病变。不良生活习惯可能导致细胞的基因发生突变,从而诱发肿瘤。不良生活习惯与肿瘤的具体关系包括:

①吸烟和酗酒。吸烟是肺癌的主要危险因素,约1/3的癌症死亡病例与吸烟有关。吸烟还会增加喉癌、食管癌、胃癌、口腔癌等发生的风险。酗酒会损伤肝脏,增加肝癌的风险。酗酒还会与吸烟相互作用,增加口腔癌、喉癌、食管癌等发生的风险。

②不合理膳食。不合理膳食包括高盐、高脂、高糖、低纤维等不良饮食习惯,会增加胃癌、结直肠癌、乳腺癌等的风险。另外,过量摄入烧烤、腌制、油炸等食物,也会增加肿瘤的风险,因为这些食物中含有多种致癌物质。

③缺乏体育锻炼。缺乏体育锻炼会导致肥胖和代谢紊乱,增加乳腺癌、子宫内膜癌、结直肠癌等的风险。缺乏体育锻炼还会影响免疫系统的功能,降低抵抗肿瘤的能力。

体能消耗过少,包括体育锻炼过少和日常活动量的减少是慢病发生的首要因素。建议每周至少锻炼3次,且平均每天0.5 h。锻炼的方式以有氧运动为主,包括快走、慢跑、游泳等耐力型运动和器械、哑铃、拉力器等力量型的运动。耐力型和力量型运动要结合,即使是65岁以上老年人每周也应该进行2~3次、8~10种的力量型锻炼(Collado-Mateo et al,

2021）。

合理的膳食影响慢病的发病率与治疗效果。我国居民脂肪摄入量过多，平均膳食脂肪供能比为32.9%，脂肪含量较高的猪肉摄入量明显增加，超过了《中国居民膳食指南》推荐的25%~30%的合理膳食的上限。解决膳食结构不合理问题，要以《中国居民膳食指南》为指导，大力倡导平衡膳食，坚持植物性食物为主的膳食模式，适量摄入动物性食物，增加果蔬类、大豆类和奶类的摄入量。以糖尿病为例，患者采取措施降糖、降压、调整血脂和控制体重，纠正不良生活习惯如戒烟、限酒、控油、减盐和增加体力活动，可明显减少并发症发生的风险。平稳控制病情，延缓并发症，患者可同正常人一样享受生活。慢病发病机理如图1.2所示。

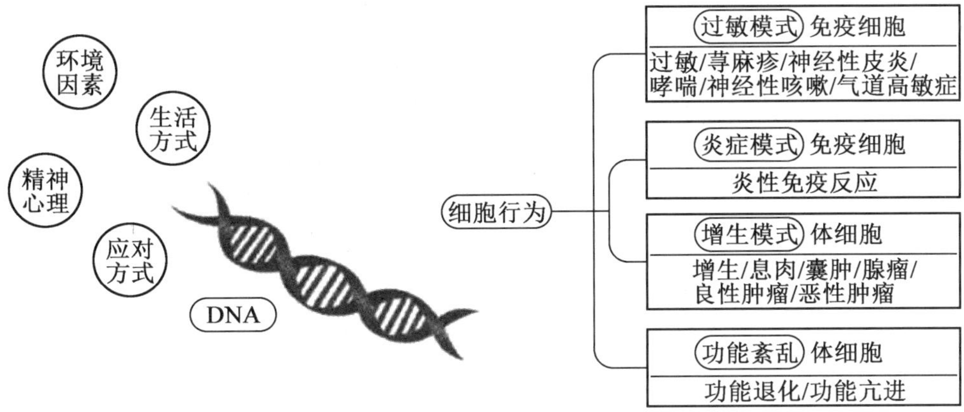

图1.2　慢病发病机理

病例分析：高尿酸血症

病例1：患者女，16岁，大学生。主诉血压升高时间超过1年，尿酸升高6个月。检查发现患有家族性青少年高尿酸肾病（1型），这是一种由基因突变导致的遗传性疾病，会造成尿酸排泄障碍和高血压。

病例2：患者男，45岁，工程师。主诉右足第一跖趾关节红肿疼痛3 d。检查发现患有痛风性关节炎，这是一种由高尿酸血症导致的尿酸盐沉积在关节内的炎症性关节病。患者平时喜欢吃海鲜、肉类等高嘌呤食物，也经常喝酒，这些都是导致高尿酸血症的不良生活习惯。

病例3：患者女，60岁，退休教师。主诉左膝关节肿胀、僵硬、活动受限两个月。检查发现患有假性痛风性关节炎，这是一种由高尿酸血症导致的钙焦磷酸盐沉积在关节内的非炎症性关节病。患者平时体力活动不足，体重超标，也是导致高尿酸血症的危险因素。

解析：高尿酸血症是一种常见的代谢性疾病，如果不及时治疗，会引发痛风、肾结石、肾功能损害等并发症。除遗传因素、继发于其他疾病因素外，最常见的发病原因还是饮食习惯的不合理，如经常饮酒、吸烟等都会导致尿酸生成过多或排泄减少。

五、慢病的防控与监测

慢病进程主要分为3个阶段：第一个阶段为单纯的不健康的生活方式阶段。处于此阶段的人尚未患有任何慢病，但存在一些如饮食结构不合理、缺乏锻炼、存在吸烟史和饮酒史及作息时间不规律等不健康的生活方式。但如果不改变不良生活习惯和调整心理，就会进入慢病的第二个阶段：生物学指标异常阶段。此时，血压、血糖、血脂、体重等生物学指标开始出现异常，但通过行为改变、心理调节或药物治疗，仍可将这些生物学指标控制在正常水平，可有效防止慢病的发生。若患者处于第二个阶段仍不加以有效防控，将进入第三个阶段：慢病晚期阶段。此时机体已经出现了器质性病变，如脑梗死、动脉硬化、血管狭窄等病变。病情亦不可逆，此时最需要做的就是防止病情的进一步恶化。

慢病的三级预防如图 1.3 所示。

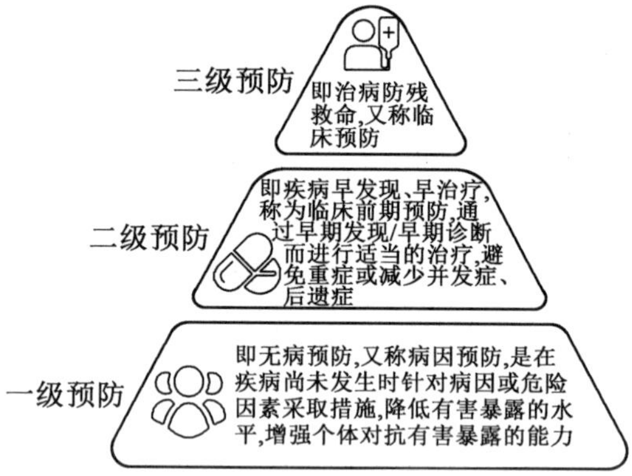

图 1.3　慢病的三级预防

（1）一级预防。

一级预防指的是在发生慢病前的预防，即病因预防。预防措施主要包括以下 3 个方面：

①针对机体的措施。增强机体抵抗力，戒除不良嗜好，规律的体育锻炼，进行系统的预防接种，定期检查，普及健康知识（包括婚前检查），提倡合理膳食。

②针对环境的措施。对生物因素、物理因素、化学因素的预防工作，食品、药品的安全工作，对遗传致病因素的预防工作，加强优生优育和围生期的保健工作，包括防止近亲或不恰当的婚配。

③针对社会致病因素的措施。对心理致病因素做好预防工作。不良的心理因素可以引起许多疾病，包括高血压、冠心病、癌症、哮喘、溃疡病等疾病都与心理因素密切相关。

（2）二级预防。

二级预防亦称“三早”预防，“三早”即早发现、早诊断、早治疗，是预防或减缓疾病发展而采取的措施。二级预防旨在早发现疾病，主要关注已经患病的个体，以早期干预、有效治疗和管理为目标。

（3）三级预防。

三级预防亦称临床预防。三级预防可以防止伤残和促进功能恢复，提高生存质量，延长寿命，降低病死率。手段包括对症治疗和康复治疗。

这些预防措施通常在卫生管理中起着关键作用。一级预防通过预防措施降低疾病的发生率，二级预防早期检测和诊断有助于提供更早的干预，而三级预防则关注患者的长期管理和康复。综合使用这 3 个层次的预防策略有助于促进健康、减少疾病的影响和降低成本。

慢病监测作为一个重要的健康管理方面，它有助于及早发现问题、追踪病情进展并采取适当的治疗和预防措施（Greenberg et al,2019）。慢病监测管理涉及多个层面的管理，主要包括以下 3 个主要方面：

（1）患者的管理。

①患者教育。为患者提供相关的健康教育，使其了解慢病的性质、风险因素、病情控制方法和生活方式的重要性。

②自我管理。培养患者积极参与自己的健康管理，包括遵循医生的治疗计划、监测关键健康指标、药物管理和生活方式改变（Mcgowan et al,2012）。

③健康记录。鼓励患者维护健康记录，包括医疗历史、用药情况、症状日志等，以便更好地管理疾病和与医疗团队分享信息。

④定期体检。定期体检可以检测任何慢病的早期迹象或风险因素。这通常包括血压、体重、体质指数（body mass index，BMI）、血糖、胆固醇水平等的测量。

（2）疾病的管理。

①诊断和评估。确保正确诊断和评估患者的疾病，包括进行必要的医学测试和监测。

②治疗计划。制订和调整患者的治疗计划，包括药物治疗、手术、康复和其他治疗方法。

③疾病监测。定期监测患者的疾病状态，包括测量关键指标、进行医学检查和诊断工具，以及评估病情的进展。

（3）对慢病管理团队人员的管理。

①协作和沟通。确保医生、护士、营养师、心理医生和其他医疗专业人员之间的有效协作和沟通，以提供综合的慢病管理。

②团队培训。为医疗团队成员提供必要的培训，以更新他们的知识和技能，适应慢病治疗的最新发展。

③管理效率。优化医疗团队的工作流程，确保患者能够获得及时的护理和支持。

慢病管理是一个综合性的过程，需要患者、医疗专业人员和医疗团队之间的协同努力。有效的慢病管理可以帮助患者提高生活质量，降低并发症的风险，并减轻医疗系统的负担。因此，综合考虑患者管理、疾病管理和医疗团队管理是非常重要的。

慢病管理也可利用各种媒介和渠道，以便更好地提供信息、支持和教育，促进患者的自我管理。以下是一些常见的慢病管理媒介：

①健康教育讲座。健康教育讲座是一种传统的教育媒介，医疗专家可以通过面对面的方式向患者传递关于慢病、预防、治疗和自我管理的信息。健康教育讲座可以在医院、社区中心、学校或工作场所举办。

②自建患者随访数据库。医疗机构可以建立患者数据库，用于跟踪患者的健康数据，包括诊断、治疗记录和健康指标。这有助于医疗团队更好地管理患者的病情，并提供个性化的护理。

③慢病管理网站的创建。医疗机构和健康组织可以创建慢病管理的网站，提供关于慢病、治疗选项、生活方式建议和资源的信息。患者可在这些网站上搜集有用的慢病管理信息。

④社交媒体平台。医疗机构和健康专家可以利用社交媒体平台与患者互动，分享有关慢病管理的信息、新闻和资源。

⑤组织以患者为主体的活动。患者支持团体和非营利组织的各种活动，包括座谈会、

支持小组、慈善跑步和筹款活动，以提高患者对慢病的认识，为患者提供支持，并筹集资金用于研究和宣传。

以上媒介和渠道可单独或结合使用，以满足慢病患者的需求和提供更全面的慢病管理支持，以及提供准确、易于理解的信息，鼓励患者积极参与管理自己的健康，建立一个支持体系，以帮助患者应对慢病的挑战。

第二节　慢病的医学思维①

导读

- 掌握自主神经系统在慢病发生发展中的作用；
- 熟悉 DNA 系统在慢病发生发展中的作用；
- 了解慢病的三维医学观、3 个医学体系、3 个医学阶段。

一、慢病的三维医学观

三维医学(three dimension medicine)是一种从多维生命与生命心身能整体观角度出发的临床医学体系。根据世界卫生组织的健康新概念和现代医学模式的新要求，三维医学将西医(临床生物医学)、心理学及中医学最先进的生命学理论、最有效的临床技术与方法进行充分整合与融合，形成一种更加符合生命健康、亚健康诊疗、疾病防治的全新整合临床医学体系。

三维医学中的 3 个医学体系分别从不同的层次揭示了相同的生命现象。每个医学体系所使用的医学术语不同，术语所反映的生命内涵与层级也各不相同。临床生物医学关注的是生命宏观可见架构和微观“可见”生命硬件成分，主要研究大分子事件和局部生物学变化。心理学则侧重于研究宏观生命系统整体功能现象，属于生命能量信息医学范畴，关注能量云构象变化与小分子云事件，这些现象具有短暂、多变、聚散无形等特点，揭示了生物电矩阵与分子云构象等宏生命学功能现象。而中医学则更侧重于研究生命心身能一体性与脏腑心身能整体功能，揭示的是心理-自主神经-内分泌-免疫轴系统整体功能状态，即中医体质状态，属于生命心身能整体功能医学范畴。

三维医学是一种多维生命视野下的整合与融合，它结合了 3 种医学体系，旨在探索和揭示慢病的多层次生命现象和医学实践。通过形成慢病未分化状态诊疗体系，挖掘被西医长期忽视的大脑边缘系统、脑干网络系统、垂体-下丘脑、自主神经系统、内分泌分子云网络系统、免疫细胞系统及宏 DNA 网络系统功能的医疗实践价值。三维医学弥补了临床生物医学的不足之处，如“以点带面、以偏概全”的一维思维和局部医学观。同时，它也明确了心理学在发展中的医学方向和医学定位问题，使其从虚幻走向现实。此外，三维医学还解析了中医学“无所不能”哲学思维下真伪难辨的困惑，让中医在三维医学框架下更加规范、现实和有效。

医学需要从多个维度进行整合，只有这样才能最大程度接近生命的本质，并为人类健

---

①本节内容引自李永春的《慢病学》。

康提供更好的服务。对于慢病诊疗,三维医学可以从3个不同的医学视野、3个不同的医学界面和3个不同的医学角度入手,作用于3个不同的层次,产生立体协同效应。这种方法实现了3个医学体系共同针对一个西医临床慢病诊疗的新格局,形成了标本兼治、防治结合、人病同治的新局面。三维医学的协同效应如图1.4所示。

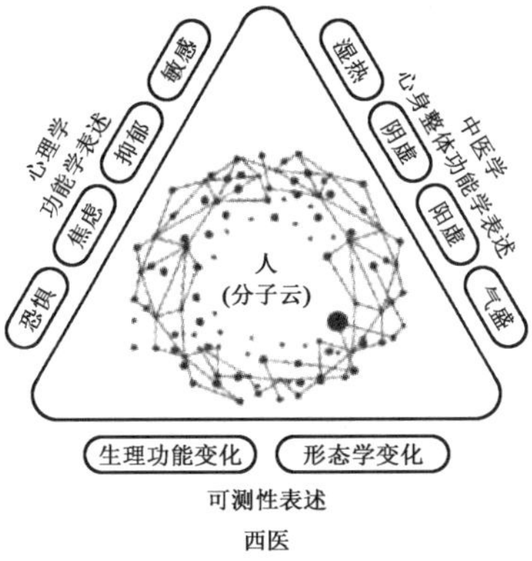

图1.4　三维医学的协同效应

任何慢病都是在一定的心理变化和中医偏颇体质状态下发生的,因此心理治疗和中医治疗具有治"本"的作用。3个医学体系可以相互叠加、相互补充,它们之间不矛盾、不冲突,可以在医疗实践中进行有效整合与融合,进而形成三维一体的临床规范,建立三维一体的临床路径。

二、慢病的3个医学体系

慢病的发生与发展表现为个体生理、心理和身体素质的变化,其中以中医体质变化为显著特征。整体状态(holistic integration state of psychosomatic energy,HISPE)变化过程必然拥有3个医学视界(西医、心理、中医),必然经历3个医学过程,必然具有共性发生与发展规律。

慢病的3个医学视界,根据"三维医学"概念,一个慢病患者从中医角度看可以是阳虚、阴虚、气郁、血瘀等偏颇体质;从心理学角度看会是抑郁、焦虑等问题;从西医角度看就是众所周知的综合医院常见的临床生物学疾病,如糖尿病、高血压、冠心病、肿瘤等。所以,一种临床生物医学所定义的慢病,一般拥有3个医学视界,可以同时采用3种医学诊疗方法。3种医学治疗作用于慢病发生机制的不同层次、不同环节、不同维度,能够产生叠加疗效。慢病的不同医学视界如图1.5所示。

(一)西医医学体系

西医是通过大体解剖、组织解剖直至分子解剖技术在研究疾病的基础上积累发展起来的疾病医学体系。西医主要研究"人的病",而非罹患疾病的人。临床生物医学将人视为单纯的生物体或生物机器,只关注人的生物学指标测量,而忽视患者的心身能整体性、心理、行为和社会性。在西医看来,任何疾病都可以用生物机制紊乱来解释,并可以在器官、组织和生物大分子上找到形态、结构和生物指标的特定变化,以及确定出生物或物理的特定病因。西医是一门直接针对疾病(而非患者本身)进行治疗的科学(Lee at al,2020)。生物医学关注的生理指标与影像学检查如图1.6所示。

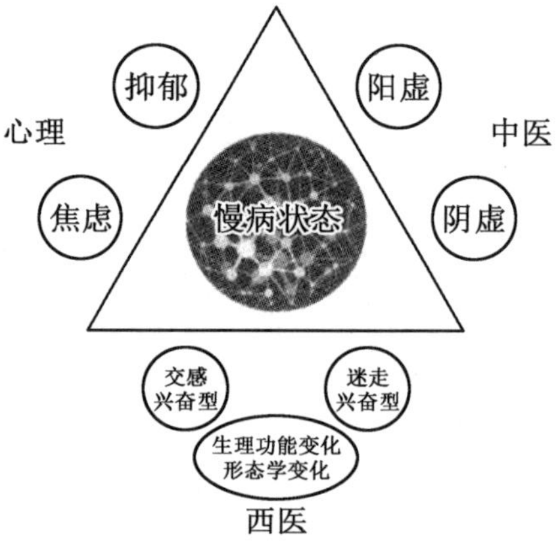

图 1.5　慢病的不同医学视界

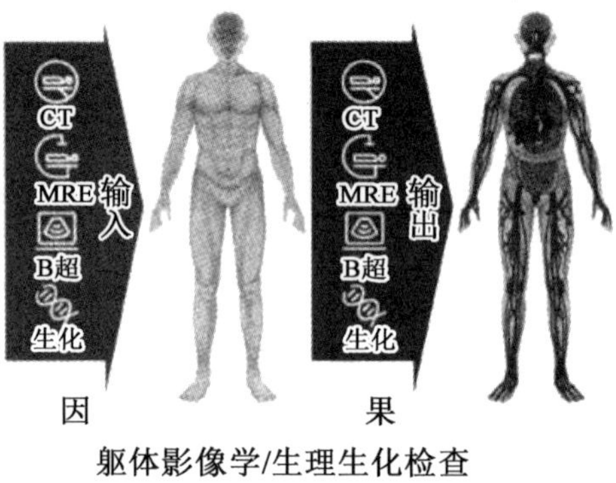

图 1.6　生物医学关注的生理指标与影像学检查

对于一个生命个体来说，结构和功能是不同的概念，局部和整体也是有所区别的。在西医治疗中，需要注意防止因为过于追求“精准”而忽略了全局观念。避免出现“只见树木不见森林”的情况，即只关注局部病变而忽略了整体健康。此外，还需要杜绝以下现象的发生：病治好了，但患者最终还是死亡；手术非常成功，但病症并没有得到根本解决。

（二）心理学医学体系

心理学是研究生命中心理现象的发生、发展规律的学科，主要涉及“知、情、意、行”及显意识、潜意识和无意识等领域。心理学属于生命宏能量信息系统医学，关注人类心理与生理之间的整体功能关系。心理和生理现象是生命中相互关联、相互影响的两个不同侧面，具有镜像关系。自主神经和内分泌系统是心理与生理之间的关联系统，心理学的医疗作用具有重要的医学价值和影响。

心理学注重的是研究人类在生病时的心理状态，而并非仅仅关注疾病的本身。“其心乱，百病丛生；静，百病无从以生。”心理状态的紊乱可以导致各种疾病的产生，而保持内心的平静则有助于预防各种疾病。心理状态对生理状态有着深远的影响，改变心理模式可以改变生理模式。因此，心理治疗成为慢病防治的重要手段和途径，具有极其重要的防治效果。心理冥想与慢病防治效应如图 1.7 所示。

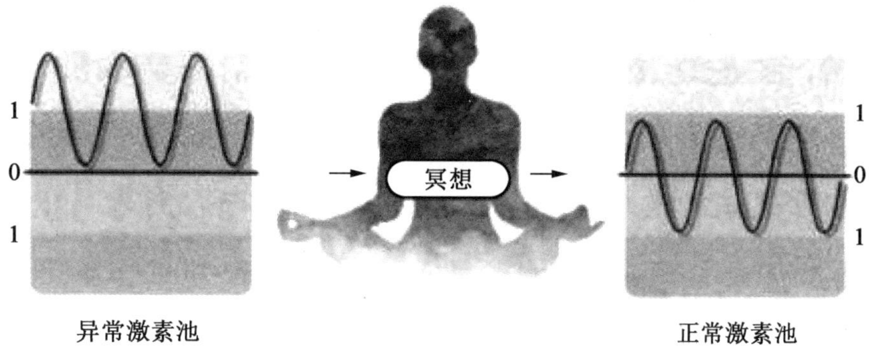

图 1.7　心理冥想与慢病防治效应

心理学存在着“方向性”和“虚而不实”的问题，未来的发展方向需要以“积极心理学”为导向，而不是以“消极心理学”为导向。积极心理学治疗技术与方法应得到重点发展和应用，以充分提升心理学在临床慢病防治方面的实效性。同时，积极发掘和激发人类心理积极向上的内在力量，以便更好地预防和治疗慢病。

（三）中医医学体系

中医学是一种综合性科学，以中医药理论与实践经验为主体，研究人类生命活动中健康与疾病转化规律及其预防、诊断、治疗、康复和保健。它是在阴阳五行理论指导下，从动态整体角度研究人体生理、病理、药理及其与自然环境关系的学问，旨在寻求防治疾病最有效的方法（Zhao et al，2021）。

根据“三维医学”的中医思想，慢病的发生和发展多是由气郁气滞（心理因素）或寒凝气滞（环境因素）所引起。这些因素导致阴阳失衡、阴阳两虚（自主神经功能失衡与紊乱），进而产生痰湿、湿热、血瘀、痰结等中医偏颇体质状态。具体来说，痰湿是由气郁气滞导致阴阳两虚，偏向阳虚的一种状态；湿热也是由气郁气滞导致阴阳两虚，但偏向阴虚的一种状态；血瘀是由气郁气滞导致阴阳两虚，偏于气虚，进而导致血滞的一种状态。

中医慢病治疗的通用法则是 ABC 法则：A 为阴阳双补、偏补阳或补阴；B 为疏肝解郁、理气化滞配以活血化瘀；C 为健脾升清化浊兼祛痰化湿、清热、化痰散结等。此外，中医慢病临床治疗模式是 A+X 模式，其中 A 指相对一致的阴阳双补与疏肝理气之法，X 则指针对湿热、血瘀、痰结等不同治疗之法。

中医诊疗强调个性化，但缺乏循证医学思维，难以形成规范。面对同一名患者，不同的中医医生往往会形成各自的辨证，开具不同的中药处方，产生不同程度的临床疗效，并认为自己的辨证最正确、处方最合理，难以达成共识和标准。此外，中医还存在真假问题，需要认清中医哲学思想的无所不能与中医治疗效果的有限性之间的矛盾。因此，需要逐步建立和发展规范、标准化、有度的中医临床诊疗路径。

（四）3 个医学体系相互融合、共同发展

3 个医学体系之间具有一定的相互关联性。例如，心理抑郁和焦虑与中医的阳虚和阴虚相对应，心理学人格问题与中医的五态人存在一定的对应关系。中医的阴阳与临床生物医学的交感神经和迷走神经功能相对应，中医调节阴阳平衡就是平衡生物医学的自主神经功能、内分泌功能与免疫功能，同时也能产生心理平衡效应（Wong et al，2012）。此外，心理

抑郁和焦虑状态也与交感神经、迷走神经、内分泌功能和免疫功能状态相对应。心理治疗的本质就是平衡自主神经功能状态、内分泌功能状态与免疫功能状态，进而改善脏腑功能，最终达到防治慢病的效果。

三、慢病的3个医学阶段

慢病的发生和发展是一个长期而多阶段的过程，从无形的变化到有形的改变，从临床慢病的未分化状态到分化状态，从可逆状态到不可逆状态。在生命体验上，慢病的发生和发展是基于过去的不良遗传特征、历史文化、生长环境和人际结构的反应与应对模式，面对现实环境中的不良因素（如风寒暑湿燥火、生活事件等），形成潜在的不良心理情绪反应模式，即心理自主神经功能紊乱或障碍，进一步导致细胞生理功能学或形态学的变化，表现为异常症状、体征及中医体质的改变和（或）局部病变。最终，达到慢病临床诊断标准，从而发展成为慢病。

因此，慢病的发生和发展通常会经历3个医学阶段（图1.8）：从心理状态的变化到中医体质的变化，再到西医临床生物医学指标的变化。在这个过程中，疾病从无形的状态发展为有形的状态，从未分化的状态发展到分化的状态。最终，疾病会从健康状态、亚健康状态走向慢病的生命过程。

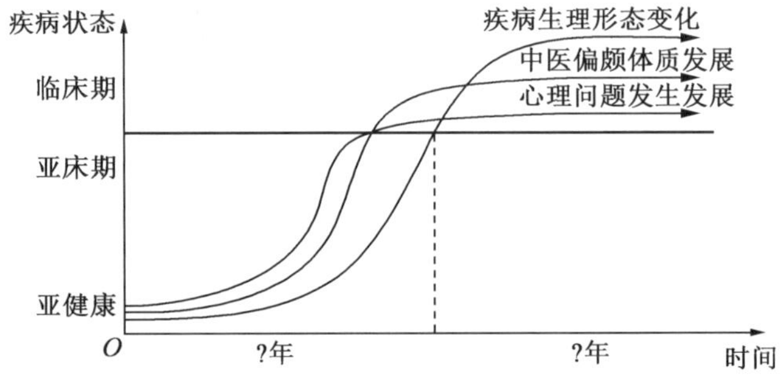

图1.8　慢病的3个医学阶段

四、自主神经系统在慢病发生发展中的作用

自主神经系统（autonomic nervous system，ANS）是负责调控生命内脏功能的神经网络，它连接大脑边缘系统与内脏器官组织，其末梢神经遍布内脏组织，直接影响细胞的功能状态。心理自主神经功能紊乱或障碍（psychological autonomic nervous disorder/dysfunction，PAND）是慢病潜隐发生与发展的背景机制。

自主神经系统具有相对独立的调节机制，不受人的意识和意志控制，它具有自我调节和自我平衡的内在机制，以维持生命健康状态的动态平衡。生命是在自主神经系统的控制下维持的，生命的各个子系统和内在过程都是非意志性的，一个人无法通过意识控制心脏的跳动或胃肠道的蠕动。自主神经系统功能的正常是确保生命活动正常进行的关键因素，并使生命过程呈现出自主性、自发性、自成长性、自平衡性、自稳定性、自修复性等特征。

自主神经系统由交感神经和迷走神经组成，这两类神经纤维遍布全身内脏组织，并对内脏细胞代谢和行为具有双向调节作用。自主神经的神经元处于持续放电调控状态，交感神经和迷走神经对细胞呈现持续性的对抗性动态平衡调节，这与中医的阴阳概念相对应，也与心理学中的抑郁和焦虑相对应。交感神经和迷走神经对细胞的调节动作电位矩阵可以呈现出不同比例的结构和不同构象状态，这导致被调控的细胞的行为和功能可以处于多重状态和多种模式（Gibbons，2019）。这种调节过程类似于两仪生四象、太极生八卦的原理，形成了不同的慢病易感性，最终可能导致临床慢病的发生。

早在1975年，美国Goldberg等发现环腺苷酸与环磷酸鸟苷具有拮抗作用，可以双相调节细胞功能，并首次提出细胞功能调节的"阴阳学说"。这种拮抗调节作用的本质是自主神经系统（交感神经与迷走神经）"阴阳"调节机制（图1.9）。现代医学研究已经从分子水平认识到，在细胞生长调控的每个环节中，各元素之间都存在着阴阳相互对立的动态平衡调节机制。越来越多的基因和基因组被发现具有相互对立制约的关系，同一个基因在不同的条件下也常常表现出相互对立矛盾的两方面功能，表现为阴中有阳、阳中有阴。

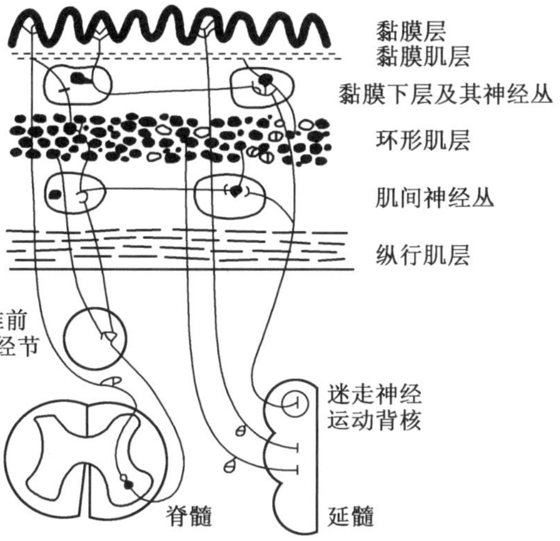

图1.9 自主神经系统的"阴阳"调节机制

自主神经系统的中枢位于大脑边缘系统，而大脑边缘系统也是人的"心理系统中枢"，负责认知、情绪、意志等方面。心理的周围系统分为内、外行为系统两部分，其中躯体运动神经系统是心理外行为，即社会行为系统；而自主神经系统则是心理内行为，即内脏细胞行为系统。

当心理和情绪出现失衡时，会导致自主神经功能异常，这可能出现自主神经功能紊乱或功能障碍，进而导致对脏器细胞的调节比例和结构出现异常。最终的结果是造成内脏细胞功能紊乱、功能障碍等，表现为细胞代谢异常、增殖异常、功能异常，组织器官与生命系统功能异常、形态异常（Zalewski et al，2018）。这种状况如果进一步发展，就会进入亚健康状态或慢病状态。因此，自主神经系统是生命中重要的心理生理转化表达系统。

自主神经功能障碍在临床上常常对应着心理问题，临床难以解释的症状、亚健康、中医体质异常、心身疾病、慢病等状态（Goldberger et al，2019）。所有慢病皆伴有自主神经功能障碍，具有临床显态变化与心理自主神经功能潜态变化双重状态，需要临床生物医学（clinical physiological medicine，CPM）与心理自主系统医学（psycho-autonomic medicine，PAM）双重诊疗模式。慢病难以治愈的主要原因是目前没有系统、成熟、有效治疗自主神经功能紊乱或障碍的技术与方法。

大脑皮层不能直接控制自主神经中枢,但可以通过边缘系统间接影响自主神经中枢状态。自主神经系统功能不受意识与意志直接控制,具有非理性特征,内脏功能也呈现“情绪”性变化,自主神经功能可以通过心理学、中医学、宏系统医学(macro systemic medicine,MSM)等方法进行动态调整。

自主神经相关疾病的治疗重点为自主神经功能平衡治疗,具体技术不同于临床疾病专科技术,更多是以心理学技术、中医阴阳平衡技术、生物医学自主神经功能平衡技术为主的宏系统医学技术。交感神经与迷走神经对细胞调节表现为两仪生四象的多重调控结构,如图 1.10 所示。

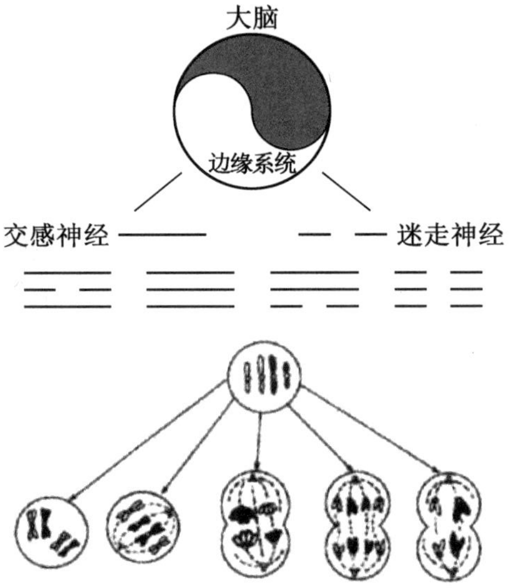

图 1.10　交感神经与迷走神经对细胞调节表现为两仪生四象的多重调控结构

五、内分泌与免疫系统在慢病发生发展中的作用

(一)内分泌系统

内分泌系统(endocrine system,ES)是自主神经系统以外的另一个重要内脏功能调节系统,它是由内分泌腺及存在于机体某些脏器中的内分泌组织和细胞所组成的一个体液调节系统,与神经系统、免疫系统(Carvalho et al,2015)相互配合共同调控机体的代谢、生长、发育、生殖、衰老等各种功能活动,维持机体内环境的相对恒定。内分泌生命分子网络物质如图 1.11 所示。内分泌系统由全身内分泌腺体、内分泌组织与内分泌细胞组成。

内分泌系统是一个在个体生命内运作的分子信息传递系统,它同样具备双向调节机制和效果。内分泌系统与自主神经系统紧密相连,相互协作,共同调节机体的各种功能活动,以维持内环境的相对稳定。自主神经系统和内分泌系统相互关联,共同构成了生命心理的生理表达系统。例如,下丘脑中部是一个神经内分泌组织,可以合成抗利尿激素、催产素等,这些物质沿轴突储存于垂体后叶。鸦片多肽既作用于神经系统(属于神经递质性质),又作用于垂体(属于激素性质)。

自主神经系统和内分泌系统在维持机体内环境稳定方面互相影响和协调(Ulrich-Lai et al,2009)。例如,在调控血糖机制中,既有内分泌激素如胰岛素、胰高血糖素、生长激素、生长抑素、肾上腺皮质激素等的作用，也有自主神经系统如交感神经和副交感神经的参与。只有在自主神经系统和内分泌系统均处于正常状态时（即心理平衡状态），机体内环境才能维持在正常状态。因此，心理平衡治疗是自主神经系统与内分泌系统功能平衡治疗的重要路径和方法。

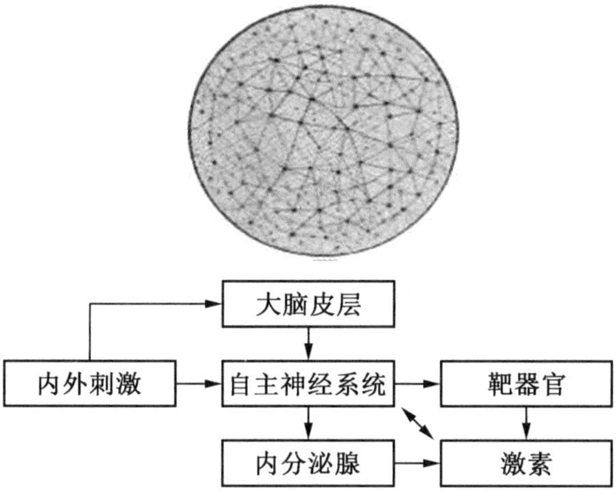

图 1.11 内分泌生命分子网络物质

（二）免疫系统

免疫系统（immune system，IS）是机体执行免疫应答及免疫功能的重要系统，由免疫器官、免疫细胞和免疫活性物质组成，是防卫病原体入侵的最有效的武器，它能发现并清除异物、外来病原微生物等引起内环境波动的因素。

免疫系统是身体的一道防线，能帮助机体识别和对抗外部入侵者，如病毒、细菌和真菌。然而，在慢病中，免疫系统的功能可能会受到影响，导致长期的病症或炎症（Bagatini et al，2018）。下面将探讨免疫系统在几种常见慢病中的作用。

（1）自身免疫性疾病。

这类疾病是由免疫系统错误地攻击自己身体的组织而引起的。例如，类风湿性关节炎和多发性硬化症是两种自身免疫性疾病。在这类疾病中，免疫系统攻击自己的关节或神经细胞，导致持续的炎症和疼痛。

（2）心血管疾病。

免疫系统在动脉粥样硬化的形成中起着关键作用。当血液中的低密度脂蛋白被氧化时，免疫系统会将其识别为威胁，并形成抗体进行攻击。这个过程可能导致胆固醇在动脉中沉积，形成动脉粥样硬化。

（3）糖尿病。

免疫系统也可能在糖尿病的发生中发挥作用。在一些研究中，科学家发现某些类型的免疫细胞可能攻击胰腺中的胰岛素分泌细胞，导致糖尿病的发生。

免疫系统细胞生成图如图 1.12 所示。

在以上这些慢病中，对免疫系统的深入理解有助于开发更有效的治疗方法。例如，在一些自身免疫性疾病中，医生可能会使用免疫抑制剂来抑制过度活跃的免疫反应。总的来说，免疫系统在慢病的发生和发展中起着关键作用。理解免疫系统的作用机制，可以开发出新的治疗方法，帮助人们更好地管理这些慢病。

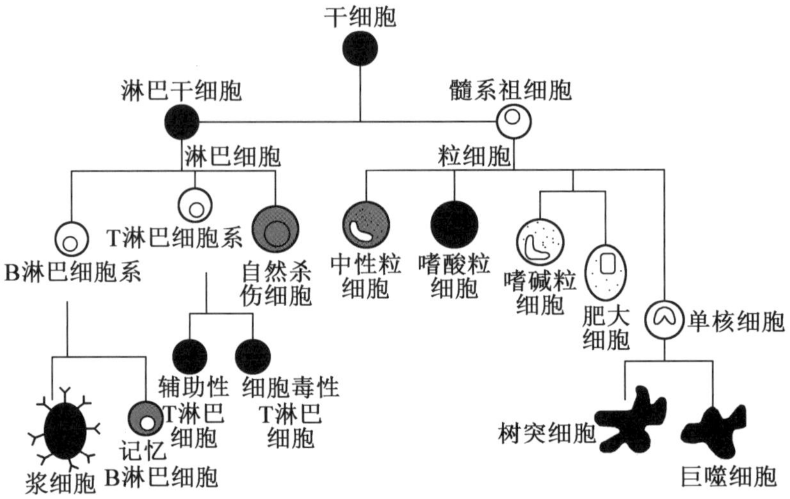

图 1.12 免疫系统细胞生成图

六、DNA 系统在慢病发生和发展中的作用

在慢病的发生和发展过程中，会经历一系列的改变，包括 DNA、分子、细胞行为学、生理功能和形态学的改变。这些改变会导致各种症状和体征的出现，形成一个循环累积、叠层递进的过程。然而，这些变化对于慢病而言往往是过程指标或风险预测指标，它们与慢病之间存在关联关系，而非因果关系。

DNA 是维持生命基本存在的微观能量与信息运行控制系统，它也具有结构和功能之分，且两者具有不同的内涵。DNA 具有多维性和多态性，能够产生不同时间和空间的构象，这些时空构象也是一种能量信息形态。DNA 的核心功能是处理和传递不同状态的能量信息流。此外，DNA 对外界各种能量形式都具有反应性、应对性和适应性，并以细胞分子合成与分解为表达形式，进一步转化为分子信息沟通和细胞行为学模式。

DNA 是构建个体生命与维持健康的“守护神”，而大脑是现实环境各种能量信息的“反应板”，大脑神经系统通过各种感觉器官，不断接受外界不良能量信息的干扰，通过大脑边缘系统、自主神经系统、内分泌分子网络系统产生“情绪”分子，持续作用并对 DNA 造成伤害，这种伤害累积到一定程度，超过一定阈值，DNA 发生变异或突变，细胞行为发生变化，导致慢病的发生与发展，生命进入非健康寿命状态。

人与人之间、人与环境之间、人与生物体之间的所有互动，最终都可以归结为能量信息的互动。根据其是否有利于健康，能量被分为正能量和负能量。在生命体内，能量信息的传递与转化无论是正能量还是负能量，都是从无形的生物电等能量信息形式（认知与意识层面），通过神经内分泌细胞 DNA 的编构与转化合成为小分子云能量信息形式（情绪与激素层面），再作用于生命功能子系统细胞的 DNA 感受系统，进一步编构与转化为有形的功能性或者结构性大分子能量信息形式，最终形成生命的表观生理与形态变化，即各种亚健康、慢病形态。DNA 能量状态与健康状态的关系如图 1.13 所示。DNA 的多态性如图 1.14

所示。

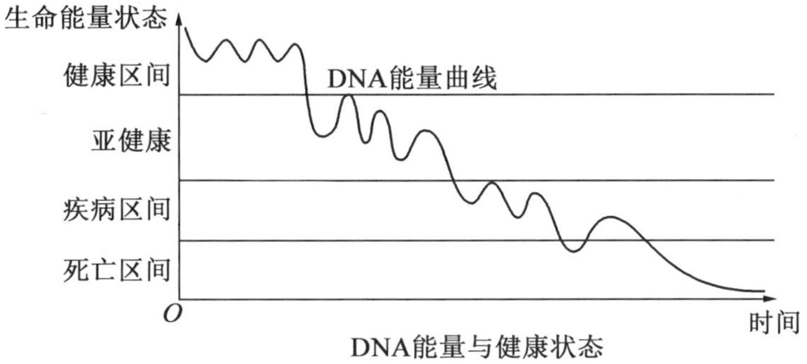

图 1.13 DNA 能量状态与健康状态的关系

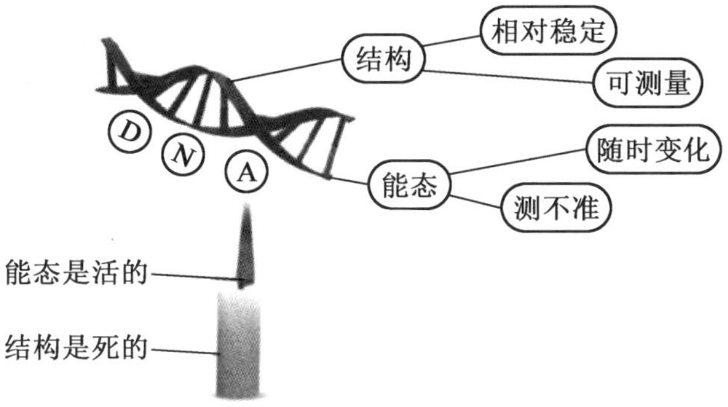

图 1.14 DNA 的多态性

DNA 系统在慢病发生发展中具有重要作用。

首先,病毒感染可能诱发一组单独的基因发生激活,反映机体的感染是由不同类型病毒所诱发的状况。这表明,不同的病毒感染可能会通过激活不同的基因来影响机体,进而导致慢病的发生。

其次,DNA 的甲基化修饰可能也与慢病的发生有关(Peluso et al,2020)。研究发现,在血糖失调和糖尿病发作时,机体的 DNA 会发生甲基化修饰,其中许多变化都是在已知的代谢控制中起作用的基因附近发生的。甲基化修饰与基因活性的改变直接相关,即甲基基团的存在通常会关闭基因表达。同时这些代谢基因的调节序列也会受到干扰,从而诱发机体血糖水平异常,促进糖尿病发生。

另外,DNA 甲基化模式的改变可能也与机体血糖水平的升高有关。研究发现,DNA 甲基化模式的改变往往发生在血糖水平升高之前(Bansal et al,2017)。这些改变可能会影响血糖代谢相关基因的表达,从而导致血糖水平升高,甚至可能诱发糖尿病等慢病。

第三节　慢病患者的营养管理

导读

- 掌握营养管理的定义、慢病的膳食与营养管理；
- 了解合理膳食的内容；
- 熟悉慢病的康复管理。

一、营养管理的定义

营养是一种生物学过程，不同于营养物质。营养是指人体摄入、消化、吸收食物和营养物质，并且利用这些物质去满足生长、发育、新陈代谢、组织修复、热能的需要和维持健康等一系列最基本的生理过程。

营养过程是通过营养物质的吸收利用而实现的，二者紧密结合，这些营养物质称为营养素。营养素分为宏量营养素、微量营养素及其他膳食成分：宏量营养素是构成膳食的主要成分，提供能量及维持机体生长、活动所必需的营养素，包括蛋白质、脂类和糖类（碳水化合物）；微量营养素包括矿物质（含常量元素和微量元素）和维生素（含水溶性维生素和脂溶性维生素）；其他膳食成分包括膳食纤维、水和植物化学物等。

营养管理则是指运用营养科学的理论、技术及社会措施，研究和解决个人及人群的营养问题，包括食物生产和供给、膳食结构、饮食行为、社会经济、营养政策、营养教育及营养性疾病预防等。

二、合理膳食的内容

合理膳食是指人们通过一日三餐所提供的营养素满足身体生长发育、各种生理活动和体力活动的需要，它涉及两个重要方面：首先，合理膳食的组成成分需要平衡，即膳食中的各种营养素和能量比例要适当，以达到合适的程度；其次，膳食的供给应与机体需求保持平衡，确保各种营养素全面满足人体需要量。具体而言，合理膳食包括以下几个方面：

①营养素的摄入与消耗达到动态平衡。这意味着摄入的各种营养素应与身体消耗相匹配，以维持身体健康和正常生理功能。

②有利于预防疾病的发生。合理膳食有助于预防营养缺乏病和营养过度病等健康问题。

③具有合理的食物结构与恰当的饮食选择。根据个体年龄、性别、身体状况和活动水平等因素，选择合适的食物组成和饮食习惯，确保摄入足够的营养素。

④具有合理的膳食制度、科学的加工烹调方法及保持食品的清洁卫生。这有助于确保食物的营养价值和安全性，减少食物中毒等健康问题的发生。

总之，合理膳食是维持人体健康的关键之一，它涉及多个方面，需要综合考虑个体差异、饮食习惯和环境等因素来制订合适的饮食计划。

慢病营养管理途径及注意的问题包括对患者的管理（Mitrou，2022），即让患者了解营养治疗的重要性；教会患者自我管理和建立自己的团队；重视患者家庭支持，以及对医务人员的管理，即提高营养管理从业人员的质量，多途径实施营养管理，建立临床路径。慢病的营养策略如图 1.15 所示。

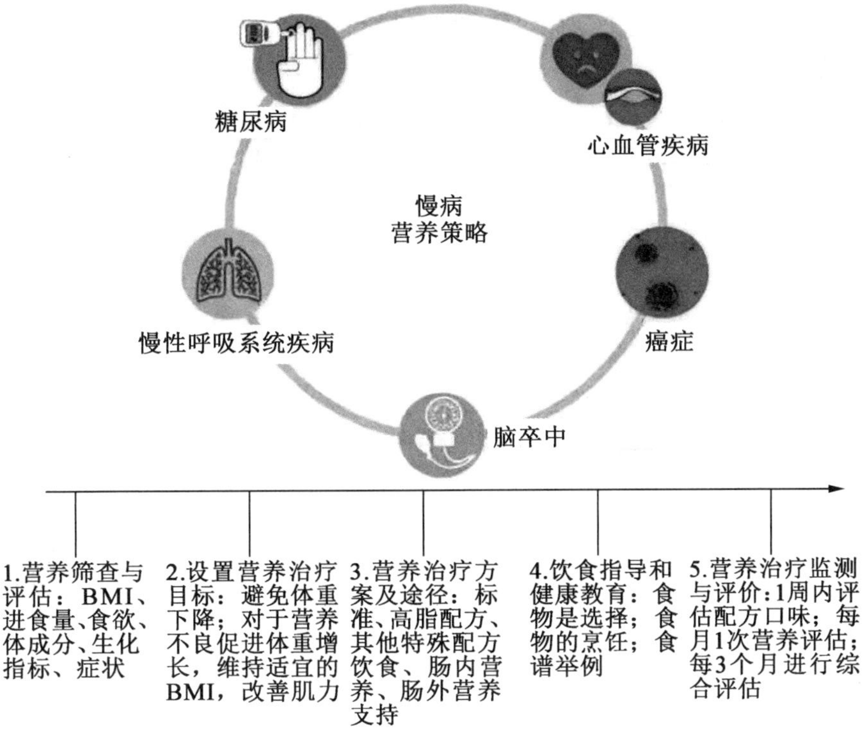

图 1.15　慢病的营养策略

三、慢病的膳食与营养管理

（一）糖尿病

（1）膳食营养目标。

通过健康饮食和运动改善营养状况，保持理想代谢值，包括血糖、血脂与血压；预防糖尿病并发症发生与发展，合理控制能量摄入。

（2）膳食制订的原则。

遵循平衡膳食、合理营养原则，膳食个体化，合理控制能量摄入，碳水化合物、脂肪、蛋白质、维生素和矿物质的摄入均衡，合理分配饮食和安排餐次。

（3）食物的选择。

①宜用食物。

a. 蔬菜。大部分非淀粉蔬菜如菠菜、西兰花、胡萝卜、花菜、黄瓜等都是良好的选择。它们富含纤维和维生素，对血糖管理有益。

b. 全麦和杂粮。全麦面包、燕麦片、糙米等富含纤维的全谷物有助于控制血糖上升。

c. 蛋白质。瘦肉、鱼、家禽、豆类、坚果和种子是健康的蛋白质来源，有助于维持饱腹感和血糖稳定。

d. 健康脂肪。橄榄油、亚麻籽油、坚果和鱼油富含不饱和脂肪酸，对心脏健康有益。

e. 水果。虽然水果富含天然糖分，但适量食用富含纤维的水果，如苹果、橙子、草莓等，对糖尿病患者通常是安全的。

f. 低脂乳制品。低脂奶、酸奶和奶酪能提供钙和蛋白质，是良好的食物选择。

g. 坚果和种子。富含健康脂肪和蛋白质的坚果和种子可以作为零食选择。

②少用食物。

a. 高糖食物。限制糖分高的食物，如糖果、甜点、甜饮料。

b. 高盐食物。减少高盐食物，如加工食品、咸食和咸味零食，以帮助管理高血压。

c. 饱和脂肪食物。限制高饱和脂肪的食物，如红肉、奶酪、油炸食品和黄油。

d. 反式脂肪酸。避免食用含有反式脂肪酸的食物，如油炸食品和某些包装食品。

③忌用食物。

a. 高糖饮食。糖尿病患者应避免或极少食用高糖饮食，以避免血糖水平急剧升高。

b. 酒精。酒精可以导致血糖波动，可能对糖尿病患者产生不利影响，因此饮酒应谨慎。

饮食改变应该在医生或营养师的指导下进行，以确保适合个体的特定情况。同时，监测血糖水平、控制体重、定期锻炼、戒烟和定期体检也是有效管理糖尿病的关键因素。

（二）高血压

（1）膳食营养目标。

改善生活方式，消除不利于健康的行为和习惯。

（2）膳食制订原则。

控制能量和体重，减少钠盐和膳食脂肪，补充优质蛋白质、维生素 C、钾和钙，多吃蔬菜和水果，限制饮酒，增加体力活动。

（3）食物的选择。

①宜用食物。

a. 蔬菜和水果。多吃蔬菜和水果，特别是富含钾的食物，如香蕉、橙子、马铃薯、菠菜等。钾有助于降低血压。

b. 全谷物。选择全麦面包、燕麦、糙米等富含纤维的全谷物食物，有助于控制血糖和血压。

c. 低脂奶制品。选择低脂乳制品，如低脂牛奶、酸奶和奶酪，在提供钙和蛋白质的同时降低饱和脂肪的摄入。

d. 鱼类。多食用富含 ω-3 不饱和脂肪酸的鱼类，如鲑鱼、鳕鱼和鳟鱼，这些脂肪酸有助于降低血压。

e. 坚果和种子。适量的坚果和种子，如核桃、亚麻籽、杏仁等可提供健康的脂肪和纤维。

f. 豆类和豆制品。豆类、豆腐和豆浆富含蛋白质和纤维，对降低血压有帮助。

g. 鱼油补充剂。在医生的建议下，可以考虑补充鱼油补充剂，因为其中的 ω-3 不饱和脂肪酸对降低血压有一定益处。

②少用食物。

a. 高盐食物。减少高盐食物，如加工食品、咸味零食、罐头食品和快餐。高盐摄入与高血压密切相关。

b. 高脂食物。限制饱和脂肪酸和反式脂肪酸的摄入，避免过多的红肉、油炸食品和黄油等食物。

c. 高糖食物。减少高糖饮料、甜点和糖果的摄入,以帮助控制体重和血糖。

d. 酒精。限制酒精摄入,尤其是对于那些已经被诊断出高血压的患者,饮酒应谨慎。

③忌用食物。

a. 熏肉和腌制食品。这些食物通常富含盐分和添加剂,对高血压患者不利。

b. 碳酸饮料。碳酸饮料不仅含有大量糖分,还可能影响血压。

c. 咖啡因。某些人对咖啡因敏感,它可能导致血压升高,所以需要谨慎摄入。

总之,高血压患者应该选择低盐、低脂、高纤维、富含钾的食物,同时保持适当的体重,戒烟,限制酒精摄入,定期监测血压并遵循医生的建议。饮食改变应该在医生或营养师的指导下进行,以确保适合个体的特定情况。

(三)冠心病

(1)膳食营养目标。

保持能量平衡,维持理想体重,减少钠盐、胆固醇及酒精的摄入,降低膳食中冠心病的危险因素。

(2)膳食制订原则。

保持能量摄入与消耗的平衡,食物多样且以谷类为主,适量摄入瘦肉和蛋白质,吃清淡少盐的膳食,少饮酒,多吃蔬菜和水果。

(3)食物的选择。

①宜用食物。

a. 蔬菜和水果。多吃蔬菜和水果,特别是富含纤维、维生素和抗氧化剂的食物,如绿叶蔬菜、胡萝卜、蓝莓、草莓等。

b. 全谷物。选择全麦、燕麦、糙米等富含纤维的全谷物,有助于控制胆固醇和血糖水平。

c. 鱼类。多食用富含 ω-3 不饱和脂肪酸的鱼类,如鲑鱼、鳕鱼和鳟鱼,这些脂肪酸有助于降低心脏病风险。

d. 坚果和种子。适量的坚果和种子,如核桃、亚麻籽、杏仁等可提供健康的脂肪、蛋白质和纤维。

e. 橄榄油。用橄榄油代替部分食用油,因为它富含健康的单不饱和脂肪酸。

f. 低脂奶制品。选择低脂乳制品,如低脂牛奶和酸奶,以减少饱和脂肪的摄入。

g. 鸡肉和鱼肉。选择去皮的鸡肉和鱼肉,以减少脂肪的摄入。

h. 豆类和豆制品。豆类、豆腐和豆浆富含植物性蛋白质和纤维,对心脏健康有益。

②少用食物。

a. 高胆固醇食物。减少高胆固醇食物的摄入,如红肉、黄油、奶酪、蛋黄等。

b. 加工肉类。限制香肠、腊肉、午餐肉等加工肉类的摄入,因为它们与心脏病风险增加有关。

c. 高盐食物。减少高盐食物,如咸食、快餐和咸味零食。

d. 糖。限制糖的摄入,尤其是糖饮料、甜点和糖果。

e. 反式脂肪酸。避免食用含有反式脂肪酸的食物,如油炸食品和某些包装食品。

③忌用食物。

a. 高饱和脂肪食物。应避免或极少食用高饱和脂肪的食物,如油炸食品、快餐和糕点。

b. 咖啡因和酒精。咖啡因和酒精可能导致心脏负担加重，所以应谨慎摄入。

c. 高盐食物。对于冠心病患者，高盐摄入可能会升高血压，因此应该避免高盐食物。

饮食改变应该在医生或营养师的指导下进行，以确保适合个体的特定情况。此外，保持适当的体重、定期锻炼、戒烟和管理压力也是冠心病患者维护心脏健康的重要因素。

（四）慢性阻塞性肺疾病

（1）膳食营养目标。

通过营养膳食以维持患者良好的营养状态和理想体重，增强呼吸肌肌力，改善体力活动能力，并维持有效呼吸通气功能，增强机体免疫力，有利于减轻急性呼吸道感染等并发症，并降低急性并发症的发生频率。

（2）膳食制订原则。

充足的能量，适量的蛋白质，提高脂肪的摄入量，低的碳水化合物、维生素和微量元素，少量多餐。

（3）食物的选择。

①宜用食物。

a. 高纤维食物。多吃富含纤维的食物，如全麦面包、燕麦、糙米、蔬菜和水果。纤维有助于消化，这对慢性阻塞性肺疾病患者来说很重要，因为咳嗽和呼吸困难可能导致腹泻。

b. 蛋白质。蛋白质是维持肌肉质量和免疫系统健康的重要组成部分。选择瘦肉、鱼类、豆类和豆制品等蛋白质丰富的食物。

c. 抗氧化剂。食用富含抗氧化剂的食物，如维生素 C 和维生素 E。这些抗氧化剂有助于减少氧化应激，提高免疫系统功能。

d. 脂肪酸。鱼类，特别是富含 ω-3 不饱和脂肪酸的鱼类如鲑鱼、鳕鱼和鳟鱼，有助于减轻炎症和提高肺功能。

e. 低脂奶制品。选择低脂牛奶、酸奶和奶酪，以获取钙和维生素 D，有助于维持骨骼健康。

f. 水。保持身体充分水分，有助于稀释黏液，减轻咳嗽和咳痰的症状。

②少用食物。

a. 高盐食物。减少高盐食物的摄入，如加工食品、咸食和快餐。高盐摄入可能导致水肿和增加呼吸困难。

b. 高脂肪食物。限制高饱和脂肪酸和反式脂肪酸的摄入，如油炸食品、黄油、蛋糕等。这些食物可能增加体重和加重呼吸困难。

c. 碳酸饮料。碳酸饮料可能引起胃胀，加重呼吸不适。

③忌用食物。

a. 咖啡因和酒精。咖啡因和酒精可能导致呼吸急促和增加咳嗽，应谨慎摄入。

b. 暴饮暴食。长期暴饮暴食可能会增加胃胀，导致呼吸不畅。

对于慢性阻塞性肺疾病患者，饮食的重点是确保充分营养，维持健康体重，并减轻与慢性阻塞性肺疾病相关的症状。在饮食方面，建议采用个体化的计划，并在医生或营养师的指导下制订。此外，定期锻炼、戒烟和遵循医生的治疗建议也是管理慢性阻塞性肺疾病的重要方面。

(4)膳食制订方案。

当处于急性期或伴有感染时,在使用面罩或人工气道辅助机械通气时,应提供鼻饲等胃肠道营养支持,若出现严重的胃肠道反应可实施短期的胃肠外静脉营养,1~2 d 后实施胃肠内营养支持。当处于稳定期时,应给予高能量、高脂肪、低碳水化合物饮食,以满足患者的能量需求,支持康复和维持体重。

(五)慢性肾衰竭

(1)膳食营养目标。

通过膳食营养的调整防止或减少机体蛋白质的分解,维持总氮平衡,保持机体良好的营养状况,延缓肾功能恶化的进程。

(2)膳食制订原则。

慢性肾衰竭患者的膳食制订原则包括:高生物学价值的低蛋白饮食,充足的能量供给,适量的脂肪,低磷高钙饮食,钠和钾的摄入应视病情而定,适量的维生素、微量元素和膳食纤维。

(3)食物选择。

①宜用食物。

a. 低蛋白质食物。降低蛋白质的摄入,特别是高生物学价值的蛋白质,如红肉、家禽、鱼类和蛋类。选择合适的蛋白质来源,如豆类、豆腐和低脂奶制品。

b. 低盐食物。减少盐分的摄入,以帮助降低血压。避免高盐的食物,如加工食品、咸食和咸味零食。

c. 低磷食物。限制高磷食物的摄入,如奶酪、坚果、巧克力和碳酸饮料。高磷摄入可能加重肾脏的负担。

d. 水果和蔬菜。多吃富含维生素和抗氧化剂的水果和蔬菜。它们有助于降低氧化应激和炎症。

e. 低钾食物。如果患者有高血钾问题,应限制高钾食物,如香蕉、橙子和马铃薯。在医生或营养师的指导下,确保膳食中的钾摄入在适当范围内。

②少用食物。

a. 高蛋白质食物。限制高蛋白质食物,如红肉、家禽、鱼类、蛋类和奶制品,以减轻肾脏的负担。

b. 高磷食物。限制高磷食物的摄入,如奶酪、糕点、巧克力和碳酸饮料。高磷摄入可能导致骨骼问题和其他并发症。

③忌用食物。

a. 高钾食物。如果患者有高血钾问题,应避免高钾食物,如香蕉、橙子、马铃薯、西瓜和橘子汁。高血钾可能对心脏产生不利影响。

b. 高钠食物。限制高钠食物,如加工食品、咸食、快餐和咸味零食。高钠摄入可能导致高血压和水肿。

(4)膳食营养制订方案。

①个体化。膳食计划应根据患者的具体情况进行个体化制订,包括肾功能的程度和任何其他慢病。

②分餐频率。分为多次小餐,以减轻肾脏的负担,确保适当的营养摄入。

③监测。定期监测肾功能、电解质和体重,与医生或营养师合作,以调整膳食计划。

④液体控制。控制液体摄入,以防止水肿和高血压。

⑤医疗补充。根据医生的建议,可能需要补充维生素、矿物质或其他药物。

四、慢病的康复管理

慢病的演变过程包括以下几个阶段:

①无危险因素阶段。此阶段患者尚未出现任何危险因素,身体状况较为健康。

②危险因素出现阶段。此阶段患者开始出现一些危险因素,如不良的生活习惯、身体肥胖、缺乏运动等,但尚未出现致病因素。

③致病因素出现阶段。此阶段患者已经出现了一些致病因素,如高血压、高血糖、高血脂等,但尚未出现明显的症状。

④症状出现阶段。此阶段患者开始出现一些症状,如头痛、眩晕、胸闷、乏力等。

⑤体征出现阶段。此阶段患者开始出现一些体征,如血压升高、心律不齐、血糖升高等。

⑥劳动力丧失阶段。此阶段患者已经丧失了劳动能力,需要长期休息和治疗。

慢病的演变过程是一个逐渐发展的过程,通常需要数年甚至数十年的时间。在早期阶段,如果能够及时发现并采取措施进行干预,可以有效地预防慢病的发生和发展。因此,定期进行体检和健康检查是非常重要的(Hu et al,2011)。

(1)慢病康复的主要方法。

①康复评定。运动功能评定、神经-肌肉功能评定、心肺功能及体能测定、心理评定、语言能力测定、职业评定、社会生活能力测定。

②康复治疗。主动锻炼(运动疗法、作业疗法、语言疗法、气功疗法)、被动治疗(物理疗法、穴位药物注射疗法(Jiang et al,2011)、针灸、推拿疗法、药物治疗)、康复工程、康复手术、心理康复、康复护理。

(2)慢病康复管理。

①康复管理的工作形式。康复所关注的是基于生物-心理-社会医学模式,采用多专业联合作战的方式。

②慢病患者康复管理的基本原则。明确主体,厘定职责、区分对象,分类管理、团队合作,合理组织、着眼需求,侧重功能、适时介入,循序渐进。

③康复管理的运动处方。运动处方需考虑以下几方面:运动强度、运动频度、运动形式、适应证、禁忌证和注意事项。

(3)慢病心理管理策略。

慢病患者的心理反应包括焦虑、恐惧、抑郁、孤独感、退化和依赖、猜疑与怀疑、否认、愤怒、红包心理、自我概念紊乱、疼痛等。针对慢病患者的心理反应,心理干预的基本原则包括接受性原则、支持性原则、真诚性原则、科学性原则、保密性原则。

慢病心理治疗措施分为支持性心理治疗、认知疗法、行为治疗(操作条件法、自我调整法等)。慢病心理护理措施是建立良好的医患关系、促进病友间良好的人际关系、解决患者实际问题、满足患者的需要、提供有关疾病的信息、锻炼患者的自理能力、争取家庭和单位的支持、创造良好的治疗环境、加强健康教育、恰当使用心理治疗方法。

(4)慢病的团体心理治疗策略。

慢病的团体心理治疗是一种通过心理干预,帮助患者应对与慢病相关的心理和情感困扰,改善其生活质量。慢病的团体心理治疗的方法包括普及团体治疗、心理动力学-交互关系法、经验性团体治疗、交往模式矫正治疗、心理剧启示法。慢病的管理计划如图 1.16 所示。

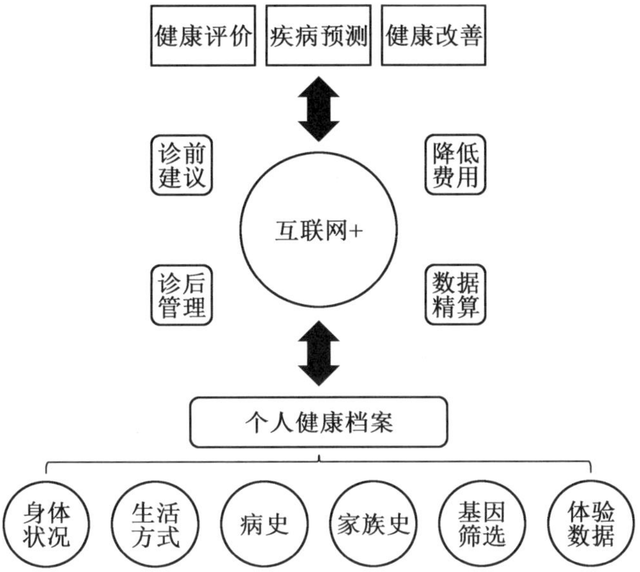

图 1.16　慢病的管理计划

遵医行为是指人们为了健康的目的,按照医务人员的指导而发生的行为,即患者对医嘱的依从性。依从性可分为完全依从、部分依从、完全不依从。不遵医嘱行为的原因包括患者对医生的满意程度、患者对医嘱内容的理解、患者对医嘱内容的记忆程度、治疗效果、过程及费用、患者的主观意识及行为自控性。

参 考 文 献

[1]　CANFELL O J, DAVIDSON K, WOODA L, et al. Precision public health for non-communicable diseases: an emerging strategic roadmap and multinational use cases[J]. Front Public Health, 2022, 10: 854525.

[2]　SEARS M E, GENUIS S J. Environmental determinants of chronic disease and medical approaches: recognition, avoidance, supportive therapy, and detoxification[J]. J Environ Public Health, 2012, 2012: 356798.

[3] ALFANO G, FONTANA F, MORI G, et al. The definition of chronic kidney disease in a context of aging population[J]. G Ital Nefrol, 2020, 37(4): 2020-vol4.

[4] SULLI G, LAM M T Y, PANDA S. Interplay between circadian clock and cancer: new frontiers for cancer treatment[J]. Trends Cancer, 2019, 5(8): 475-494.

[5] JAVEED N, MATVEYENKO A V. Circadian etiology of type 2 diabetes mellitus[J]. Physiology (Bethesda), 2018, 33(2): 138-150.

[6] GIRNDT M. Diagnostik and therapie der chronischen nierenerkrankung[J]. Internist (Berl), 2017, 58(3): 243-256.

[7] SUBRAMANIAN M, WOJTUSCISZYN A, FAVRE L, et al. Precision medicine in the era of artificial intelligence: implications in chronic disease management[J]. J Transl Med, 2020, 18(1): 472.

[8] NUGENT R. Preventing and managing chronic diseases[J]. BMJ, 2019, 364: 1459.

[9] D'ANGELO M, CASTELLI V, TUPONE M G, et al. Lifestyle and food habits impact on chronic diseases: roles of PPARs[J]. Int J Mol Sci, 2019, 20(21): 5422.

[10] COLLADO-MATEO D, LAVÍN-PÉREZ A M, PEÑACOBA C, et al. Key factors associated with adherence to physical exercise in patients with chronic diseases and older adults: an umbrella review[J]. Int J Environ Res Public Health, 2021, 18(4): 2023.

[11] GREENBERG H, PI-SUNYER F X. Preventing preventable chronic disease: an essential goal[J]. Prog Cardiovasc Dis, 2019, 62(4): 303-305.

[12] MCGOWAN P T. Self-management education and support in chronic disease management[J]. Prim Care, 2012, 39(2): 307-325.

[13] LEE H J. A historiographical review of the history of western medicine, 2011-2020 the diversification of subject matter and the search for a new methodology[J]. Uisahak, 2020, 29(3): 783-842.

[14] ZHAO X Y, TAN X G, SHI H F, et al. Nutrition and traditional Chinese medicine (TCM): a system's theoretical perspective[J]. Eur J Clin Nutr, 2021, 75(2): 267-273.

[15] WONG E Y, GASTER B, LEE S P. East meets west: current issues relevant to integrating Chinese medicine[J]. Chin Med, 2012, 7(1): 20.

[16] GIBBONS C H. Basics of autonomic nervous system function[J]. Handb Clin Neurol, 2019, 160: 407-418.

[17] ZALEWSKI P, SLOMKO J, ZAWADKA-KUNIKOWSKA M. Autonomic dysfunction and chronic disease[J]. Br Med Bull, 2018, 128(1): 61-74.

[18] GOLDBERGER J J, ARORA R, BUCKLEY U, et al. Autonomic nervous system dysfunction: JACC focus seminar[J]. J Am Coll Cardiol, 2019, 73(10): 1189-1206.

[19] CARVALHO L A, GERDES J M, STRELL C, et al. Interplay between the endocrine sys-

tem and immune cells[J]. Biomed Res Int,2015,2015:986742.

[20] ULRICH-LAI Y M,HERMAN J P. Neural regulation of endocrine and autonomic stress responses[J]. Nat Rev Neurosci,2009,10(6):397-409.

[21] BAGATINI M D,CARDOSO A M,RESCHKE C R,et al. Immune system and chronic diseases 2018[J]. J Immunol Res,2018,2018:8653572.

[22] PELUSO M,RUSSO V,MELLO T,et al. Oxidative stress and DNA damage in chronic disease and environmental studies[J]. Int J Mol Sci,2020,21(18):6936.

[23] BANSAL A, PINNEY S E. DNA methylation and its role in the pathogenesis of diabetes [J]. Pediatr Diabetes,2017,18(3):167-177.

[24] MITROU P. Is lifestyle modification the key to counter chronic diseases? [J]. Nutrients, 2022,14(15):3007.

[25] HU F B,LIU Y,WILLETT W C. Preventing chronic diseases by promoting healthy diet and lifestyle:public policy implications for China[J]. Obes Rev,2011,12(7):552-559.

[26] JIANG M,ZHANG C,CAO H X,et al. The role of Chinese medicine in the treatment of chronic diseases in China[J]. Planta Med,2011,77(9):873-881.

第二章　呼吸系统慢病的发病机理与健康防护

导读

- 掌握常见呼吸系统慢病的种类、诱发因素与发病机理；
- 熟悉常见呼吸系统慢病的健康预防；
- 了解常见呼吸系统慢病的症状诊断与治疗策略。

呼吸系统慢病是指一组慢病，包括慢性支气管炎（chronic bronchitis）、支气管哮喘（bronc hial asthma）、慢性阻塞性肺疾病（COPD）、支气管扩张（bronchiectasis）、慢性鼻窦炎（chronic rhinosinusitis，CRS）、肺纤维化（pulmonary fibrosis，PF）、肺动脉高压等，这些疾病会对呼吸系统造成明显影响，出现呼吸困难或者胸闷、胸痛的情况。本章将重点讨论这些常见呼吸系统慢病的发病机理和健康防护措施。

第一节　慢性支气管炎的发病机理与健康防护

慢性支气管炎是由感染或非感染因素引起气管、支气管黏膜及其周围组织的慢性非特异性炎症。其病理特点是支气管腺体增生、黏液分泌增多。临床出现连续两年以上，每年持续3个月以上的咳嗽、咳痰或气喘等症状。早期症状轻微，多在冬季发作，春暖后缓解；晚期炎症加重，症状长年存在，不分季节。疾病进展又可并发阻塞性肺气肿（Kim et al，2012）、肺源性心脏病，严重影响劳动力和健康。

一、慢性支气管炎的症状诊断、诱发因素与治疗策略

（一）慢性支气管炎的症状诊断

部分患者在发病前有急性支气管炎、流感或肺炎等急性呼吸道感染史。患者常在寒冷季节发病，出现咳嗽、咳痰，尤以晨起为主，痰呈白色黏液泡沫状，黏稠不易咳出。在急性呼吸道感染时，症状迅速加剧。痰量增多，黏稠度增加或呈微黄色脓性，偶有痰中带血。慢性支气管炎反复发作后，支气管黏膜的迷走神经感受器反应性升高，副交感神经功能亢进，可出现过敏现象而发生喘息。随着病情发展，终年咳嗽，咳痰不停，秋冬季节加剧。喘息性支气管炎患者在症状加剧或继发感染时，常有哮喘样发作，气急不能平卧。呼吸困难一般不明显，但并发肺气肿后，随着肺气肿程度增加，呼吸困难逐渐增加（Mejza et al，2018）。

（1）体征。

该病早期多无体征。有时在肺底部可听到湿啰音和干啰音。喘息性支气管炎在咳嗽或深吸气后可听到哮喘音，发作时有广泛哮鸣音。长期发作的病例可有肺气肿的体征。

(2) X 线征象。

单纯型慢性支气管炎的 X 线检查呈阳性,或仅见两肺下部纹理增粗,或呈索条状,这是支气管壁纤维组织增生变厚的征象。若合并支气管周围炎,可有斑点阴影重叠其上。支气管碘油造影后常可见到支气管变形,有的狭窄,有的呈柱状扩张,有的由于痰液潴留呈截断状。由于周围瘢痕组织收缩,支气管可并拢呈束状。有时可见支气管壁有小憩室,为黏液腺开口扩张的表现。临床上透视或拍摄平片可满足明确诊断要求。支气管碘油造影只用于特殊研究,不作常规检查。

(二)慢性支气管炎的检查

(1) X 线检查。

早期可无异常。反复发作引起支气管壁增厚,细支气管或肺泡间质炎症细胞浸润或纤维化,表现为肺纹理增粗、紊乱,呈网状或条索状、斑点状阴影,以双下肺视野明显。

(2) 呼吸功能检查。

早期无异常。如有小气道阻塞时,最大呼气流速-容量曲线在 75% 和 50% 肺容量时,流量明显降低。

(3) 血液检查。

细菌感染时偶可出现白细胞总数和(或)中性粒细胞数增多。

(4) 痰液检查。

可培养出致病菌。涂片可发现革兰氏阳性菌或革兰氏阴性菌,或大量破坏的白细胞和杯状细胞。

诊断主要依靠病史和症状。在排除其他心肺疾患(如肺结核、尘肺、支气管哮喘、支气管扩张、肺癌、心脏病、心脏功能不全等)后,临床上凡有慢性或反复的咳嗽、咳痰或伴喘息,每年发病至少持续 3 个月,并连续两年及以上者,诊断即可成立。如每年持续发病不足 3 个月,而有明确的客观检查(如 X 线、肺功能等)依据亦可诊断。

(三)慢性支气管炎的诱发因素

慢性支气管炎的病因极为复杂,迄今尚有许多因素还不够明确。近年来认为,有关因素如下:

(1) 大气污染。

化学气体如氯气、氧化氮、二氧化硫等烟雾对支气管黏膜有刺激性和细胞毒性作用。空气中的烟尘或二氧化硫超过 1 000 $\mu g/m^3$ 时,慢性支气管炎的急性发作就显著增多。其他粉尘如二氧化硅、煤尘、棉屑、蔗尘等也可刺激支气管黏膜,并引起肺纤维组织增生,使肺清除功能遭受损害,为细菌入侵创造条件。

(2) 吸烟。

现今公认吸烟为慢性支气管炎的最主要发病因素,吸烟能使支气管上皮纤毛变短、不规则,纤毛运动发生障碍,降低局部抵抗力,削弱肺泡吞噬细胞的吞噬、灭菌作用,又能引起支气管痉挛,增加气道阻力(Doney et al,2022)。上海市防治慢性气管炎协作组于 1972 年普查了 339 名 50 岁以上受试者,其中吸烟者慢性支气管炎的患病率为不吸烟者的 2 倍,前者为 20.9%,后者为 9.7%。另用配对方法选择慢性支气管炎患者和正常人各 303 名进行吸烟习惯对比调查,结果慢性支气管炎组吸烟的人数非常显著地高于正常对照组。

(3)感染。

呼吸道感染是慢性支气管炎发病和加剧的另一个重要因素。据国内外研究,目前认为肺炎链球菌、流感嗜血杆菌和莫拉卡他菌可能为该病急性发作的最主要病原菌。

病毒对该病的发生和发展起重要作用。在慢性支气管炎急性发作期分离出的病毒有鼻病毒、乙型流感病毒、副流感病毒、黏液病毒、腺病毒、呼吸道合胞病毒等。病毒感染造成呼吸道上皮损伤,有利于细菌感染,引起该病的发生和反复发作。肺炎支原体与慢性支气管炎发病的直接关系至今不明。

(4)过敏因素。

过敏因素与慢性支气管炎的发病有一定关系,初步看来,细菌致敏是引起慢性支气管炎速发型和迟发型变态反应的一个原因。尤其是喘息型慢性支气管炎患者,有过敏史的较多,对多种抗原激发的皮肤试验阳性率高于对照组,痰内组胺和嗜酸性粒细胞有增高倾向;另一些患者血清中类风湿因子高于正常组,并发现重症慢性支气管炎患者肺组织内 IgG 含量增加,提示与Ⅲ型变态反应也有一定关系。变态反应使支气管收缩或痉挛、组织损伤和炎症反应,继而发生慢性支气管炎。

(5)其他。

除上述因素外,气候变化,特别是寒冷空气能引起黏液分泌物增加,支气管纤毛运动减弱。在冬季,患者的病情波动与温度和温差有明显关系。自主神经功能失调,也可能是该病的一个内因,大多数患者有自主神经功能失调现象。部分患者的副交感神经功能亢进,气道反应性较正常人增强。

老年人性腺及肾上腺皮质功能衰退,喉头反射减弱,呼吸道防御功能退化,单核-吞噬细胞系统机能衰退,也可使慢性支气管炎发病率增加(Hayes et al,2007)。

营养对支气管炎也有一定影响,维生素 C 缺乏,机体对感染的抵抗力降低,血管通透性增加;维生素 A 缺乏,可使支气管黏膜的柱状上皮细胞及黏膜修复机能减弱,溶菌酶活力降低,易罹患慢性支气管炎。

遗传因素是否与慢性支气管炎的发病有关,迄今尚未证实。α1-抗胰蛋白酶严重缺乏者能引起肺气肿,但无气道病变的症状,提示它与慢性支气管炎并无直接关系。

(四)慢性支气管炎的治疗策略

(1)急性加重期的治疗。

①控制感染的抗菌药物可选用喹诺酮类、大环内酯类、β 内酰胺类抗菌药口服,病情严重时静脉给药,如左氧氟沙星、阿奇霉素,如果能培养出致病菌,可按药敏试验选用抗菌药。

②镇咳祛痰可试用复方甘草合剂,也可加用祛痰药溴己新、盐酸氨溴索,干咳为主者可用镇咳药物。

③平喘且气喘者可加用解痉平喘药,如氨茶碱,或用茶碱控释剂,或长效 β2 激动剂加糖皮质激素吸入。

(2)缓解期治疗。

①戒烟,避免有害气体和其他有害颗粒的吸入。

②增强体质和预防感冒也是防治慢性支气管炎的主要内容之一。

二、慢性支气管炎的发病机理

慢性支气管炎的发病主要与大气污染、粉尘、吸烟、感染、遗传等因素有关。支气管黏膜受到大气污染及燃料烟尘、煤尘等粉尘刺激，引起肺纤维组织增生，肺清除功能遭受损害，引起肺功能下降，提高了呼吸道细菌感染的风险。吸烟可使尼古丁、烟尘等长期附着支气管上皮，引起纤毛变短，纤毛运动障碍，肺泡吞噬细胞的吞噬、灭菌作用减弱，以及引起后天囊性纤维化跨膜转导调节因子障碍，呼吸道黏液蓄积，分泌物增加，并能引起全身性氧化应激和炎症反应，支气管收缩痉挛，气道阻力增加。

呼吸道感染是慢性支气管炎急性发作的重要因素，主要病原菌有肺炎链球菌、流感嗜血杆菌和莫拉卡他菌等。人体感染病毒（乙型流感病毒、副流感病毒、呼吸道合胞病毒、鼻病毒等）也会导致呼吸道上皮损害和继发细菌感染，进而引起慢性支气管炎的急性发作。

遗传也是慢性支气管炎易感发病的因素之一。基质金属蛋白酶（MMP）9、MMP3、基质金属蛋白酶组织抑制剂（*TIMP*）3 基因多态性及 MMP3 和 MMP12 单体型，可能在患儿易感慢性支气管炎气道和肺损伤中发挥重要作用。瘦素受体基因 *Gln223Arg* 突变，可能抑制瘦素的生物学作用，进而影响慢性支气管炎疾病进展。

气道炎症是慢性支气管炎的基本病理改变，所涉及的多种炎症细胞及其相关物质，在慢性支气管炎急性发作过程中发挥抗炎或促炎作用（Nelson et al，2000）。肺泡巨噬细胞可通过释放生长因子和细胞外基质（ECM）组分修复肺组织损伤。研究发现，在慢性支气管炎大鼠模型中，脂多糖介导激活巨噬细胞的丝裂原活化蛋白激酶（MAPK）通路，进而影响环氧合酶-2（COX-2）、前列腺素-2（PGE2）和转化生长因子（transforming growth factor，TGF）-β 的产生。采用杂交技术造成的部分巨噬细胞缺失的小鼠模型，与正常小鼠相比，气道炎症、黏液阻塞发病率增加，细胞因子肿瘤坏死因子-α（TNF-α）、白细胞介素（IL）-5、IL-17，以及趋化因子巨噬细胞炎性蛋白-2（MIP-2）、巨噬细胞促生因子（MIP-CSF）、角质细胞趋化因子（KC）等含量升高。慢性支气管炎患者气道中性粒细胞数量显著增加，释放氧自由基、蛋白水解酶等物质，造成肺组织损伤、细菌繁殖和感染的反复发生。慢性支气管炎的反复急性发作，中性粒细胞受细菌感染刺激进一步活化，会释放中性粒细胞胞外诱捕网（NETs），引起机体细胞 NETs 沉积，长期暴露髓过氧化物酶（MPO）等抗原组分，免疫耐受失衡，产生抗中性粒细胞胞质抗体抗髓过氧化物酶抗体（MPO-ANCA），增加抗中性粒细胞胞浆抗体（ANCA）相关性小血管炎发生的风险（Kneussl，1986）。

机体免疫应答的主要效应细胞之一——T 淋巴细胞，当细菌、肺炎衣原体等入侵人体呼吸系统后，产生的抗原多肽与组织相容性 Ⅰ 类分子（MHC-Ⅰ）结合，形成 MHC-Ⅰ类分子/抗原复合物，T 淋巴细胞会主动识别复合物并杀伤，以保护机体。辅助性 Ⅰ 型 T 淋巴细胞（Th1）/辅助性 Ⅱ 型 T 淋巴细胞（Th2）失衡也是气道炎症发生的关键因素。细胞因子如 TNF-α、IL-8、IL-4、IL-6、IL-10、IL-12、IL-13 等均在慢性支气管炎急性发作过程中发挥重要作用，慢性支气管炎的患者支气管黏膜细胞的 IL-4 高表达（Zhu et al，2007）还会促进气道黏液的高分泌。气道黏液高分泌是慢性支气管炎急性发作的重要病理机制之一，气道黏蛋白（MUC）5AC 和 MUC 5B 是重要标志物。细菌感染刺激呼吸道，上皮细胞 Toll 样受体 4（TLR4）水平升高，引起 MUC 5AC 分泌增加，以及还可能使炎症反应增加，呼吸衰竭风险增大。有学者基于现代代谢组研究方法探索了烟雾诱导慢性支气管炎的发病机理，结果发现了含溶血磷脂酸在内的11个潜在生物标志物,其中溶血磷脂酸与炎症有重要关系,具有生物学意义。

慢性支气管炎急性发作反复发生和进一步发展,肺泡细胞耗氧量明显增加,体内产生大量自由基,脂质过氧化反应增强,机体抵抗力降低,细胞坏死和组织损伤加剧,气道重塑,肺功能进一步减退,发展为慢性阻塞性肺疾病。

三、慢性支气管炎的健康预防

慢性支气管炎患者饮食注意事项:

①木耳、花生、萝卜、竹笋、丝瓜、藕、梨、核桃、海带、蜂蜜等食物均具有润肺功效,可常吃。

②要注意充足的热能供给和优质蛋白质供应,以提高机体功能。每餐荤素搭配得宜,应荤菜少、素菜多,尤其富含维生素和无机盐的绿色叶菜、水果更是不可缺少。

③寒冷季节应补充一些含热量高的肉类暖性食物以增强御寒能力。极度虚寒者可适量进食羊肉、狗肉、牛奶等。

④忌寒凉食物。慢性支气管炎患者一般病程较长,大多又因脾脏、肺脏、肾脏阳气不足,故对寒凉食品反应较大。所以慢性支气管炎患者应少吃寒凉食物,如绿豆、荞麦、黄瓜、丝瓜、冬瓜、菠菜、芹菜、苦瓜、马齿苋、茭白、荸荠、田螺、螃蟹、蛤蜊等。

⑤忌油炸及辛辣刺激食物。油炸等油腻食品不易消化,易生内热,耗损津液,可助湿生痰、阻塞肺道,导致咳嗽、气喘加重。而辛辣食物如辣椒、洋葱、生蒜、胡椒粉等,吃后可助热生痰,并可刺激支气管黏膜,使局部水肿、咳喘加重。

⑥忌腥味。变态反应是慢性支气管炎发病的原因之一,而虾、蟹、鱼、禽、蛋类、奶类及其制品又是常见的过敏原,所以慢性支气管炎患者应忌食这类食品。

第二节　支气管哮喘的发病机理与健康防护

支气管哮喘是由多种细胞(如嗜酸性粒细胞、肥大细胞、T淋巴细胞、中性粒细胞、气道上皮细胞等)和细胞组分参与的以气道慢性炎症为特征的异质性疾病,这种慢性炎症与气道高反应性相关,通常出现广泛而多变的可逆性呼气气流受限,导致反复发作的喘息、气促、胸闷和(或)咳嗽等症状,强度随时间发生变化。多在夜间和(或)清晨发作、加剧,多数患者可自行缓解或经治疗缓解。支气管哮喘如诊治不及时,随病程的延长可产生气道不可逆性缩窄和气道重塑。

一、支气管哮喘的症状诊断、诱发因素与治疗策略

(一)支气管哮喘的症状诊断

典型的支气管哮喘出现反复发作的胸闷、气喘、呼吸困难、咳嗽等症状。在发作前常有鼻塞、打喷嚏、眼痒等先兆症状,发作严重者可短时间内出现严重呼吸困难、低氧血症(Sergienko et al,2010)。有时咳嗽为唯一症状(咳嗽变异性哮喘),在夜间或凌晨发作和加重是哮喘的特征之一。哮喘症状可在数分钟内发作,有些症状轻者可自行缓解,但大部分需积极处理。

哮喘发作时出现两肺散在、弥漫分布的呼气相哮鸣音，呼气相延长，有时吸气、呼气相均有干啰音；严重发作时可出现呼吸音低下，哮鸣音消失，临床上称为"静止肺"，预示着病情危重，随时会出现呼吸骤停。哮喘患者在不发作时可无任何症状和体征。支气管哮喘的症状如图 2.1 所示。

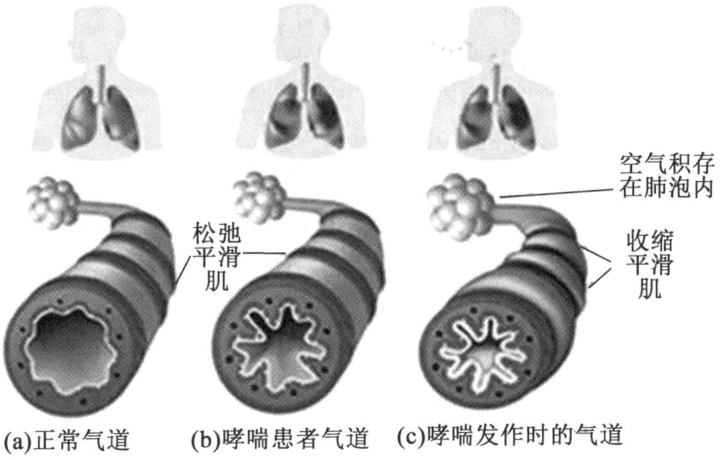

图 2.1　支气管哮喘的症状

(1)哮喘的分期。

根据临床表现可分为急性发作期、慢性持续期和临床缓解期。慢性持续期是指每周均不同频度和(或)不同程度地出现症状(喘息、气急、胸闷、咳嗽等)；临床缓解期是指经过治疗或未经治疗，症状和体征消失，肺功能恢复到急性发作前水平并持续 3 个月以上。

(2)哮喘的分级。

哮喘的分级包括病情严重程度分级、控制水平分级、急性发作时严重程度分级。

(3)针对支气管哮喘的检查。

①体检。发作期胸部呈过度充气状态，胸廓膨隆，叩诊呈过清音，多数有广泛的呼气相为主的哮鸣音，呼气音延长。严重哮喘发作时常有呼吸费力、大汗淋漓、发绀、胸腹反常运动、心率增快、奇脉等体征。临床缓解期可无异常体征。

②实验室和其他检查。

a. 血液常规检查。部分患者发作时可有嗜酸性粒细胞数量增多，但多数不明显，如并发感染可有白细胞数量增多，分类嗜中性粒细胞比例增高。

b. 痰液检查涂片。痰液检查涂片可见较多嗜酸性粒细胞，如合并呼吸道细菌感染，痰涂片革兰氏染色、细胞培养及药物敏感试验有助于病原菌的诊断及指导治疗。

c. 肺功能检查。临床缓解期肺通气功能多数在正常范围。在哮喘急性发作时，由于呼气流速受限，呼气流速指标均显著下降，表现为第 1 秒用力呼气量(forced expiratory volume in one second，FEV_1)、FEV_1 占用力肺活量(forced vital capacity，FVC)比值(即 FEV_1/FVC)、最大呼气中期流速(MMER)、呼出 50% 与 75% 肺活量时的最大呼气流量(MEF50% 与 MEF75%)、呼气峰值流量(PEFR)及最高呼气流量(PEF)均减少。肺容量指标表现为用力肺活量减少，残气量、功能残气量和肺总量增加，残气占肺总量百分比增高。经过治疗后可逐渐恢复。病变迁延、反复发作者，其通气功能可逐渐下降。

d. 血气分析。哮喘严重发作时由于气道阻塞且通气分布不均，通气/血流比值失衡，可致肺泡-动脉血氧分压差（A-aDO_2）增大；可因缺氧，动脉氧分压（PaO_2）和动脉血氧饱和度（SaO_2）降低；由于过度通气可使二氧化碳分压（$PaCO_2$）下降，pH 上升，表现为呼吸性碱中毒。如果发生重症哮喘，病情会进一步发展，气道阻塞严重，可因缺氧及 CO_2 潴留，$PaCO_2$ 上升，表现为呼吸性酸中毒。如果缺氧明显，可合并代谢性酸中毒。

e. 胸部 X 线检查。早期在哮喘发作时可见两肺透亮度增加，呈过度充气状态；在缓解期多无明显异常。如并发呼吸道感染，可见肺纹理增加及炎症性浸润阴影。同时要注意肺不张、气胸或纵隔气肿等并发症的存在。

f. 特异性过敏原的检测。哮喘患者大多伴有过敏体质，对众多的变应原和刺激物敏感。测定变应性指标时需结合病史，这有助于对患者病因的诊断和脱离与致敏因素的接触，但应防止发生过敏反应。

g. 其他。可以酌情做皮肤过敏原测试、吸入过敏原测试、体外可检测患者的特异性 IgE 等。

对于有典型症状和体征的患者，在排除其他疾病引起的喘息、气急、胸闷和咳嗽后，可做出临床诊断；对于不典型病例，应做支气管舒张或激发试验，阳性者可确诊。

（二）支气管哮喘的诱发因素

目前认为支气管哮喘是一种有明显家族聚集倾向的多基因遗传性疾病，它的发生既受遗传因素的影响又受环境因素的影响。

（1）遗传因素。

近年随着分子生物学技术的发展，哮喘相关基因的研究也取得了进展，第 5、6、11、12、13、14、17、19、21 号染色体可能与哮喘有关，具体关系尚不清楚。哮喘的多基因遗传特征为：外显不全；遗传异质化；多基因遗传；协同作用。这就导致在一个群体中发现的遗传连锁有相关性，而在另一个不同群体中则不能发现这种相关性。

（2）变应原。

①变应原。尘螨是最常见的变应原，是哮喘在世界范围内重要的发病因素。常见的有 4 种，即屋尘螨、粉尘螨、宇尘螨和多毛螨。屋尘螨是持续潮湿气候最主要的螨虫。真菌亦是存在于室内空气中的变应原之一，常见为青霉、曲霉、交链孢霉等。花粉与草粉是最常见的引起哮喘发作的室外变应原。木本植物（树花粉）常引起春季哮喘，而禾本植物的草类粉常引起秋季哮喘。

②职业性变应原。常见的变应原有谷物粉、面粉、动物皮毛、木材、丝、麻、木棉、饲料、蘑菇、松香、活性染料、乙二胺等。低分子量致敏物质的作用机制尚不明确，高分子量的致敏物质可能是通过与变应原相同的变态反应机制致敏患者并引起哮喘发作。

③药物及食物添加剂。药物引起哮喘发作有特异性过敏和非特异性过敏两种。前者以生物制品过敏最常见，而后者发生于交感神经阻滞剂和增强副交感神经作用剂。食物过敏大多属于Ⅰ型变态反应，如牛奶、鸡蛋、鱼、虾蟹等海鲜及调味类食品等可作为变应原，常可诱发哮喘。

（3）其他因素。

①感染。哮喘的形成和发作与反复呼吸道感染有关，最常见的是鼻病毒，其次是流感

病毒、副流感病毒、呼吸道合胞病毒及冠状病毒等。

②气候改变。当气温、湿度、气压和空气中离子等发生改变时可诱发哮喘，故在寒冷冬季或秋冬气候转变时发病较多(Wardhana et al，2013)。

③吸烟。香烟烟雾(包括被动吸烟)是户内促发因素的主要来源，是一种重要的哮喘促发因子，特别是对于那些父母吸烟的哮喘儿童，常因被动吸烟引起哮喘发作。

④环境污染。环境污染与哮喘发病关系密切。诱发哮喘的有害刺激物中，最常见的是煤气(尤其是 SO_2)、油烟、被动吸烟、杀虫喷雾剂等。烟雾可刺激处于高反应状态的哮喘患者的气道，使支气管收缩，甚至痉挛，致使哮喘发作。

⑤精神因素。患者紧张不安、情绪激动等，也会促使哮喘发作，一般认为是通过大脑皮层和迷走神经发射或过度换气所致。

⑥运动。哮喘患者在剧烈运动后诱发哮喘发作，常表现为咳嗽、胸闷、喘鸣，听诊可闻及哮鸣音，多数患者在 1 h 内可自行缓解。有些患者虽无哮喘症状，但运动后诱发支气管平滑肌痉挛。

⑦药物。有些药物可引起支气管哮喘发作，主要有包括阿司匹林在内的非甾体抗炎药(NSAIDs)和含碘造影剂，或交感神经阻断剂等。

⑧月经、妊娠等生理因素。不少女性哮喘患者在月经前 3～4 d 有哮喘加重的现象，可能与经前期黄体酮的突然下降有关。

⑨围生期胎儿的环境。妊娠 9 周的胎儿胸腺已可产生 T 淋巴细胞，且在整个妊娠期胎盘主要产生 Th2 因子，因而在肺的微环境中，Th2 因子的反应是占优势的，若母亲已有特异性体质，又在妊娠期接触大量的变应原或受到呼吸道病毒特别是合胞病毒的反复感染，即可能加重其调控的变态反应，以致胎儿出生后存在变态反应和哮喘发病的可能性。

(三)支气管哮喘的治疗策略

预防和长期控制是在哮喘开始前阻止哮喘发作的关键。治疗通常包括学会识别诱因、采取措施避免诱因及跟踪呼吸以确保药物能够控制症状。如果哮喘突然发作，患者可能需要使用速效吸入器。

(1)药物。

为患者选择药物时需考虑多种因素，包括年龄、症状、哮喘诱因，以及哪种方法对控制患者的哮喘最有效。

长期服用预防性的控制药物可减少会引发症状的气道肿胀(炎症)发生的概率。速效吸入器(支气管扩张剂)可迅速打开导致呼吸受阻的肿胀气道。在某些情况下可能有必要服用抗过敏药物。

长期服用哮喘控制药物(通常需要每天服用)是哮喘治疗的基础。这些药物能确保哮喘每天都能得到控制，并降低患者哮喘发作的可能性。长期控制药物的类型包括：

①吸入皮质类固醇(Lee，1998)。这些药物包括丙酸氟替卡松、布地奈德、环索奈德、倍氯米松、莫米松和糠酸氟替卡松。

患者可能需要服用这些药物数天至数周后才能获得最大疗效。与口服皮质类固醇不同，吸入皮质类固醇产生严重不良反应的可能性相对较低。

②白三烯调节剂。这些口服药物包括孟鲁司特、扎鲁司特和齐留通，有助于缓解哮喘症状。

孟鲁司特与躁动、攻击、幻觉、抑郁症和自杀念头等心理反应有关，如果患者出现任何这些反应，应立即寻求医生建议。

③组合吸入剂。这些药物包括氟替卡松-沙美特罗、布地奈德-福莫特罗、福莫特罗-莫米松和氟替卡松糠酸-维兰特罗，它们都含有长效 β 受体激动剂和皮质类固醇。

④茶碱。茶碱是一种需要每日服用的药物，可通过放松气道周围的肌肉来帮助保持气道畅通。茶碱不像其他哮喘药物那样会被经常使用，而是需要定期进行血液检测（Inoue et al，2002）。

在哮喘发作期间，速效（急救）药物可用于快速缓解短期症状。如果医生有此建议，患者也可以在运动前服用这些药物。速效药物的类型包括：

①短效 β 受体激动剂。这些吸入性速效支气管扩张剂可在几分钟内起效，所以能在哮喘发作时迅速缓解症状（Castillo et al，2017），主要包括沙丁胺醇和左旋沙丁胺醇。

患者可以使用便携式、手持式吸入器或雾化器吸入短效 β 受体激动剂，这些药物可通过面罩或口腔用具吸入。

②抗胆碱药。与其他支气管扩张剂一样，异丙托溴铵和噻托溴铵也可快速起效并立即放松气道，使呼吸变得更容易。这些药物主要用于治疗肺气肿和慢性支气管炎，但也可用于治疗哮喘。

③口服和静脉注射皮质类固醇（Tsang et al，2002），这些药物包括泼尼松和甲泼尼龙，它们可以缓解严重哮喘引起的气道炎症。长期使用这些药物会引起严重的不良反应，因此它们只能在短期内用于治疗严重的哮喘症状。

如果患者的哮喘突然发作，可以使用速效吸入器立即缓解症状。但如果患者的长期控制药物仍然有效，则不应经常使用速效吸入器。

记录患者每周吸入次数。如果患者需要使用速效吸入器的频率高于医生建议的频率，应及时就医。患者可能需要调整长期控制药物。

如果是过敏症触发了哮喘或导致哮喘恶化，服用抗过敏药物可能会有所帮助。这些包括：

①过敏针（免疫疗法）（Alvarez-Cuesta et al，2000）。过敏针会随着时间的延长逐渐降低患者免疫系统对特定过敏原的反应。患者通常需要每周注射 1 次，持续几个月，然后在 3~5 年内每月注射 1 次。

②生物制剂。这些药物包括奥马珠单抗、美波珠单抗、杜匹鲁单抗、瑞斯利珠单抗和本拉利珠单抗，它们是专门用于治疗严重哮喘患者的药物。

（2）支气管热整形术。

这种治疗方法适用于吸入皮质类固醇或其他长期哮喘药物无法改善的严重哮喘。这种治疗方法未普及使用，也不适用于所有人。

在支气管热整形术中，医生会用电极加热肺内的气道内侧。热度可减少气道内的平滑肌。这会限制气道的收紧能力，更容易呼吸，还可能会减少哮喘发作。这种治疗通常需要 3 次门诊就诊。

（3）根据严重程度进行治疗以更好地控制：阶梯法。

治疗方式灵活多变，且根据患者的症状变化而改变。医生应在每次就诊时询问患者的症状。根据患者的体征和症状，医生会相应地调整治疗方案。

例如，如果患者的哮喘得到了很好的控制，医生可能会少开一些药物。如果患者的哮喘没有得到很好的控制或者正在恶化，医生可能会多开一些药物，并建议患者更频繁地就诊。

(4)抗哮喘行动计划。

配合医生制订抗哮喘行动计划，以书面形式列出何时服用某些药物或何时根据症状增加或减少用药剂量。此外，还要列出各种诱因，以及需要采取哪些措施来避免这些诱因。

医生可能还会建议追踪患者的哮喘症状，或定期使用峰值流量计来监测患者的治疗方法对哮喘的控制效果。

二、支气管哮喘的发病机理

哮喘的发病机理尚未完全搞清楚。多数人认为哮喘与变态反应、气道炎症、气道反应性升高及神经等因素相互作用有关(Mandlik et al,2020)。

(1)变态反应。

当变应原进入具有特应性体质的机体后，可刺激机体通过 T 淋巴细胞的传递，由 B 淋巴细胞合成特异性 IgE，并结合于肥大细胞和嗜碱性粒细胞表面的高亲和性的 IgE 受体(FceR)。若变应原再次进入体内，可与结合在 FceR 上的 IgE 交联，使该细胞合成并释放多种活性介质，导致平滑肌收缩、黏液分泌增加、血管通透性增高和炎症细胞浸润等。炎症细胞在细胞因子的作用下又可分泌多种介质，使气道病变加重，炎症浸润增加，产生各种临床症状。

根据变应原吸入后哮喘发生的时间，可分为速发型哮喘反应(IAR)、迟发型哮喘反应(LAR)和双相型哮喘反应(OAR)。IAR 几乎在吸入变应原的同时立即发生反应，15~30 min 达高峰，2 h 后逐渐恢复正常。LAR 约 6 h 发病，持续时间长，可达数天，而且临床症状重，常呈持续性哮喘表现，肺功能损害严重且持久。LAR 的发病机理较复杂，不仅与 IgE 介导的肥大细胞脱颗粒有关，而且主要是由气道炎症所致。现在认为哮喘是一种涉及多种炎症细胞相互作用、许多介质和细胞因子参与的一种慢性炎症疾病。LAR 是由于慢性炎症反应的结果。

(2)气道慢性炎症。

气道慢性炎症被认为是哮喘的本质。不管哪一种类型的哮喘，哪一期的哮喘，都表现为多种炎症细胞，特别是肥大细胞、嗜酸性粒细胞和 T 淋巴细胞等多种炎症细胞在气道的浸润和聚集。这些细胞相互作用可以分泌出 50 多种炎症介质和 25 种以上的细胞因子，这些炎症介质、细胞因子与炎症细胞互相作用构成复杂的网络，使气道反应性增高，气道收缩，黏液分泌增加，血管渗出增多。已知肥大细胞、嗜酸性粒细胞、中性粒细胞、上皮细胞、巨噬细胞和内皮细胞都可产生炎症介质，根据介质产生的先后可分为快速释放型介质，如组胺；继发产生性介质，如前列腺素(PG)、白三烯(LT)、血小板活化因子(PAF)等。肥大细胞激发后，可释放出组胺、嗜酸性粒细胞趋化因子(ECF-A)、中性粒细胞趋化因子(NCF-A)、LT 等介质。肺泡巨细胞激发后可释放血栓素(TX)、PG、PAF 等介质。ECF-A 使嗜酸性粒细胞趋化，并诱发释放主要碱基蛋白(MBP)、酸性粒细胞阳离子蛋白(ECP)、嗜酸性粒细胞过氧化酶(EPO)、嗜酸性粒细胞神经毒素(EDN)、PAF、白三烯 C4 等。这些介质均可加重气道反应性和炎症，其中白三烯 C4、白三烯 D4 是很强的支气管收缩剂，并可使黏膜分泌增加，血管通透性增高，白三烯 B4 能使中性粒细胞、嗜酸性粒细胞和单核细胞趋化、聚集并分泌介质等。气道的结构细胞（包括上皮细胞、成纤维细胞、平滑肌细胞）还可分泌内皮素-1（ET-1），各种生长因子促进气道的增殖和重构。此外，黏附分子是一类能介导细胞间黏附的糖蛋白，由血管内皮及气道上皮细胞产生的黏附分子介导白细胞与内皮细胞的黏附和跨内皮转移至炎症部位，在哮喘的发病中起重要作用。

总之，哮喘的炎症反应是由多种炎症细胞、炎症介质和细胞因子参与的相互作用的结果，关系十分复杂，有待进一步研究。

（3）气道高反应性。

气道高反应性（airway hyperresponsiveness，AHR）表现为气道对多种刺激因子出现过强的或过早的收缩反应，是哮喘患者发生和发展的一个重要因素。目前普遍认为气道炎症是导致气道高反应性的重要机制之一。当气道受到变应原或其他刺激后，多种炎症细胞、炎症介质和细胞因子参与反应，气道上皮和上皮内神经的损害导致气道高反应性（Duan et al，2022）。AHR 常有家族倾向，受遗传因素的影响。AHR 是支气管哮喘患者的共同病理生理特征，然而出现 AHR 者并非都是支气管哮喘，如长期吸烟、接触臭氧、病毒性上呼吸道感染、慢性阻塞性肺疾病等也可出现 AHR。

（4）神经机制。

神经因素也是哮喘发病的重要环节。支气管受复杂的自主神经支配。除胆碱能神经、肾上腺素能神经外，还有非肾上腺素能非胆碱能（NANC）神经系统。支气管哮喘发作与 β-肾上腺素受体功能低下和迷走神经张力亢进有关，并可能存在 α-肾上腺素神经的反应性增加。NANC 可释放舒张支气管平滑肌的神经递质如血管活性肠肽（VIP）、一氧化氮（NO）及收缩支气管平滑肌的介质如 P 物质、神经激肽，两者平衡失调，则可引起支气管平滑肌收缩。

三、支气管哮喘的健康预防

哮喘患者在饮食上需要注意：首先，患有哮喘应注意盐的使用。研究指出，食盐对哮喘病可能有致命性的威胁。因此哮喘患者应尽量减少盐的摄入量，另外要小心食品添加剂，因为食品添加剂，尤其是亚硫酸盐及味精可导致哮喘病复发。其次，适当食用高蛋白质食物。哮喘患者可以多吃荸荠、白萝卜、胡桃肉、红枣、芡实、莲子、山药等具有健脾化痰、益肾养肺功效的食物，这些食物对防治哮喘发作有一定作用，还可多吃一些蛋白质含量高的食品，如鸡蛋、牛奶、瘦肉、鸡、鱼等，可以补充因哮喘而消耗的蛋白质，增强患者的抵抗力。最后，避免食用可诱发哮喘的食物，如苜蓿、甜菜、红萝卜、可乐、冷饮，这些食物有可能会引起支气管痉挛，另外如果是过敏性体质，还应禁食乳制品（包括牛奶及冰淇淋）、鱼、红肉（尤其是猪肉）、加工食品、盐、菠菜、鸡肉及火鸡肉等。

哮喘患者饮食宜清淡忌肥腻，宜温热忌过冷过热，饮食宜少量多餐、细嚼慢咽，不宜过饱，忌过咸过甜，不喝冷饮及人工配制的含气饮料，避免吃刺激性食物和产气食物，忌烟酒。

平时应多吃蔬菜水果，如萝卜、白菜等，有清肺化痰的作用。含钙食物能增强气管抗过敏能力，如豆腐、骨头等。同时，多饮热水对哮喘患者稀释痰液也相当重要。在饮食中忌食或少食虾、蟹、香菜、麦类、蛋、牛奶、肉、鲫鱼等可能引起哮喘、腹胀、致使呼吸困难的食物。

水果是日常生活当中必不可少的食物，有许多水果对哮喘患者是很有益处的。如梨，中医认为其味甘、微酸、性偏凉，主要归肺、胃二经，具有润肺清热、消痰降火、清胃泻热、养阴生津、滋肾补虚及润肠通便等作用；荔枝，中医认为其性味甘，酸而温，无毒，具有生津止渴、润肺化痰、健脾和胃、疏肝理气及滋补肾阴等作用；甘蔗，中医认为其性味甘，无毒，归肺、胃、肾经，具有润肺益胃、补肾生津作用；核桃，中医认为其性味甘温，质润无毒，归肺、胃、肝、肾等经，具有益肺平喘、养胃助纳、润肠通便、调肝和血、补肾健脑等功用；橘子，中医认为其性味甘，酸而湿，无毒，橘实归肺、胃、心、肝等经，橘叶、橘核、橘络等也可药用，其有润肺止咳、开胃生津、健脾止泻、行气宣痹及疏肝解郁等作用；石榴，中医认为其性味甘酸而平，石榴皮则涩温，归肺、大肠等经，具有清热止渴、养胃生津、杀虫止痢及利胆明目等功效。

饮食需要注意，但是关键还是治疗，哮喘是一个很顽固的病症，如果延误治疗，会引起肺气肿、肺心病、肺脓肿等疾病，所以要重视治疗。

第三节　慢性阻塞性肺疾病的发病机理与健康防护

慢性阻塞性肺疾病是一种常见的可以预防和治疗的疾病，其特点是持续存在的气流受限，呈进行性发展，并且与气道和肺对有毒颗粒或气体的慢性炎性反应的增强有关。

一、慢性阻塞性肺疾病的症状诊断、诱发因素与治疗策略

（一）慢性阻塞性肺疾病的症状诊断

（1）主要临床表现。

慢性阻塞性肺疾病的主要症状是慢性咳嗽、咳痰和呼吸困难。早期慢性阻塞性肺疾病患者可以没有明显的症状，随病情进展日益显著；咳嗽、咳痰症状通常在疾病早期出现，而后期则以呼吸困难为主要表现。慢性阻塞性肺疾病的发病机理如图 2.2 所示。

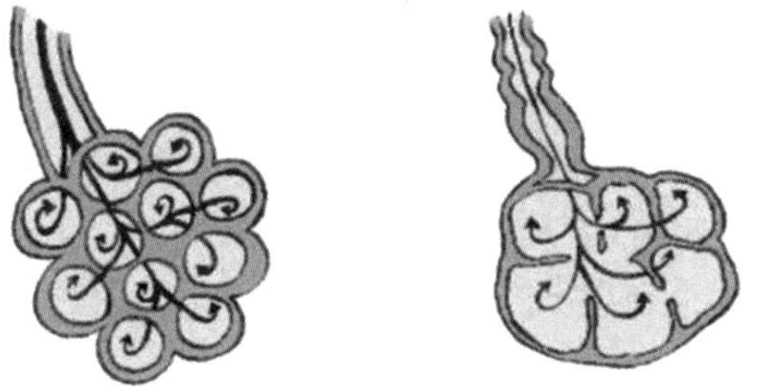

(a)正常肺　　(b)慢性阻塞性肺疾病的病理生理改变

图 2.2　慢性阻塞性肺疾病的发病机理

（2）症状特征及演变。

①慢性咳嗽。慢性咳嗽是慢性阻塞性肺疾病常见的症状。咳嗽症状出现缓慢，迁延多年，以晨起和夜间阵咳为主。

②咳痰。咳痰多为咳嗽伴随症状，痰液常为白色黏液浆液性，常于早晨起床时剧烈阵咳（van Buul et al，2017），咳出较多黏液浆液样痰后症状缓解；急性加重时痰液可变为黏液脓性而不易咳出。

③气短或呼吸困难。早期仅在劳动时出现，之后逐渐加重，以致日常活动甚至休息时

也感到呼吸困难;活动后呼吸困难是慢性阻塞性肺疾病的“标志性症状”。

④胸闷和喘息。部分患者有明显的胸闷和喘息,此非慢性阻塞性肺疾病的特异性症状,常见于重症或急性加重患者(Negewo et al,2015)。

(3)慢性阻塞性肺疾病的检查。

①肺功能检查。肺功能检查是目前检测气流受限公认的客观指标,是慢性阻塞性肺疾病诊断的“金标准”,也是慢性阻塞性肺疾病的严重程度评价、疾病进展监测、预后及治疗反应评估中最常用的指标。慢性阻塞性肺疾病的肺功能检查除了常规的肺通气功能检测,如 FEV_1、FEV_1 与 FVC 的比值(FEV_1/FVC)以外,还包括容量和弥散功能测定等,有助于疾病评估和鉴别诊断。吸入支气管舒张剂后 FEV_1/FVC<70%是判断存在持续气流受限,诊断慢性阻塞性肺疾病的肺功能标准。在临床实践中,如果 FEV_1/FVC 在 68%~70%之间,建议 3 个月后复查是否仍然符合 FEV_1/FVC<70%的条件,减少临界值病例的过度诊断。在明确慢性阻塞性肺疾病诊断的前提下,以 FEV_1 占预计值来评价气流受限的严重程度。气流受限导致的肺过度充气,使肺总量(total lung capacity, TLC)、残气容积(RV)、功能残气量(FRC)、残气容积与肺总量比值(RV/TLC)增高,肺活量(VC)降低。深吸气量(IC)是潮气量与补吸气量之和。在慢性阻塞性肺疾病中,IC 的下降与呼气末肺容量增加有关,可作为肺容量变化的简易评估指标。深吸气量与肺总量之比(IC/TLC)可以反映慢性阻塞性肺疾病呼吸困难程度,预测死亡风险。肺泡间隔破坏及肺毛细血管床丧失可使弥散功能受损,一氧化碳弥散量(carbon monoxide diffusing capacity,DLCO)降低。

②胸部影像学检查。

a. 胸部 X 线检查。慢性阻塞性肺疾病早期 X 线胸片可无明显变化,随后可出现肺纹理增多和紊乱等非特征性改变。主要 X 线征象为肺过度充气,表现为肺叶透亮度增高,双肺外周纹理纤细稀少,胸腔前后径增大,肋骨走向变平,横膈位置低平,心脏悬垂狭长,严重者常合并有肺大疱的影像学改变。X 线胸片对确定肺部并发症及与其他疾病(如肺间质纤维化、肺结核等)的鉴别具有重要意义。慢性阻塞性肺疾病并发肺动脉高压和肺源性心脏病时,X 线胸片表现为:右下肺动脉干扩张,其横径不小于 15 mm 或右下肺动脉横径与气管横径比值不小于 1.07,或动态观察右下肺动脉干增宽大于 2 mm;肺动脉段明显突出或其高度不小于 3 mm;中心肺动脉扩张和外周分支纤细,形成“残根”征;圆锥部显著凸出(右前斜位 45°)或其高度不小于 7 mm;右心室增大。

b. 胸部计算机断层成像(CT)检查。高分辨率 CT 对辨别小叶中心型和全小叶型肺气肿及确定肺大疱的大小和数量,有较高的敏感度和特异度,多用于鉴别诊断和非药物治疗前评估。对预测肺大疱切除或外科肺减容术(lung volume reduction surgery,LVRS)等的效果有一定价值。利用高分辨率 CT 计算肺气肿指数、气道壁厚度、功能性小气道病变等指标,有助于慢性阻塞性肺疾病的早期诊断和表型评估。

③脉搏氧饱和度(SpO_2)监测和动脉血气分析。当患者临床症状提示有呼吸衰竭或右心衰竭时应监测 SpO_2。如果 SpO_2<92%,应该进行动脉血气分析检查。呼吸衰竭的动脉血气分析诊断标准为静息状态下、海平面条件下呼吸空气时,根据动脉血气分析的结果,判断患者是否存在氧气交换障碍。具体诊断标准为:Ⅰ型呼吸衰竭时, PaO_2<60 mmHg(1 mmHg = 0.133 kPa),$PaCO_2$ 正常或降低;Ⅱ型呼吸衰竭时,$PaCO_2$>50 mmHg,可能伴有 PaO_2<60 mmHg。

④心电图和超声心动图检查。对于晚期慢性阻塞性肺疾病及慢性阻塞性肺疾病急性

加重的鉴别诊断,并发肺源性心脏病及慢性阻塞性肺疾病合并心血管系统疾病的诊断、评估和治疗具有一定的临床意义与实用价值。

慢性阻塞性肺疾病合并慢性肺动脉高压或慢性肺心病的心电图可表现为:额面平均电轴不小于+90°;V1 导联 R/S≥1;重度顺钟向转位(V5 导联 R/S≤1);RV1+SV5≥1.05 mV;aVR 导联 R/S 或 R/Q≥1;V1~V3 导联呈 QS、Qr 或 qr(酷似心肌梗死,应注意鉴别);肺型 P 波。

慢性阻塞性肺疾病合并慢性肺源性心脏病的超声心动图可出现以下改变:右心室流出道内径不小于 30 mm;右心室内径不小于 20 mm;右心室前壁厚度不小于 5 mm 或前壁搏动幅度增强;左、右心室内径比值小于 2;右肺动脉内径大于 18 mm,通常为 20 mm 或更高;肺动脉瓣曲线出现肺动脉高压征象者(a 波低平或小于 2 mm,或有收缩中期关闭征等)。

⑤血常规检查。稳定期外周血嗜酸性粒细胞(EOS)计数对慢性阻塞性肺疾病药物治疗方案是否联合吸入性糖皮质激素(ICS)有一定的指导意义,部分患者由于长期低氧血症,其外周血血红蛋白、红细胞和血细胞比容可明显增高,部分患者可表现为贫血。

(二)慢性阻塞性肺疾病的诱发因素

(1)个体因素。

①遗传因素。慢性阻塞性肺疾病有遗传易感性。α1-抗胰蛋白酶(AAT)重度缺乏与非吸烟者的肺气肿形成有关,迄今我国尚未见 α1-抗胰蛋白酶缺乏引起肺气肿的正式报道。某些基因(如 *MMP*12、谷胱甘肽 S-转移酶(*GST*)基因)的多态性可能与肺功能的下降有关,全基因扫描显示 α 尼古丁乙酰胆碱受体、刺猬因子相互作用蛋白(HHIP)等与慢性阻塞性肺疾疾病或者肺功能相关。国际慢性阻塞性肺疾病遗传学联盟最新的研究发现了 82 个与慢性阻塞性肺疾病有关的基因位点,不同的基因与慢性阻塞性肺疾病的不同病理或临床特征关联,从遗传基因的角度支持慢性阻塞性肺疾病存在异质性。

②年龄和性别。年龄是慢性阻塞性肺疾病的危险因素,年龄越大,慢性阻塞性肺疾病的患病率越高。慢性阻塞性肺疾病患病率在男女性别之间的差异报道不一致,但是有文献报道女性对烟草烟雾的危害更敏感。

③肺生长发育。妊娠、出生和青少年时期直接和间接暴露于有害因素时可以影响肺脏的生长,肺的生长发育不良是慢性阻塞性肺疾病的危险因素。

④支气管哮喘(简称哮喘)和气道高反应性。哮喘不仅可以和慢性阻塞性肺疾病同时存在,也是慢性阻塞性肺疾病的危险因素,气道高反应性也参与慢性阻塞性肺疾病的发病过程。

⑤低体质指数。低体质指数也与慢性阻塞性肺疾病的发病有关,体质指数越低,慢性阻塞性肺疾病的患病率越高。吸烟和体质指数对慢性阻塞性肺疾病存在交互作用。

(2)环境因素。

①烟草。吸烟是慢性阻塞性肺疾病最重要的环境致病因素。与非吸烟者比较,吸烟者的肺功能异常率较高,第 1 秒用力呼气量(FEV_1)年下降率较快,死亡风险增加。被动吸烟也可能导致呼吸道症状及慢性阻塞性肺疾病的发生。孕妇吸烟可能会影响子宫内胎儿发育和肺脏生长,并对胎儿的免疫系统功能有一定影响(Yang et al,2022)。

②燃料烟雾。柴草、煤炭和动物粪便等燃料产生的烟雾中含有大量有害成分,例如碳氧化物、氮氧化物、硫氧化物和未燃烧完全的碳氢化合物颗粒与多环有机化合物等。燃烧

时产生的大量烟雾可能是不吸烟女性发生慢性阻塞性肺疾病的重要原因。燃料所产生的室内空气污染与吸烟具有协同作用。改用清洁燃料同时加强通风,能够延缓肺功能下降的速率,降低慢性阻塞性肺疾病发病的危险度。

③空气污染。空气污染物中的颗粒物质(PM)和有害气体物质(二氧化硫、二氧化氮、臭氧和一氧化碳等)对支气管黏膜有刺激和细胞毒性作用,空气中 $PM_{2.5}$ 的质量浓度超过 35 $\mu g/m^3$ 时,慢性阻塞性肺疾病的患病危险度明显增加。空气中二氧化硫的浓度可随着 PM 的升高而升高,且与慢性阻塞性肺疾病急性加重次数成正相关(Gayle et al,2021)。

④职业性粉尘。当职业性粉尘(二氧化硅、煤尘、棉尘和蔗尘等)的浓度过大或接触时间过久,可导致慢性阻塞性肺疾病的发生。职业环境接触的刺激性物质、有机粉尘及过敏原等可导致气道反应性增高,通过这一途径参与慢性阻塞性肺疾病的发病。

⑤感染和慢性支气管炎。呼吸道感染是慢性阻塞性肺疾病发病和加剧的重要因素,病毒和(或)细菌感染是慢性阻塞性肺疾病急性加重的常见原因(van Beers et al,2018)。儿童期反复下呼吸道感染与成年时肺功能降低及呼吸系统症状的发生有关。有学者观察到,慢性支气管炎可增加发生慢性阻塞性肺疾病的可能性,并可能与急性加重的次数和严重程度有关。

⑥社会经济地位。慢性阻塞性肺疾病的发病与患者的社会经济地位相关。室内外空气污染程度不同、营养状况等与社会经济地位的差异可能存在一定内在联系。

(三)慢性阻塞性肺疾病的治疗策略

(1)药物治疗。

①支气管舒张剂。支气管舒张剂是慢性阻塞性肺疾病的基础一线治疗药物,通过松弛气道平滑肌扩张支气管,改善气流受限,从而减轻慢性阻塞性肺疾病的症状,包括缓解气促、增加运动耐力、改善肺功能和降低急性加重风险。与口服药物相比,吸入制剂的疗效和安全性更优,因此多首选吸入治疗。主要的支气管舒张剂有 β_2 受体激动剂、抗胆碱能药物及甲基黄嘌呤类药物,可根据药物作用及患者的治疗反应选用。联合应用不同作用机制及作用时间的药物可以增强支气管舒张作用,更好地改善患者的肺功能与健康状况,通常不增加不良反应。

a. β_2 受体激动剂。β_2 受体激动剂分为短效和长效两种类型。短效 β_2 受体激动剂(short-acting beta 2-agonist,SABA)主要有特布他林、沙丁胺醇及左旋沙丁胺醇等,常见剂型为加压定量吸入剂。主要用于按需缓解症状,长期规律应用维持治疗的效果不如长效支气管舒张剂。长效 β_2 受体激动剂(long-acting beta 2-agonis,LABA)作用时间持续 12 h 以上,较 SABA 更好地持续扩张小气道,改善肺功能和呼吸困难症状,可作为有明显气流受限患者的长期维持治疗药物。早期应用于临床的药物包括沙美特罗和福莫特罗,其中福莫特罗属于速效和长效 β_2 受体激动剂。近年来新型 LABA 起效更快、作用时间更长,包括茚达特罗、奥达特罗和维兰特罗等。

不良反应和注意事项:总体来说,吸入 β_2 受体激动剂的不良反应远低于口服剂型。相对常见的不良反应有窦性心动过速、肌肉震颤(通常表现为手颤)、头晕和头疼。不常见的有口咽部刺激。罕见的不良反应有心律失常、异常支气管痉挛及心力衰竭人群的氧耗增加,与噻嗪类利尿剂联用可能出现低钾血症。文献报道 LABA 在合并心血管疾患的慢性阻塞性肺疾病患者中仍有较好的安全性,合并心血管疾病的稳定期慢性阻塞性肺疾病患者无须更改吸入剂类型。

b. 抗胆碱能药物。抗胆碱能药物通过阻断 M1 和 M3 胆碱受体，扩张气道平滑肌，改善气流受阻和慢性阻塞性肺疾病的症状，可分为短效和长效两种类型。短效抗胆碱能药物（short-acting antimuscarinic，SAMA）主要品种有异丙托溴铵。长效抗胆碱能药物（long-acting antimuscarinic antagonist，LAMA）能够持久地结合 M3 受体，快速与 M2 受体分离，从而延长支气管扩张作用时间超过 12 h，新型 LAMA 作用时间超过 24 h，常用 LAMA 包括噻托溴铵、格隆溴铵、乌美溴铵和阿地溴铵等。LAMA 在减少急性加重及住院频率方面优于 LABA，长期使用可以改善患者症状及健康状态，也可减少急性加重及住院频率。一项在我国开展的临床研究结果显示，对于没有症状或仅有轻微症状的早期慢性阻塞性肺疾病患者，使用噻托溴铵可显著改善肺功能及生活质量。

不良反应和注意事项：总体来说，吸入抗胆碱能药物的不良反应比较少见，报道的不良反应中常见的有口干、咳嗽、局部刺激、吸入相关的支气管痉挛、头痛、头晕。少见的有荨麻疹、闭角型青光眼、心率加快。罕见的有过敏性反应（舌、唇和面部的血管性水肿）、眼痛、瞳孔散大、心悸、心动过速、喉痉挛、恶心及尿潴留。

c. 茶碱类药物。茶碱类药物可解除气道平滑肌痉挛，在我国慢性阻塞性肺疾病治疗中使用较为广泛。缓释型或控释型茶碱每天口服 1～2 次可以达到稳定的血浆药物浓度，对治疗稳定期慢性阻塞性肺疾病有一定效果。低剂量茶碱在减少急性加重方面尚存在争议。茶碱联合 LABA 对肺功能及呼吸困难症状的改善效果优于单独使用 LABA。但对于接受 ICS 治疗的慢性阻塞性肺疾病急性加重高危患者，与安慰剂相比，加用低剂量茶碱不能减少患者 1 年内急性加重次数。

不良反应和注意事项：不良反应与个体差异和剂量相关，常见的有恶心、呕吐、腹痛、头痛、胸痛、失眠、兴奋、心动过速、呼吸急促。过量使用可出现心律失常，严重者可引起呼吸、心脏骤停。由于茶碱的有效治疗窗小，必要时需要监测茶碱的血药浓度，当血液中茶碱质量浓度大于 5 mg/L 即有治疗作用；大于 15 mg/L 时不良反应明显增加。茶碱与多种药物联用时要警惕药物相互作用。

②吸入性糖皮质激素。慢性阻塞性肺疾病稳定期长期单一应用吸入性糖皮质激素（ICS）治疗并不能阻止 FEV_1 的降低趋势，对病死率亦无明显改善；因此不推荐对稳定期慢性阻塞性肺疾病患者使用单一 ICS 治疗。在使用 1～2 种长效支气管舒张剂的基础上可以考虑联合 ICS 治疗。慢性阻塞性肺疾病对 ICS 复合制剂长期吸入治疗的反应存在异质性，外周血嗜酸性粒细胞计数可用于指导 ICS 的选择，但目前尚缺乏外周血嗜酸性粒细胞计数指导我国慢性阻塞性肺疾病人群 ICS 治疗的研究。对于稳定期患者在使用支气管舒张剂基础上是否加用 ICS，要根据症状和临床特征、急性加重风险、外周血嗜酸性粒细胞数值及并发症等综合考虑。

不良反应和注意事项：尽管总体而言 ICS 的不良反应发生率低，但 ICS 有增加肺炎发病率的风险。发生肺炎的高危因素如下：吸烟；年龄在 55 岁以上；有急性加重史或肺炎史；体质指数小于 25 kg/m^2；呼吸困难评分（mMRC）大于 2 分或存在严重的气流受限。其他常见的不良反应有口腔念珠菌感染、喉部刺激、咳嗽、声嘶及皮肤挫伤。罕见的不良反应有过敏反应（皮疹、荨麻疹、血管性水肿和支气管痉挛）。罕见的不良反应有白内障、高血糖症、分枝杆菌感染（包括结核分枝杆菌）、库欣综合征、消化不良及关节痛。

③联合治疗。不同作用机制的支气管舒张剂联合治疗优于单一支气管舒张剂治疗。SABA 联合 SAMA 对肺功能和症状的改善优于单药治疗。LABA 和 LAMA 联合治疗也可以更好地改善肺功能和症状，降低疾病进展风险等。目前已有多种 LABA 和 LAMA 联合制剂，如福莫特罗-格隆溴铵、奥达特罗-噻托溴铵、维兰特罗-乌美溴铵、茚达特罗-格隆溴铵。研究结果显示，与单药治疗比较，联合治疗能显著改善患者肺功能，减轻急性加重，也能改善呼吸困难症状及健康状态，提高生活质量。文献报道，茚达特罗-格隆溴铵（为 LABA 与 LAMA 的组合）能够显著减少慢性阻塞性肺疾病患者的肺过度充气，同时改善左心室舒张末期充盈容积和心功能，证实可能存在心功能获益。不同的支气管舒张剂联用对急性加重的影响不同，可能与不同的研究设计入选人群标准、研究药物的种类、装置、研究观察时间等因素不同有关。

ICS 和 LABA 联合较单用 ICS 或单用 LABA 在肺功能、临床症状和健康状态改善及降低急性加重风险方面获益更佳。目前，已有布地奈德-福莫特罗、氟替卡松-沙美特罗、倍氯米松-福莫特罗、糠酸氟替卡松-维兰特罗等多种联合制剂。一项真实世界的观察性研究表明，对于嗜酸性粒细胞计数不小于 300 μL^{-1} 的急性加重高风险患者，使用 ICS+LABA 治疗相较于 LAMA 治疗获益更佳。

在 ICS+LABA 治疗后仍然有症状的患者中，增加 LAMA 的三联治疗能显著改善肺功能及健康状态，减轻症状和急性加重，且与单独使用 LAMA 或 LABA+LAMA 联合治疗比较，使用三联治疗的患者能获得更好的疗效。若患者嗜酸性粒细胞计数不小于 300 μL^{-1} 同时症状较为严重（慢性阻塞性肺疾病评估测试（CAT）大于 20 分），可考虑使用 ICS+LAMA+LABA 治疗，其较 ICS+LABA 治疗有更好的临床疗效。此外，与 LAMA 单药治疗或 LABA+LAMA、ICS+LABA 联合治疗比较，三联治疗能显著降低患者病死率。目前，国内有布地奈德-富马酸福莫特罗-格隆溴铵和糠酸氟替卡松-维兰特罗-乌美溴铵两种三联制剂。

④磷酸二酯酶 4（PDE-4）抑制剂。PDE-4 抑制剂的主要作用是通过抑制细胞内环腺苷酸降解来减轻炎症，目前应用临床的选择性 PDE-4 抑制剂罗氟司特在亚洲人群中耐受性良好，每天口服罗氟司特 1 次可改善应用沙美特罗或噻托溴铵治疗患者的 FEV_1，同时对于固定剂量 ICS+LABA 控制不佳的患者，加用罗氟司特对肺功能也有改善。对于存在慢性支气管炎、重度至极重度慢性阻塞性肺疾病、既往有急性加重病史的患者，罗氟司特可使需用激素治疗的中重度急性加重发生率下降约 17%。目前，尚未见关于罗氟司特和 ICS 的对照或联合治疗研究。

不良反应：最常见的有恶心、食欲下降、体重减轻、腹痛、腹泻、睡眠障碍和头痛，通常发生在治疗早期，可能具有可逆性，并随着治疗时间的延长而消失。对照研究结果显示，在罗氟司特治疗期间会出现不明原因的体重下降，因此建议在治疗期间监测体重，低体重患者避免使用。对有抑郁症状的患者也应谨慎使用，罗氟司特与茶碱不应同时应用。

⑤其他药物。

a. 祛痰药及抗氧化剂。祛痰药及抗氧化剂的应用可促进黏液溶解，有利于气道引流通畅，改善通气功能。黏液活性药物种类较多，但并非所有的黏液活性药物都同时具有祛痰和抗氧化的特性。临床常用祛痰抗氧化药物主要有 *N*-乙酰半胱氨酸（NAC）、羧甲司坦、厄多司坦、福多司坦和氨溴索等。研究结果显示，长期使用 NAC（1 200 mg/d）可以减少慢性阻塞性肺疾病急性加重风险。对于气道黏液高分泌的慢性阻塞性肺疾病患者，无论稳定期评估分组如何，均可在起始治疗中加用祛痰剂。

b. 免疫调节剂。采用常见呼吸道感染病原菌裂解成分生产的免疫调节药物，两项随机对照试验（RCT）研究均显示，该类药物降低了慢性阻塞性肺疾病急性加重的严重程度和频率，建议在有反复呼吸道感染的慢性阻塞性肺疾病患者中使用。

c. 中医治疗。对慢性阻塞性肺疾病患者也应根据辨证施治的中医治疗原则，某些中药具有祛痰、支气管舒张和免疫调节等作用，可有效缓解临床症状，改善肺功能和免疫功能，提高生活质量。目前关于慢性阻塞性肺疾病的中药治疗研究并不少见，但仍需开展大规模随机对照研究，为其临床应用提供更好的证据。

d. α-1 抗胰蛋白酶强化治疗。有研究表明，α-1 抗胰蛋白酶强化治疗可减缓慢性阻塞性肺疾病患者肺功能的进展，但仍缺乏足够的获益证据。考虑到治疗花费等问题，目前未能形成推荐意见，临床上需要个体化选择应用。

（2）非药物干预。

非药物干预是稳定期慢性阻塞性肺疾病治疗的重要组成部分，与药物治疗起到协同作用，包括呼吸康复治疗、家庭氧疗、家庭无创通气、疫苗、气道内介入、外科治疗等。

①呼吸康复治疗。呼吸康复的定义是在全面评估基础上，为患者提供个体化的综合干预措施，包括但不限于运动锻炼、教育和行为改变，目的是改善慢性呼吸疾病患者的生理及心理状况，并促进健康行为的长期保持。呼吸康复可减轻患者呼吸困难症状、提高运动耐力、改善生活质量、减轻焦虑和抑郁症状、减少急性加重后 4 周内的再住院风险。对于有呼吸困难症状的患者，呼吸康复应作为常规推荐。相对禁忌证包括：不稳定心绞痛、严重的心律失常、心功能不全、未经控制的高血压等，或存在影响运动的神经肌肉疾病、关节病变、周围血管疾病等，或严重的认知功能、精神障碍等。

规律的运动训练是呼吸康复的核心内容。每个慢性阻塞性肺疾病患者的运动训练计划应根据全面评估结果、康复目标、康复场所及可提供的仪器设备来决定。运动训练处方包括运动方式、频率、持续时间、运动强度和注意事项。运动方式分为有氧训练、阻抗训练、平衡柔韧性训练、呼吸肌训练等。有氧训练又称耐力训练，指机体动用全身大肌群按照一定的负荷维持长时间运动能力，常见的有氧运动包括快走、慢跑、游泳、打球等；阻抗训练又称力量训练，是指通过克服一定量的负荷来训练局部肌肉群的一种运动方式，阻抗训练方式通常包括器械训练和徒手训练，器械训练主要包括哑铃、弹力带、各种阻抗训练器械，徒手训练采用抗自身重力方式如深蹲、俯卧撑等；平衡柔韧训练可以提高患者柔韧性，对于预防运动损伤、扩大关节活动范围有重要作用，常见的柔韧训练包括太极拳、八段锦、瑜伽等；呼吸肌功能下降是导致慢性阻塞性肺疾病患者肺通气功能不足、气促的常见原因之一，呼吸肌训练主要包括缩唇呼吸、腹式呼吸及呼吸肌耐力训练（Wodwaski et al，2023）。

呼吸康复可以在医院、社区和居家等场所开展，如果康复的频次和强度一致，可以得到等效的结果。然而，考虑到实际情况，仍然推荐传统的医务人员监管的康复方案为首选。稳定期患者康复疗程为 6~8 周，医务人员监督下至少每周 2 次。急性加重住院期间何时开始康复尚存争议，有研究发现出院后 2 周内开始康复可以减少患者再住院和死亡的风险。

慢性阻塞性肺疾病患者常存在营养不良及心理障碍。通过营养干预可改善患者营养状况、总体重、运动能力和一般健康状况；心理干预可显著改善慢性阻塞性肺疾病患者焦虑、抑郁症状，增加患者治疗依从性（Nagai，2007）；健康教育可提高患者自我管理能力，并可改善预后。

部分慢性阻塞性肺疾病患者在行走、穿鞋、穿衣、洗漱等日常活动中会感觉气短、呼吸费力，无法完成日常生活，通过居家康复指导如：借助鞋拔子穿鞋、助行器行走，步行时控制吸呼比等可减少氧耗，减轻呼吸困难，可以减少患者日常生活对他人的依赖，提高生活质量。

②氧疗。慢性呼吸衰竭的患者进行长期氧疗（long-term oxygen therapy，LTOT）可以提高静息状态下严重低氧血症患者的生存率，对血流动力学、血液学特征、运动能力、肺生理和精神状态都会产生有益的影响。LTOT一般经鼻导管吸入，流量为1.0~2.0 L/min且每天使用时间超过15 h。接受LTOT的稳定期患者应有如下之一特征：$PaO_2 \leqslant 55$ mmHg，或$SaO_2 \leqslant 88\%$，伴或不伴有3周发生2次高碳酸血症的情况；PaO_2为55~60 mmHg，患者出现肺动脉高压，外周水肿（有充血性心力衰竭迹象），或红细胞增多症（血细胞比容大于55%）。开始LTOT后，在60~90 d期间内，应对患者的疗效进行重新评估，以判断氧疗是否有效及是否需要继续治疗。LTOT的目的是使患者在海平面水平，静息状态下，达到$PaO_2 \geqslant 60$ mmHg和（或）使SaO_2达到90%，以维持重要器官的功能，保证周围组织的氧气供应。同时也有新的研究证实，患者从运动训练中获益并不需要补充氧气来纠正SaO_2降低。因此，对于慢性阻塞性肺疾病患者，在休息时SaO_2正常，但在运动过程中出现SaO_2下降，可以在没有补充氧气的地方提供运动训练计划，便于在社区开展肺康复计划。

③家庭无创正压通气。家庭无创正压通气（hNPPV）治疗稳定期慢性阻塞性肺疾病患者经历过一段时间的争论，近期大样本临床对照研究证实，对于存在严重二氧化碳潴留（$PaCO_2 \geqslant 52$ mmHg，pH>7.30）的重度或极重度慢性阻塞性肺疾病患者，hNPPV可以改善症状、降低住院需求和病死率，尤其适合于合并阻塞性睡眠障碍的患者。合理设置hNPPV的参数对疗效有显著的影响。采用降低二氧化碳水平（如$PaCO_2$降低基础水平的20%，或者$PaCO_2$降低至48 mmHg）的参数设置标准，或采用“高强度”通气策略（吸气压滴定到20~30 cm H_2O，1 cm H_2O=0.098 kPa），可以提高疗效。

④疫苗接种。疫苗接种是预防相应病原体感染的有效治疗手段。流行性感冒（流感）疫苗接种可降低慢性阻塞性肺疾病患者的严重程度和病死率。接种23价肺炎球菌多糖疫苗（PPSV23）可降低65岁以下慢性阻塞性肺疾病患者（FEV_1占预计值小于40%或存在合并症）社区获得性肺炎的发病率。在慢性阻塞性肺疾病中，尤其是年龄大于65岁的患者，推荐每年接种流感疫苗和每5年接种肺炎球菌疫苗。

a. 流感疫苗。研究已证实，流感疫苗接种可降低慢性阻塞性肺疾病患者全因病死率，减轻慢性阻塞性肺疾病急性加重。推荐慢性呼吸系统疾病患者优先接种，尤其是老年和重度慢性阻塞性肺疾病患者。

b. 肺炎球菌疫苗。多项RCT研究显示，慢性阻塞性肺疾病患者接种肺炎球菌疫苗可以减少社区获得性肺炎的发病率，并且可以降低慢性阻塞性肺疾病急性加重。肺炎球菌疫苗包括PPSV23和13价肺炎球菌多糖疫苗（PCV13），美国免疫实践咨询委员会（ACIP）推荐所有年龄大于65岁或合并有明显慢性心肺疾病的慢性阻塞性肺疾病患者接种PPSV23。我国相关指南也推荐60岁及以上或存在包括慢性阻塞性肺疾病在内的肺炎链球菌感染高危因素的人群接种PPSV23。

c. 百白破疫苗。对于从未接种百白破疫苗(Tdap 疫苗)的慢性阻塞性肺疾病患者,建议补接种,以预防百日咳、白喉和破伤风的发生。

⑤内科介入治疗。慢性阻塞性肺疾病的内科介入治疗是基于外科肺减容术的原理和患者获益分析,为减少外科肺减容术相关并发症及病死率,而开展经支气管镜肺减容术(bronchoscopic lung volume reduction, BLVR)。尽管各种 BLVR 技术在形式上存在差别,但其目标均为减少肺容积,改善肺、胸壁和呼吸肌力学特征。目前,在国际上应用最广且我国批准临床应用的是支气管内活瓣(endobronchial valve,EBV)植入肺减容术。EBV 为一种单向活瓣,允许靶肺叶残存气体单向排出体外,从而造成肺不张,实现肺减容。多项随机对照研究显示:与标准内科治疗相比,EBV 植入肺减容术能改善肺功能、呼吸困难、运动能力和生活质量。该治疗成功的先决条件是靶肺叶无叶间旁路通气。异质性肺气肿患者较均质性肺气肿患者能获得更大的受益。该技术常见并发症包括气胸、瓣膜移位、慢性阻塞性肺疾病急性加重等,针对气胸并发症应积极规范处理。其他 BLVR 技术有待更多循证医学证据的积累。探索不同 BLVR 技术的最佳适应人群,评价长期有效性及对预后的影响因素,是未来关注的重点问题。

⑥外科干预。

a. 肺移植。在过去的 20 年里,慢性阻塞性肺疾病是位于肺移植首位的原发病,占全球肺移植总数的 31%。慢性阻塞性肺疾病患者经过积极充分的内科治疗(包括戒烟、充分的支气管舒张剂及激素吸入、康复锻炼、长期氧疗等)无法阻止疾病进展,不适合肺减容术或肺减容术后疾病进展时,可考虑行肺移植手术。慢性阻塞性肺疾病肺移植 3 个月围手术期病死率为 8%~9%,平均生存时间为 7.1 年。尽管不同的研究建议的肺移植标准有一定的差异,目前常用的病例入选标准如下:BODE(body mass index, obstruction, dyspnoea, exercise capacity)指数不小于 7;FEV_1 占预计值小于 15%;每年病情加重 3 次及以上;1 次严重的急性呼吸衰竭伴高碳酸血症;中度至重度的肺动脉高压。

b. 外科肺减容术。外科肺减容术是指通过手术切除部分气肿的肺组织来治疗慢性阻塞性肺疾病的手段。外科肺减容术的适应证包括:年龄小于 75 岁,戒烟超过 6 个月,经过最佳的内科药物治疗和康复治疗后仍有严重的呼吸困难,肺功能检查提示有明显的阻塞性通气功能障碍(FEV_1 占预计值小于 45%),肺弥散功能 DLCO>20%,肺容量检查有气体潴留的证据(包括 RV 占预计值大于 150%,TLC 占预计值大于 120%,RV/TLC>60%),胸部 CT 提示存在过度充气的区域和相对正常的肺组织,经过康复锻炼后 6 min 步行距离大于 140 m。远期效果来看,合理选择的患者,经过外科肺减容术可以改善患者氧合及呼吸困难症状,提高生活质量。以上叶病变为主和术前活动耐力差的患者获益更加明显。外科肺减容术的禁忌证包括:FEV_1 占预计值小于 20%;DLCO 占预计值小于 20%;均质性肺气肿等。

二、慢性阻塞性肺疾病的发病机理

(1)炎症机制。

慢性阻塞性肺疾病会引起气道阻塞,与气道慢性炎症有关。慢性阻塞性肺疾病的特征性改变包括气道的慢性炎症、肺实质的慢性炎症和肺血管的慢性炎症(Berg et al,2016),一些炎症细胞如中性粒细胞、巨噬细胞、T 淋巴细胞等参与了慢性阻塞性肺疾病的发生、发展过程。

中性粒细胞具有吞噬作用、杀菌作用和趋化作用。慢性阻塞性肺疾病炎症过程的一个重要环节是中性粒细胞的活化和聚集,通过释放中性粒细胞弹性蛋白酶等多种生物活性物质,引起慢性黏液高分泌状态并破坏肺实质。近年来,人们已经研究了几种生化标志物作为慢性阻塞性肺疾病的结果预测因子,然而衡量它们往往需要大量的时间和资源。从常规全血细胞计数测试中计算出的相对简单的炎症生物标志物,例如中性粒细胞与淋巴细胞比率(NLR),也可以预测慢性阻塞性肺疾病的进展和结果。有研究结果表明,NLR 是急性加重型慢性阻塞性肺疾病(AECOPD)和死亡率的重要预测指标。

肺巨噬细胞(LM)是必不可少的免疫效应细胞,在对吸入异物的先天性和适应性免疫反应中起着关键作用。肺组织巨噬细胞的表型变化与慢性炎症反应和各种慢性肺疾病的进展有关,包括慢性阻塞性肺疾病。LM 是必需的先天免疫效应细胞,在暴露于环境污染物(包括香烟烟雾,是慢性阻塞性肺疾病的主要环境风险因素)后,会引发和控制肺部的炎症反应。尽管 LM 对处理和清除肺部吸入的刺激物至关重要,但它们也可能在此过程中通过促进炎症反应对肺组织造成损害,这可能反过来导致组织修复功能的失调和持续的慢性低级别肺部炎症。

(2)蛋白酶-抗蛋白酶失衡机制。

α1-胰蛋白酶(α1-AT)是最丰富的循环蛋白酶抑制剂。α1-抗胰蛋白酶(AAT)是一种主要的循环抗蛋白酶,主要由肝细胞释放,其循环水平在蛋白酶过量时升高,尤其是在炎症过程中释放的人中性粒细胞弹性蛋白酶(human neutrophil elastase, HNE)。许多研究表明,蛋白酶激活和抑制失衡可能导致慢性阻塞性肺疾病伴肺气肿。

蛋白水解酶能够损伤、破坏身体组织,抗蛋白酶可以抑制弹性蛋白酶等多种蛋白酶,其中活性最强的是 α1-抗胰蛋白酶。蛋白酶增多或抗蛋白酶不足都可以破坏组织结构,引起肺气肿的发生。吸入有害气体和有害物质可以导致产生更多的蛋白酶或使蛋白酶活性增强,使抗蛋白酶的产生减少或灭活加快,另外氧化应激、吸烟等危险因素也能降低抗蛋白酶的活性。先天性 α1-抗胰蛋白酶缺乏多见于北欧一些国家的人群,我国目前尚未发现,因此先天性 α1-抗胰蛋白酶缺乏不太可能是引起我国人群发生慢性阻塞性肺疾病的原因。

(3)氧化应激机制。

氧化应激是慢性阻塞性肺疾病发病机理的主要驱动机制。由于香烟烟雾和空气污染中的外源性氧化剂,以及肺部炎症和结构细胞产生的内源性活性氧(ROS),慢性阻塞性肺疾病患者的肺部氧化应激增加(Glaab et al,2006)。

许多研究表明,慢性阻塞性肺疾病患者的氧化应激增加。氧化物主要有超氧阴离子(O^{2-})、羟根、次氯酸、H_2O_2 和一氧化氮(NO)等。许多生化大分子如蛋白质、脂质、核酸等可直接被氧化物破坏,从而导致细胞功能障碍或细胞死亡,另外氧化物还可以破坏细胞外基质,引起蛋白酶-抗蛋白酶失衡,引起炎症反应,如核因子-κB(NF-κB)被激活,参与多种炎症介质的转录,如 IL-8、TNF-α、诱导型一氧化氮合酶(NOS)和环氧合物酶等的转录。在严重的慢性阻塞性肺疾病患者中,参与能量产生和收缩性能的隔膜蛋白氧化可能部分导致呼吸肌功能障碍。此外,这些患者的膈膜中超氧阴离子的产生增加。据报道,在各种炎性疾病中,支气管肺泡灌洗(BAL)细胞产生的超氧阴离子也增加。

(4)其他机制。

其他机制包括自主神经功能失调、营养不良和气温变化等,它们都有可能参加慢性阻塞性肺疾病的发生、发展。

越来越多的证据表明,慢性阻塞性肺疾病是一种复杂的疾病,其原因不仅仅是气流阻塞。人们已经认识到,慢性阻塞性肺疾病是一种全身性疾病,已被证明会对心血管和自主神经系统产生负面影响。在慢性阻塞性肺疾病患者中,交感神经的活动可能受到反复低氧血症、高碳酸血症、由气道阻塞引起的胸腔内压力波动增加、呼吸阻力增加、全身炎症和拟交感神经药物使用的影响。由于自主神经系统控制多种参数,自主神经功能障碍是慢性阻塞性肺疾病病理生理机制的另一个重要因素。此外,有研究结果表明,以交感神经活动为主要特征的自主神经功能障碍可以显著调节炎症反应。

慢性阻塞性肺疾病是一个重要的全球公共卫生问题。营养不良在慢性阻塞性肺疾病患者中很常见。营养不良会对运动、肌肉功能和肺功能造成负面影响,并增加病情加重风险、死亡率和成本。在慢性阻塞性肺疾病患者营养不良的发生过程中,炎症反应发挥着重要作用,可能是造成临床无法有效纠正患者营养不良的主要原因,慢性阻塞性肺疾病患者营养不良呈蛋白质-能量型,营养支持无法有效改善患者的营养不良,炎性区内的组织细胞在物质代谢障碍的影响下发生坏死、崩解。白细胞浸润后将大量蛋白水解酶释放出来,大量分解代谢蛋白质,进而产生大量游离氨基酸、蛋白胨等蛋白分解产物堆积在炎性区中,从而降低患者营养状态。基于此,临床应该积极采取有效措施对炎症反应进行有效控制,从而及时将患者的营养不良纠正过来。

随着气候变化背景下预计温度会升高,人们越来越关注热暴露的影响。热暴露研究通常是在热浪的背景下进行的,热浪是连续几天持续出现的极端高温。老年人和患有潜在心脏和呼吸系统疾病(包括慢性阻塞性肺疾病)的人因热暴露对健康产生不利影响的风险增加。热暴露对慢性阻塞性肺疾病产生不利影响的机制尚不完全清楚。除了对热暴露的体温调节反应外,热暴露可能对呼吸系统有直接影响。有研究表明,呼吸湿热空气可能会导致支气管收缩,这是通过胆碱能通路介导的。另外,慢性阻塞性肺疾病的发病率和死亡率过高也可能与极端温度(包括极端炎热和寒冷)有关。

上述慢性阻塞性肺疾病的发病机理最终产生两种病变:小气道病变和肺气肿病变,其中小气道病变包括小气道炎症、小气道纤维结构组织变形、小气道黏液栓等,上述病变会升高小气道的阻力;肺气肿病变使肺泡对小气道的正常拉力减少,从而使小气道较易塌陷,同时肺气肿使肺泡弹性回缩力明显降低。这种小气道病变与肺气肿病变共同作用,造成慢性阻塞性肺疾病特征性的持续气流受阻。

三、慢性阻塞性肺疾病的健康预防

①建议采取少量多餐,每餐前后休息 15~30 min,餐后不宜立刻躺下。

②适量盐分摄取,每天不超过 6 g 为佳,有水肿现象的患者应避免食用高钠食物,如腌制食品、罐头食品。

③若服用利尿药,可补充含钾食物,如新鲜蔬菜、水果,以补充身体流失的钾。

④体重过重或过轻皆不宜,维持体质指数(BMI)在 18.5~24 kg/m^2 之间,均衡饮食为首要。每餐要摄取足够的优质蛋白质食物,如豆、鱼、蛋、肉类,并适度增加富含 ω-3 多不饱和脂肪酸食物(如鲭鱼、鲑鱼)的摄取频率,这有利于调节身体炎症状态。

⑤应适度补充水分以避免呼吸道分泌物黏稠及便秘,促使痰液稀释容易咳出,水分的

补充尽量在两餐之间，但有心脏疾病、水肿、腹水者，则应与医生讨论是否限制水分摄取，若无限制成人每天按体重 30~35 mL/kg 摄取水分。

⑥膳食纤维有助于维持肠胃的正常运作，每天至少两份水果、三份蔬菜，养成规律排便习惯，避免腹胀妨碍呼吸。

⑦应避免咖啡、浓茶及酒精等刺激性饮料，以免影响食欲。

⑧补充钙质（建议每天喝 1.5~2 杯牛奶，一杯 240 mL）及摄取富含维生素 D 的食物（如蛋黄、牛奶、鲭鱼、鲑鱼）可预防骨质疏松；适度的户外活动亦有助于维生素 D 的合成。

第四节　支气管扩张的发病机理与健康防护

支气管扩张指由支气管反复化脓性感染、支气管阻塞和牵拉、先天性因素等原因引起的支气管管壁平滑肌和弹力纤维等正常结构遭到破坏，形成支气管变形及永久性扩张。

一、支气管扩张的症状诊断、诱发因素与治疗策略

（一）支气管扩张的症状诊断

（1）主要临床表现。

①持续反复咳嗽，大量脓痰，痰液与体位有关，静置可出现三层，上层为泡沫和下悬脓性成分，中层为混浊黏液，下层为坏死组织沉淀物。随着感染加重，可出现痰量增多和发热。

②反复咯血。表现为痰中带血或大量咯血，部分患者可能以反复咯血为唯一症状。50%~70%的患者可发生咯血，小动脉被侵蚀或增生血管被破坏可引起大咯血。

③呼吸困难和喘息，提示广泛的支气管扩张或潜在的慢性阻塞性肺气肿（Martinez-Vergara et al，2020）。

④反复肺部感染，可出现发热、咳嗽加剧、痰量增多、胸闷、胸痛等症状。

⑤慢性感染中毒症状。出现发热、乏力、食欲不振、消瘦、贫血。

（2）支气管扩张的检查。

①低氧血症。感染明显时白细胞数量增多，核左移。典型的痰液在放置数小时后可分为三层：上层为泡沫，中层为黏液，下层为黄绿脓性物和坏死组织，如有厌氧菌，则痰液恶臭，培养可见致病菌。药物敏感性的细菌学检查包括针对囊性纤维化的 sweat 试验、血清免疫球蛋白测定（B 淋巴细胞）、淋巴细胞计数和皮肤试验（T 淋巴细胞）、白细胞计数和分类（吞噬细胞）、补体成分（CH50、C3、C4）测定。

②肺功能检查。FEV_1/FVC 肺功能损害为渐进性，表现为阻塞性通气障碍，FEV_1、FEV_1/FVC、PEF 降低，残气量/肺总量比值和残气占肺总量百分比增高，后期可有低氧血症。

③X 线检查。X 线胸片可无异常（占 10%）或肺纹理增多、增粗，排列紊乱（Bueno et al，2018）。在囊状支气管扩张的胸片上可见粗乱肺纹理中有多个不规则蜂窝状（卷发状）阴影，或圆形、卵圆形透明区，甚至出现小的气液平，多见于肺底或肺门附近。柱状支气管扩张常表现为“轨道征”，即在增多的纹理中出现 2 条平行的线状阴影（中央透明的管状影）。

④胸部的 CT 检查。CT 诊断支气管扩张的敏感性为 64%~97%，特异性为 93%~100%。CT 检查对支气管扩张的显示能力取决于 CT 扫描方法、扩张支气管的级别及支气管扩张的

类型，CT 诊断囊状支气管扩张较柱状扩张的可靠性更大（Amati et al，2021）。支气管扩张的CT 表现与支气管扩张类型、有无感染及管腔内有无黏液栓有关。

a. 柱状支气管扩张。当伴有黏液栓时，呈柱状或结节状高密度阴影，当管腔内无黏液时，表现为支气管分支逐渐变细的征象消失，支气管管径较伴随的肺动脉内径明显增大（1.5 倍以上），管壁增厚可呈“轨道征”。

b. 囊状支气管扩张。囊状支气管扩张表现为分布集中，壁内外面为光滑的小空腔，其内可见液平，合并感染时病灶周围可有不规则高密度阴影。

c. 支气管血管曲张。支气管呈不规则串珠状。

d. 支气管曲张、并拢。支气管并拢时肺容量缩小，相邻肺组织代偿性膨胀。高分辨率CT（HRCT）较普通 CT 诊断支气管扩张的敏感性、特异性更高，尤其对临床疑为轻度支气管扩张患者，其诊断准确性可超过支气管造影；此外，HRCT 操作简单，安全无痛苦，且能同时观察支气管壁及周围肺实质的异常，这更是支气管造影所不能相比的。因此，对临床疑为支气管扩张的患者，拍摄胸片后首选的确诊方法是 HRCT 而非支气管造影。当 HRCT 显示为弥漫性支气管扩张时，已无手术指征，支气管造影则可完全避免；当 HRCT 显示阴性且临床症状不典型时，则可完全排除支气管扩张。螺旋 CT 在诊断支气管扩张的程度和在某一肺段中的分布方面优于 HRCT。

⑤支气管造影。支气管碘油造影是传统的确诊支气管扩张症的方法，可确定病变的存在，明确病变的部位、性质及范围，可为外科手术指征和切除范围提供重要的参考依据。造影前要控制急性炎症，尽可能减少痰量，造影后应采取体位引流，使造影剂能及时排出。近年的研究表明，HRCT 或螺旋 CT 检查已有取代支气管碘油造影的趋势。

⑥支气管镜。通过纤维支气管镜检查可明确扩张、出血和阻塞的部位，镜下可见黏膜充血、脓液从患处流出等；同时可进行局部灌洗，取灌洗液涂片进行革兰氏染色或细菌培养，对协助诊断及治疗均有帮助；通过支气管黏膜活检有助于纤毛功能障碍的诊断。

（二）支气管扩张的诱发因素

支气管扩张可分为先天性与继发性两种。先天性支气管扩张较少见，大多为继发性支气管扩张。另外，先天性发育缺陷及遗传因素等也可引起支气管扩张。支气管扩张的风险因素包括：

（1）遗传和先天性发育缺陷因素。

这一部分因素主要有先天性发育障碍、弹性纤维不足或软骨发育不全、囊性纤维化跨膜转导调节基因突变、原发性纤毛不动综合征、遗传性 α1 抗胰蛋白酶缺乏症、先天性肺隔离症等。

（2）机体免疫功能失调因素。

机体免疫功能失调也可造成支气管扩张，而体液免疫缺陷患者，比细胞免疫缺陷患者更易出现支气管扩张。另外，奥门综合征、严重联合免疫缺陷病、IgE 升高的慢性肉芽肿性疾病、低丙种球蛋白血症、共济失调毛细血管扩张症、常见变异型免疫缺陷病、Wiskott-Aldrich 综合征、淋巴细胞缺乏症、免疫抑制治疗、人类免疫缺陷病毒（HIV）感染、Crohn 病、泛细支气管炎和支气管哮喘等免疫相关疾病都可同时伴有支气管扩张；类风湿性关节炎、干燥综合征及系统性红斑狼疮等结缔组织免疫疾病也可引起支气管扩张。常见的免疫失调因素有体液免疫缺陷、细胞及细胞因子免疫缺陷。

(3)继发性支气管扩张影响因素。

①支气管-肺组织感染和阻塞。幼儿麻疹、百日咳、支气管肺炎是引起支气管-肺组织感染的常见原因,幼儿患麻疹、百日咳、支气管肺炎等病后容易出现支气管扩张;结核病灶愈合后或肺组织的慢性感染的纤维组织牵拉,可出现支气管扩张。另外,气道狭窄、异物吸入、肿瘤或管外肿大的淋巴结压迫,可导致远端支气管-肺组织感染而出现支气管扩张。此外,常见的细菌和病毒感染使支气管管腔黏膜水肿、充血,产生气管腔内异物、阻塞管腔,引流不畅加重感染,促使支气管扩张的发生和发展。

②慢性阻塞性肺疾病合并支气管扩张。随着 HRCT 的广泛应用,大大提高了支气管扩张的诊断率,也使人们认识到它与其他疾病同时存在,如慢性阻塞性肺疾病、支气管哮喘,甚至类风湿性关节炎等。慢性阻塞性肺疾病合并支气管扩张的病理基础是多种炎性细胞浸润,炎症致气管壁反复损伤-修复、管壁重塑增厚、管腔狭窄,形成支气管扩张。支气管扩张合并慢性阻塞性肺疾病细菌感染的病原菌主要以革兰氏阴性杆菌和真菌为主(Flume et al,2018)。

(4)感染因素。

感染可导致支气管扩张,常见病因为细菌、百日咳、病毒(腺病毒等)、分枝杆菌(结核和非结核分枝杆菌)等感染。例如非结核分枝杆菌可能与支气管扩张发病相关。

(5)消化系统因素。

①吸入及胃肠食管反流。胃食管反流病(GERD)是指胃十二指肠内容物流入食管引起的胃灼热等症状,导致咽、喉、气管等食管以外的组织损害。GERD 可能通过气管微吸入或食管-支气管微吸入或食管-支气管反射引起肺部病变,导致支气管扩张,支气管扩张的病理生理改变可能会引起 GRED。其机制为酸性胃内容物吸入气道后,刺激支配气道的迷走神经,反射性引起气道痉挛;吸入支气管内胃食管反流食物及液体是造成支气管扩张急性感染期加重的重要原因。

②炎症性肠病。支气管扩张与溃疡性结肠炎明确相关,炎症性肠病患者出现慢性咳嗽、咳嗽伴有痰液凝结时,应考虑是否合并支气管扩张。

(6)特发性因素。

特发性因素主要有结节病、马方综合征、黄甲综合征、变应性支气管肺曲霉病、Ehler-Danlos 综合征。

(三)支气管扩张的治疗策略

支气管扩张的病情复杂,症状各异,轻重相关很多,治疗方案的确定要考虑多方面的因素。

①有无症状、症状轻重、有无反复肺部感染的历史、发作的次数及治疗的效果。如症状轻,感染容易控制,可以内科治疗,否则要考虑手术。

②有无咯血史。要重点考虑,有些所谓"干性支气管扩张",平常并无多少肺部感染症状,但可能突然咯血。支气管扩张是良性疾病,在有多种抗生素的今天,大部分感染可以控制,患病后能存活多年,但大咯血威胁生命,虽然现在有支气管动脉栓塞术可以急救,从长远看,有大咯血或反复咯血时最好手术治疗。

③病变的范围。这是决定内外科治疗最重要的因素之一,病变局限的可以切除,病变较广泛,但有的部位轻,有的部位重,症状很明显的,可以切除较重病变取得姑息疗效,但如双侧支气管都有病变,轻重相关不多,就不能考虑手术。

④年龄。有些病例分析，见40岁以下患者病情常能缓解，进展得不多；而50岁以上的患者体力多已较差，有其他疾病，手术耐受性差，因此对50岁以上的患者手术相对保守。

⑤合并其他病变的情况。如为良性肿瘤堵塞引起的支气管扩张，治疗主要为切除肿瘤；肺结核所致支气管扩张（多为上叶），此时结核病变多已稳定，不必手术。

⑥全身情况及有无其他疾病。如心、肝、肾等器官有严重病变，或心肺功能差，无法承受手术的，只能内科治疗。

⑦生活、工作及医疗条件。如生活及医疗条件好，工作也不太劳累，保守治疗后病变多能保持稳定。如为野外作业，体力劳动，学生在学习中，医疗条件又不太好，病变恶化治疗有困难的，最好切除病变。

⑧患者本人及家属是否同意手术。支气管扩张一般在儿童期发病，支气管及肺实质病变都是不可逆的，肺部病变反复恶化，明显影响了生活质量及劳动能力，如有条件最好切除病变。但近年来新抗生素不断出现，能有力控制肺部感染，有相当一部分支气管扩张病变可保持在“稳定状态”，患者身体健康，继续工作，有手术需求的患者明显减少，但如果认为该病不再需要进行手术也不正确。由于胸外科手术为相当安全的手术，手术效果好，因此在治疗上对每位患者应个别考虑权衡利弊。

支气管扩张的治疗包括几部分：抗生素治疗感染；治疗引起支气管扩张的合并症，如鼻窦炎；对症治疗，如咯血、大量脓痰；手术切除或肺移植；呼吸训练及理疗，以改善生活质量及劳动能力；特殊原因，如免疫缺陷、先天性遗传病所致支气管扩张，如原来病因无法纠正，需用一线胸内科治疗。

内科治疗是基础，即使有明确的手术适应证也要先经过一段时间内科治疗，有人认为最少治疗半年，因一些支气管扩张在肺感染控制后可能恢复正常，而且手术在急性炎症消失后再做也比较安全，疗效较好。不能手术的病例，则需要长期内科治疗。

1. 支气管扩张的内科治疗

（1）控制感染缓解症状。

支气管扩张如未手术是终生存在的疾病，症状时有时无，时轻时重，内科用药要考虑什么时候用，用什么药，怎么用（剂量、途径及期限）。不发烧，咳嗽未加剧，只有黏痰，患者无明显不适的不必用抗生素。如痰呈脓性（常在上呼吸道感染后），用广谱抗生素，标准剂量，1~2周，至痰转为黏液性。有黄绿色脓痰的，说明炎症进展，肺继续被破坏，应积极用药，但要使痰转为黏液性不容易。如病情一向“稳定”，一旦恶化，也需积极治疗。对经常有黏液脓痰的，用抗生素是否有效是个问题。抗生素的选择靠经验及患者治疗后的反应，痰培养及药物敏感试验不完全可靠。急性感染如肺炎，组织充血，肺及血中抗生素浓度高，疗效好。慢性化脓性病变对药物反应不太好，可能原因：抗生素不能透过支气管壁至管腔中，而细菌长在管腔的脓性分泌物中；细菌对药物本身不敏感，厌氧菌（咳臭痰）合并耐药性等。

用药期限意见不一致，有的人认为用药2周左右有效即可，有的人主张用药6~10个月以减少炎症对肺的破坏，避免发生纤维化，这方面的研究还很少。由于目前临床上见到的绝大部分是慢病，即使长期用药也不可能防止肺的破坏，直至症状消失即可。

（2）体位引流。

支气管扩张多发生在肺下垂部位，引流不畅。正常人排痰靠咳嗽，支气管扩张患者支气管壁软骨及黏液清除机制已破坏，咳嗽并不能把痰全咳出，X线检查见咳嗽时近端支气管完全萎陷，痰排不出，因此最好利用重力行体位引流，使周围的痰流至肺门处较大支气管再咳出。根据各支气管的不同走向，摆好体位后深呼吸，10～15 min 后咳出痰来，每天施行数次，同时加胸部叩击等理疗方法。痰每天在 30 mL 以上的，早晚都要引流。

（3）咯血的治疗。

咯血是支气管扩张的常见症状，且为威胁生命的主要原因，咯血常无明确的诱因，也不一定与其他症状，如发烧、咳脓痰等平行。小量咯血经休息和服用镇静药、止血药后一般都能止住。大量咯血可行支气管动脉栓塞术。气管镜（最好用硬镜）检查，局部注冰水，用细长条纱布或 Fogarty 管堵塞。

（4）其他疗法。

在急性感染时，注意休息、营养、支持疗法是不可缺少的。支气管扩张剂可能有用，在肺功能检查发现有气道堵塞，用药后 FEV_1 有改善的，可继续用药，无效的可试用泼尼松，用后如主观症状无改善则不再给药。在一些罕见的情况下如有免疫抑制的，可以用人体球蛋白治疗。

2. 手术治疗（Rademacher et al，2015）

（1）手术适应证。

①病变局限，有明显症状，或肺部反复感染，这是主要的适应证，可以彻底切除病变肺组织，效果良好。

②双侧均有病变，一侧严重，对侧很轻，症状主要来自病重一侧，可以切除该侧，术后如对侧病变仍有症状可药物治疗。

③双侧都有局限较重病变，如有大咯血等症状，先切除严重的一侧，此后如对侧病变稳定，观察及内科治疗，如病变进展再切除。

④大咯血的急症切除。现有支气管动脉栓塞术，大部分可先用此法止血后改为择期手术。原来有支气管造影，病变明确的，在目前的技术水平下，咯血急症切除也可以进行。如原无支气管造影，病变部位及范围不明，则手术很困难。有人根据体征（如听诊有啰音）、胸片及纤维支气管镜检查结果决定切除方式，但不是很可靠。纤维支气管镜能看见出血来源，但咯血时检查存在一定风险，纤维支气管镜进入后镜头可能很快被遮挡，纤维支气管树内充满血液，或吸干净后短期内又未见有支气管内涌出血液，则无法定位。有时在总支气管内见到血，但未必一侧肺都有病变。支气管腔很小，支气管壁又有分泌物润滑，出血后很容易流至低位（如仰卧的下叶背段或整个下叶），易判断错误。总之，如无特殊需要，最好不行急症肺切除，因麻醉技术要求高，开胸后有时见大部分肺内有血，呈紫红色，无法确定切除范围，甚至误切较多肺组织。肺切除后，余肺因有吸入血液，可能膨胀不佳或感染，因此急症手术的并发症及死亡率都较高。

⑤双侧有广泛病变，患者一般情况及肺功能不断恶化，内科治疗无效，存活时间为 1～2 年，年龄在 55 岁以下的，可以考虑双侧肺移植手术。人体同种肺移植已于 1983 年取得成功，至 1998 年全世界已施行 8 000 多例，适应证中支气管扩张占一定比例。1 年存活率可达 79%～90%，对于濒临死亡的患者来说，这个疗效患者非常认可。

（2）手术方案的设计。

①如为局限性病变，其他位置正常，可切除一段至全肺，最常切除的是左肺舌段、左肺下叶或右肺下叶及右肺中叶。

②下叶基底段有病变，而背段正常的情况不少见，背段可以保留。但基底段即使未全部波及，一般也不进行单个基底段的切除，因段间界限不太清楚，每个基底段的体积又不大，勉强分离，保留的肺功能有限，并发症则明显增加。

③舌上段有时未波及，可单独行舌下段切除。

④双侧病变，如都比较局限，患者年轻，一般情况良好的可以一次同时切除，用前胸双侧前切口或序贯用双侧侧切口手术。如一般情况不允许，先做一侧，对侧 3~6 个月后再做，间隔长短根据体力恢复情况而定，个别患者因术侧有并发症或肺功能损害较大，最终可能做不了对侧手术。

双侧支气管扩张罕见：如大咯血，肺部反复感染，治疗困难。因支气管扩张儿童发病较多，若患者存留足够功能性肺组织，可以分次切除，现有文献记载显示，通过分 3 次手术，最终可保留双侧肺的左上叶及右上叶共 8 个肺段。由于肺的巨大呼吸潜力，剩余肺也能维持正常生活。重要的是每次手术都需要慎重，不能发生任何并发症。

支气管扩张切除多少肺组织完全根据术前支气管造影所见而定，手术开胸探查所见仅供参考，有相当一部分患者肺外观正常，叩诊也无异常，不能确定病变范围。术间所见病理改变由重至轻，可表现为：肺体积缩小、不张或实变；肺实质中有小块病灶；有时病肺色素明显减少，呈粉红气肿样，可能因幼年患病，未参与呼吸通气，未吸入外界灰尘；病变已波及胸膜的有粘连；肺门有过炎症，淋巴结增大，各组织间有紧密的粘连；同侧正常肺多有代偿性气肿。术间这些所见都对手术方案的决定有影响。左肺上叶舌段和下叶切除后，如剩余肺也不健康，体积很小，留下的残腔太大，有时只能改全肺切除，以避免严重的并发症。

(3)术前准备。

①各种常规化验，特别注意痰培养及药物过敏试验。

②肺功能、血气、核素、肺灌注检查。

③改善营养。

④痰多者给予合适抗生素，最好痰量减少至 30 mL/d 以下，痰由脓性变为黏液性时再手术，用药时间可能长达 2 周以上。

⑤痰多者体位引流。

⑥呼吸训练及理疗，以改善肺功能。

⑦如最近才做支气管造影，用碘油的要待碘油排空再做。一般数天才能排尽。但个别碘油已进入细支气管或肺泡，可能长期存留，无法等待，从肺功能角度看，造影后第 3 天手术已无影响。

(4)支气管扩张肺切除术后部分有残余症状及其原因。

①术后双侧支气管造影，有的分支充盈不佳，未发现，手术未切除干净，残留支气管扩张有症状。

②原为双侧病变，只切除严重的一侧，较轻的一侧仍有支气管扩张。

③一侧部分肺切除后，余肺过度膨胀后支气管扭曲、引流不畅、感染，甚至有新支气管扩张形成。

④肺切除后支气管残端留得较长，有分泌物潴留，或因残端有线头刺激，肉芽形成，导致咳嗽、咯血。

⑤引起支气管扩张原发因素，如鼻孔前感染、慢性支气管炎或与免疫有关的缺陷等因

素未处理。

⑥可能有隐匿性支气管瘘,支气管残端瘘口通向一小脓腔。术后咳嗽咳黄痰有时是一般呼吸道感染,不一定与原来的支气管扩张及手术有关。支气管扩张部分肺切除后的再咯血,甚至大咯血也时有所见,纤维支气管镜检查支气管残端常正常,余肺造影也不一定有残留支气管扩张,用支气管动脉栓塞术进行治疗的效果很好,栓塞前的支气管动脉造影可见肺门局部有很多增粗血管,甚至成簇成团,原因有待探索。如果支气管动脉栓塞术无效,而其他条件允许,可切除剩余肺组织。

(5)外科治疗结果和适应证的选择有很大关系。

先例严格的手术死亡率小于1%,在经验丰富的单位,基本上无手术死亡,术后80%症状消失;15%改善,仍有点症状;5%无改善或恶化。症状改善与手术关系有时很难确定,产生症状的余肺情况,有的术前即已明确,但无法通过手术治疗。

(6)麻醉及手术有关的一些问题。

麻醉最好是气管双腔插管,即使术前痰量不多的患者,术间因肺挤压也可能涌出大量脓痰,如单腔插管可能来不及吸出,频频吸痰又影响呼吸换气。咯血患者如在术间咯血,双腔插管可避免血流至对侧,在咯血的定位上也有帮助。当支气管扩张肺的支气管实施夹闭后应该不再有血吸出,如持续有血,要考虑其他部位的出血。

与成年男性患者相比,小儿或女性气管无法插双侧管,痰多时考虑采取俯卧位,借助体位排痰。也可用单腔插向一侧,待术间支气管夹住后再退回正气管中,如病变波及胸膜,粘连紧的,其中多有体-肺血管交通支,分离时应注意止血结扎。

支气管扩张者胸膜可能没有粘连,因肺反复感染,肺门几乎都有紧密甚至已呈瘢痕性的粘连,各种解剖结构及淋巴结粘在一起,其间几乎无任何疏松的结缔组织层。支气管动脉扩张迂曲是常见肺部疾病中最严重的,正常肺门处支气管动脉直径很少超过2 mm,而从大量支气管动脉造影片看,支气管扩张患者可粗达5~6 mm,处理肺门时要特别注意,必要且有可能时先把支气管动脉在主动脉(相当于T5、T6高度)起始部结扎或把支气管旁的软组织先全部缝扎。肺门粘连很紧的情况下,有时可先从肺周围分开,最后处理所有致病变肺的组织。支气管质硬易辨认,必要时切断,见到管腔即可缝合。其旁的血管可分束缝扎,避免勉强分离致损伤不易切除肺的血管。

二、支气管扩张的发病机理

支气管扩张症可分为先天性与继发性两种。先天性支气管扩张症较少见,继发性支气管扩张症发病机理中的关键环节为支气管感染和支气管阻塞,两者相互影响,形成恶性循环(Moulton et al,2012)。另外,先天性发育缺陷及遗传因素等也可引起支气管扩张。

(1)支气管先天发育不全。

①支气管软骨发育不全(Williams-Campbell综合征)。患者先天性支气管发育不良表现为有家族倾向的弥漫性支气管扩张。

②先天性巨大气管-支气管病。先天性巨大气管-支气管病是一种常染色体隐性遗传病,其特征是先天性结缔组织异常、管壁薄弱、气管和主支气管显著扩张。

③马方综合征(Marfan's syndrome)。马方综合征为常染色体显性遗传,表现为结缔组织变性,可出现支气管扩张,常有眼部症状、蜘蛛指/趾和心脏瓣膜病变。

（2）继发性支气管扩张症。

继发性支气管扩张症的发病基础多为支气管阻塞及支气管感染，两者相互促进，并形成恶性循环，破坏管壁的平滑肌、弹力纤维甚至软骨，削弱支气管管壁的支撑结构，逐渐形成支气管持久性扩张，其具体机制如下：

①气道防御功能低下。大多数支气管扩张症患者在儿童时期即存在免疫功能缺陷，成年后发病。病因不明的支气管扩张症患者中 6% ~48% 存在抗体缺陷，最常见的疾病为普通变异型免疫缺陷病（common variable immunodeficiency disease，CVID），CVID 是一种异源性免疫缺陷综合征，以全丙种球蛋白减少血症、反复细菌感染和免疫功能异常为特征。其他尚有 X-连锁无丙种球蛋白血症（X-linked agammaglobulinemia，XLA）及 IgA 缺乏症等，由于气管-支气管分泌物中缺乏 IgA 和（或）IgG 中和抗体，易反复发生病毒或细菌感染。由于呼吸道反复感染、气道黏液栓塞，最终气道破坏，支气管扩张。除原发性免疫功能缺陷外，已证实获得性免疫缺陷综合征（acquired immunedeficiency syndrome，AIDS）、类风湿关节炎等免疫相关性疾病也与支气管扩张症有关（Khan et al，2021）。但即使应用现代的免疫功能检测技术，也有约 40% 的支气管扩张症患者找不到免疫功能低下的原因。气道黏膜纤毛上皮的清除功能是肺部抵御感染的重要机制。原发性纤毛运动障碍（primary ciliary dyskinesia，PCD）是一种常染色体隐性遗传病，支气管纤毛存在动力臂缺失或变异等结构异常，使纤毛清除黏液的功能障碍，导致化脓性支气管感染、支气管扩张、慢性鼻炎、浆液性中耳炎、男性不育、角膜异常、窦性头痛和嗅觉减退，Kartagener 综合征是其中一个亚型，表现为内脏转位、支气管扩张和鼻窦炎三联征。杨氏综合征（Young's syndrome）患者，由于呼吸道纤毛无节律运动或不运动，常导致支气管廓清功能下降，易出现支气管反复感染而发生支气管扩张。

②感染和气道炎症恶性循环导致支气管扩张。感染是支气管扩张症最常见原因，是促使病情进展和影响预后的最主要因素，尤其是儿童，因气管和肺组织结构尚未发育完善，下呼吸道感染将会损伤发育不完善的气道组织，并造成持续、不易清除的气道感染，最终导致支气管扩张。60% ~80% 的稳定期支气管扩张症患者气道内有潜在致病微生物定植，病情较轻者可以没有病原微生物定植，病情较重者最常见的气道定植菌是流感嗜血杆菌，而长期大量脓痰、反复感染、严重气流阻塞及生活质量低下的患者，气道定植菌多为铜绿假单胞菌（Farrell et al，2009）。细菌定植及反复感染可引起气道分泌物增加，痰液增多，损害气道纤毛上皮，影响气道分泌物排出，加重气道阻塞，引流不畅并进一步加重感染（Shahid et al，2021）。另外，气道细菌定植也会造成气道壁和管腔内炎症细胞浸润，从而破坏气道。感染、黏液阻塞等因素使支气管扩张症患者气道存在持续炎症反应，以支气管管腔内中性粒细胞募集及支气管管壁和肺组织内中性粒细胞、单核巨噬细胞、CD 细胞浸润为特征，肥大细胞可能也参与了支气管扩张感染时的炎症反应，支气管扩张患者气道肥大细胞脱颗粒较明显，且与病情严重程度相关，这些炎症细胞释放了多种细胞因子，包括 IL-16、IL-8、IL-10、TNF-α 及内皮素-1 等（Frija-Masson et al，2017），进一步引起白细胞，特别是中性粒细胞浸润、聚集，并释放髓过氧化物酶、弹性蛋白酶、胶原酶及基质金属蛋白酶等多种蛋白溶解酶和氧自由基，导致支气管黏膜上皮细胞损害，出现脱落和坏死、气道水肿、黏液腺增生和黏液分泌增多，气道纤毛功能受损，黏液排出不畅，气道阻塞，容易发生细菌定植或感染，并可造成支气管管壁组织破坏，周围相对正常的组织收缩将牵张受损气道，导致特征性的

气道扩张，在病程较长的支气管扩张中，支气管周围的肺组织也会受到炎症破坏，从而导致弥漫性支气管周围纤维化。

三、支气管扩张的健康预防

（1）支气管扩张宜食食物。

①芦根。芦根性寒，味甘，具有清肺热的功效。《医学衷中参西录》亦云："其性凉能清肺热，中空能理肺气，而又味甘多液，更善滋养肺阴。"支气管扩张患者适宜经常选用鲜芦根150~250 g煎水代茶。

②藕节。藕节具有止血的功效。《本草纲目》云，"能止咯血"，也能止吐血，支气管扩张咯血者宜用藕节5~10个煎水饮用。

③山药。山药具有补肺润肺、化痰的功效，可作为支气管扩张患者常食蔬菜，煨汤做菜均宜。

④燕窝。燕窝具有养肺阴、润肺燥的功效。支气管扩张患者出现阴虚燥咳咯血者最适宜食用。或煮粥，或烧汤，或加冰糖蒸食，均可。

⑤冬瓜子。冬瓜子具有镇咳、祛痰的功效，支气管扩张患者痰热咳嗽者适宜用冬瓜子仁15 g，加冰糖适量捣烂研细，开水冲服，每日2次。

⑥紫菜。紫菜性寒，味甘辛，具有清肺热、化脓痰的功效，故对支气管扩张患者中咳吐黄脓痰者尤宜。

⑦慈姑。明代李时珍认为慈姑"苦甘，微寒"。《滇南本草》中说慈姑能"止咳嗽，痰中带血或咯血"，并介绍了用生慈姑数枚捣烂后同蜂蜜拌匀，饭上蒸熟，趁热服食以治肺虚咯血的方法。因此，支气管扩张患者适宜食用慈姑。

⑧荷叶。荷叶具有止咯血的功效，适宜支气管扩张患者咳嗽咯血时煎水代茶饮，或用干荷叶研为末，每日3次，每次5~6 g，米汤送服。

此外，支气管扩张病症者还适宜食用白菊花、枸杞头、马兰头、地瓜、黄瓜、绿豆芽、金银花、百合、甘蔗、豆浆、蜂蜜、饴糖、白木耳、柿霜、北沙参、海松子、花生、梨、罗汉果、柿、枇杷、无花果、荸荠、萝卜、冬瓜、丝瓜、菊花脑、菠菜、莴苣、茼蒿、薄荷、胖大海、蕺菜、海蜇、豆腐、柑、橙、芹菜、茭白、蕹菜、田螺、螺蛳、香蕉、苦瓜、番茄、竹笋、瓠子、菜瓜、海带等食物。

（2）支气管扩张忌食食物。

①羊肉。属于温补性食物。《金匮要略》中强调："有宿热者不可食之。"《医学入门》也认为"素有痰火者"不宜食用。而支气管扩张者肺经多有伏火，痰热内蕴，所以不宜食用。

②小茴香。小茴香性温味辛，为五香调味品，具有温热散寒之功效，热证、火证都不宜食用。而支气管扩张者素有肺热，所以也不可食用。《得配本草》指出："肺、胃有热及热毒盛者禁用。"

③狗肉。狗肉性温，具有补中益气、温肾助阳之功效。痰热蕴肺或肺有燥热的支气管扩张之人，食之助热上火，所以应该忌食。正如《本草经疏》中所说："狗肉发热动火，生痰发渴，凡病人阴虚内热，多痰多火者慎勿食之。"

此外，支气管扩张患者还应忌食鹿肉、大蒜、韭菜、猪头肉、辣椒、花椒、茴香、山楂、桃子、樱桃、洋葱、香椿头、丁香、海马、海龙、公鸡、鹅肉、砂仁、黄芪、冬虫夏草、紫河车等。

第五节　慢性鼻窦炎的发病机理与健康防护

慢性鼻窦炎(CRS)是一种病程超过12周的鼻腔和鼻窦炎症性疾病,主要表现为鼻塞、鼻涕、嗅觉减退或消失、头面部胀痛。慢性鼻窦炎又分为两大类:慢性鼻窦炎伴息肉(CRSwNP)和慢性鼻窦炎不伴息肉(CRSsNP)。

一、慢性鼻窦炎的症状诊断、诱发因素与治疗策略

(一)慢性鼻窦炎的症状诊断

1. 慢性鼻窦炎的临床表现

(1)局部症状。

①脓涕。鼻涕多为脓性或黏脓性,呈黄色或黄绿色,量多少不定,可倒流向咽部,单侧有臭味者,多见于牙源性上颌窦炎或真菌感染。

②鼻塞。轻重不等,多因鼻黏膜充血肿胀和分泌物增多所致。

③嗅觉障碍。鼻塞和炎症反应可导致嗅觉障碍。

④头痛。慢性鼻窦炎一般无明显局部疼痛或头痛。如有头痛,常表现为钝痛或头部沉重感,白天重,夜间轻。前组鼻窦炎多表现前额部和鼻根部胀痛或闷痛,后组鼻窦炎的头痛在头顶部、后枕部。患牙源性上颌窦炎时,常伴有同侧上列牙痛。

⑤其他。由于脓涕流入咽部和长期用口呼吸,常伴有慢性咽炎症状,如痰多、异物感或咽干痛等。若影响咽鼓管,也可有耳鸣、耳聋等症状。

(2)其他症状。

眼部有压迫感,亦可引起视力障碍,但少见。头部沉重压迫感,或仅有钝痛或闷胀痛。

(3)全身症状。

较轻缓或不明显,一般可有头昏、易倦、精神抑郁、萎靡不振、食欲缺乏、失眠、记忆力减退、注意力不集中、工作效率降低等症状,也有极少数病例出现病灶,可有持续低热。

2. 慢性鼻窦炎的检查

(1)鼻腔检查。

病变以鼻腔上部变化为主,可见中鼻甲水肿或肥大,甚至息肉样变,有的可见多发性息肉。前组鼻窦炎可见中鼻道及下鼻甲表面有黏脓性分泌物附着,后组鼻窦炎可见嗅裂及中鼻道后部存有黏脓液,严重者鼻咽部可见脓性分泌物。

(2)辅助检查。

①鼻内镜检查。鼻内镜检查即前、后鼻孔镜检查,用麻黄素收缩鼻黏膜,然后仔细检查鼻腔各个部位,可见水肿、脓涕或息肉。

②体位引流。疑有慢性鼻窦炎而中鼻道或嗅裂无脓液存留时,可行体位引流检查。

③上颌窦穿刺冲洗术。上颌窦穿刺冲洗既是对上颌窦炎的一种诊断方法,也是一种治疗措施。冲出液可用于需氧细菌的培养和药敏试验。

④X线鼻窦摄片。对诊断不明确或怀疑有其他病变者,可协助诊断。

⑤牙齿的检查。若怀疑有牙源性上颌窦炎时,应进行有关牙齿的专科检查。

⑥鼻窦CT诊断。鼻窦CT检查有助于明确病变范围、局部骨质变化情况及与鼻腔肿瘤

相鉴别。CT 具有较高的分辨率,观察病变较为细致和全面,是目前诊断慢性鼻窦炎的良好指标。

⑦鼻窦核磁共振检查(MRI)。MRI 对鼻窦内软组织和液体有较好的区分度,对术前制定完备的手术方案有益。

(二)慢性鼻窦炎的诱发因素

(1)鼻息肉。

鼻息肉是在鼻内膜或鼻窦中生长的非癌性生长物。它们会堵塞鼻道,导致慢性鼻窦炎。鼻息肉在患有哮喘、过敏和囊性纤维化的人群中更常见。

(2)过敏。

过敏是慢性鼻窦炎的常见原因。当对某种物质过敏时,身体会释放组胺,这可能会导致鼻窦发炎。花粉、尘螨、动物皮屑和其他环境因素都会引发过敏(Halderman et al,2017)。

(3)鼻中隔偏曲。

鼻中隔偏曲是指鼻孔之间的壁弯曲或向一侧移位的情况,这会导致呼吸困难并增加慢性鼻窦炎的风险。鼻中隔偏曲可能是出生时出现的,也可能是鼻子受伤造成的。

(4)免疫系统疾病。

免疫系统疾病,例如艾滋病和囊性纤维化,会增加患慢性鼻窦炎的风险,这些疾病会削弱免疫系统,使身体更难以抵抗感染。

(5)呼吸道感染。

呼吸道感染,如普通感冒、流感和肺炎可导致慢性鼻窦炎,这些感染会引起鼻窦炎症,并使黏液难以正常排出。

(6)暴露于环境刺激物中。

接触环境刺激物,如香烟烟雾、空气污染和化学品,会增加患慢性鼻窦炎的风险,这些刺激物会引起鼻窦炎症,并使黏液难以正常排出。

(7)牙齿感染。

牙齿感染,例如脓肿,可以扩散到鼻窦并引起慢性鼻窦炎,这是因为上牙的根部靠近鼻窦。牙齿感染可能是由口腔卫生不良、牙龈疾病或蛀牙引起的。

(三)慢性鼻窦炎的治疗策略

在慢性鼻窦炎的治疗上,通常采用手术+药物的综合治疗。其目的是重建鼻腔通气和通道,通畅引流。药物治疗方面配合使用糖皮质激素、抗生素、生物制剂等都是临床上常用的方法。

(1)药物治疗。

①糖皮质激素。慢性鼻窦炎发病时,炎症细胞产生的炎性介质不仅作用于周围其他细胞组织,并且再次反作用于炎症细胞,促进其发生和发展,在这种因素的综合作用下最终导致出现鼻息肉(Lee,2015)。糖皮质激素作为 CRSwNP 重要的一线用药,其主要作用为:

a. 局部使用类固醇激素可与嗜酸性粒细胞表面的结合位点结合,从而减少其在组织中的浸润程度和时间。

b. 局部使用类固醇激素可降低细胞因子活性,从而减少鼻息肉组织中炎症细胞的浸润,对鼻息肉组织有抑制发生和发展的作用。

②抗生素。目前最推荐使用的治疗药物为大环内酯类抗生素,其机制是抑制细菌生存所需要的藻酸盐合成,可延缓或抑制炎性病变的发展(Smith et al,2022)。口服大环内酯类抗生素期间应避免与具有心脏毒性的第二代抗组胺药物联用,以免增加抗组胺药物的心脏毒性作用,可考虑选择第三代抗组胺药物联用。

③生物治疗。迄今为止,针对 CRSwNP Th2 型炎症关键分子的生物治疗相继问世。现主要的生物制剂包括抗 IgE 生物制剂、抗 IL-5 生物制剂等。

a. 抗 IgE 生物制剂。Omalizumab 作为首个单克隆抗体,研究显示,Omalizumab 能够减轻 CRSwNP 同时伴哮喘患者的呼吸道症状,但目前存在样本量不足、随访不到位的问题,与之相关的研究仍需进一步推进。

b. 抗 IL-5 生物制剂。IL-5 是慢性鼻窦炎的 Th2 型炎症反应的关键因子。

④抗组胺药物。很多学者认为,变应性鼻炎与 CRSwNP 之间存在紧密的内在联系。口服抗组胺药物对于减轻 I 型变态反应的炎性 CRSwNP 的变态反应和缓解症状至关重要。

⑤黏膜溶解促排剂。临床上将能够改变呼吸道黏液性质及有效清除分泌物的药物称为黏液活性药,其中包括黏膜溶解促排剂,常用药物有桉柠蒎肠溶胶囊等。其作用是改善鼻腔黏膜纤毛活性,减轻鼻腔黏液的黏滞度,进而促进排出分泌物和干血痂,有恢复鼻腔鼻窦生理功能的作用。

⑥鼻腔冲洗剂。在外源性氧化磷酸化综合征(EOPS)中,鼻腔盥洗是临床推荐方法,多项研究结果证实鼻腔冲洗易于患者操作,主要用于清除黏膜表面黏附的变应原,减少鼻腔局部的炎症因子,维持鼻腔湿润及防止术后粘连,促进鼻腔纤毛的运动,进一步保护鼻腔、鼻窦黏膜。

⑦减充血剂。鼻用减充血剂(例如萘甲唑啉、麻黄碱类药物等)的作用是减轻鼻腔黏膜的水肿、改善鼻窦鼻腔引流不畅、缓解鼻塞症状。

⑧鼻用呋塞米。有学者指出,息肉组织固有层因为吸收了水和血浆,从而引起鼻腔局部黏膜组织出现肿胀,这是导致鼻息肉(NPs)复发的主要原因,所以针对早期 NPs 复发患者来说,最有效的治疗方法则是减轻患者水肿情况。呋塞米为钾钠通道蛋白质抑制剂,可抑制上皮细胞对钠的吸收,进而显著改善患者鼻腔黏膜水肿问题。

(2)手术治疗。

现如今,在针对 CRSwNP 患者的治疗上广泛采用功能性鼻内镜手术(functional endoscopic sinus surgery,FESS)进行治疗。这种治疗方法的优点在于:手术过程视野高清、微创、治疗效果明显、患者术后生存质量良好。FESS 术中、术后情况图如图 2.3 所示。迄今为止,不同的鼻科医生对 NPs 所采用的手术方式仍存在差异,在一些指南中也没有给出详细的意见。目前,将 CRSwNP 的鼻内镜手术方式按照黏膜去除程度及窦口开放程度分为 5 种:单纯鼻息肉切除术;功能性鼻窦手术;保留筛窦黏膜的轮廓化鼻内镜鼻窦手术;去除筛窦黏膜的轮廓化手术;去除所有鼻窦黏膜的轮廓化手术。

二、慢性鼻窦炎的发病机理

慢性鼻窦炎是一类复杂的疾病,其病因尚不清楚。CRSwNP 和 CRSsNP 炎症类型并不相同。最初的研究认为,在欧美国家 CRSsNP 以 Th1 型炎症为特征,CRSwNP 以 Th2 型炎症为特征。而亚洲国家两者混合的居多。正常健康人群鼻腔鼻窦表面覆盖一层上皮细胞和某些特异性细胞,它们之间紧密连接共同构成了黏膜屏障,加上有效的黏膜纤毛清除能力,可以防御外界的各种抗原、微生物和吸入的颗粒进入上皮下层,进一步将有害微生物和物质清除体外。在慢性鼻窦炎患者中,上皮细胞被破坏,纤毛数量减少,纤毛功能降低,黏膜的屏障功能受损,通透性增加,并且有的上皮细胞化生为杯状细胞而大量分泌黏液。在外来的微生物和有害颗粒物质吸入鼻腔时,黏液纤毛清除系统不能及时清除异物,容易导致鼻腔鼻窦黏膜的炎症(Stevens et al,2016)。

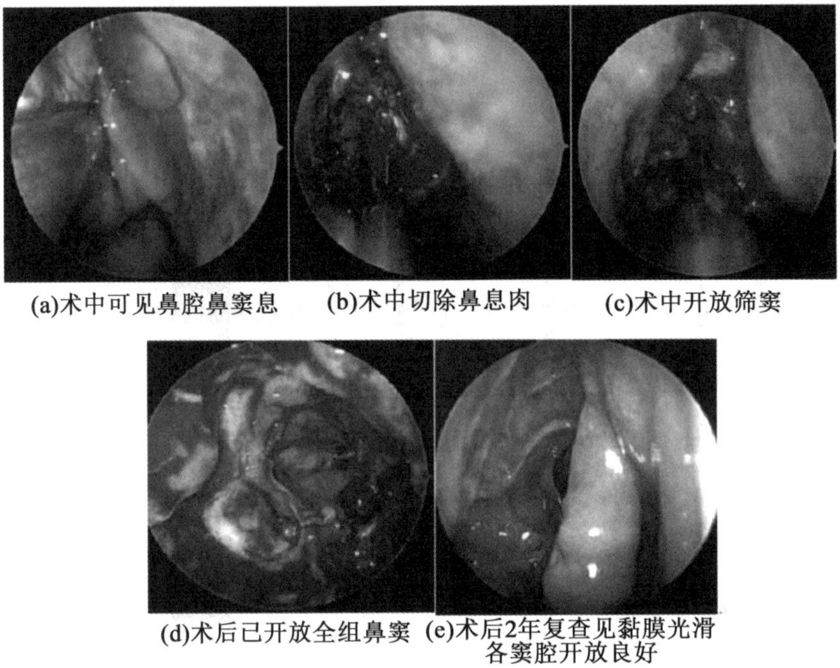

图 2.3　FESS 术中、术后情况图

除了有黏液纤毛清除功能的改变和鼻腔鼻窦上皮屏障的异常导致炎症以外,鼻腔鼻窦组织重塑也会导致慢性鼻窦炎。慢性鼻窦炎患者的组织重塑以大量胶原和基质蛋白的沉积为病理学改变。一般认为,非嗜酸性粒细胞型慢性鼻窦炎与组织重塑关系更密切,由于生长因子的过度表达,能够促进成纤维细胞的活化和组织内胶原的重塑。这些高表达的生长因子包括转化生长因子(TGF)-β2、成纤维细胞生长因子、血小板源性生长因子和血管内皮生长因子。基质金属蛋白酶和 TGF-β 在组织重塑过程中也起着重要作用。目前认为,在 CRSsNP 患者中 TGF-β 和胶原酶的表达水平都升高,而在 CRSwNP 患者中胶原酶的表达水平下降,TGF-β 的表达水平下降或者没有变化,黏膜下纤维素沉积的增加对该类型的组织重塑起着重要作用(Stevens et al,2015)。γ 干扰素(IFN-γ)和 TGF-β 是在 CRSsNP 患者中表达水平升高并起重要作用的炎症因子,而在 CRSwNP 患者中主要是 Th2 型炎性细胞因子 IL-4、IL-5 和 IL-13(Otto et al,2008)。近来研究发现,胸腺基质淋巴细胞生成素(thymic stromal lymphopoietin, TSLP)可能在嗜酸性粒细胞型 CRSwNP 的发生与发展中起着更为重要的作用。

一些慢性鼻窦炎患者鼻腔鼻窦内存在细菌和真菌的定植。鼻腔鼻窦内的免疫细胞能够针对这些病原微生物或者它们产生的物质而产生免疫反应,从而加重炎症及鼻窦鼻腔黏膜的损伤。某些上皮细胞或者其他细胞释放的因子也可以使免疫细胞从血管内迁移至鼻腔鼻窦内，从而加剧炎症。在慢性鼻窦炎患者中，嗜酸性粒细胞、嗜碱性粒细胞、中性粒细胞、肥大细胞、2型固有淋巴细胞（type-2 innate lymphoid cells，ILC2）、T淋巴细胞和B淋巴细胞在炎性黏膜内的聚集都呈现升高的趋势。这些细胞激活后可以释放特殊的中间因子招募更多的免疫细胞，造成组织损伤而使炎症持续存在。炎症因子的刺激也会导致鼻腔和鼻窦血管的扩张、组织肿胀及黏液分泌增多，从而产生慢性鼻窦炎的鼻部症状，包括鼻塞、流鼻涕和鼻子肿胀。

在CRSwNP患者中，最近的研究发现，鼻息肉的发生机制与鼻腔上皮干细胞/祖细胞的增生减少，间质干细胞/祖细胞的出现与分化有关。鼻腔上皮细胞包括4种主要类型：基底细胞、杯状细胞、纤毛细胞和柱状细胞。基底细胞可以自我更新并且分化成其他种类的上皮细胞，因此被认为是成年人的气道干细胞/祖细胞。分析正常人与CRSwNP患者鼻腔黏膜上皮干细胞/祖细胞特点时发现，CRSwNP患者中上皮干细胞/祖细胞的增生和分化显著减少，并且鼻息肉存在组织重塑异常。而对息肉间质干细胞的研究发现，脂肪起源的间质干细胞淋巴及骨髓起源的间质干细胞在息肉中具有免疫调节作用。脂肪起源的间质干细胞可以通过减少活化的$CD4^+$和$CD8^+$T淋巴细胞来削弱Th2免疫反应，而骨髓起源的间质干细胞可以阻断$CD4^+$和$CD8^+$T淋巴细胞的增生，提高抑制性T淋巴细胞（regulatory T cell，Treg）的数量及调节细胞因子的比例，促使促炎性因子反应向抗炎性因子反应转换，这些具有抗炎作用的干细胞数量的减少能够促进慢性鼻窦炎的炎症反应和息肉的生长（Ma et al，2021）。

研究发现，在CRSwNP患者及嗜酸性粒细胞过多的CRSsNP患者中ILC2增多，这提示2型固有免疫反应在慢性鼻窦炎和鼻息肉的发生、发展中起着重要作用。而上皮来源的TSLP、IL-25及IL-33被认为是2型固有免疫反应中重要的调控因子。有研究发现，嗜酸性粒细胞浸润的CRSwNP患者的上皮内存在着TSLP和IL-33相应受体的正反馈回路（Fujieda et al，2019）。而在针对亚洲CRSwNP患者的研究发现，在上皮细胞和肥大细胞都过度表达IL-25，并且小鼠鼻息肉模型用IL-25干预后，鼻息肉症状缓解，也说明IL-25在CRSwNP患者的发病中具有重要的促进作用。

三、慢性鼻窦炎的健康预防

①宜多食坚果类食物，坚果富含蛋白质、油脂、矿物质、维生素、微量元素等，有利于增强和改善体质，如杏仁、核桃、松子、芝麻、腰果、南瓜子仁等。

②宜食富锌的食物，如扇贝、蛤蜊、鱼、紫菜、猪肝、猪肾、瘦肉、黄豆、绿豆、蚕豆、花生、核桃、栗子等。

③宜食富含B族维生素的食物，如燕麦、花生、肉类、牛奶、动物肝脏、动物肾脏、鱼、蛋类、大豆、糙米、绿叶蔬菜等。

④宜食富含维生素C的新鲜水果和蔬菜，以助消炎和保持微血管的健康。

⑤禁食辛辣刺激性食物，如葱、姜、辣椒、胡椒粉、咖喱、芥末等。

⑥慎食或少食油腻的食物，如肥肉、香肠、腊肉、奶油、油炸食品、油煎食物等。

⑦慎食或忌食炒货、零食类食物，如炒花生、炒瓜子、炒蚕豆、炒黄豆、薯片等。

⑧慎食或忌食冷饮、饮料、浓茶、咖啡等。

⑨慎食或少食助热生火的食物，如香菜、辣椒、韭菜、大蒜、大葱、生姜、羊肉、奶酪、荔枝、桂圆、酒、芥末、茴香、花椒、胡椒、桂花等。

⑩慎食或忌食甜食，如巧克力、高糖分的糕点等。

第六节　肺纤维化的发病机理与健康防护

肺纤维化(PF)是以成纤维细胞增殖及大量细胞外基质聚集并伴炎症损伤、组织结构破坏为特征的一大类肺疾病的终末期改变，也就是正常的肺泡组织被损坏后经过异常修复导致结构异常(瘢痕形成)。

一、肺纤维化的症状诊断、诱发因素与治疗策略

(一)肺纤维化的症状诊断

肺纤维化的体征和症状可能包括：气短(呼吸困难)；干咳；疲劳；不明原因的体重减轻；肌肉和关节疼痛；手指或脚趾尖变宽和变圆(杵状指)。

肺纤维化的病程及症状的严重程度因人而异。有的人病得很快，病情严重；有的人则有中度症状，在数月或数年时间内缓慢恶化。

为了诊断病情，医生会询问患者的病史和家族史，检查患者的症状和体征，了解患者是否有灰尘、气体或化学品暴露史，并进行体检。在体检时，医生会用听诊器仔细听诊患者的肺部呼吸音。医生可能会建议患者接受以下一项或多项检查：

(1)影像学检查。

①胸部 X 线检查。胸部 X 线检查会呈现患者胸部的图像。X 线图像中可以呈现肺纤维化的典型瘢痕组织，因此可能有助于监测疾病和治疗的过程。但是，部分胸部 X 线检查结果可能显示正常，因此需要进行更多的检测才能解释患者为何气短。

②CT 扫描。CT 扫描是利用一台计算机组合从不同角度拍摄的 X 线图像，以生成身体内部结构的横截面图像。高分辨率 CT 扫描可能特别有助于确定肺纤维化造成的肺部损伤程度。

③超声心动图。超声心动图是利用声波来呈现心脏情况。它可以生成心脏结构的静止图像，还可以生成视频以呈现心脏的工作情况。这种检测可以评估心脏右侧的血压。

(2)肺功能检查。

①肺功能检查。可能会进行多项肺功能检查。在一项“肺量计法”的检查中，患者通过一根与机器相连的管子快速地用力呼气，机器会测量肺可以容纳的空气量，以及肺部吸入和呼出空气的速度。此外，还可能会进行其他检查，测量肺容量和弥散功能。

②血氧测定。在这项简单的检查中，将一个小仪器夹在手指上，测量血液中的氧饱和度。血氧测定法可以用来监控病程。

③运动负荷试验。在跑步机或健身车上进行的运动试验，可以监控患者在活动时的肺功能。

④动脉血气检查。在这项检查中，医生对通常取自腕部动脉的血样进行检查。测量血样中的氧气和二氧化碳含量。

(3)组织样本检查(活检)。

如果其他检查没有对疾病做出明确诊断,医生可能需要切取少量肺组织,然后在实验室进行组织样本检查,以诊断肺纤维化或排除其他疾病。组织样本可以通过以下方式获得:

①支气管镜。在该检查手术中,医生将小软管(支气管镜)经口或鼻插入肺部,采集非常小的组织样本(通常不大于针头)。有时会因为组织样本太小,而无法准确诊断。活检也可用于排除其他疾病。

支气管镜检查的风险通常较小,可能包括支气管镜插入导致的暂时性咽喉疼痛或鼻部不适,但是严重并发症可能包括出血或肺漏气。

在支气管镜检查手术中,医生可能还会进行支气管肺泡灌洗。在该手术中,医生通过支气管镜将盐水注入部分肺,然后立即将其抽出。抽出的溶液中含有肺泡细胞。

虽然支气管肺泡灌洗比其他手术的肺部取样面积更大,但它可能无法提供足够的信息来诊断肺纤维化。支气管肺泡灌洗液可以用来排除其他疾病。

②手术活组织检查。虽然手术活组织检查创伤更大,且有潜在的并发症,但它可能是获得足够大的组织样本以做出准确诊断的唯一方法。该手术可以通过微创手术治疗(电视辅助胸腔镜手术,即 VATS)进行,或者以开放性手术(胸廓切开术)的方式进行。

实施 VATS 期间,外科医生会通过肋骨之间的两个或三个小切口插入手术器械和小型摄像机。外科医生可以通过摄像机在显示器上查看肺部,并从肺部取出组织样本。该手术在全身麻醉后进行,因此在手术过程中患者将处于睡眠状态。

实施开放性手术(胸廓切开术)期间,外科医生通过肋骨之间的胸部切口采集肺部样本。该手术在全身麻醉后进行。

(4)血液检测。

医生还可能要求患者验血,以评估患者的肝肾功能,并检测和排除其他病症。

(二)肺纤维化的诱发因素

(1)职业和家居环境因素。

滑石、二氧化硅、石棉、汽车尾气、矿尘、木屑等粉尘的吸入是尘肺形成的主要原因。吸入的粉尘进入肺部以后发生沉积,肺组织不能代谢掉粉尘,造成肺组织永久性损伤(Shenshen et al,2023)。由粉尘导致的肺纤维化进程较漫长,因此相关劳动者要多加防护,戴好口罩等防护设备,避免吸入粉尘。同时采用洒水降尘等措施减少粉尘的产生。

(2)药物因素。

部分抗炎、化疗的药物,如博来霉素(BLM)、甲氨蝶呤、磺胺等会导致机体的肺部损伤(Della et al,2015)。由药物引起的肺纤维化很难察觉,因此服用这些药物的患者需要养成定期体检的习惯。

(3)治疗因素。

放射性治疗(Deutsch et al,2023)和高浓度氧疗等手段会导致正常肺部组织受到严重损伤,损伤部位会引起肺部炎症反应,使人体的肺部出现较严重的纤维化。

(4)疾病因素。

关节炎、血管炎、胃食管反流、干燥综合征、红斑狼疮等疾病的发生都可能诱发患者出现肺纤维化。由于肺纤维化早期无法被及时发现,许多患者没能尽早进行治疗。因此,此类患者要定期做肺部检测。

(5)病毒诱导的肺纤维化。

严重急性呼吸综合征病毒、单纯疱疹病毒、丙型肝炎病毒等都会诱导肺部纤维化。

(6)家族遗传因素。

针对肺纤维化的家族性病例,国内外均有报道,5%~20%的肺纤维化与遗传因素有关。

(7)其他因素。

肺纤维化的发病率和严重程度与吸烟暴露程度成正相关,重度吸烟者(吸烟大于20包/年)患病率更高。机体衰老、肺部及其他外科手术和操作也会诱导肺纤维化的发生。

(三)肺纤维化的治疗策略

目前肺纤维化的治疗目标主要是延缓疾病持续进展,改善患者生存质量,从而延长患者生命。治疗方案主要包括药物治疗、手术治疗和一般治疗。

(1)药物治疗。

吡非尼酮是一种细胞因子抑制剂,可以作为胶原蛋白抑制剂和TGF-β1抑制剂减少成纤维细胞增殖和抑制基质胶原合成。研究表明,吡非尼酮主要有以下作用:

①抗纤维化作用。吡非尼酮能够抑制TGF-β的过度表达,减少血小板生长因子(PDGF)和成纤维细胞生长因子(fibroblast growth factor,FGF)的表达,从而抑制成纤维细胞的增殖及胶原蛋白的沉积。

②抗炎作用。吡非尼酮能够抑制TNF-β1、IL-1β和其他炎症因子的表达,从而减轻炎症。

③抗氧化作用。吡非尼酮可以清除活性氧抑制脂质过氧化物,从而发挥抗氧化作用。临床试验表明,吡非尼酮可延缓特发性肺纤维化(IPF)患者肺功能的下降速度,一定程度地延缓疾病进展。

尼达尼布是一种酪氨酸激酶抑制剂,其作为全球首个获批用于治疗IPF的靶向药,是一种多靶点的三重抗血管激酶抑制剂,能够阻断FGF受体、PDGF受体和血管内皮生长因子(vascular endothelial growth factor,VEGF)受体的激酶活性(Yang et al,2022)。除此以外,尼达尼布还可以阻滞细胞内信号的转导,抑制肺成纤维细胞的增殖和分化,从而具有抗纤维化和抗炎活性。临床研究发现,尼达布尼能够有效控制特发性肺间质纤维化的病症发展,能够使肺功能下降率减少大约50%,显著降低特发性肺间纤维化急性加重的风险,提高患者的生存时长。

随着对肺纤维化认识的不断深入,一些尚未上市的新药物不断涌现,在临床研究中有着不错的表现。结缔组织生长因子(connective tissue growth factor,CTGF)能够促进肺成纤维细胞增殖、分化和迁移。抗结缔组织生长因子抗体Pamrevlumab是一种全人源重组单克隆抗体,可以抑制结缔组织生长因子的生物活性。2020年发表在《柳叶刀》的一项临床研究发现,Pamrevlumab治疗组与对照组相比,受试者的用力肺活量(FVC)下降速度明显减慢,临床复合指标也较安慰剂组明显降低。肝素抗凝血酶活性(LAP)在细胞内扮演着磷脂信使的角色,能够影响细胞的生长、增殖及分化。LAP与受体脂肪酸释放蛋白受体(LPAR)结合能够促使上皮细胞激活,产生多种促炎性信号,刺激成纤维细胞聚集。2018年发表在《柳叶刀》的一项临床研究发现,溶血磷脂酸抑制剂GLPG1690可能对特发性肺纤维化有治疗作用。相信随着对肺纤维化基础生物学和发病机理的不断深入理解,以及新靶点和新药物的发现和验证,肺纤维化治疗定会迎来新的突破。

(2)手术治疗。

肺移植是治疗肺纤维化终末期的唯一有效办法。不幸的是,供体的配型、受体因排斥反应带来的高死亡率、术后的感染和药物不良反应及高昂的移植手术费用等因素决定了肺移植的实现率仍然较低。

(3)一般治疗。

一般治疗主要包括氧气治疗和肺康复治疗,其中氧气治疗可以改善肺纤维化患者的缺氧状况,减轻呼吸困难和疲劳感。有低氧血症的患者需要接受长程氧气治疗。肺康复治疗包括呼吸训练、运动训练、营养支持、精神治疗和教育,需在专业康复治疗师指导下进行。对于许多肺纤维化患者来说,肺康复可以提高运动能力和生活质量。

二、肺纤维化的发病机理

早期肺纤维化的致病因素是肺泡上皮细胞和血管内皮细胞发生弥漫性损伤,引起肺泡炎症。病理状态下,肺部炎症持续存在,一系列免疫相关因素通过各种信号转导途径扩大组织损伤,大量成纤维细胞聚集,致使细胞外基质异常沉积和组织收缩,正常肺泡组织受损并继续发生异常修复,导致肺结构异常和功能障碍。肺纤维化的最主要的发病机理有两个:成纤维细胞表型和免疫微环境的转变(Pardo et al,2002)。

(一)成纤维细胞的表型

促纤维化反应对于在损伤期间维持屏障功能和建立针对传染性病原体(如细菌和蠕虫)的免疫力至关重要,但重复性肺损伤通常会导致持续性的、不可逆的纤维化损伤。肺纤维化过程中肌成纤维细胞的5个主要细胞来源分别为:常驻成纤维细胞;循环成纤维细胞,即造血成纤维细胞;间皮细胞;周皮细胞;上皮细胞。

(1)常驻成纤维细胞。

分布于肺的各个实质区域,它们产生基质蛋白和生长因子,为肺发育、维持黏膜屏障完整性和生理功能提供了必要的结构支持。常驻成纤维细胞具有异质性,研究发现在BLM诱导的肺纤维化小鼠模型中,胶原蛋白Ⅰ型α1链阳性表达(Collagen-Ⅰα1^+)和血小板衍生生长因子受体α阴性表达(PDGFRα$^+$)的常驻成纤维细胞及脂肪成纤维细胞(一种含有过量中性脂质的驻留成纤维细胞)均可分化为肌成纤维细胞。总体而言,肺常驻成纤维细胞是具有异质性的细胞群,这些细胞表达不同的基因网络,这些基因网络参与纤维化肺中的旁分泌和自分泌相互作用。

(2)循环成纤维细胞。

来源于骨髓的间充质祖细胞,可表达常见的白细胞抗原(CD45)和间充质标志物(collagen-Ⅰ)。研究发现,在肺纤维化过程中循环纤维细胞也参与了肌成纤维细胞的形成,但是并非是直接进行成纤维细胞向肌成纤维细胞转化(FMT),而是通过分泌刺激驻留成纤维细胞增殖和FMT的旁分泌因子,在持续肺损伤中发挥致病作用。将循环成纤维细胞注入BLM诱导的小鼠体内会加剧肺纤维化,但对正常小鼠没有影响。循环成纤维细胞已被证明可分泌多种旁分泌因子,如骨膜蛋白,其在BLM诱导的肺纤维化期间升高,且能促进FMT。

(3)间皮细胞。

间皮细胞表达上皮和间充质细胞特异性基因,例如钙视网膜蛋白、细胞角蛋白、胶原蛋白和波形蛋白,但不表达 α-平滑肌肌动蛋白(α-SMA)。在胚胎肺发育过程中,它们分化成内皮细胞,因此,间皮来源的成纤维细胞遍布于成人肺的血管周围和支气管周围区域。研究表明,被标记的间皮细胞在严重肺纤维化小鼠模型中显著上调,并发生 FMT 过程。间皮细胞来源的肌成纤维细胞存在于纤维化肺的胸膜下区域,但不在支气管周围或外膜区域。

(4)周皮细胞。

周皮细胞是在多蛋白复合物的帮助下与微血管内皮紧密结合的壁细胞,支持微血管稳态和血管生成。细胞特异性谱系追踪发现,周皮细胞在体内能够分化为肌成纤维细胞。在肺纤维化进程中,周皮细胞会发生增殖性扩张,但是大多数细胞不会变成肌成纤维细胞,所以源自它们的肌成纤维细胞并不占大多数。总体而言,周皮细胞是肌成纤维细胞的潜在来源。

(5)上皮细胞。

上皮细胞间质转化(epithelial-mesenchymal transformation,EMT)是一个复杂的分子过程,其中极化的上皮细胞获得间充质细胞表型,以及更强的迁移能力、侵袭性、抗凋亡能力,并产生细胞外基质(ECM)。在肺纤维化模型中,EMT 是一种重要生物活动,有助于肺纤维化的加剧,但是同循环成纤维细胞一样,其转化为肌成纤维细胞的能力有限,它或可通过旁分泌作用而刺激常驻成纤维细胞发生 FMT(Inui et al,2021)。综上所述,常驻成纤维细胞是肺纤维化进程中最主要的肌成纤维细胞来源,对其异质性及表型的干预可作为治疗肺纤维化的主要策略。

(二)免疫微环境

当前的研究发现,在纤维化尚未形成的早期即原发病时期,肺组织受到各种因素的刺激发生损伤,受损的内皮和上皮细胞释放警报蛋白,例如细胞因子 IL-25 和 IL-33,这会导致异常的成纤维细胞增殖、白细胞浸润和 ECM 沉积,并最终导致肺功能逐渐丧失。在这一过程中,除了成纤维细胞,大量的单核-巨噬细胞也被招募,在肺纤维化发病中发挥了关键的作用。

三、肺纤维化的健康预防

定期吃新鲜的水果、蔬菜可改善肺功能,可能与蔬菜、水果中的类黄酮和维生素有关。

①荔枝。荔枝具有生津止渴、润肺化痰、健脾和胃、疏肝理气及滋补肾阴等作用。

②甘蔗。甘蔗具有润肺益胃、补肾生津作用。对肺部疾病引起的干咳、盗汗、潮热等症状有一定的缓解作用。

③蜂蜜。现代医学证明,蜂蜜对神经衰弱、高血压、冠状动脉硬化、肺病等均有疗效。在秋天经常服用蜂蜜,不仅有利于这些疾病的康复,而且可以防止秋燥对于人体的伤害,起到润肺、养肺的作用。

④梨。梨具有润肺清热、消痰降火、清胃泻热、养阴生津、滋肾补虚及润肠通便等作用。治疗肺部疾病引起的咳嗽、咳痰有独特而明显的效果。“梨膏糖”就是以甜梨为主原料制成的止咳成药。

⑤核桃。核桃具有益肺平喘、养胃助纳、润肠通便、调肝和血、补肾健脑等功效。

⑥苹果。苹果对肺也有好处,每周食用 5 个及以上的苹果可以改善呼吸系统和肺功能。

苹果中含有大量的槲皮苷，是一种黄酮类抗氧化物，这种抗氧化物能保护肺部免受污染与吸烟的有害影响。洋葱、茶和红葡萄酒中也含有槲皮苷。

另外，肺纤维化的患者在平时生活中要少吃辛辣、煎炸等刺激性的油腻食品，含有酒精和过咸的食物也要尽量避免。此外，对于一些容易引起过敏和诱发哮喘的食物应该要格外注意，比如海鲜，因为这类食物摄入过多之后可能会让患者的临床症状更加严重。

第七节　肺动脉高压的发病机理与健康防护

肺动脉高压是指肺动脉压力升高超过一定界值的一种血流动力学和病理生理状态，血流动力学诊断标准为：在海平面、静息状态下，右心导管测量平均肺动脉压（mean pulmonary artery pressure，mPAP）不小于 225 mmHg。

一、肺动脉高压的症状诊断、诱发因素与治疗策略

（一）肺动脉高压的症状诊断

肺动脉高压的临床症状缺乏特异性，主要表现为进行性右心功能不全的相关症状，常为劳累后诱发，表现为疲劳、呼吸困难、胸闷、胸痛和晕厥，部分患者还可表现为干咳和运动诱发的恶心、呕吐。晚期患者静息状态下可有症状发作。随着右心功能不全的加重可出现踝部、下肢甚至腹部、全身水肿。导致肺动脉高压的基础疾病或伴随疾病也会有相应的临床表现。部分患者的临床表现与肺动脉高压的并发症和肺血流的异常分布有关，包括咯血、声音嘶哑、胸痛等。严重肺动脉扩张可引起肺动脉破裂或夹层。肺动脉高压的检查方法如下：

（1）心电图。

肺动脉高压心电图可表现为肺性 P 波、QRS 电轴右偏、右室肥厚、右束支传导阻滞、QTc 间期延长等。心电图对肺动脉高压诊断的敏感性低，正常心电图并不能排除肺动脉高压。异常心电图多见于严重的肺动脉高压。

右室肥厚有助于初诊肺动脉高压患者的诊断并对预后具有预测价值，但用于肺动脉高压筛查的敏感性和特异性低。QRS 波群和 QTc 间期延长提示病情严重。疾病晚期可见室上性心律失常，尤其是心房扑动和心房颤动，室性心律失常少见。房性心律失常影响心输出量，加重病情。

（2）胸部 X 线。

肺动脉高压患者胸部 X 线可见肺动脉段突出，中心肺动脉扩张，与周围肺动脉纤细或截断形成鲜明对比，表现为“残根”征，以及右心房和右心室扩大的征象。

X 线胸片有助于筛查肺动脉高压的病因，如左心疾病、肺部疾病、先天性心脏病和栓塞性疾病等在 X 线胸片上具有相应的影像学特征。肺动脉高压的严重程度与胸片异常程度并无相关，正常的 X 线胸片不能排除肺动脉高压。

（3）肺功能和动脉血气分析。

肺功能检查在肺动脉高压的病因诊断中具有较高价值，对于肺部疾病所致肺纤维化，根据第 1 秒用力肺活量（FEV_1）、用力肺活量（FVC）、肺总量（TLC）、一氧化碳弥散量（DL-CO）可以鉴别阻塞性、限制性及混合性通气功能障碍的肺部疾病。胸廓畸形、胸膜增厚与间质性肺病（ILD）相关肺纤维化在肺功能的表现上相似，可以表现为肺容积的减少。肺动脉

高压由于血管的张力增高,肺组织僵硬度增加,可表现为轻度限制性通气功能障碍,同时肺小动脉扩张压迫终末呼吸道或肺泡也可引起轻度气道阻塞。大部分肺动脉高压患者的弥散功能表现为轻度或中度下降。

阻塞性气道疾病及神经肌肉疾患可能表现为低氧血症及高碳酸血症。如出现与疾病程度不相符的低氧血症需考虑到动静脉分流的情况。轻症肺动脉高压的动脉血气分析可完全正常,病情严重者可能存在过度通气,表现为二氧化碳分压下降及低氧血症。

肺功能测定和动脉血气分析不仅可以帮助发现潜在的气道或肺部疾病,还和肺动脉高压的严重程度相关。特发性肺动脉高压(idiopathic,IPAH)患者如 DLCO 显著降低(小于45%预测值)往往提示心输出量明显降低,预示预后不良。特发性肺动脉高压患者二氧化碳分压值越低,说明过度通气越严重,预后越差,而氧分压和预后无明确相关性。

(4)超声心动图。

超声心动图可用于肺动脉高压诊断筛查、病因鉴别和心功能评价(Ferrara et al,2019)。

根据静息状态下超声心动图测量的三尖瓣反流峰值流速(tricuspid regurgitation velocity,TRV)和其他指标可以评估肺纤维化的可能性,用低、中、高度表示可能性。可疑肺动脉高压患者超声心动图诊断肺纤维化的可能性见表 2.1。根据临床表现和超声心动图评估的肺动脉高压可能性判断是否需进行右心导管检查(RHC)。除 TRV 外,其他支持肺动脉高压的超声心动图征象见表 2.2。对于有症状的患者,可依据超声心动图肺纤维化的可能性做进一步评估。

表 2.1 可疑肺动脉高压患者超声心动图诊断肺纤维化的可能性

三尖瓣反流峰值流速	存在其他支持肺纤维化的超声心动图征象	肺纤维化的可能性
不大于 2.8 m/s	无	低
不大于 2.8 m/s 或测不出	有	中
2.9~3.4 m/s	无	中
2.9~3.4 m/s	有	高
大于 3.4 m/s	不需要	高

表 2.2 其他支持肺动脉高压的超声心动图征象

心室(A)	肺动脉(B)	下腔静脉和右心房(C)
右心室/左心室内径比大于1.0	多普勒右室流出道加速时间小于 105 ms,和(或)收缩中期切迹	下腔静脉直径大于 21 mm 伴吸气时塌陷(深吸气时塌陷率小于 50%或平静呼吸时塌陷率小于 20%)
室间隔扁平(收缩期和(或)舒张期左室偏心指数大于 1.1)	舒张早期肺动脉反流速度大于 2.2 m/s	收缩末期右心房面积大于 18 cm^2
	主肺动脉直径大于 25 mm	

注:出现 A、B、C 3 类指标中的两项,方可说明存在支持肺纤维化的超声心动图征象。

超声心动图有助于鉴别肺动脉高压的病因，如冠状动脉粥样硬化性心脏病（CHD）、左心疾病等。经食管超声对于某些 CHD 的诊断更准确。

超声心动图对于心脏功能评价具有较好的价值，如可根据三尖瓣环收缩期位移（tricuspid annular plane systolic excursion，TAPSE）、右室心肌做功指数（Tei index，Tei 指数）、左心室偏心指数、右心房面积等评估患者的右心功能，并可预测预后。

（5）核素肺通气/灌注显像。

核素肺通气/灌注（ventilation/perfusion，V/Q）显像是判断肺动脉高压患者是否存在肺动脉狭窄或闭塞性病变（包括栓塞性疾病等）的重要检查手段。如果存在呈肺段分布的灌注缺损且与通气显像不匹配，则需要考虑肺动脉狭窄/闭塞性病变的可能性。肺动脉高压的肺 V/Q 显像可能正常，也可能存在非肺段性灌注缺损。

应用 V/Q 显像筛查慢性血栓栓塞性肺动脉高压（CTEPH）比 CT 肺动脉造影（computer tomography pulmonary angiography，CTPA）敏感性高，正常或低度可能 V/Q 显像可基本排除 CTEPH（敏感性为 90%～100%、特异性为 94%～100%）。V/Q 显像易出现假阳性，尤其存在严重心肺部疾病时，需要结合其他检查进行鉴别。

（6）胸部 CT。

CT 可显示右心室和右心房扩大、主肺动脉扩张，并可通过测量主肺动脉与升主动脉直径比来评估肺动脉高压可能性。高分辨 CT（high resolution CT，HRCT）还有助于肺动脉高压病因筛查，肺部疾病所致肺动脉高压患者 HRCT 可检出肺气肿、肺大疱、肺纤维化等肺部病变，肺静脉闭塞性疾病（PVOD）/肺毛细血管瘤病（PCH）患者 HRCT 可发现弥漫性小叶中心性磨玻璃结节、小叶间隔增厚、纵隔淋巴结肿大等征象。

CTPA 是诊断肺血管病的重要检查手段，对制定 CTEPH 的治疗方案也非常重要，可为肺动脉血栓内膜剥脱术（pulmonary thromboendarterectomy，PEA）提供影像学依据。CTEPH 常见的 CTPA 征象包括：肺动脉完全阻塞、肺动脉内条带影、网状充盈缺损，以及肺动脉管壁不规则增厚等。由于 CT 技术的发展，CTPA 诊断肺血管病的敏感性和特异性也越来越高，可部分替代肺动脉造影检查。

（7）肺动脉造影。

肺动脉造影主要用于了解肺血管形态和血流灌注情况，是肺血栓栓塞（PTE）的“参比”诊断标准，也常用于其他肺血管堵塞、狭窄、闭塞和肺动静脉畸形等肺血管病变的鉴别。CTEPH 患者大多需行肺动脉造影检查，以判断能否从 PEA 或球囊肺动脉成形术（balloon pulmonary angioplasty，BPA）中获益。

（8）心血管磁共振。

心血管磁共振（cardiac magnetic resonance，CMR）成像可直接评价右心室大小、形态和功能，并可无创评估血流量，包括心输出量、每搏输出量和右心室质量。CMR 血管造影对导致肺血管堵塞的病因鉴别可能有帮助，特别适用于孕妇或对碘造影剂过敏者。

由于 CMR 具有无创、可重复的特点，且对右心功能的评估与右心导管检查相比具有较高的一致性，因而可作为肺动脉高压患者基线和随访时对病情严重性判断的手段。

（9）血液学检查。

血液学检查主要用于筛查肺动脉高压的病因和评价器官损害情况。

风湿免疫病相关自身抗体、肝炎标志物、HIV 抗体等是特定肺动脉高压类型的重要标志。血常规检查异常需要警惕各类血液系统疾病（如白血病、贫血、红细胞增多症、骨髓增生异常综合征、多发性骨髓瘤等)、结缔组织疾病及慢性缺氧性疾病(红细胞及血红蛋白代偿性升高)等。肝功能异常(主要是转氨酶和胆红素)需要考虑门静脉高压、药物损伤、血液系统疾病及心衰等原因。对于原因不明的儿童肺纤维化患者,需检测同型半胱氨酸及血、尿有机酸代谢以明确是否存在代谢性疾病(如甲基丙二酸尿症等)。

CTEPH 患者需要行易栓症筛查(包括遗传性和获得性),特别是抗磷脂抗体、狼疮抗凝物、抗 β2 糖蛋白 1 抗体。

所有肺动脉高压患者在初诊及随访过程中需要测定血液脑利钠肽(BNP)或 N 末端脑利钠肽前体(NT-proBNP),用于评估病情及指导治疗。

(10)腹部超声。

腹部超声可以了解腹部脏器的结构和功能,为肺动脉高压的病因筛查提供依据。腹部超声可以确诊但不能完全排除门静脉高压,也可以为右心衰竭提供线索,如肝脾肿大、肝淤血、腹水及肝静脉和门静脉扩张等。

(11)右心导管检查和急性血管反应试验。

RHC 是诊断和评价肺动脉高压的标准方法,通过 RHC 可获得血流动力学数据,包括右房压、右室压(收缩压、舒张压和平均压)、肺动脉压力(收缩压、舒张压和平均压)、肺动脉楔压(pulmonary artery wedge pressure,PAWP)、心输出量、混合静脉血氧饱和度(mixed venous oxygen saturation,SvO_2)和肺血管阻力(pulmonary vascular resistanca,PVR)等,有助于判断有无心内左向右分流、评价对肺血管扩张剂的反应性和制订治疗策略。

规范操作的 RHC,采集的数据才可靠。RHC 过程中需要注意以下几个方面:全程进行心电和血压监护,必要时吸氧;选择合适的静脉穿刺路径;测压前校准好零点(一般采用仰卧位时第 4 肋间隙前胸壁至床面中点作为零点校准位,代表左心房所在水平);首次导管检查或有心腔内分流患者应采集腔静脉、右心各腔室、肺动脉血测定血氧饱和度;记录腔静脉、右心各腔室、肺动脉压力;漂浮导管测定 PAWP;导管所获压力值均须在呼气末采集;心输出量可以采用热稀释法测定(一般不用于有心内及大动脉水平分流患者),也可以用 Fick 法测得。

急性血管反应试验的目的是筛选出对口服高剂量钙通道阻滞剂(calcium channel blockers,CCBs)有效的患者。对特发性肺动脉高压、双相肺动脉高压(DPAH)和高肺动脉高压(HPAH)患者应进行急性血管反应试验,阳性患者预后优于阴性患者。急性血管反应试验的药物及使用方法见表 2.3。静脉用腺苷患者耐受性差,已很少采用。

表 2.3 急性血管反应试验的药物及使用方法

药物	使用方法	半衰期	剂量范围	剂量调整方法
依前列醇	静脉注射(IV)	3 min	2~12 ng/(kg · min)	每 10 min 增加 2.0 ng/(kg · min),直到靶剂量
腺苷	静脉注射	5~10 s	50~350 μg/(kg · min)	每 2 min 增加 50 μg/(kg · min),直到靶剂量或出现不能耐受的不良反应
NO	吸入	15~30 s	10~20 mg/m^3	持续吸入 5 min
伊洛前列素	吸入	30 min	20 μg	持续吸入 10~15 min

急性血管反应试验呈阳性的判断标准为:用药后 mPAP 下降幅度不小于 10 mmHg,且 mPAP 值下降到不大于 40 mmHg,同时心输出量增加或不变。通常仅有 10%特定性肺动脉高压患者可达到阳性标准。

(12)基因检测。

对肺动脉高压患者进行基因检测具有重要意义。遗传学诊断有助于肺动脉高压家系成员明确自身是否携带致病突变基因及其临床意义。携带突变基因但尚无临床表现的家族成员需要进行早期筛查并密切随访。建议筛查的肺动脉高压相关基因及高危人群见表 2.4。

表 2.4 建议筛查的肺动脉高压相关基因及高危人群

目的基因	筛查人群	筛查目的
BMPR2	遗传性肺动脉高压患者及亲属特发性肺动脉高压患者	了解骨形态发生蛋白受体 2 型(bone morphogenic protein receptor type 2, BMPR2)携带情况,早期筛查无症状携带者并密切随访了解 BMPR2 携带情况,帮助判断预后及制订治疗方案
ACVRL1、*Endoglin*、*SMAD9*、*BMPR1B*、*TBX4*、*CAV1*、*KCNK3*、*BMP9*	遗传性肺动脉高压患者、特发性肺动脉高压患者	了解肺动脉高压患者致病基因携带情况
Endoglin、*ACVRL1*	遗传性出血性毛细血管扩张症(HHT)患者及其亲属	了解 HHT 的遗传信息,查找携带致病基因的家庭成员
EIF2AK4	疑诊 PVOD/PCH 的患者、PVOD/PCH 患者父母及子女	明确 PVOD/PCH 诊断:早期检查无症状携带者并且随访
PTGIS	特发性肺动脉高压患者	查找合并该基因突变者,选择对伊洛前列素治疗敏感者

(二)肺动脉高压的诱发因素

在 30~60 岁的人群中常诊断出肺动脉高压。年龄增长可能增加患肺动脉高压的风险。但是,不明病因的特发性肺动脉高压在较年轻者中更常见。

可能提高肺动脉高压风险的其他因素包括:家族病史;超重;凝血障碍或肺部血凝块家族史;接触石棉;先天性心脏病;生活在高海拔地区;使用某些药物,包括某些减重药和违禁药物,例如可卡因或甲基苯丙胺;使用选择性血清素再摄取抑制剂(SSRI,用于治疗抑郁症和焦虑症)。

(三)肺动脉高压的治疗策略

肺动脉高压无治愈方法,但是有改善症状、延长寿命并防止疾病更加严重的治疗方法。

(1)药物。

如果患有肺动脉高压,可以服用药物来治疗相关症状,帮助缓解不适。药物也可用于治疗或预防并发症。治疗方法包括:

①血管扩张药。血管扩张药有助于打开狭窄的血管，改善血流。这类药物有多种类型，可以吸入、口服或静脉注射给药。有些是通过经皮植入式微型输注泵连续给药。

治疗肺动脉高压的血管扩张药包括依前列醇（Grześk et al，2020）、曲前列尼尔、伊洛前列素（Sisniega et al，2019）和司来帕格。

②可溶性鸟苷酸环化酶（sGC）刺激物。这种药物可以放松肺动脉，降低肺部压力，例如利奥西呱。妊娠期间请勿服用这些药物。

③内皮素受体拮抗剂。内皮素受体拮抗剂可以逆转血管壁中导致血管狭窄的物质的作用（Yang et al，2020）。此类药物包括波生坦、马昔腾坦和安立生坦。这些药物或许能够提高能量水平和缓解症状。妊娠期间请勿服用这些药物。

④5 型磷酸二酯酶抑制剂。5 型磷酸二酯酶（PDE5）抑制剂可用于增加通过肺部的血流量。这类药物还可用于治疗勃起功能障碍，包括西地那非和他达拉非。

⑤钙通道阻滞剂。钙通道阻滞剂有助于放松血管壁的肌肉。这类药物包括氨氯地平、地尔硫卓和硝苯地平。尽管钙通道阻滞剂可能有效，但只有少数肺动脉高压患者在服用这些药物后会有所改善。

⑥血液稀释剂。血液稀释剂也称为抗凝剂，有助于预防血凝块，例如华法林。血液稀释药物会减缓凝血过程，增加流血风险。如果患者正在接受外科手术或体内手术或在皮肤上创建开口的手术，流血风险会更大，需向医疗护理团队咨询患者的相关风险。

⑦地高辛。地高辛有助于加快心脏跳动频率，增加泵出的血液量，还有助于控制不规则心跳。

⑧利尿剂。这类药物有助于肾脏排出体内多余的液体，可减少心脏的工作量。利尿剂也可用于减少肺部、腿部和腹部的积水。

⑨氧疗。有时医生会建议呼吸纯氧作为治疗肺动脉高压的方法。如果患者居住在高海拔地区或患有睡眠呼吸暂停，建议患者采用这种治疗方法。有些肺动脉高压患者需要一直接受氧疗。

（2）手术及其他程序。

如果药物未能帮助控制肺动脉高压的体征和症状，医生可能建议进行手术。治疗肺动脉高压的手术方法包括：

①房间隔造口术。如果药物无法控制肺动脉高压的体征和症状，医生可能会建议进行心内直视手术。在房间隔造口术中，外科医生在心脏的左上腔和右上腔（心房）之间创建一个开口，以缓解心脏右侧的压力。潜在并发症包括心律问题（心律失常）。

②肺或心肺移植。有时医生可能会建议进行肺或心肺移植，尤其是对于患有特发性肺动脉高压的年轻人（Galiè et al，2019）。

任何移植的主要风险均包括移植器官排斥和严重感染。必须终身服用免疫抑制药物，以帮助降低发生排斥反应的风险。

二、肺动脉高压的发病机理

肺动脉高压的病理特征表现为肺血管的持续性收缩、肺血管的重塑、丛状病变及原位血栓。这些血管结构的异常会影响肺动脉血管的内膜、中膜和外膜，导致肺血管周围的炎症、血管狭窄、血管壁增厚和血管闭塞，这些均严重影响肺血管的血流量，并增加了右心室的负荷,久而久之会导致心衰并致使患者死亡。肺血管的重塑及异常收缩是由于组成肺血管的细胞(如肺动脉内皮细胞、肺动脉平滑肌细胞、成纤维细胞和周细胞等)及细胞外基质发生了功能性障碍和表型的转变(Hu et al,2020)。健康患者和肺纤维化患者心脏和肺血管结构示意图如图 2.4 所示。肺动脉高压的常见发病机理主要有以下几种:

(1)遗传因素。

70%~80%的肺动脉高压家族病例和 10%~20%的特发性肺动脉高压病例是由转化生长因子-β(TGF-β)超家族的成员骨形态发生蛋白受体 2 型(BMPR2)突变引起的(Papamichalis et al,2020)。TGF-β 超家族同一通路中的另一类罕见突变:激活素样受体激酶-1、内皮糖蛋白和 SMAD 家族蛋白也与遗传性出血性毛细血管扩张症和肺动脉高压相关。

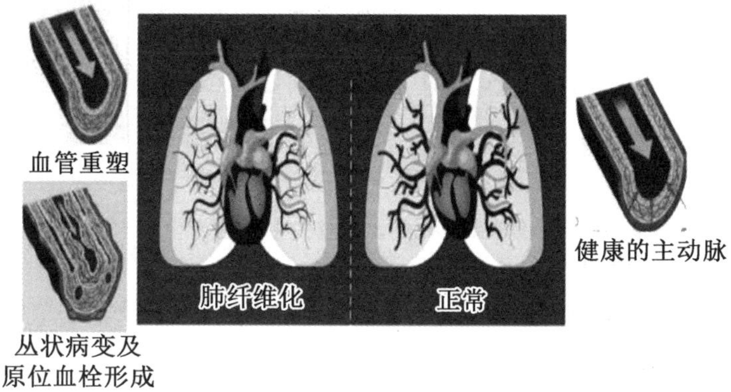

图 2.4　健康患者和肺纤维化患者心脏和肺血管结构示意图

(2)血管活性物质失衡。

微囊蛋白 1 和钾通道亚家族 K 成员 3 突变也被证实在遗传性肺纤维化疾病中起作用。最近,全外显子组测序和全基因组测序研究发现了 T-box 转录因子 4 和生长分化因子 2 的新突变,并鉴定出腺苷三磷酸酶 13A3、水通道蛋白 1 和 SRY-box 转录因子 17 可作为新的肺纤维化致病相关基因。肺血管重塑的主要靶点如图 2.5 所示。

(3)炎症反应。

自从在肺动脉高压患者肺动脉丛状病变中发现炎性浸润后,越来越多的证据表明炎症在肺动脉高压的发病机理中起着至关重要的作用。在肺动脉高压患者和肺动脉高压动物模型中,肺血管病变周围可见不同程度的炎性浸润,包括 T 淋巴细胞、B 淋巴细胞、巨噬细胞、树突状细胞和肥大细胞。在特发性肺动脉高压中,B 淋巴细胞、T 淋巴细胞、树突状细胞通过淋巴通道提供的基质网络连接到重构的肺动脉。此外,血管周围的炎症与内膜和中膜的重塑有显著的相关性。

(4)代谢重编程。

新陈代谢将营养物质转化为小分子的代谢物,为细胞提供维持功能所需的能量。在肺动脉高压中细胞代谢的改变包括有氧糖酵解、戊糖磷酸盐途径、谷氨酰胺分解、脂肪酸氧化等,这些改变进一步造成肺血管和右心功能异常,加速病变过程。此外,作为重要的转录因子,低氧诱导因子(hypoxia-inducible factor,HIF)通过调控代谢酶活性参与代谢重编程。

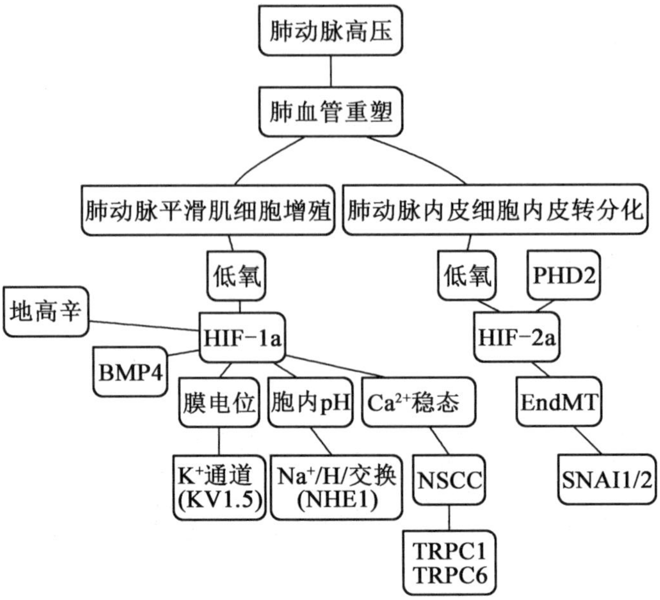

图 2.5　肺血管重塑的主要靶点

三、肺动脉高压的健康预防

①宜吃含有维生素丰富的蔬菜。

②宜吃清淡润肺养气的食物。比如百合和蜂蜜,百合润肺养气,对肺气有一定的滋养,对疾病的康复有帮助。蜂蜜润肺养气,动脉异常可以适当使用。

③宜吃含钙、铁丰富的食物。比如牛奶,牛奶含有蛋白质、钙等。

④忌吃寒凉的冷饮、冰冻食物。

⑤忌吃辛辣刺激性的食物。比如辣椒,辣椒刺激肺部,影响血压。

⑥有益于降压的食物。

a. 叶菜类。比如芹菜、茼蒿、苋菜、菠菜、韭菜、黄花菜、荠菜等。

b. 根茎类。比如茭白、石刁柏、萝卜、胡萝卜、荸荠。

c. 瓜类、水果类。比如西瓜、冬瓜、番茄、山楂、柠檬、香蕉、水果、红枣、桑椹。

d. 花、种子、坚果类。比如菊花、罗布麻、芝麻、豌豆、蚕豆、绿豆、玉米、荞麦、花生、西瓜子、核桃、向日葵子、莲子心。

e. 水产类。比如海带、紫菜、海蜇、海参、海藻、牡蛎、鲍鱼、虾皮、银鱼。

f. 动物类及其他。比如牛奶(脱脂)、猪胆、牛黄、蜂蜜、食醋、豆制品、黑木耳、白木耳、香菇。

⑦软化血管的食物。

a. 葡萄干、马铃薯、红枣、山楂、桃、橘等可控制血压。多吃富含矿物质的食物,少吃油脂,玉米油、葵花籽或葵花籽油、海带、紫菜等均有降胆固醇作用。麦片有助减肥,降低血压及胆固醇。

b. 黑木耳加冰糖能降血压和防止血管硬化,和蒜、葱一起食用,可缓解冠状动脉粥样硬化。

c. 芹菜叶降血压效果相当明显，用水烫一下，剁碎，拌上蒜泥，几乎相当于服一片降压药。每百克芹菜中含钙 160 mg，一半可为人体吸收。

d. 茄子。茄子中含芦丁，增强毛细血管弹性，防治高血压，对动脉硬化及脑卒中也有较好作用，可明显减少老年斑，降低脑血管栓塞的发生率。

e. 南瓜。南瓜具有润肺益气、化痰、排脓、驱虫解毒、止喘利尿、美容等功能。有预防和治疗前列腺肥大、动脉硬化、胃黏膜溃疡等作用。

f. 生姜。生姜可抗肿瘤，防止血小板聚合（血小板聚合导致血栓、心脏病发作或卒中），减轻偏头痛，有消炎效用。

g. 玉米。玉米富含脂肪，其脂肪中的不饱和脂肪酸，特别是亚油酸的含量高达 60%以上。有助于人体脂肪及胆固醇的正常代谢，可以减少胆固醇在血管中的沉积，从而软化动脉血管。

h. 番茄。番茄中不仅各种维生素含量比苹果、梨高 24 倍，而且还含芦丁，可提高机体氧化能力，消除自由基等体内垃圾，保护血管弹性，具有预防血栓形成的作用。

i. 苹果。苹果富含多糖果酸及类黄酮、钾、维生素 E 和维生素 C 等营养成分，可使体内积蓄的脂肪分解，对推迟和预防动脉粥样硬化发作有明显作用。

j. 海带。海带中含有丰富的岩藻多糖、昆布素，这类物质均有类似肝素的活性，既能防止血栓形成又能降胆固醇、脂蛋白，抑制动脉粥样硬化。

k. 茶叶。茶叶中含有茶多酚，能提高机体抗氧化能力，降低血脂，缓解血液高凝状态，增强红细胞弹性，缓解或延缓动脉粥样硬化。经常饮茶可以软化动脉血管。

l. 大蒜。大蒜中含挥发性辣素，可消除积存在血管中的脂肪，有明显降脂作用，是主治高脂血症和动脉硬化的良药。

m. 洋葱。洋葱中含有一种能使血管扩张的前列腺素 A，它能舒张血管，降低血液黏度和血管的压力，同时洋葱还含有二烯丙基二硫化物和含硫氨基酸，可增强纤维蛋白溶解的活性，具有降血脂、抗动脉硬化的功能。

参考文献

[1] KIM V, CRINER G J. Chronic bronchitis and chronic obstructive pulmonary disease[J]. Am J Respir Crit Care Med, 2013, 187(3): 228-237.

[2] MEJZA F, NASTAŁEK P, MASTALERZ-MIGAS A, et al. Coexistence of chronic bronchitis in chronic obstructive lung disease[J]. Adv Exp Med Biol, 2018, 1114: 1-9.

[3] DONEY B, KURTH L, SYAMLAL G. Chronic bronchitis and emphysema among workers exposed to dust, vapors, or fumes by industry and occupation[J]. Arch Environ Occup Health, 2022, 77(7): 525-529.

[4] HAYES D Jr, MEYER K C. Acute exacerbations of chronic bronchitis in elderly patients: pathogenesis, diagnosis and management[J]. Drugs Aging, 2007, 24(7): 555-572.

[5] NELSON S, SUMMER W R, MASON C M. The role of the inflammatory response in chronic bronchitis: therapeutic implications[J]. Semin Respir Infect, 2000, 15(1): 24-31.

[6] KNEUSSL M. Pathophysiology of chronic bronchitis[J]. Wien Med Wochenschr,1986,136(23-24):614-616.

[7] ZHU J,QIU Y S,VALOBRA M,et al. Plasma cells and IL-4 in chronic bronchitis and chronic obstructive pulmonary disease[J]. Am J Respir Crit Care Med,2007,175(11):1125-1133.

[8] SERGIENKO D V,BOKLAG S P. Bronchial asthma:characteristics of modern diagnostics[J]. Lik Sprava,2010(1/2):31-39.

[9] WARDHANA,SURACHMANTO E E,DATAU E A. Typhoid fever as a triggering factor in acute and intractable bronchial asthma attack[J]. Acta Med Indones,2013,45(4):312-320.

[10] LEE T H. Cytokine networks in the pathogenesis of bronchial asthma: implications for therapy[J]. J R Coll Physicians Lond,1998,32(1):56-64.

[11] INOUE H,YAMAUCHI K,KOBAYASHI H,et al. The efficacy of intravenous theophylline injection for treatment of acute exacerbations of bronchial asthma[J]. Arerugi,2002,51(4):379-382.

[12] CASTILLO J R,PETERS S P,BUSSE W W. Asthma exacerbations:pathogenesis,prevention,and treatment[J]. J Allergy Clin Immunol Pract,2017,5(4):918-927.

[13] TSANG K W,LAM W K,SUN J E,et al. Regression of bilateral bronchiectasis with inhaled steroid therapy[J]. Respirology,2002,7(1):77-81.

[14] ALVAREZ-CUESTA E,GONZÉLEZ-MANCEBO E. Immunotherapy in bronchial asthma[J]. Curr Opin Pulm Med,2000,6(1):50-54.

[15] MANDLIK D S,MANDLIK S K. New perspectives in bronchial asthma:pathological,immunological alterations,biological targets,and pharmacotherapy[J]. Immunopharmacol Immunotoxicol,2020,42(6):521-544.

[16] DUAN Q R,ZHOU Y,YANG D. Endoplasmic reticulum stress in airway hyperresponsiveness[J]. Biomed Pharmacother,2022,149:112904.

[17] VAN BUUL A R,KASTELEYN M J,CHAVANNES N H,et al. Morning symptoms in COPD:a treatable yet often overlooked factor[J]. Expert Rev Respir Med,2017,11(4):311-322.

[18] NEGEWO N A,GIBSON P G,MCDONALD V M. COPD and its comorbidities:impact,measurement and mechanisms[J]. Respirology,2015,20(8):1160-1171.

[19] YANG I A,JENKINS C R,SALVI S S. Chronic obstructive pulmonary disease in never-smokers:risk factors,pathogenesis,and implications for prevention and treatment[J]. Lancet Respir Med,2022,10(5):497-511.

[20] GAYLE A V,QUINT J K,FUERTES E I. Understanding the relationships between envi-

ronmental factors and exacerbations of COPD[J]. Expert Rev Respir Med,2021,15(1):39-50.

[21] VAN BEERS M,JANSSEN D J A,GOSKER H R,et al. Cognitive impairment in chronic obstructive pulmonary disease:disease burden,determinants and possible future interventions[J]. Expert Rev Respir Med,2018,12(12):1061-1074.

[22] WODWASKI N,WEBBER E. Assessment and management of COPD[J]. Home Healthc Now,2023,41(1):6-13.

[23] NAGAI A. Guideline for COPD management and prevention[J]. Nihon Rinsho,2007,65(4):594-598.

[24] BERG K,WRIGHT J L. The pathology of chronic obstructive pulmonary disease:progress in the 20th and 21st centuries[J]. Arch Pathol Lab Med,2016,140(12):1423-1428.

[25] GLAAB T, HOHLFELD J M, JORRES R A, et al. Pathomechanisms in chronic obstructive pulmonary disease (COPD)[J]. Med Klin,2006,101(12):951-956.

[26] MARTINEZ-VERGARA A,GIRÓN-MORENO R M,MARTÍNEZ-GARCÍA M A. Dyspnea in bronchiectasis:a complex symptom of a complex disease[J]. J Bras Pneumol,2020,46(5):e20200281.

[27] BUENO J,FLORS L. The role of imaging in the diagnosis of bronchiectasis:the key is in the distribution[J]. Radiol Engl Ed,2018,60(1):39-48.

[28] AMATI F,SIMONETTA E,PILOCANE T,et al. Diagnosis and initial investigation of bronchiectasis[J]. Semin Respir Crit Care Med,2021,42(4):513-524.

[29] FLUME P A,CHALMERS J D,OLIVIER K N. Advances in bronchiectasis:endotyping, genetics, microbiome, and disease heterogeneity [J]. Lancet, 2018, 392(10150):880-890.

[30] RADEMACHER J, SCHWEIGERT M. Therapy of bronchiectasis[J]. Zentralbl Chir,2015,140(1):113-126.

[31] MOULTON B C, BARKER A F. Pathogenesis of bronchiectasis[J]. Clin Chest Med,2012,33(2):211-217.

[32] KHAN T,JOSÉ R J,RENZONI E A,et al. Correction to:a closer look at the role of anti-CCP antibodies in the pathogenesis of rheumatoid arthritis associated interstitial lung disease and bronchiectasis[J]. Rheumatol Ther,2021,8(4):1919.

[33] FARRELL P M,COLLINS J,BRODERICK L S,et al. Association between mucoid Pseudomonas infection and bronchiectasis in children with cystic fibrosis[J]. Radiology,2009,252(2):534-543.

[34] SHAHID S,JABEEN K,IQBAL N,et al. Respiratory pathogens in patients with acute exacerbation of non-cystic fibrosis bronchiectasis from a developing country[J]. Arch

Monaldi Le Malattie Del Torace,2021,91(2):1771.

[35] FRIJA-MASSON J,MARTIN C,REGARD L,et al. Bacteria-driven peribronchial lymphoid neogenesis in bronchiectasis and cystic fibrosis [J]. Eur Respir J, 2017, 49 (4):1601873.

[36] HALDERMAN A A,TULLY L J. The role of allergy in chronic rhinosinusitis[J]. Otolaryngol Clin North Am,2017,50(6):1077-1090.

[37] LEE S H. Mechanisms of glucocorticoid action in chronic rhinosinusitis[J]. Allergy Asthma Immunol Res,2015,7(6):534.

[38] SMITH S S,KIM R,DOUGLAS R. Is there a role for antibiotics in the treatment of chronic rhinosinusitis? [J]. J Allergy Clin Immunol,2022,149(5):1504-1512.

[39] STEVENS W W,SCHLEIMER R P,KERN R C. Chronic rhinosinusitis with nasal polyps [J]. J Allergy Clin Immunol Pract,2016,4(4):565-572.

[40] STEVENS W W,LEE R J,SCHLEIMER R P,et al. Chronic rhinosinusitis pathogenesis [J]. J Allergy Clin Immunol,2015,136(6):1442-1453.

[41] OTTO B A,WENZEL S E. The role of cytokines in chronic rhinosinusitis with nasal polyps [J]. Curr Opin Otolaryngol Head Neck Surg,2008,16(3):270-274.

[42] MA J J,TIBBITT C A,GEORÉN S K,et al. Single-cell analysis pinpoints distinct populations of cytotoxic $CD4^+$ T cells and an IL-10+$CD109^+$ Th2 cell population in nasal polyps [J]. Sci Immunol,2021,6(62):eabg6356.

[43] FUJIEDA S,IMOTO Y,KATO Y,et al. Eosinophilic chronic rhinosinusitis[J]. Allergol Int,2019,68(4):403-412.

[44] SHENSHEN W, YIN L, HAN K, et al. NAT10 accelerates pulmonary fibrosis through N4-acetylated TGFB1-initiated epithelial-to-mesenchymal transition upon ambient fine particulate matter exposure[J]. Environ Pollut, 2023,322:121149.

[45] DELLA LATTA V, CECCHETTINI A, DEL R S, et al. Bleomycin in the setting of lung fibrosis induction: from biological mechanisms to counteractions[J]. Pharmacol Res, 2015,97:122-130.

[46] DEUTSCH E, MEZIANI L. Fibrose pulmonaire radio-induite: nouvelles cibles pour demain[J]. Radiothérapie, 2023,27(6/7):491-493.

[47] YANG W T, PAN L, CHENG Y J, et al. Nintedanib alleviates pulmonary fibrosis in vitro and in vivo by inhibiting the FAK/ERK/S100A4 signalling pathway[J]. Int Immunopharmacol, 2022,113(Pt A):109409.

[48] PARDO A, SELMAN M. Molecular mechanisms of pulmonary fibrosis[J]. Front Biosci, 2002,7:d1743-d1761.

[49] INUI N, SAKAI S, KITAGAWA M. Molecular pathogenesis of pulmonary fibrosis, with

focus on pathways related to TGF-β and the ubiquitin-proteasome pathway[J]. Int J Mol Sci, 2021,22(11):6107.

[50] FERRARA F, ZHOU X, GARGANI L, et al. Echocardiography in pulmonary arterial hypertension[J]. Curr Cardiol Rep, 2019,21(4):22.

[51] GRZEŚK G, KARASEK D, KUSIAK M. Thrombocytopenia during prostacyclin analogue therapies of pulmonary arterial hypertension-possible pathomechanisms and implications[J]. J Cardiovasc Pharmacol, 2020,75(5):421-425.

[52] SISNIEGA C, ZAYAS N, PULIDO T. Advances in medical therapy for pulmonary arterial hypertension[J]. Curr Opin Cardiol, 2019,34(1):98-103.

[53] YANG Y C, LIN F, XIAO Z Q, et al. Investigational pharmacotherapy and immunotherapy of pulmonary arterial hypertension: an update[J]. Biomed Pharmacother, 2020,129:110355.

[54] GALIÈ N, CHANNICK R N, FRANTZ R P, et al. Risk stratification and medical therapy of pulmonary arterial hypertension[J]. Eur Respir J, 2019,53(1):1801889.

[55] HU Y J, CHI L, KUEBLER W M, et al. Perivascular inflammation in pulmonary arterial hypertension[J]. Cells, 2020,9(11):2338.

[56] PAMICHALIS M, XANTHOPOULOS A, PAPAMICHALIS P, et al. Adult congenital heart disease with pulmonary arterial hypertension: mechanisms and management[J]. Heart Fail Rev, 2020,25(5):773-794.

第三章　消化系统慢病的发病机理与健康防护

导读

- 掌握常见消化系统慢病的诱发因素与发病机理；
- 熟悉消化系统慢病的健康预防；
- 了解消化系统慢病的症状诊断与治疗策略。

现代人由于压力大，精神紧张，工作生活不规律，经常饥一餐饱一餐，消化系统疾病（图3.1）的发病率很高。如果没有及时根治，就容易反复，成为多年不愈的慢病，甚至有导致癌变的可能性。消化系统慢病主要影响消化管和消化腺两部分，包括慢性胃炎、胃溃疡、慢性肠炎、十二指肠溃疡、溃疡性结肠炎、肝硬化和胆囊炎等。因此，积极治疗各种慢性消化系统疾病具有重大的意义，本章将重点讨论这些常见消化系统慢病的发病机理和健康防护措施。

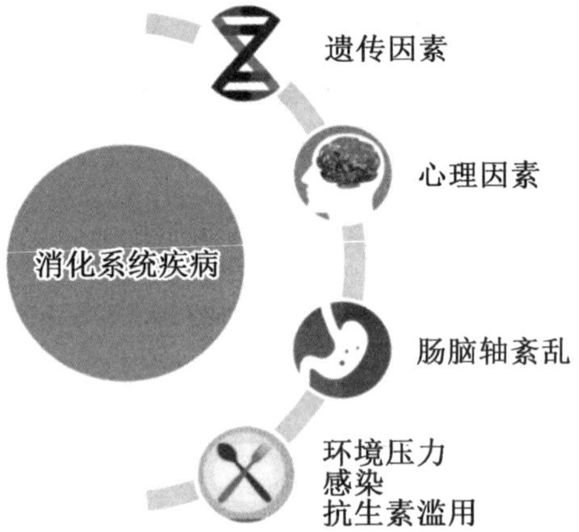

图3.1　消化系统疾病的诱因

第一节　慢性胃炎的发病机理与健康防护

慢性胃炎（chronic gastritis）是由多种病因引起的胃黏膜慢性炎症或萎缩性病变。本质是胃黏膜上皮反复受到损害使黏膜发生改变，最终导致不可逆的胃固有腺体的萎缩，甚至消失。该病易反复发作，不同程度地影响患者生命质量。

大多数慢性胃炎患者缺乏典型临床表现，因此在自然人群中的确切患病率难以获得。慢性胃炎发病率在不同国家与地区之间存在较大差异，其发病率与幽门螺杆菌（*Helicobacter pylori*，Hp）感染的流行病学重叠（Yang et al，2022），并随年龄增长而增加。慢性胃炎的发病机理如图 3.2 所示。

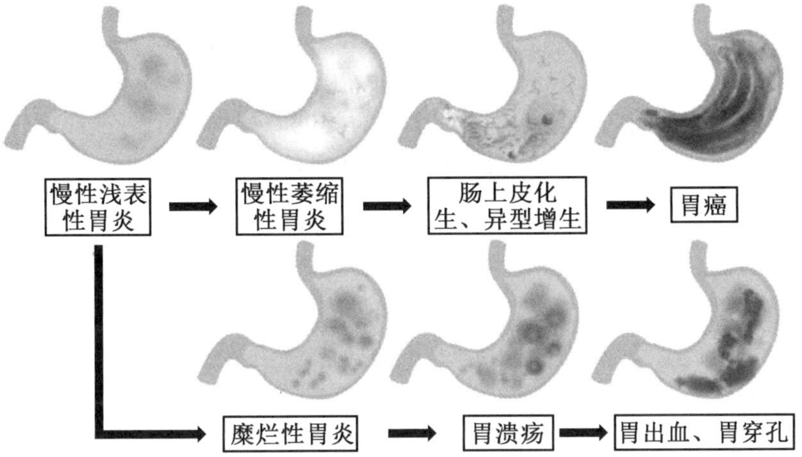

图 3.2　慢性胃炎的发病机理

一、慢性胃炎的症状诊断、诱发因素与治疗策略

(一)慢性胃炎的症状诊断

慢性胃炎的临床表现常包括上腹部不适、上腹痛、早饱感、饱胀、嗳气、反酸、恶心、口苦、腹胀、食欲不振等消化不良症状,约半数患者有隐痛、烧灼痛,一般进食后加重,有胃黏膜糜烂者可出现少量上消化道出血,部分还伴焦虑、抑郁等精神心理症状,少数可伴乏力、体重减轻等全身症状或伴舌炎、消瘦和贫血。

胃镜及活体组织病理学检查是慢性胃炎诊断和鉴别诊断的主要手段。

(1)内镜检查。

上消化道内镜检查是诊断慢性胃炎的最主要方法,对评估慢性胃炎的严重程度及排除其他疾病具有重要价值。

慢性非萎缩性胃炎内镜下可见黏膜红斑、粗糙或出血点,可有水肿、充血、渗出等表现;慢性萎缩性胃炎内镜下表现为黏膜红白相间,白相为主,皱襞变平、血管透见、伴有颗粒或结节状。

放大内镜结合色素染色、电子染色能清楚地显示胃黏膜微小结构,可指导活检部位,对胃炎的诊断和鉴别诊断及早期发现上皮内瘤变和肠化具有参考价值。放大内镜下慢性萎缩性胃炎具有特征性改变,表现为胃小凹增宽、分布稀疏等。

(2)病理组织学检查。

对慢性胃炎的诊断至关重要,应根据病变情况和需要进行活检。

临床实践时可取 2~3 块,分别在胃窦、胃角和胃体部位活检。病理切片的观察内容有 5 种组织学变化和 4 个分级:5 种组织学变化即幽门螺杆菌感染、慢性炎症反应(淋巴细胞、浆细胞和单核细胞浸润)、活动性(中性粒细胞浸润)、萎缩(固有腺体减少)及肠化;4 个分级为无、轻度、中度和重度。临床医师可结合病理结果和内镜所见做出病变范围与程度的判断。

慢性胃炎手术与胃癌风险联系评估(operative link for gastritis assessment,OLGA)或肠化生评估(operative link for gastric intestinal metaplasia assessment,OLGIM)是胃黏膜炎性反应和萎缩/肠化生程度及范围的分级、分期标准,其基于胃炎新悉尼系统对炎症和萎缩/肠化生程度的半定量评分方法,采用胃炎分期代表胃黏膜萎缩范围及程度,将慢性胃炎的组织病理学与癌变危险性联系起来,为临床医生预测病变进展和制订疾病管理措施提供更为直观的信息。OLGA 分期和 OLGIM 分期分别见表 3.1 和表 3.2。

表 3.1　OLGA 分期

胃窦(包括胃角)萎缩	胃体萎缩			
	无(0 分)	轻度(1 分)	中度(2 分)	重度(3 分)
无(0 分)	0 期	Ⅰ期	Ⅱ期	Ⅲ期
轻度(1 分)	Ⅰ期	Ⅰ期	Ⅱ期	Ⅲ期
中度(2 分)	Ⅱ期	Ⅱ期	Ⅲ期	Ⅳ期
重度(3 分)	Ⅲ期	Ⅲ期	Ⅳ期	Ⅳ期

表 3.2　OLGIM 分期

胃窦(包括胃角)肠化生	胃体肠化生			
	无(0 分)	轻度(1 分)	中度(2 分)	重度(3 分)
无(0 分)	0 期	Ⅰ期	Ⅱ期	Ⅱ期
轻度(1 分)	Ⅰ期	Ⅰ期	Ⅱ期	Ⅲ期
中度(2 分)	Ⅱ期	Ⅱ期	Ⅲ期	Ⅳ期
重度(3 分)	Ⅲ期	Ⅲ期	Ⅳ期	Ⅳ期

(3)幽门螺杆菌检测。

慢性胃炎患者建议常规检测幽门螺杆菌。常用的幽门螺杆菌检测方法分侵入性和非侵入性方法。侵入性方法需要通过胃镜获取胃黏膜标本进行检测,主要包括快速尿素酶试验、胃黏膜组织切片染色镜检及幽门螺杆菌培养等。非侵入性方法以 ^{13}C 或 ^{14}C 尿素呼气试验为首选,是评估根除治疗后结果的最佳方法,目前已广泛应用,但需避免抗菌药物、铋剂、抑酸药物的干扰;单克隆粪便抗原试验可作为备选;血清学试验只用于特殊情况,如流行病学调查、消化性溃疡出血、胃黏膜相关淋巴组织(MALT)淋巴瘤、严重的胃黏膜萎缩。

(4)胃蛋白酶原Ⅰ、Ⅱ及胃泌素-17 检测。

检测胃蛋白酶原(pepsinogen,PG)Ⅰ、Ⅱ及胃泌素-17(gastrin-17,G-17)有助于慢性萎缩性胃炎的诊断。PGⅠ、PGⅠ/PGⅡ比值降低,G-17 水平升高,提示胃体萎缩为主;若 PGⅠ及 PGⅠ/PGⅡ比值正常,血清 G-17 水平降低,提示胃窦萎缩为主;若 PG 及 G-17 水平均降低,提示全胃萎缩者。

(5)血清抗壁细胞抗体、抗内因子抗体及维生素 B_{12} 水平测定。

有助于诊断自身免疫性胃炎。

（二）慢性胃炎的诱发因素

①精神因素。过度的精神刺激、忧郁及其他精神因素反复作用于大脑皮质，造成大脑皮质功能失调，导致胃壁血管的痉挛性收缩，胃黏膜发生炎症或溃疡。

②细菌及其毒素的作用。由于鼻、口腔、咽喉等部位感染病灶的细菌或毒素不断地被吞入胃内；或胃内缺乏胃酸，细菌易在胃内繁殖，长期作用可引起慢性胃炎。

③长期刺激。长期服用对胃有刺激的药物、食物及进食粗糙食物或吸烟等，这些因素反复作用于胃黏膜会使其充血水肿。

④胃黏膜长期淤血缺氧。如充血性心力衰竭或门脉高压症的患者，胃黏膜长期处于淤血、缺氧，引起营养障碍导致胃炎。

⑤急性胃炎引起。急性胃炎如治疗不当，迁延不愈可转变为慢性胃炎。

⑥胃酸缺乏。胃酸缺乏时，细菌容易在胃内繁殖，也可造成慢性胃炎（Rossi et al, 2023）。

⑦营养缺乏、内分泌功能障碍、免疫功能异常。营养缺乏、内分泌功能障碍、免疫功能异常时，可引起慢性胃炎。

⑧消化道弯曲杆菌感染。消化道弯曲杆菌感染等都可能是慢性胃炎的发病因素。

（三）慢性胃炎的治疗策略

治疗的目标是去除病因、缓解症状、改善胃黏膜组织学、提高生命质量、预防复发和并发症。

（1）生活方式干预。

宜清淡饮食，避免刺激食物、粗糙食物、过多饮用咖啡、大量饮酒和长期吸烟。对于需要服用抗血小板药物、非甾体抗炎药（NSAIDs）的患者，是否停药应权衡获益和风险，酌情选择（Duque-Buitrago et al,2023）。

（2）药物治疗。

应根据患者的病因、类型及临床表现进行个体化治疗。增加黏膜防御能力，促进损伤黏膜愈合是治疗基础。

①对因治疗。

a. 幽门螺杆菌阳性慢性胃炎。根除幽门螺杆菌有利于胃黏膜的修复，显著改善胃黏膜炎性反应，阻止或延缓胃黏膜萎缩、肠化的发生和发展，甚至有可能部分逆转萎缩。目前，推荐的根除治疗方案为铋剂四联方案：质子泵抑制剂（PPI）+铋剂+两种抗菌药物，疗程为10 d或14 d，停药1个月后复查。需要注意的是，幽门螺杆菌对克拉霉素、甲硝唑和左氧氟沙星的耐药率（包括多重耐药率）高，而对阿莫西林、四环素和呋喃唑酮的耐药率仍很低。我国多数地区为抗菌药物高耐药地区，推荐经验性铋剂四联治疗方案疗程为14 d，除非当地的研究证实10 d治疗有效（根除率大于90%）。

b. 伴胆汁反流的慢性胃炎。可应用促动力药和（或）有结合胆汁酸作用的胃黏膜保护剂。促动力药物如多潘立酮（10 mg/次、3次/d），以及铝碳酸镁（1 g/次、3~4次/d）可以结合胆汁酸，增强胃黏膜屏障，减轻或消除胆汁反流所致胃黏膜损伤。熊去氧胆酸可以降低胆汁内其他的胆汁酸，缓解胆汁酸对细胞的毒性，对胃黏膜起保护作用。

c. 药物相关性慢性胃炎。根据患者使用药物的治疗目的评估患者是否可停用相关药物；对于必须长期服用的患者应进行幽门螺杆菌检测，阳性者应进行幽门螺杆菌根除治疗，并根据病情或症状严重程度加强抑酸和胃黏膜保护治疗。PPI 是预防和治疗 NSAIDs 相关消化道损伤的首选药物，优于 H_2 受体抑制剂（H_2RA）和胃黏膜保护剂。常用的 PPI 有奥美拉唑、兰索拉唑、泮托拉唑、艾司奥美拉唑、雷贝拉唑、艾普拉唑等。应避免长期服用，并注意 PPI 的不良反应。

②对症治疗。

a. 以上腹部灼热感或上腹痛为主要症状者，可根据病情或症状严重程度选用 PPI 或 H2RA、抗酸剂（Maev et al，2010）、胃黏膜保护剂。胃黏膜保护剂是慢性胃炎治疗的基础，如硫糖铝、铝碳酸镁、替普瑞酮、瑞巴派特片（Haruma et al，2002）等。

b. 以上腹饱胀、嗳气、早饱、恶心等为主要表现时，可选择促动力药物如莫沙必利、伊托必利等。与进食相关的中上腹部饱胀、食欲缺乏等可应用消化酶，如米曲菌胰酶片、复方阿嗪米特肠溶片、复方消化酶等。消化酶联合促动力药的效果更明显。

c. 伴焦虑和抑郁等精神心理因素、常规治疗无效和疗效差的患者可给予抗抑郁药物或抗焦虑药物。如焦虑、抑郁症状比较明显，应建议患者就诊精神卫生专科。

③中医药及其他治疗。中医治疗胃炎有一定的效果，但需辨证施治，目前缺乏高质量的临床研究证据（Gao et al，2007）；针灸治疗对慢性胃炎的症状改善有作用，用温灸配合艾灸，可有效缓解慢性胃炎脾胃虚寒证患者的症状，适用于基层临床工作者。

二、慢性胃炎的发病机理

①幽门螺杆菌感染。幽门螺杆菌具有鞭毛，能在胃内穿过黏液层移向胃黏膜，其释放尿素酶分解尿素产生氨，分泌空泡毒素 A 等物质而引起细胞损害；细胞毒素相关基因蛋白能引起强烈的炎症反应；其菌体胞壁还可作为抗原诱导免疫反应。这些因素可导致胃黏膜的慢性炎症。

②十二指肠-胃反流。各种原因引起的胃肠道动力异常、肝和胆道疾病及远端消化道梗阻，长期反流可削弱胃黏膜屏障功能。

③药物和胃毒性物质。服用 NSAIDs 或阿司匹林可通过直接损伤胃黏膜或抑制前列腺素等的合成导致胃黏膜损伤，从而导致慢性胃炎甚至消化道出血的发生。摄入酒精可引起胃黏膜损伤，甚至糜烂、出血。

④自身免疫。体内产生针对胃组织不同组分的自身抗体，如抗内因子抗体（致维生素 B_{12} 吸收障碍）、抗壁细胞抗体（破坏分泌胃酸的壁细胞），造成相应组织破坏或功能障碍。

⑤年龄和饮食环境。老年人胃黏膜出现退行性改变、修复再生功能降低、上皮增殖异常及胃腺体萎缩。高盐饮食、缺乏新鲜蔬菜水果、摄入过多硝酸盐和亚硝酸盐、微量元素比例失调也与胃黏膜萎缩、肠化有关。

三、慢性胃炎的健康预防

人们常说“人食五谷杂粮，孰能无疾”。而饮食入口，首先影响的就是胃。胃黏膜血管丰富，具有对食品的贮存、消化和运送功能。所以饮食不调是引起胃病的重要因素。慢性胃炎是一种十分常见的消化道疾病，以胃黏膜的非特异性炎症为主要病理变化，根据胃黏膜的组织学改变，可分浅表性、萎缩性、肥厚性 3 种类型。临床上共有的症状为：上腹部闷胀疼痛、嗳气频繁、泛酸、食欲减退、消瘦、腹泻等症状。由于在慢性胃炎发病中饮食因素占有重要地位,因此养成良好的饮食习惯是防治胃炎的关键,这也是与其他疾病不同的地方。总的来说,慢性胃炎的健康预防可以总结为以下几点:

①宜慢。细嚼慢咽可以减少粗糙食物对胃黏膜的刺激。

②宜节。饮食应有节律,切忌暴饮暴食及食无定时。

③宜洁。注意饮食卫生,杜绝外界微生物对胃黏膜的侵害。

④宜细。尽量做到进食较精细易消化、富有营养的食物。

⑤宜清淡。少食肥、甘、厚、腻、辛辣等食物,少饮酒及浓茶。

慢性胃炎的发病多与饮食习惯有密切的关系,如长期过量饮酒、浓茶、咖啡,长期过量食用辣椒、芥末等刺激性强的调味品。更重要的是不合理的饮食习惯,如不按时进餐或不进早餐,盲目减肥控制进餐或暴饮暴食使胃黏膜受损伤。主要症状有上腹饱闷感、嗳气、反酸、恶心、烧心、隐痛、食欲下降等。因此,合理的饮食调理对防治慢性胃炎有着极其重要的意义。当然,患者一旦发生急性胃炎应及时治愈,防止转化为慢性胃炎。

①进食宜定时定量。每餐应按时进食,且不宜吃得过饱。正餐之间可少量加餐,但不宜过多,以免影响正餐。

②注重软、烂、消化。食用的主食、蔬菜及鱼肉等荤菜,特别是豆类、花生米等硬果类都要煮透、烧熟使之软烂,便于消化吸收,少吃粗糙和粗纤维多的食物,要求食物要精工细作,富含营养。

③保持新鲜、清淡。各种食物均应新鲜,不宜存放过久食用。吃新鲜且含纤维少的蔬菜及水果,如冬瓜、黄瓜、番茄、马铃薯、菠菜叶、小白菜、苹果、梨、香蕉、橘子等。吃清淡少油的膳食。清淡膳食既易于消化吸收,又利于胃病的康复。

④讲究烹调方法。宜选用的烹调方法为蒸、煮、焖、炖、烩、汆。不宜选用煎、炸、熏、烤等烹调方法,因为用这些方法加工出的菜肴不易消化,机体很难吸收。

⑤莫忘饮食禁忌。慢性胃炎患者忌食烈性酒(其他酒类也应少饮或不饮)、香烟、浓茶、咖啡、辣椒、芥末等刺激性强的调味品。不宜吃过甜、过咸、过浓、过冷、过热、过酸的汤类及菜肴,以防伤害胃黏膜。大量饮用碳酸饮料也会对胃黏膜造成不同程度的损害。

第二节　胃溃疡的发病机理与健康防护

胃溃疡(gastric ulcer,GU)是消化性溃疡的一种类型,指发生在胃内壁的溃疡。胃的内壁有一层能起到保护作用的胃黏膜,当胃黏膜由于某种原因出现破损时,容易在该部位发生溃疡,即形成胃溃疡。

一、胃溃疡的症状诊断、诱发因素与治疗策略

(一)胃溃疡的症状诊断

胃溃疡的最主要症状是上腹部疼痛,最常见的疼痛部位是在剑突下、上腹部中线偏左。有些患者还伴有反酸、恶心、呕吐、嗳气、腹胀、腹泻、消瘦、失眠等症状。当然胃溃疡的腹痛有其自身的特点:第一是慢性疼痛,很多患者的起病缓慢、长达数年,甚至几十年。第二是有节律性,很多患者疼痛的发生和消失与进食有一定的关系,胃溃疡常常表现为餐后疼痛

加重，空腹缓解。第三是周期性，胃溃疡症状的加重与季节因素有关，在临床上常观察到气温、环境剧变易引起发作，胃溃疡患者的数量在秋末初冬这段时间较多，而春季和夏季的患者数量相对较少。有时胃溃疡的发作与生活压力、情绪有关，精神过度紧张、忧虑、劳累等因素也容易诱发。胃溃疡的检查包括：

（1）实验室检查。

常用的检查包括血常规和隐血试验，如果发现有贫血或者粪便隐血试验阳性，提示可能有消化道出血，但是并不能明确是上消化道出血还是下消化道出血，而且对出血的病变性质也无法确定，因为炎症、溃疡、肿瘤等疾病都可能引起出血。

（2）^{13}C 或 ^{14}C 呼气试验。

用于检测患者是否有幽门螺杆菌感染。如果有幽门螺杆菌感染，那么患者有胃溃疡、萎缩性胃炎的可能性会比没有幽门螺杆菌感染的患者高，但是有幽门螺杆菌感染并不能说明患者一定有胃溃疡。

（3）钡餐检查。

消化道钡餐检查对于晚期肿瘤有一定的检查价值，但是对胃溃疡，尤其是不大于 2 cm 的胃溃疡的检查价值较小，在溃疡太小或太表浅时，钡餐检查难以发现，大多数的良性溃疡直径都小于 2 cm，另外如果合并活动性上消化道出血则是钡餐检查的禁忌证，因此不建议把钡餐检查作为常规检查手段。

（4）内镜检查。

在内镜下可以对胃进行全面而详细的直视下检查，钡餐检查或内镜下看似良性的胃溃疡中，大约 5%是恶性的，不做活体检查和病理检查难以鉴别。因此，结合活体检查的内镜检查是确诊胃溃疡和区别良、恶性溃疡的最主要方法。

（二）胃溃疡的诱发因素

①饮食不健康。经常暴饮暴食，长期饮酒、喝浓茶、吸烟等。

②幽门螺杆菌感染。感染幽门螺杆菌会促进胃酸分泌，从而进一步加重胃溃疡。

③长期服用某些药物。如长期服用阿司匹林、激素替代药、消炎药、解热镇痛药等药物。

④其他因素。长期情绪紧张、焦虑、胃运动障碍和遗传因素等。

（三）胃溃疡的治疗策略

（1）现代胃溃疡的药物医治。

胃溃疡作为多见的胃肠道功能紊乱性疾病，针对其发病因素的异同，临床使用的防治药亦是不尽相同，总体上可细分到抑酸分泌药物、黏膜抵抗力增强药物和抑幽门螺杆菌药物等。针对胃黏膜重要的黏液-碳酸氢盐保护屏障的治疗药物总体上包括两个类型：其一是胃黏膜保护药，常见米索前列醇、硫糖铝及枸橼酸铋钾，可以直接在酸性的胃液环境中形成胶冻状物质贴敷在黏膜表面，达到对受损黏膜的上皮细胞修复的目的，增强黏膜屏障功能，减少胃酸及胃蛋白酶对胃组织的刺激和侵蚀，从而起到治疗胃溃疡的目的。其二，幽门螺杆菌是一种革兰氏阴性菌，它的发现是治疗胃溃疡药物发现史的里程碑，与胃溃疡的发生存在千丝万缕的关系，在治疗胃溃疡的过程中联合使用如阿莫西林、庆大霉素、克拉霉素和阿莫西林等抗生素对幽门螺杆菌进行杀灭，极大地提高了溃疡的愈合率。目前在临床上主要采用联合疗法来治疗胃溃疡。其治疗原则是保护胃黏膜,抑制胃酸分泌。

尽管随着医学科学的进步,已经有相对成熟的联合疗法治疗胃溃疡,但抗胃溃疡药物的使用仍然受限于多种多样的不良反应及易复发等问题,其中使用抗生素带来的耐药性问题也需要重点关注。

(2)中药医治胃溃疡。

在我国传统中医中,并无胃溃疡这一疾病名称,而是被归类为“胃脘痛”“胃痈”及“吞酸之症”。从中医病因病机出发可分为:

a. 外邪客胃,即外感风、寒、湿、热等邪气致使胃脘痛的发生。《黄帝内经 · 素问》举痛论篇曰:“寒气客于肠胃间,膜原下,血不能散,小络急引,故痛。”

b. 饮食伤胃,则是由于摄取食物不懂节制,过冷、生食或短时间暴增饮食等会致使脾胃不和,即饮食过多,无可化,伤在胃脘。

c. 七情内伤,《脾胃论》曰:“喜、怒、忧、恐,损耗元气。”抑郁恼怒,情志不畅可致肝失疏泄,横逆犯胃,致脾胃气机阻滞不通而导致胃脘痛。情志不畅可直接干扰中焦气机,损其内里,致脾胃虚浮而致病。

d. 淤血阻络,主要涉及长期不愈或复发,患者中多存在肝郁气滞血淤之状,历来医者大能均认为本病以虚为本,表象为毒在外,淤则为病根。

e. 脾胃虚弱。现代医家王建华认为,胃溃疡的发病基础就是脾虚,这一观点与古代典籍《脾胃论 · 脾胃虚实传变论》中提到的脾胃之气无所伤以滋养元气,脾胃伤则元气不充,诸病皆生的观点相统一。上述研究结论都表明,胃溃疡这一疾病从中医角度分析,初期多起于外感实证,后期则属脾胃虚弱等虚证。因此在用药时,多依据辨证分型后治疗。

中药已被广泛应用在胃溃疡的治疗过程中。历代医家对胃溃疡疾病的认识侧重不同,辨证施治过程中也各有侧重,但常用药物大致可分为以下几类:补益药,如甘草、白术、黄芪等;理气药,如陈皮、木香、柴胡等;化湿降燥药,如砂仁、厚朴、茯苓等;消食药,如鸡内金、神曲及山楂等;活血化瘀药,如丹参、延胡索、三七等;最后一类是制酸止痛药,包括海螵蛸(乌贼骨)、白及和吴茱萸等。目前,针对胃溃疡的药物治疗集中在益气健脾、制酸止痛及理气缓急等方面。

中药通常可以通过减轻攻击性的损伤或增强胃黏膜自身防御功能两个方面达到治疗胃溃疡的目的。绝大多数的中药发挥药效治疗胃溃疡的方式分为以下几方面:

①减少胃酸分泌,抑制胃蛋白酶活性。甘草味甘性平,具调和诸药之功。两千多年来,甘草在传统中医中被广泛用于治疗脾胃虚弱、食欲不振、腹痛和消化性溃疡等消化系统疾病(Ba,1975)。甘草中丰富的甘草次酸、甘草总黄酮及甘草锌在抑制胃酸分泌及胃蛋白酶活性,以及促进碳酸氢盐屏障重建方面具有明确功效。

②减轻炎症及氧化应激反应。丁茶是一种茶叶植物,可以缩小胃损伤面积和减少胃分泌量,改善体内炎症,最终实现了对胃黏膜的保护作用。金银花是一种生长在世界各地的红树林和热带及亚热带地区的药用蕨类植物,经研究发现金银花水提取物(WEAC)同样通过调节胃内氧化损伤及减少炎性细胞因子的分泌,最终实现减轻炎症浸润(Wu et al, 2018)。

③抑制或杀灭幽门螺杆菌。幽门螺杆菌(图 3.3)是胃溃疡的重要致病因素,但在临床实际治疗过程中根除率不高。青蒿被用于治疗消化系统疾病,青蒿水提取物被证实在体外

表现出良好的抗幽门螺杆菌活性，侧面佐证了青蒿传统的水煎法在治疗胃溃疡时是可行的。除了本身具有良好的抗菌活性直接作用在幽门螺杆菌上以外，目前中药抗幽门螺杆菌作用还存在两大观点：清热解毒与扶正祛邪。即通过与抗生素的协作，达到更好地抗胃溃疡效果。

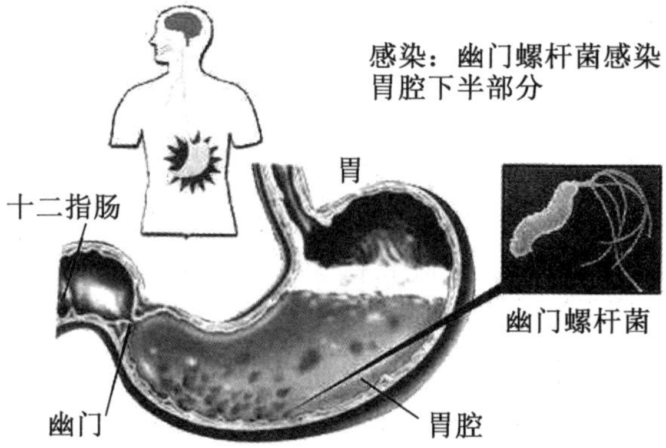

图 3.3　幽门螺杆菌感染图

④改善胃组织细胞凋亡状态。高良姜是一种传统的中国药用植物，几千年来一直被用于治疗胃病。通过研究发现，高良姜提取物（AOE）可以通过促进正常胃黏膜上皮 RGM-1 细胞增殖、上调线粒体活力、抑制线粒体细胞色素 C 释放到细胞质中、抑制脂质过氧化和半胱天冬酶 3（caspase-3）活性、抑制 H^+/K^+-ATP 酶活性来明显保护吲哚美辛破坏的 RGM-1 细胞。最终提示 AOE 的胃保护作用与抑制胃酸分泌和抑制线粒体介导的细胞凋亡密切相关。

胃溃疡作为临床常见病和多发病，其发病机理复杂。中医药以其独特的优势，在治疗胃溃疡和预防复发方面发挥着不可或缺的作用。中药治疗胃溃疡主要是增加胃黏膜的保护因素，减少胃溃疡的攻击性因素，达到防御功能的恢复，促进黏膜和黏膜下组织的再生、修复、重建。中药充分发挥了多靶点、双向性的优势。但是中药在治疗胃溃疡过程中仍旧存在起效成分不明确，作用机理不清晰，用药安全性难以保障等一系列问题。

二、胃溃疡的发病机理

（1）乙醇导致胃溃疡的机制。

无论是长期少量还是短期过量喝酒均可对胃黏膜造成显著伤害。酒精即乙醇，其化学结构中具有亲水性的羟基及疏水性的烃基，破坏胃组织的防御屏障，继而使胃黏膜易遭胃酸、胃蛋白酶及胆汁等侵蚀刺激，造成胃组织黏膜糜烂水肿、出血坏死；高浓度乙醇主要直接侵蚀胃肠组织表面，导致胃组织表面上皮细胞氧化损伤，继而凋亡坏死。在乙醇的影响下，NF-κB 信号通路被激活，会产生众多炎症因子，导致中性粒细胞浸润，胃黏膜损伤加剧。TNF-α 是中性粒细胞浸润的有效刺激因子，可激活中性粒细胞在溃疡周围大量积聚，导致胃微循环障碍，加重胃黏膜溃疡的形成。同时，高浓度的 TNF-α 可促进 IL-1β、IL-6 及其他细胞因子的分泌，引发炎症反应。IL-1β 分泌可促进 TNF-α 等其他细胞因子的募集，反向促进 TNF-α 分泌以维持高水平，形成恶性循环，IL-6 分泌则在炎性部位激活中性粒细胞和巨噬细胞以触发氧化应激，致使胃黏膜损伤。氧化应激（oxidative stress）是指生物机体或细胞内部的氧自由基的产生量与清除量两者间失衡,诱发活性氧(ROS)在机体体内或细胞内蓄积继而引起的氧化所致损伤过程。ROS 能触发不饱和脂肪酸经脂质过氧化形成丙二醛(MDA),严重破坏胃组织表面,在胃组织黏膜损害的发病机理中起关键作用。胃肠道具有抗 ROS 活化介导的脂质过氧化反应的酶促和非酶促防御屏障。酶促防御屏障包括超氧化物歧化酶(SOD)、过氧化氢酶(CAT)和血红素加氧酶(HO)等,非酶促防御屏障则包括谷胱甘肽(GSH)和维生素 E 等。氧化应激可经线粒体、死亡受体、内质网应激等渠道控制细胞凋亡。细胞凋亡是通过活跃的内在机制(包括凋亡调节蛋白的调控)和外在因素(包括氧化应激、细胞因子、DNA 损伤等)共同导致的。胃组织黏膜上皮细胞的凋亡发生与溃疡发生有着密切联系。胃组织黏膜损伤后,caspases-3 的蛋白过度上调,继而引发细胞凋亡,作为溃疡形成的重要机制。Caspase-3 是凋亡蛋白酶级联反应中不可或缺的蛋白酶,其激活可最终引起细胞死亡。此外,活化 ERK1/2 可以调节激活蛋白 1(AP-1)的表达,进而抑制胃黏膜细胞的凋亡(Zou et al,2021)。

(2)非甾体抗炎药所致胃溃疡的机制。

非甾体抗炎药(NSAIDs)能引起消化道溃疡的研究始见于阿司匹林的使用可损害胃组织黏膜表面。NSAIDs 作为诱发胃溃疡的常见因素,除与其服用药物类型、用量及周期相关外,还与协同服用抗凝和激素类药物等其他因素密切相关。NSAIDs 的常用类型包括吲哚美辛(indomethacin)、消炎痛、西乐葆、扶他林、布洛芬等。吲哚美辛等可拮抗环氧化酶(cyclooxygenase,COX)活性,继而减少内源性前列腺素(prostaglandin E2,PGE2)生成,对胃组织黏膜造成破坏或削弱溃疡愈合的作用。研究报道,吲哚美辛首先引起 TNF-α 的产生,通过两种细胞表面受体 TNFR1 和 TNFR2 作用于不同的信号通路,如激活 NF-κB 和应激活化蛋白激酶(JNKs)。一般正常情况下,白细胞滚动于血管内壁而极少发生附壁现象,但组织炎症产生后,多形核白细胞可以迁移至损伤部位的内皮细胞并在该处黏附。初始 P-selectin、E-selectin 等选择素控制中性粒细胞的轧制,然后中性粒细胞在 MCP-1 等趋化因子的作用下活化,与附于内皮细胞上的 ICAM-1、VCAM-1 等细胞黏附因子作用,继而促进中性粒细胞跨内皮迁移,出现局部炎症病变致溃疡的形成。同时高水平的 P-selection、ICAM-1、VCAM-1 能维持髓过氧化物酶(myeloperoxidase,MPO)的高活力,促进中性粒细胞聚集,加重炎性浸润,削弱溃疡愈合。在溃疡愈合过程中,血管生成供给胃组织营养和氧气。血管生成指的是基于现有的毛细血管或毛细血管后静脉发展而出现的崭新血管,其包括:激活期血管基底膜降解;血管内皮细胞的激活、增殖、迁移;涉及多种细胞和分子的新的血管和血管网重建形成的复杂过程。胃组织溃疡产生时,内皮素(ET)-1 和血管内皮生长因子(VEGF)均参与溃疡愈合期间的血管再生,促进胃组织黏膜的修复。ET 分别通过 ETA、ETB 受体或者两者结合,参与到血管再生的过程中促进溃疡愈合。VEGF 则通过与其受体激酶插入结构域受体(KDR)和 fms 样酪氨酸激酶-1(flt-1)相结合,参与血管的系统性再生,促进胃组织黏膜表面溃疡愈合。幽门螺杆菌和 NSAIDs 如图 3.4 所示。

此外,有统计研究表明胃溃疡的发病与季节具有很强的关联性,特别是在气温变化幅度较大和严寒季节,胃溃疡的发病率高。夏季气温稳定,发病率最低。胃溃疡的发病与人的年龄也具有较强的相关性,其发病与年龄成正相关,50~60 岁的人群为高发人群,男女之间的患病比例约为3.6:1,复发率为60%~80%,约10%的人曾患过此病。另外,胃溃疡的发病情况在不同国家之间具有显著差异,因为不同国家之间人种具有一定的差异性,在地理环境、气候、生活方式等方面区别较大,故各国家之间的流行病学研究具有一定的差异性。导致胃溃疡的其他原因如图 3.5 所示。

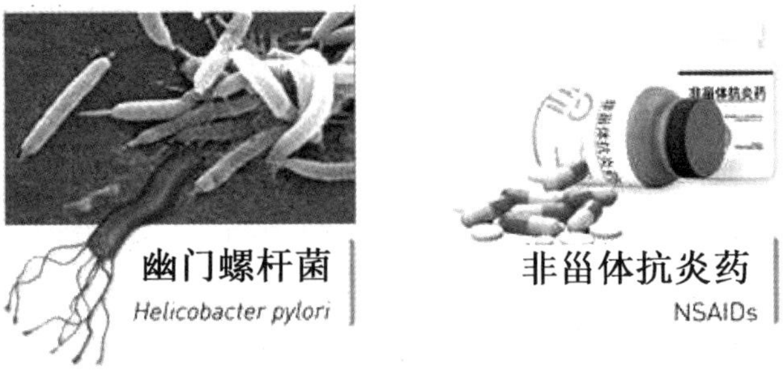

图 3.4 幽门螺杆菌和 NSAIDs

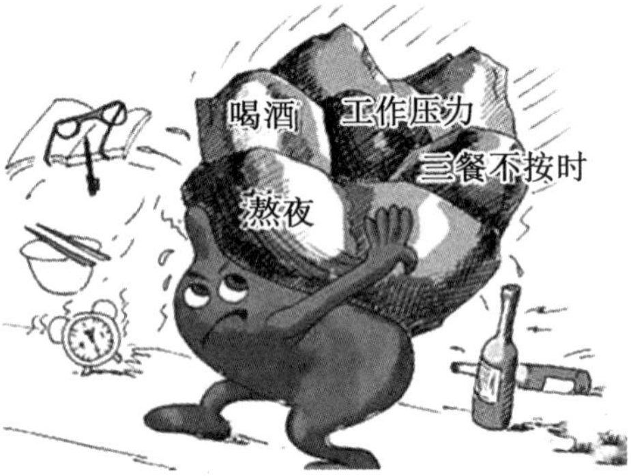

图 3.5 导致胃溃疡的其他原因

三、胃溃疡的健康预防

①采用少量多餐的方式进餐,一般以每日 4~5 餐为宜,避免过饥过饱。定时用餐可使胃酸分泌有规律,细嚼慢咽,可减轻胃的负担。

②避免化学和物理刺激性过强的食物,减少胃酸的分泌。刺激胃酸分泌的食物有:浓肉汤、香料、浓茶、浓咖啡及过甜、过咸、过酸、过辣的食物,以及坚硬的、油炸的或多渣的食物等。这些刺激性较大的食物,或促使溃疡活动,或刺激溃疡出血,对创面愈合十分不利,故应慎食。同时不应吃过热的食物,以免使血管扩张引起胃出血。

③吃易消化的及含足够的热量、蛋白质和维生素的食物,如稀饭、细面条、牛奶、软米饭、豆浆、菜叶等。症状基本消失的患者,可正常进餐,但仍要避免吃油煎过的食物及含粗纤维多的芹菜、韭菜、豆芽、火腿、腊肉、鱼干等食物。

④吃可中和胃酸、减轻胃蠕动和减少胃液分泌的食物,如牛奶、豆浆、奶酪等。主食多用发酵食品,可稀释中和胃酸,对保护溃疡病灶和促进愈合有利。

⑤胃溃疡患者的饮食。胃溃疡患者宜多吃无渣食物,为避免大便干燥,还需常吃些琼脂、香蕉、蜂蜜等能润肠的食物。

⑥禁食。禁食一切对溃疡面有刺激性的过酸和过甜的食物,如辣椒、生葱、生蒜、浓缩果汁、咖啡、酒、浓茶等。另外,胃溃疡患者还应戒烟,因为烟草中的尼古丁能改变胃液的酸碱度,扰乱胃幽门正常活动,诱发或加重溃疡病。

第三节　慢性肠炎的发病机理与健康防护

慢性肠炎泛指肠道的慢性炎症性疾病，其病因可为细菌、霉菌、病毒、原虫等微生物感染，亦可为过敏、变态反应等原因导致。临床表现为长期慢性或反复发作的腹痛、腹泻及消化不良等症，重者可有黏液便或水样便。

一、慢性肠炎的症状诊断、诱发因素与治疗策略

(一) 慢性肠炎的症状诊断

慢性肠炎可由急性肠炎迁延或反复发作而来，病程多在两个月以上。长期过度疲劳、情绪激动、过度精神紧张及营养不良都可成为慢性肠炎的诱因，也可继发于咀嚼障碍、胃酸缺乏、胃大部切除术后、肠道寄生虫病等疾患。慢性肠炎的发病机理如图 3.6 所示。

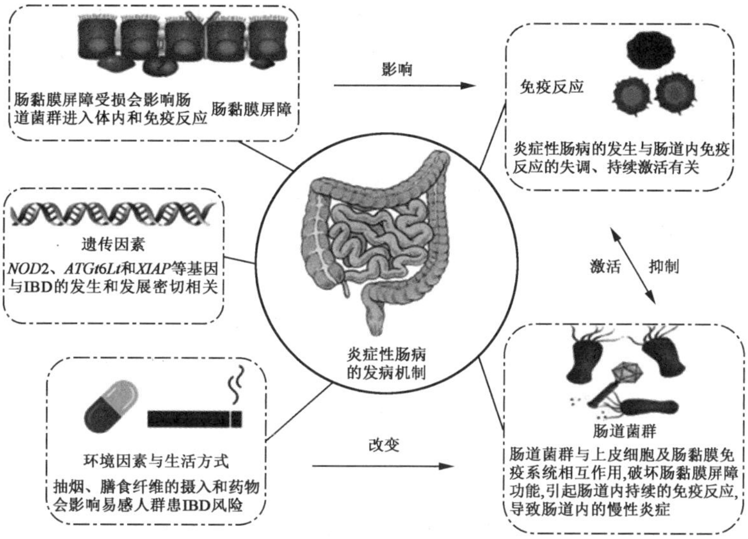

图 3.6　慢性肠炎的发病机理

(1) 慢性肠炎的症状。

①消化道症状。常呈现间断性腹部隐痛、腹胀、腹痛、腹泻为本病主要表现。遇冷、进油腻之物、遇情绪波动、劳累，大便次数增加，日行几次或数十余次，肛门下坠，大便不爽。慢性肠炎急性发作时，可见高热、腹部绞痛、恶心呕吐、大便急迫如水或黏冻血便。

②全身症状。呈慢性消耗症状，面色不华精神不振，少气懒言，四肢乏力，喜温怕冷。如在急性炎症期，除发热外，可见失水、酸中毒或休克出血表现。

③体征方面。长期腹部不适或小腹部隐隐作痛，查体可见腹部、脐周或小腹部为主，有轻度压痛、肠鸣音亢进、脱肛等症状。

(2) 慢性肠炎的检查。

①外周血检查。血常规检查中可见白细胞、红细胞数量升高，血沉增快。

②大便常规或培养。多见异常，可见到少量白细胞和红细胞或少量脓细胞。如细菌感染可发现致病菌。

另外,慢性肠炎发作时会出现腹泻、腹痛等。病久则呈现慢性营养不良。体格检查可有腹部压痛。大便常规可见白细胞、红细胞和少量脓细胞。大便培养可找到致病菌。X线钡剂检查和结肠镜检查可排除其他特异性肠道炎症。

(二)慢性肠炎的诱发因素

(1)遗传因素。

慢性肠炎的血缘家庭发病率较高,据欧美文献统计,溃疡性结肠炎患者的直系血缘亲属中,15%~30%的人发病。在同一家庭中可有多人罹患,父母患本病,儿女也患本病者屡见不鲜,甚至有数代发病者(Louis et al,2012)。

(2)滥用抗生素。

很多人遇到疾病会滥用氨苄西林、头孢类等抗生素,这些抗生素会直接刺激肠道,还可以引起肠道菌群失调,使肠道内正常的大肠杆菌数量减少而有害菌大量繁殖,从而引起肠炎。

(3)精神因素。

多有焦虑、抑郁、心绪不宁、疑病症和恐癌症,少数有失眠、精神紧张、说话夸张等精神症状。患者常会把自己的病绘声绘色地形容得非常严重,终日忧心忡忡,进而影响正常生活、学习和工作。

(4)免疫力低下。

多数学者认为慢性肠炎属于自身免疫性疾病。因为慢性肠炎并发自身免疫病(如自身免疫性溶血性贫血)者较多,所以提高免疫力也是防治肠炎的重中之重。

(5)饮食不注意。

饮食因素如饮食不当引起的腹泻,食物过期如牛奶过期、极不清洁的环境、气候的突变、生活规律的突然改变均可以引起腹泻。有人对多种食物分别进行观察,发现有些食物,如酸味水果、香料、酒类、辣椒和浓咖啡等也是肠炎的诱因。

(6)精神因素。

工作量大、经济负担加重、工作竞争激烈、生活节奏太快、下岗失业、亲人故去、意外事故的刺激、人际关系紧张和家庭纠纷等精神因素也是造成肠炎的因素,精神因素可通过自主神经系统影响胃肠道的运动、供血及胃酸分泌,导致本病的发生。

(三)慢性肠炎的治疗策略

(1)策略。

①休息与饮食。适当休息,进食易消化的食物,禁食油炸和刺激性食物。

②酌用止泻剂。可给次碳酸铋1~2 g,每日3次;复方樟脑酊4 mL,每日3次。

③解痉剂。可用阿托品0.3~0.6 mg,每日3次;普鲁苯辛15 mg,每日3次。

④抗生素的选择。按细菌培养和药敏试验选择抗生素,但病情要长。也可用3%小檗碱液或5~10 g大蒜浸液200 mL,保留灌肠,每日1次,10~20 d为一个疗程。其他治疗同急性肠炎。

⑤精神性腹泻者。可用利眠宁10 mg,每日3次;苯巴比妥15~30 mg,每日3次。

(2)建议。

对长期患有肠炎的患者,建议可以用中药进行治疗,同时注意饮食习惯。

(3)常用药物。

①消炎止痛。细菌感染,除根据药敏试验结果选择有效抗生素外,可选用小檗碱 0.3 g,每日 3 次;元胡止痛片 3 片,每日 3 次;胃肠灵 4 片,每日 3 次。病情出现发热、脱水、休克可适当选用抗生素,必要时输液、输血或吸氧。

②解痉止痛。阿托品 0.5~1 mg,肌肉注射;或普鲁苯辛 15~30 mg,每日 3 次。

③止泻剂。可选用次碳酸铋 1~2 g,每日 3 次;复方樟脑酊 4 mg,每日 3 次。

④精神性腹泻者。可服利眠宁 10 mg,每日 3 次;或眠安宁 1 片,每日 2 次。

⑤中药方面。脾虚泄泻者,可给予补中益气丸或人参健脾丸;肾阳虚衰泄泻者,可给予附桂八味丸或附子理中丸;肝气乘脾泄泻者,可给予痛泻要方或逍遥丸。

二、慢性肠炎的发病机理

病变多由急性肠炎延治或误治导致,胃肠黏膜充血、水肿、渗出,并且逐渐加重,其表面有片状黄色渗出物,呈弥漫性形成;黏膜皱襞层糜烂面加深或出血量大;表层上皮细胞坏死脱落更加严重,因黏膜血管损伤严重伴出血,明显可见血浆外渗,黏膜下层有出血、水肿甚至穿孔,或发现肠黏膜紊乱、肠痉挛、肠曲缩短,胃肠或肠曲之间瘘管和结肠袋形成加深或消失、充盈缺损等等,有时可伴发肠息肉,或直肠恶性病变、结肠恶性病变。

根据临床腹泻量,次数增多,粪便稀薄,甚至水样便,伴有肠鸣,但无里急后重,营养障碍,结合有反复发作史或有慢性肠炎病因的存在,诊断一般分为:

①慢性肠道细菌感染性疾病,如慢性细菌性痢疾、溃疡型肠结核、沙门氏菌感染、肠道菌群失调。

②肠寄生虫病,如慢性阿米巴痢疾、慢性血吸虫病、肠鞭毛虫病、结肠小袋纤毛虫病、肠道蠕虫病等。

③非细菌性炎症,如克降氏病、慢性非特异性溃疡性肠炎、结肠憩室炎、结肠息肉并发结肠炎等。

④肠肿瘤,如结肠癌、直肠癌、小肠恶性淋巴瘤。

⑤胃源性慢性腹泻,如慢性萎缩性胃炎、胃癌晚期、胃空肠吻合术后。

⑥胰源性慢性腹泻,如慢性胰腺炎、胰腺癌晚期。

⑦肝、胆道疾病所致慢性腹泻。

⑧内分泌、代谢障碍疾病,如甲状腺功能亢进、慢性肾上腺皮质功能减退症、垂体前叶功能减退症、糖尿病。

⑨尿毒症、糙皮病、放射性肠炎、硬皮病。

⑩痉挛性结肠(过敏性结肠炎)、神经精神性腹泻。

三、慢性肠炎的健康预防

①限制脂肪和膳食纤维。腹泻常伴有脂肪吸收不良,严重者伴有脂肪泻。因此要限制膳食脂肪量,应采用少油的食物和少油的烹调方法。对伴有脂肪泻者,可采用中链脂肪酸油脂。避免食用纤维高的食物,如萝卜、芹菜、白薯、生蔬菜、水果、粗杂粮、干豆类等。

②避免易产气食物。少吃韭菜、洋山芋、皮蛋、卷心菜、花生、瓜子等易产气食物,因为一旦进食,胃肠道内气体增多,胃肠动力受到影响,即可诱发本病,甚至加剧症状。选择高

热能、高蛋白质食物:可根据患者消化、吸收耐受情况循序渐进地提高供给量,以补偿长期腹泻而导致的营养消耗。饮食中的维生素、无机盐也要充足,以补偿腹泻引起的营养丢失。

③适当食用可止泻的食物。番茄、石榴、苹果都含有鞣酸及果胶成分,均有收敛止泻作用,慢性直肠炎可适量食用。药膳调理:如运用山药、白扁豆、薏米、芡实、当归、黄芪、党参、黄精等煮粥,常食健脾养胃。

④少量多餐。可以减轻肠道负担,用少量多餐的方式补充营养摄入量。注意饮食卫生:不洁饮食容易引起胃肠道感染而成为发病诱因,所以饮食卫生也是重要的预防环节(Sarabagili-Shabat et al,2015)。

第四节　十二指肠溃疡的发病机理与健康防护

十二指肠溃疡(duodenal ulcer,DU)是由于胃液分泌过多和(或)十二指肠黏膜防御功能减弱,导致十指肠黏膜被胃液中的胃酸消化腐蚀,形成的局部炎性破损,严重时可损伤黏膜下血管或穿透肠壁肌层引起出血或穿孔。十二指肠溃疡示意图如图 3.7 所示。

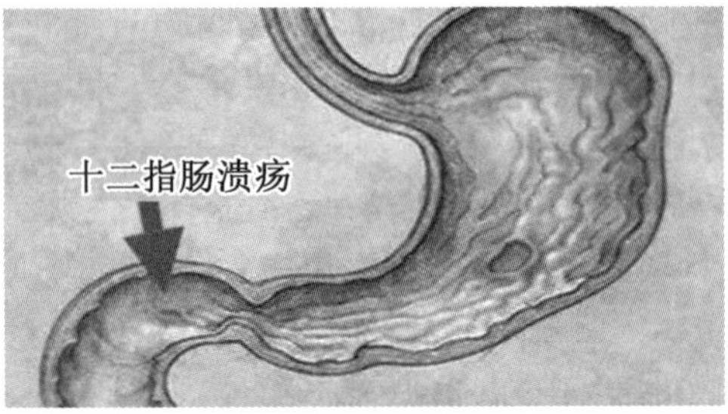

图 3.7　十二指肠溃疡示意图

十二指肠溃疡是一种常见的消化系统疾病。十二指肠溃疡主要表现为上腹部疼痛或不适,其疼痛性质多样,与其他消化系统疾病相比缺乏特异性,但通过电子胃镜及病理学检查可鉴别。十二指肠溃疡病程长,容易对患者的生理、心理带来负面的影响。目前西医主要是通过降低胃内酸度、保护黏膜等方式治疗十二指肠溃疡。若是幽门螺杆菌阳性的患者,需要采取根除幽门螺杆菌治疗。

一、十二指肠溃疡的症状诊断、诱发因素与治疗策略

(一)十二指肠溃疡的症状诊断

本病患者少数可无症状,或以出血、穿孔等并发症的发生作为首次症状,但绝大多数患者是以中上腹疼痛起病。

(1)溃疡疼痛特点。

①长期性。由于溃疡发生后可自行愈合,但每于愈合后又易复发,故常有上腹疼痛长期反复发作的特点。整个病程平均 6~7 年,有的为 10~20 年,甚至更长。

②周期性。十二指肠溃疡上腹疼痛呈反复周期性发作,为特征之一。中上腹疼痛发作可持续几天、几周或更长,继以较长时间的缓解。全年都可发作,但以春、秋季节发作者多见。

③节律性。溃疡疼痛与饮食之间的关系具有明显的相关性和节律性。本病疼痛多在两餐之间发生，持续不减直至下餐进食或服制酸药物后缓解。一部分十二指肠溃疡患者，由于夜间的胃酸较高，尤其在睡前曾进餐者，可发生半夜疼痛。

④疼痛部位。十二指肠溃疡的疼痛多位于中上腹部，或在脐上方，或在脐上方偏右处；疼痛范围约数厘米直径大小。因为空腔内脏的疼痛在体表上的定位一般不十分确切，所以疼痛的部位也不一定准确反映溃疡所在的解剖位置。

⑤疼痛性质。多呈钝痛、灼痛或饥饿样痛，一般较轻而能耐受，持续性剧痛提示溃疡穿透或穿孔。

（2）十二指肠溃疡的检查包括。

①病史。溃疡病的典型病史，疼痛的节律性和周期性及其缓解特点是诊断消化性溃疡的重要依据。

②胃镜检查。胃镜检查是诊断十二指肠溃疡的最佳方法，其准确性优于X线检查，是首选的检查方法。

③钡餐检查。钡餐检查是常用的一种诊断消化性溃疡的方法，当前多采用钡剂和空气双重对比造影技术，气钡双重对比可以显示X线的直接征象（具有诊断意义的龛影）和间接征象。

④幽门螺杆菌检查。幽门螺杆菌检查帮助诊断。

（二）十二指肠溃疡的诱发因素

①幽门螺杆菌感染为诱发十二指肠溃疡的重要病因。十二指肠溃疡患者的幽门螺杆菌检出率显著高于普通人群，在十二指肠溃疡中的检出率约为90%；大量临床研究证实，成功根除幽门螺杆菌后十二指肠溃疡复发率明显下降，常规抑酸治疗后愈合的二十指肠溃疡年复发率为50%~70%。

②非甾体抗炎药（NSAIDs）是引起溃疡的另一个常见病因（Shiotani et al，2002）。临床研究表明，在长期服用非甾体抗炎药患者中有10%~25%可发现十二指肠溃疡或胃溃疡，有1%~4%发生出血、穿孔等并发症。

③胃酸和胃蛋白酶。十二指肠溃疡的最终形成是由于胃酸/胃蛋白酶对黏膜自身消化所致。无酸情况下罕有十二指肠溃疡发生及抑制胃酸分泌药物能促进溃疡愈合的事实均确证胃酸是十二指肠溃疡形成的直接原因。

④其他因素。吸烟、急性应激、饮食、饮酒、遗传、十二指肠运动异常、胆盐、环境、精神等因素。

（三）十二指肠溃疡的治疗策略

（1）对症治疗。

如腹胀可用促动力药；腹痛可以用抗胆碱能药。

（2）降低胃内酸度的药物。

按作用途径主要有两大类：中和胃酸的药物，如氢氧化铝、氧化镁、复方胃舒平、乐得胃等；抑制胃酸分泌的药物，主要指H_2受体阻滞剂（H_2RA）及质子泵抑制剂（PPI）。

①H_2受体阻滞剂（Wilder-Smith et al，1991）。西咪替丁800 mg，每晚1次；雷尼替丁150 mg，每日2次；法莫替丁20 mg，每日2次。

②质子泵抑制剂。奥美拉唑 20 mg,每日 1 次(Mulder et al,1990);兰索拉唑 30 mg,每日 1 次;泮托拉唑 40 mg,每日 1 次。通常十二指肠溃疡治疗时间为 2~4 周。

(3)胃黏膜保护药。

①硫糖铝。硫糖铝的规格为 1.0 g,每日 3~4 次,三餐前 1 h 及睡前。

②胶体次枸橼酸铋。胶体次枸橼酸铋的规格为 120 mg,每日 4 次,三餐前 0.5 h 及睡前。

(4)根除幽门螺杆菌的药物。

根除幽门螺杆菌可以减少或预防消化性溃疡的复发,常用药物有阿莫西林、甲硝唑、替硝唑、克拉霉素、四环素及呋喃唑酮等;胶体铋剂既是胃黏膜保护药,也是有效杀灭幽门螺杆菌药物;质子泵抑制剂和 H2 受体阻滞剂虽然是抑制胃酸分泌的药物,但与抗生素合用能提高幽门螺杆菌根除率。

(5)镇静。

对少数伴有焦虑、紧张、失眠等症状的患者,可短期使用一些镇静药或安定剂。如苯巴比妥、氯氮革(利眠宁)、地西泮(安定)等,可选用其中一种,日服 3 次或睡前 1 次。

(6)避免应用致溃疡药物。

应劝阻患者停用诱发或引起溃疡病加重或并发出血的有关药物,包括水杨酸盐及非甾体抗炎药、肾上腺皮质激素、利血平等。

二、十二指肠溃疡的发病机理

十二指肠溃疡发病机理并不是单一明确的过程,而是复合、相互作用因素形成的,即由于损害因素和防御间的平衡失常造成的。

(1)胃酸分泌过多。

十二指肠溃疡的发病机理中,胃酸分泌过程起重要作用。早在 1910 年 Schwart 提出“无酸就无溃疡”的观点至今仍是正确的,胃酸分泌很低,即最大胃酸分泌(MAO)小于 10 mmol/h 者不发生十二指肠溃疡。虽然正常人和十二指肠溃疡患者的最大胃酸分泌能力相互重叠,但十二指肠溃疡患者作为整体能分泌更大量的胃酸,尤其是进餐刺激反应的胃酸分泌(Hobsley et al,1994)。胃酸分泌量的大小是和胃壁细胞总体(parietal cel mass,PCM)的多少平行的,十二指肠溃疡患者平均有 11.8 亿个胃壁细胞,约为正常人的 2 倍。十二指肠溃疡患者除了胃壁细胞数量增多外,其胃壁细胞对促胃液素、组胺、迷走神经胆碱能途径的刺激敏感性加强。胃酸分泌因而增高,是十二指肠溃疡发生的重要因素。

(2)十二指肠黏膜防御机制的减弱。

十二指肠通过特异性 pH 敏感的受体,酸化反应反馈性延缓胃的排空,保持十二指肠内 pH 接近中性,且十二指肠黏膜能吸收腔内氢离子和不受胆盐的损伤。十二指肠溃疡患者中,这种反馈延缓胃排空和抑制胃酸的作用减弱,而胃排空加速,使十二指肠球部腔内酸负荷量加大,造成黏膜损害可形成溃疡。前列腺素 E 不仅有抑制胃酸的作用,更重要的是有直接保护黏膜的作用和促进溃疡愈合。十二指肠溃疡患者的十二指肠黏膜前列腺素 E 的含量较正常对照组明显降低,降低了十二指肠黏膜的保护作用。十二指肠溃疡患者的十二指肠黏膜碳酸氢盐分泌量减少,可导致酸性消化性损害。

(3)幽门螺杆菌。

幽门螺杆菌感染和消化性溃疡的发病密切相关,幽门螺杆菌感染是胃炎的主要病因和引起消化性溃疡的重要病因(Shimada et al,2005)。根除幽门螺杆菌治疗能显著降低溃疡的复发率。

幽门螺杆菌是一种微需氧革兰氏阴性菌,呈螺旋形。人的胃黏膜上皮细胞是它的自然定植(colonization)部位,幽门螺杆菌能在酸性胃液中存活是由于它具有高活性的尿素酶,分解尿素产生氨,在菌体周围形成保护层。实际上所有十二指肠溃疡患者均有幽门螺杆菌感染,急性十二指肠溃疡和幽门螺杆菌感染患者比无感染的溃疡患者进餐后反应性分泌更多的酸和释放更多的促胃液素。胃酸分泌增多时,十二指肠球部被过度酸化,使十二指肠球部内出现胃上皮化生灶,为幽门螺杆菌从胃窦黏膜移植十二指肠球部创造条件,幽门螺杆菌在球部生存繁殖而发生急性十二指肠炎,在其他致溃疡因素的诱导下发生溃疡。但幽门螺杆菌导致十二指肠溃疡的机理(图 3.8)仍待进一步证实。

虽然以上各因素和十二指肠溃疡有关,胃酸仍是最重要的,内科和手术治疗通过降低胃酸分泌,使溃疡愈合。

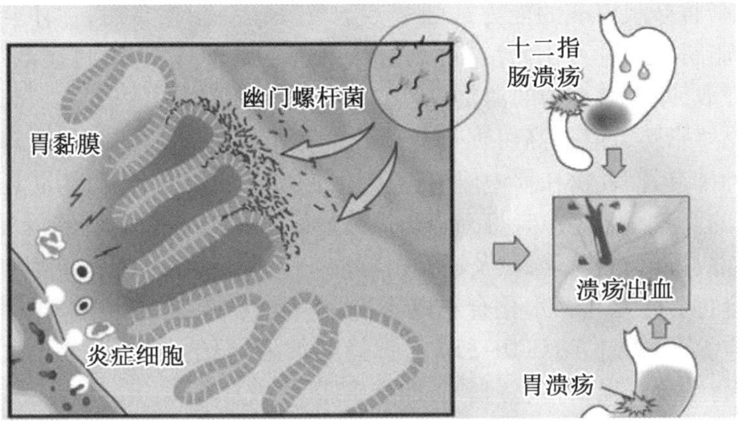

图 3.8　幽门螺杆菌导致十二指肠溃疡的机理

三、十二指肠溃疡的健康预防

(1)制订合理的饮食制度,养成良好的饮食习惯。

做到定时定量,少量多餐:定时进餐,避免过饥过饱,每餐进食量要有一个基本定量。吃得太饱会使胃窦部过度扩张,增加胃泌素的分泌,而使胃酸增多;吃得过少,食物不能充分中和胃酸,溃疡可受胃酸刺激而引起疼痛,并难以愈合。在发作的急性期,宜少量多餐,白天可每隔 2 h 进食 1 次,以使胃液酸度变动的幅度减少。症状得到控制后,就应恢复平时的每日 3 餐,同时应避免吃零食或夜宵,饭后不要躺下休息。

(2)提倡细嚼慢咽,保持思想松弛、精神愉快,切忌暴饮暴食。

因为咀嚼可以增加唾液分泌,而唾液入胃后不仅能中和胃酸、保护胃黏膜,而且其所含有的表皮生长因子可抑制胃酸分泌和促进胃黏膜再生;注意进食情绪,避免精神紧张和情绪抑郁,否则会引起胃功能紊乱,不利于溃疡愈合;暴饮暴食会破坏胃酸分泌的节律性。

酒精在体内产生的乙醛对胃黏膜有直接的损害作用,长期酗酒会削弱胃黏膜的屏障作用。

(3)生活要有规律,注意气候变化。

胃溃疡患者生活起居要有一定规律,不可过分疲劳,劳累过度不但会影响食物的消化,还会妨碍溃疡的愈合。

溃疡病发作与气候变化有一定的关系,因此溃疡患者必须注意气候变化,根据节气冷暖及时添减衣被。

(4)加强营养。

应选用易消化、含足够热量、蛋白质和维生素丰富的食物,营养充足能够改善全身状况,促进溃疡愈合。

①保证蛋白质的供给。给予充足的蛋白质是溃疡愈合的重要因素之一,每天每千克体重不少于1 g,应选用易消化的蛋白质食品,如鸡蛋、豆浆、豆腐、嫩豆腐、鸡肉、鱼肉、瘦肉等。豆类中也含有许多上等的蛋白质,但豆类不易消化,必须煮软后再食用。豌豆煮清淡、松软些。并发溃疡出血者,缓解期应提高蛋白质供给量,应按每天每千克体重1.5 g供给。

②供给适量的脂肪。脂肪不需严格限制,近年的生理学研究已证实,糖、蛋白质、脂肪三大营养素中,脂肪抑制胃酸的能力最强。当饱餐一顿高脂饮食后,往往会延长饥饿的时间,其原因在于脂肪食物进入小肠后,可刺激肠壁产生肠抑胃素,通过血液循环抵达胃部,抑制多种酶的释放,减慢对食物的消化,从而减轻了胃部溃疡面的伤害。从这一点来说,溃疡患者可适当吃些脂肪。但过高可促进胆囊收缩素分泌增加,抑制胃肠蠕动,因为高脂肪饮食会抑制胃的排空,使食物在胃中停留过久,促进过多的胃酸分泌;脂肪还能加剧胆汁反流,加重对溃疡的刺激。溃疡患者每天脂肪供给量以50~60 g为宜,应选择易消化吸收的奶酪状脂肪,如奶油、蛋黄、奶酪等,以及适量植物油。

③碳水化合物要充足。碳水化合物既不抑制胃酸分泌,也不刺激胃酸分泌,可以保证充足的热量供应。可每天供给300~350 g,选择如稠粥、面条、馄饨等易消化食物。蔗糖不宜过多,亦可使胃酸分泌增加,且易胀气,加重腹胀。

④维生素必不可缺少。要多吃水果及蔬菜等丰富含维生素的食品。B族维生素和维生素C有促进溃疡愈合的作用。美国进行了为期6年的调查研究表明,增加膳食中的胡萝卜素,可能有预防十二指肠溃疡的作用。每日食用较多的水果与蔬菜的人比少食用者发生溃疡的概率降低33%,研究人员指出,溃疡病的形成除幽门螺杆菌感染外,与肠道内环境因素也有关,建议常吃水果和蔬菜可预防溃疡病。

(5)在溃疡病急性活动期饮食温度要适宜,勿过烫过冷。

过热食物刺激溃疡面,引起疼痛,甚至使溃疡面血管扩张而引起出血;过冷食物不易消化,可加重病情。食物温度以35 ℃为宜。

(6)调整食材的种类和口味。

①尽量选择营养价值高、细软、易消化食物,如鸡蛋、精白面粉、豆浆、鱼、瘦肉等。选用含纤维少的瓜果、蔬菜,如嫩黄瓜、嫩茄子、嫩白菜叶、番茄(去皮、籽)、冬瓜、胡萝卜和成熟的苹果、桃梨等。

②忌刺激性的食物,如咖啡、酒、肉汁、辣椒、芥末、胡椒等。

③忌酸性食物,如酸度较高的水果凤梨、橙、橘子、金橘、柚子、文旦、各类葡萄等。

④忌产气性食物,如啤酒、雪碧、可乐等碳酸饮料,以及马铃薯、地瓜、生葱、生蒜、生萝

卜、蒜苗等。

⑤限制多渣食物，应避免吃油煎、油炸食物，以及含粗纤维较多的芹菜、韭菜、豆芽、火腿、腊肉、鱼干及各种粗粮。

⑥炒饭、烤肉等太硬的食物，年糕、粽子等糯米类制品，各式甜点、糕饼、油炸的食物及冰品类食物，常会导致患者的不适，应留意选择。

⑦关于牛奶能否服用，营养界已经争论多年。牛奶鲜美可口，营养丰富，曾被认为是胃和十二指肠溃疡患者的理想饮料。但最近研究发现，溃疡患者饮牛奶可使病情加剧。这是因为牛奶刚入胃时，能稀释胃酸的浓度，缓和胃酸对胃、十二指肠溃疡刺激，可使上腹不适得到暂时缓解。但过片刻后，由于牛奶中含有的大量钙离子，容易刺激胃窦部的 G 细胞分泌胃泌素，产生更多的胃酸，使病情进一步加重。因此，溃疡病患者不宜过多饮牛奶，尤其是酸奶。

(7)适当控制一些调味品。

①食物不宜过酸、过甜或过咸，要清淡爽口。

②溃疡病患者钠代谢降低，致使体内钠潴留，多余的钠可增加胃液的分泌，所以每人每日食盐摄入量以 3~5 g 为宜。

③应限制辛辣、浓烈的调味品，因为这些调味品如辣椒、芥末、咖喱粉、肉汤、浓茶、咖啡、巧克力、可乐饮料和酒类等都是胃酸分泌的强烈刺激物。

④不宜食用大量的糖。

(8)避免服用对胃肠具有刺激性的药物。

刺激性的药物有阿司匹林、保泰松、布洛芬、消炎药等。

(9)建议戒烟。

烟中含有尼古丁，尼古丁能刺激胃黏膜，引起黏膜下血管收缩和痉挛，导致胃黏膜缺血、缺氧，从而起到破坏胃黏膜的作用。

尼古丁可松弛幽门括约肌，导致胃运动功能失调，使胆汁及十二指肠液反流入胃。由于胆汁中的胆酸对胃黏膜有很大的损害作用，容易导致糜烂性胃炎、萎缩性胃炎和溃疡病。

吸烟会增加胃的蠕动，促进胃酸分泌，胃酸含量的增加亦可对胃黏膜产生损害作用，使胃黏膜屏障功能受损，发生胃炎和溃疡等病变。

吸烟还影响胃黏膜合成前列腺素。前列腺素能使胃黏膜微循环血管扩张，改善胃的血液循环，对保护胃黏膜的完整性有重要作用。前列腺素合成一旦减少，胃黏膜的保护因素也随之减少，这样就会给胃黏膜的修复增加困难。

据统计资料表明：每日吸 10 支烟的人，20%~30%可患有胃炎，每日吸 20 支烟的人 40%可患有胃炎。对国内吸烟人群的调查发现，在吸烟人群中胃癌的发生率为万分之 19.3，在不吸烟的人群中为万分之 4.3，两者相比，增高是很明显的。

(10)供给适量的膳食纤维。

溃疡患者在膳食中减少膳食纤维时易产生便秘，故可常吃香蕉、蜂蜜、果汁、菜汁等，以起到润肠作用。

(11)注意改善烹调方法。

溃疡患者所吃食物必须切碎煮烂；可选用蒸、煮、氽、软烧、烩、焖等烹调方法，不宜用油煎、炸、爆炒、烟熏、腌腊、醋熘、凉拌等方法加工食物。以免造成食物不易消化，在胃内停留时间较长,增加胃肠负担。

第五节 溃疡性结肠炎的发病机理与健康防护

溃疡性结肠炎(ulcerative colitis,UC)是一种慢性非特异性肠道炎症性疾病,主要累及直肠和结肠,多呈反复发作的慢病程。

溃疡性结肠炎主要表现为直肠和结肠的炎症反应。患者可分为直肠炎、左侧结肠炎(涉及乙状结肠,伴有或不伴有降结肠病变)或全结肠炎。患者通常表现为便血和腹泻(通常为夜间和餐后腹泻)、脓液或黏液或两者兼有,以及排便时腹部痉挛。左侧结肠炎和直肠炎的严重症状较少见。

一、溃疡性结肠炎的症状诊断、诱发因素与治疗策略

(一)溃疡性结肠炎的症状诊断

溃疡性结肠炎的症状根据炎症的严重程度和部位而异,其中包括:痛和痉挛;直肠疼痛及出血;伴有血液或脓汁的复发性腹泻;里急后重;极度疲劳、食欲不振和体重减轻;发热。

大多数患者有轻度到中度症状。部分患者可能连续数周至数月出现轻度症状或无症状,然后才突然发作或复发。发作的症状包括:口腔溃疡;气促和心动过速或心律不齐;关节疼痛和肿胀(关节炎);皮肤疼痛、发红和肿胀;眼部刺激、发红;粪便中有大量血液;发热。

溃疡性结肠炎的诊断通常需要排除表现出相似体征和症状的其他可能病因。

医生可能会进行多项检查才能对溃疡性结肠炎进行确诊,检查项目包括:

①血液检查。检查是否存在贫血或感染体征。

②粪便样本检查。检查是否存在白细胞,从而判定是否为溃疡性结肠炎,或者排除其他可能性(例如感染)。

③结肠镜检查。使用内窥镜的细软管来观察整段结肠。在结肠镜检查过程中,可能采集活检样本(组织样本,图3.9)以便送到实验室进行检验。

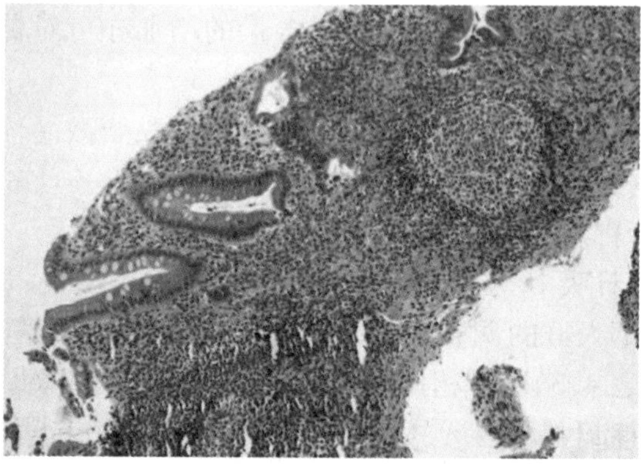

图3.9 溃疡性结肠炎的组织样本

④软式乙状结肠镜检查。使用内窥镜检查直肠和结肠的最后一段。

(二)溃疡性结肠炎的诱发因素

①免疫系统功能失常。免疫应答异常可能导致免疫系统攻击自身的消化道细胞(Du

et al,2020)。

②遗传因素。溃疡性结肠炎在家庭成员患有该疾病的人群中更常见。

③年龄。年龄溃疡性结肠炎通常发生在 30 岁以下和 60 岁以上的人群中。

④种族。溃疡性结肠炎在欧裔人群中更常见,在亚裔人群中则较为罕见。

⑤家族史。近亲患有该疾病会增加罹患风险。

(三)溃疡性结肠炎的治疗策略

(1)轻度至中度疾病。

轻度至中度溃疡性结肠炎的首选治疗通常为口服或外用 5-氨基水杨酸盐(5-amino salicylates,5-ASA),其可作为栓剂、灌肠剂或口服制剂。直肠炎患者最初应使用 5-ASA 栓剂治疗,因为它们直接针对炎症部位,比口服 5-ASA 更有效。当治疗左侧结肠炎患者时,5-ASA 应作为灌肠剂而不是栓剂,因为灌肠剂可达结肠脾曲。对于左侧或广泛病变的患者,建议口服 5-ASA 联合外用 5-ASA 诱导缓解。5-ASA 药物也被证明对维持缓解有效,使用 5-ASA 达到缓解的患者应该继续使用。5-ASA 的最常见不良反应是头痛、腹痛、恶心、呕吐、皮疹和腹泻。然而总的来说,5-ASA 是安全的,耐受性良好。

使用 5-ASA 无反应或未达到缓解的患者可使用皮质类固醇治疗缓解。皮质类固醇可以作为二线附加治疗,缓解直肠炎或左侧溃疡性结肠炎。此外,对于活动性远端溃疡性结肠炎患者,直肠皮质类固醇可作为泡沫制剂给药,其耐受性通常优于灌肠剂。还可口服皮质类固醇来诱导缓解,如布地奈德,其具有极高的肝脏首过代谢效应,可有效缓解溃疡性结肠炎(Ungaro et al,2017)。皮质类固醇的潜在不良反应包括感染、体重增加、高血糖、痤疮、多毛症和高血压,但这些在接受积极治疗的患者中并不常见。因缺乏长期疗效和存在不良反应的风险,皮质类固醇不应用于维持缓解。如果使用皮质类固醇达到缓解,对于近期确诊或未使用 5-ASA 的轻度发作患者,可考虑使用 5-ASA。然而,预后因素较差(发病年龄小、广泛结肠炎、深度溃疡)、一年内需要服用两个或两个以上疗程的类固醇或无法有效减少类固醇的患者,则应加强治疗,并开始使用硫嘌呤或生物药物,如抗 TNF-α 和抗整合素等进行治疗。

(2)中度至重度疾病。

当病情加重时,其特征是每天至少有 6 次血便(通常伴有夜间症状),有全身症状、贫血或炎症标志物升高,通常需要住院静脉注射糖皮质激素。如果这些药物无效,则使用英夫利昔单抗或环孢素进行抢救治疗,以避免手术。在这种情况下,静脉注射糖皮质激素的反应应在 3~5 d 内判断,并决定是否需要抢救治疗。环孢素或英夫利昔单抗治疗的成功应在治疗后 5~7 d 内判断(Manz et al,2011)。

出现中度至重度症状的患者也经常接受皮质类固醇治疗,以缓解病情,然后使用硫嘌呤或抗 TNF-α 药物维持病情缓解。中度至重度结肠炎患者应使用硫嘌呤或生物药物,或两者配合使用。抗 TNF-α 生物制剂,如英夫利昔单抗、阿达木单抗和戈利单抗,对诱导和维持中重度疾病的缓解有效。对于有皮质类固醇禁忌证的患者、口服皮质类固醇治疗无效的患者、硫嘌呤治疗失败的患者,抗 TNF-α 治疗可用于诱导和维持病情缓解。抗肿瘤坏死因子药物是安全的,但也有一些相关的风险,其常见不良反应包括输液或注射部位反应、头痛、恶心、呕吐、关节痛和肌肉痛。更严重的不良事件很少,包括感染风险的增加,但大多数属于轻微级别。

二、溃疡性结肠炎的发病机理

(1)肠道局部免疫紊乱。

溃疡性结肠炎患者结肠黏膜固有层内可见大量炎症细胞浸润,且在其发病过程中伴随有多种 IL、TNF 等炎症因子的异常表达,由此可见,免疫失衡是溃疡性结肠炎发病的重要环节(Ordás et al,2012)。

①免疫细胞。作为机体免疫调节的核心环节,根据 T 淋巴细胞功能的不同可分为辅助性 T 淋巴细胞(help T cell,Th)、抑制性 T 淋巴细胞(Treg)和细胞毒性 T 淋巴细胞(cytotoxic T cell,Tc)。目前有关溃疡性结肠炎发病机理的研究中主要涉及前两者,即 Th 细胞和 Treg 细胞。Th 细胞通过分泌相关细胞因子,分别参与调节细胞免疫(Th1)、体液免疫(Th2)及自身免疫(Th17),且各种细胞因子间保持动态平衡。Treg 细胞则具有抑制炎症反应、避免免疫过度损伤机体的作用。在正常肠道黏膜中,T 淋巴细胞各组分处于动态平衡,从而保持肠道黏膜免疫反应的稳定性,若其中任何一种组分出现功能紊乱,表现为亢进或低下,均可导致平衡状态被打破,从而引起炎症的发生。有研究指出,溃疡性结肠炎患者肠黏膜炎症组织中可检测出 Th17、Treg 细胞的富集,且伴随有 Th1、Th2、Th17 细胞相关转录因子含量的增高,但外周血中 Th17 与 Treg 细胞含量的变化则不一致,表现为 Th17 细胞比例的上调和 Treg 细胞比例的下调。

树突状细胞(dendritic cells,DC)是目前所知功能最强大的抗原递呈细胞(antigen presenting cell,APC),通过高效摄取、加工处理和递呈抗原激活 T 淋巴细胞,从而参与机体的免疫应答,处于启动、调控、维持免疫的中心环节。根据 DC 来源可分为髓样 DC(myeloid dendritic cell,mDC)和浆细胞样 DC(plasma cytoid dendritic cells,pDC)。未成熟的 DC 通常分布于与外界接触的皮肤黏膜部位,包括结肠黏膜上皮,当其被外界抗原活化时即可迁移至肠黏膜淋巴组织中,通过多种共刺激因子、跨膜糖蛋白的表达,如 CD11c、CD80、CD83、CD86、CD200/CD200R1 等,与其他免疫细胞相互作用,刺激细胞因子的分泌,从而导致炎症的发生。已有研究表明,溃疡性结肠炎患者外周血中 mDC 和 pDC 的含量均较健康对照者明显减少,但其细胞表面的 CD80、CD86、CD200 表达率明显上升;另有研究表明,溃疡性结肠炎患者肠黏膜局部的 CD83 转录水平明显上升,表明活化的 DC 于肠黏膜内聚集并启动免疫反应。

②细胞因子。作为免疫反应中的重要信号传递者,长期而持久的细胞因子分泌失衡可使炎症反应呈现慢性化表现。目前,已知与溃疡性结肠炎发病密切相关的细胞因子主要涉及 IL、TNF、干扰素(IFN)和转化生长因子(TGF),如已知溃疡性结肠炎模型大鼠结肠组织及血清中的促炎性因子 IL-1、IL-1β、IL-6、IL-23、TNF-α 及 IFN-γ 含量均显著升高,而 IL-4、IL-13、TGF-β1 含量显著降低,结肠组织中 IL-8 含量显著升高,外周血清中 IL-8、IL-17、IL-18 含量显著升高,而 IL-10 含量显著降低;溃疡性结肠炎患者中也表现出相同的变化趋势。

(2)神经内分泌功能失调。

神经内分泌功能主要由神经内分泌细胞分泌的神经激素介导调控,是神经系统与内分泌系统之间协同作用、维持机体内部稳态的表现,其既可以神经递质的形式调节神经反馈,又能发挥内分泌激素的局部调节作用,同时还可结合免疫细胞上的相关受体参与免疫应激，因此又称为“神经-内分泌-免疫”网络。目前溃疡性结肠炎相关发病机理研究中涉及的神经内分泌激素以脑肠轴相关多肽，即脑肠肽为主要切入点。如已有研究表明，溃疡性结肠炎患者血清中的胃动素（motilin，MTL）、血管活性肠肽（vasoactive intestinal peptide，VIP）较对照者显著升高，而神经肽 Y（neuropeptide Y，NPY）则显著降低，其结肠黏膜组织中的 VIP 含量却显著降低。脑肠肽分泌紊乱，一方面作用于肠神经系统，导致肠道平滑肌收缩、痉挛，肠黏膜缺血；另一方面以自分泌或旁分泌的形式作用于肠黏膜免疫系统，促进其对肠道菌群的免疫应答，引起多种促炎性因子的释放，从而导致局部炎症的形成。

（3）肠黏膜屏障损伤。

肠黏膜屏障分为机械屏障、生物屏障、免疫屏障和化学屏障四部分，各屏障之间既相互独立，又相互影响，形成了一个能够共同抵抗外来致病物质侵害的复杂防御体系。

①机械屏障。机械屏障是指完整的彼此紧密连接的肠黏膜上皮细胞及其分泌的黏液，其结构基础为肠黏膜上皮细胞的完整性及其之间的紧密连接，可有效防止外源性物质侵入组织深部，是肠黏膜屏障的重要组成部分。肠黏膜上皮为单层柱状上皮，其间分布有杯状细胞，可分泌以水分、黏蛋白（mucin，MUC）、肠三叶因子（intestinal trefoil factor，ITF）等为主要成分的黏液，除润滑肠道之外，尚可避免肠道微生物与肠上皮直接接触，减少机械性、化学性损伤的风险；肠黏膜上皮细胞间的紧密连接由咬合蛋白、闭合蛋白、连接黏附分子（junction adhesion molecule，JAM）3 种完整的跨膜蛋白和闭合小环蛋白（ZO-1、ZO-2、ZO-3）等胞浆蛋白组成，能有效阻止病原微生物通过上皮细胞，是固有免疫的主要组成部分。既往研究提示，在溃疡性结肠炎的发病过程中，伴随有肠黏膜上皮细胞损伤，杯状细胞数量明显减少，且伴有线粒体肿胀、内质网扩张等结构破坏，黏蛋白合成量也明显降低，同时伴有紧密连接蛋白 occludin、claudin 及 ZO-1 表达异常。

②生物屏障。肠道微生态，即定植于肠道内的正常细菌、病毒、真菌等微生物的总称，共同参与宿主的营养代谢与免疫应激，并具有生物屏障功能。其中肠道菌群为当前研究的热点。一方面，肠道菌群可将饮食中的植物纤维分解为多种氨基酸、维生素及短链脂肪酸（short chain fatty acids，SCFAs）等，除为宿主提供必需的营养成分之外，以丁酸为代表的 SCFAs 亦是肠黏膜上皮细胞合成紧密连接蛋白的必要条件，且可通过肠黏膜上皮细胞表面蛋白受体参与炎症反应；另一方面，肠道菌群亦可分泌多种抗菌肽抑制外来致病菌的定植与生长；此外，肠道菌群作为原驻优势微生物，占据了主要的生存、定植空间，在维持群落微生物稳态的情况下，产生定植抗力以抵抗致病菌的侵袭。已有研究证实，溃疡性结肠炎患者伴有肠道菌群失调，主要表现为菌群多样性的减少及优势菌群丰度的变化，优势菌群涉及厚壁菌门、拟杆菌门、变形菌门及梭杆菌门，其中丁酸产生菌丰度显著下降，即可导致肠道机械屏障障碍、免疫失衡而引起溃疡性结肠炎发病。

③肠黏膜免疫屏障。肠黏膜免疫屏障由肠相关淋巴组织（gut-associated lymphoid tissue，GALT）构成，包含黏膜相关淋巴样组织及弥散免疫细胞，前者主要是指分布于消化道内的集合淋巴小结，即 Peyer 结及黏膜下淋巴组织；后者主要是指分布于黏膜固有层及上皮下的相对密集或散在的免疫细胞，以上皮内淋巴细胞（intraepithelial lymphocytes，IELs）和固有层淋巴细胞（lamina propria lymphocytes，LPLs）为代表。Peyer 结内包含 B 淋巴细胞及 Th 细胞，主要行使免疫诱导与活化作用；IELs 主要为 Tc 细胞，具有较强的细胞毒性作用，并能分泌多种细胞因子，如 IL、TNF-α、IFN-γ、TGF 等，参与炎症免疫；LPLs 包括 B 淋巴细胞、T 淋

巴细胞、巨噬细胞等，主要功能为合成、分泌免疫球蛋白 A（immunoglobulin A，IgA）和 IgM，其中部分 IgA 以外分泌的形式与黏膜上皮细胞的分泌片（secretory component，SC）结合形成分泌型 IgA（secretory immunoglobulin A，sIgA），与肠腔内的病原微生物形成抗原抗体复合物，继而发挥免疫效应，是肠黏膜局部免疫的重要组分。已有研究表明，与健康对照者比较，溃疡性结肠炎患者肠黏膜固有层中的 $CD3^+$T 淋巴细胞明显增多，IELs 增高虽无统计学意义，但其主导分泌的 IL-1β 含量明显升高；而在溃疡性结肠炎动物模型中，IELs 亚群比例发生改变，LPLs 凋亡率降低，且结肠组织内的 sIgA 含量明显降低。由此可知，肠道免疫屏障受损是溃疡性结肠炎炎症持续存在的关键。

④化学屏障。消化系统内分泌的肠液、胆汁、胰液及各种消化酶等均汇聚于肠道内，共同构成化学屏障，发挥一定的抗菌作用。但由于取样方法的限制及肠道环境的复杂性等因素，目前尚无相关研究涉及于此。

前已述及，肠黏膜屏障各部分之间存在相互联系，如化学屏障构成的酸碱平衡为保持机械屏障完整性的重要条件，也是免疫屏障中 sIgA 发挥效用的外环境，直接影响其生物活性；生物屏障产生的 SCFAs 既参与了机械屏障中紧密连接蛋白的合成，亦是构成化学屏障的组分，同时还可通过肠黏膜上皮细胞表面的蛋白受体参与炎症调节。此外，生物屏障中的微生物个体本身亦可作为免疫刺激原介导 GALT 内的免疫应答，参与免疫屏障功能的发挥，而化学屏障、机械屏障、免疫屏障也共同构成了生物屏障的生存环境，对其群落结构具有调节作用。由此可知，肠黏膜屏障是一个复杂的防御体系，而以肠道菌群为代表的生物屏障及免疫屏障处于其核心地位。

在上述溃疡性结肠炎相关病因、发病机理研究的基础上推测（图 3.10）：在遗传易感性的背景下，饮食、心理等因素或直接作用于肠道菌群，引起肠黏膜生物屏障损伤，进而导致机械屏障功能障碍，肠黏膜通透性增高；外源性致病菌或肠道正常菌群及其代谢产物侵入肠黏膜上皮，诱发免疫屏障紊乱而形成局部溃疡；或通过影响神经内分泌激素参与调节免疫应答，导致肠黏膜免疫屏障功能损伤，进而引起肠道微环境的改变，影响肠道菌群在肠黏膜及肠腔内的定植，诱发生物屏障障碍，加重免疫炎症损伤，形成闭合环路反应而促进局部溃疡的发生。由此可见，溃疡性结肠炎的发生是以肠黏膜屏障损伤为中心，涉及“神经-内分泌-免疫”网络的复杂慢性炎症过程，但当前研究多局限于单一视角、单一环节、单一靶点，并未将肠黏膜屏障与“神经-内分泌-免疫”网络作为统一整体进行研究与阐述，从而导致研究结果的不全面性与偏颇性。

三、溃疡性结肠炎的健康预防

急性发作时给予流质或半流质饮食，病情好转后改为富营养、柔软易消化、低脂肪、高蛋白、少渣饮食。宜少量多餐，足够热量，补充多种维生素。不宜辛辣，不能油腻，不宜饮酒，平时要特别注意饮食卫生。

（1）对溃疡性结肠炎可能有益的食物。

①益生菌。益生菌主要是乳酸杆菌、双歧杆菌等，这些益生菌有助于维持肠道的生态平衡，有助于消化。一些研究表明，常规使用益生菌有助于减少溃疡性结肠炎发作，减轻症状。含有活性益生菌的食物主要是酸奶。

②ω-3 脂肪酸。ω-3 脂肪酸可清除氧自由基，促进炎症愈合，对消化道有益。鲑鱼、亚

麻籽油、鱼肝油富含 ω-3 脂肪酸。鸡蛋可提供多种营养成分,包括补充 ω-3 脂肪酸,做成蛋羹很容易消化。

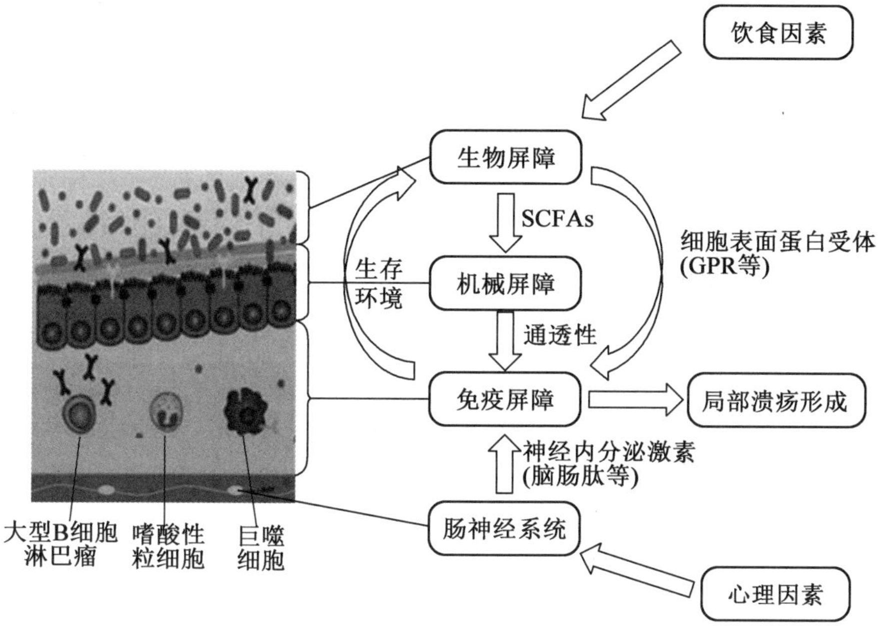

图 3.10　溃疡性结肠炎发病机理推测导图

③补充多种维生素。富含 β-胡萝卜素的食物,如胡萝卜、哈密瓜和冬瓜等;富含维生素 C 的食物,如橘子、番茄等。在急性发作期忌食生蔬果,可煮熟、煮烂食用,或制成菜汁、果汁、果泥食用。进食鲑鱼、沙丁鱼、鲭鱼之类的多油鱼类,以摄取维生素 D。每周吃一次动物肝脏,以额外补充维生素 A、B 族维生素,还能补铁和锌。牛油果营养丰富,对于溃疡性结肠炎患者是很好的选择。

(2)可能引发溃疡性结肠炎的食物。

①咖啡因。虽然关于咖啡因对溃疡性结肠炎症状影响的数据不多,但 2013 年一项纳入 442 人的调查发现,20%的个体报告咖啡因可使症状恶化。咖啡、茶、苏打水、巧克力中都含有咖啡因。

②乳制品。乳制品容易诱导溃疡性结肠炎复发。部分对乳糖不耐受的溃疡性结肠炎患者可发生腹胀、腹泻,因此应该避免。酸奶是牛奶发酵后的产物,乳糖含量明显减少,可以食用,尤其含有益生菌的酸奶。

③酒精、碳酸饮料。汽水和啤酒中含有碳酸,可刺激消化道产生气体。许多碳酸饮料还含有糖、咖啡因或人工甜味剂,这些可能是诱导溃疡性结肠炎发作或加重的原因。

④含有硫或亚硫酸盐的食物。这些食物(需要注意:食品防腐剂含硫化物)包括啤酒、葡萄酒、杏仁、苹果酒、大豆、小麦面食、面包、花生、葡萄干和腌腊肉。

红肉的蛋白质可分解成含硫的氨基酸,在肠道细菌作用下变成硫化物,对肠道有直接毒性。故应避免进食牛羊肉、加工肉、腌制肉,但可适当食用鲜猪肉。

⑤脂肪。脂肪包括动物脂肪和高胆固醇食物。脂肪摄入过多,可加重结肠炎症性改变;使血液呈高凝状态,影响肠黏膜血供,损伤肠黏膜,也不利于肠黏膜的修复。

⑥辛辣刺激、生冷食物。辣椒、芥末、酒、生姜、生葱等可能会导致腹泻。对于溃疡性结肠炎患者,辛辣食物可能引发或加重症状;生冷食物可加重腹痛、腹泻,应避免。

第六节　肝硬化的发病机理与健康防护

肝硬化(cirrhosis of liver)一词来源于希腊语单词“kirrhos”,意思是“黄色”或“黄褐色”,指的是在肝表面观察到的结节的颜色。首次使用“肝硬化”这一术语者是法国内科医生、临床听诊的先驱雷奈克(1781—1826 年),他在 1819 年发表的著作《听诊医学》中提到了肝硬化。此后,肝硬化一直被用来描述不同慢性肝病所致的肝脏弥漫性瘢痕形成过程的终末期,其形态学特征是肝细胞结节被桥接纤维带所包绕。

肝硬化(图 3.11)的现代定义是各种慢性肝病所导致的弥漫性肝纤维化、伴再生结节形成,导致肝小叶结构(包括微血管结构)发生扭曲变形。其中,弥漫性肝纤维化和再生结节缺一不可。只有弥漫性肝纤维化(如先天性肝纤维化)或仅有再生结节(如结节性再生性增生),均不是肝硬化。

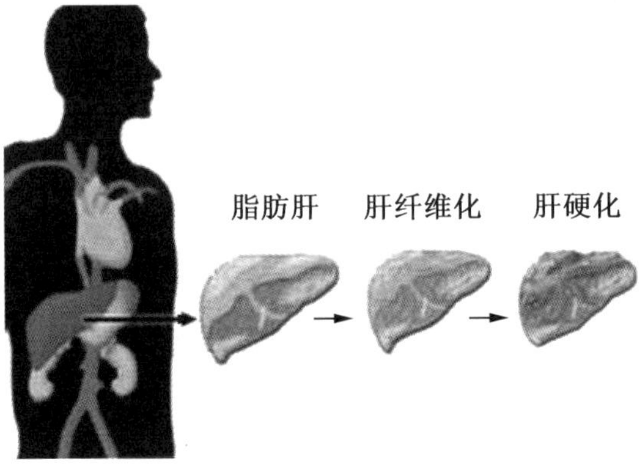

图 3.11　肝硬化的发病过程

一、肝硬化的症状诊断、诱发因素与治疗策略

(一)肝硬化的症状诊断

在肝脏遭到严重损伤之前,肝硬化通常没有症状。如果确实出现症状,可能包括:

(1)代偿期(一般属 Child-Pugh A 级)。

可有肝炎临床表现,亦可隐匿起病。可有轻度乏力、腹胀、肝脾轻度肿大、轻度黄疸,肝掌、蜘蛛痣。

(2)失代偿期(一般属 Child-Pugh B 级、C 级)。

有肝功损害及门静脉高压症候群,具体表现如下:

①全身症状。全身症状有乏力、消瘦、面色晦暗,尿少、下肢水肿。

②消化道症状。消化道症状有食欲减退、腹胀、胃肠功能紊乱甚至吸收不良综合征,肝源性糖尿病,可出现多尿、多食等症状。

③出血倾向及贫血。齿龈出血、鼻衄、紫癜、贫血。

④内分泌障碍。内分泌障碍的症状包括蜘蛛痣、肝掌、皮肤色素沉着、女性月经失调、

男性乳房发育、腮腺肥大。

⑤低蛋白血症。低蛋白血症的症状包括双下肢水肿、尿少、腹腔积液、肝源性胸腔积液。

⑥门静脉高压。门静脉高压的症状包括腹腔积液、胸腔积液、脾大、脾功能亢进、门静脉侧支循环建立、食管-胃底静脉曲张,腹壁静脉曲张。

早期肝硬化患者通常没有症状。肝硬化一开始都是通过常规血液检测或在体检时发现的,为了帮助确诊,通常要结合化验和影像学检查。

医务人员可能会安排一项或多项检测来检查肝脏,具体如下:

(1)实验室检查。

①血常规。血红蛋白含量降低,血小板和白细胞数量也降低。

②肝功能试验。代偿期轻度异常,失代偿期血清蛋白含量降低,球蛋白含量升高,白球比(A/G)倒置。凝血酶原时间延长,凝血酶原活性下降。转氨酶活性、胆红素含量升高。总胆固醇及胆固醇酯含量下降,血氨浓度可升高。氨基酸代谢紊乱,支/芳比例失调。尿素氮、肌酐含量升高。电解质紊乱,表现为低钠、低钾。

③病原学检查。乙型肝炎病毒(HBV)或丙型肝炎病毒(HCV)或丁型肝炎病毒(HDV)的相关标志物呈阳性。

④免疫学检查。

a. 免疫球蛋白。IgA、IgG、IgM 含量可升高。

b. 自身抗体。抗核抗体、抗线粒体抗体、抗平滑肌抗体、抗肝脂蛋白膜抗体可阳性。

c. 其他免疫学检查。补体减少、玫瑰花结形成率及淋转率下降、CD8(Ts)细胞数量减少,免疫功能下降。

⑤纤维化检查。血清前胶原Ⅲ型肽(PⅢP)含量升高,脯氨酰羟化酶(PHO)和单胺氧化酶(MAO)活性升高,血清板层素(LM)含量升高。

⑥腹腔积液检查。新近出现腹腔积液者、原有腹腔积液迅速增加原因未明者应做腹腔穿刺,抽取腹腔积液做常规检查、腺苷脱氨酶(ADA)测定、细菌培养及细胞学检查。为提高培养阳性率,腹腔积液培养取样操作应在床边进行,使用血培养瓶,分别做需氧和厌氧菌培养。

(2)影像学检查。

①食管-胃底钡剂造影。食管-胃底钡剂造影可见食管-胃底静脉出现虫蚀样或蚯蚓样静脉曲张变化。

②B 型及彩色多普勒超声检查。B 型及彩色多普勒超声检查可见肝被膜增厚,肝脏表面不光滑,肝实质回声增强,粗糙不匀称,门静脉直径增宽,脾大,腹腔积液。

③CT 检查。CT 检查可见肝脏各叶比例失常,密度降低,呈结节样改变,肝门增宽、脾大、腹腔积液。

(3)内镜检查。

内镜检查可确定有无食管-胃底静脉曲张,阳性率较钡餐 X 线检查高,尚可了解静脉曲张的程度,并对其出血的风险性进行评估。食管-胃底静脉曲张是诊断门静脉高压的最可靠指标。在并发上消化道出血时,急诊胃镜检查可判明出血部位和病因,并进行止血治疗。

(4)肝穿刺活体组织检查。

肝穿刺活体组织检查可确诊。

(5)腹腔镜检查。

腹腔镜检查能直接观察肝、脾等腹腔脏器及组织,并可在直视下取活检,对诊断有困难者有价值。

(6)门静脉压力测定。

经颈静脉插管测定肝静脉楔入压与游离压,二者之差为肝静脉压力梯度(HVPG),反映门静脉压力。正常多小于 5 mmHg,大于 10 mmHg 则为门静脉高压症。

失代偿期肝硬化诊断不难,肝硬化的早期诊断较困难。

①代偿期。慢性肝炎病史及症状可供参考。如有典型蜘蛛痣、肝掌应高度怀疑。肝质地较硬或不平滑及(或)脾大(大于 2 cm),质硬,而无其他原因解释,是诊断早期肝硬化的依据。肝功能可以正常。蛋白质电泳或可异常,单氨氧化酶活性、血清前胶原Ⅲ型肽含量,升高有助诊断。必要时进行肝穿病理检查或腹腔镜检查以利于确诊。

②失代偿期。症状、体征、化验皆有较显著的表现,如腹腔积液、食管静脉曲张。明显脾大,出现脾功能亢进及各项肝功能检查异常等,不难诊断。但有时需与其他疾病鉴别。

(二)肝硬化的诱发因素

引起肝硬化的病因很多,可分为病毒性肝炎肝硬化、酒精性肝硬化、代谢性肝硬化、胆汁淤积性肝硬化、肝静脉回流受阻性肝硬化、自身免疫性肝硬化、毒物和药物性肝硬化、营养不良性肝硬化、隐源性肝硬化等。

(1)病毒性肝炎。

目前在我国,病毒性肝炎尤其是慢性乙型、丙型肝炎,是引起门静脉性肝硬化的主要因素。

(2)酒精中毒。

长期大量酗酒是引起肝硬化的因素之一(Tonon et al,2021)。

(3)营养障碍。

多数学者承认营养不良可降低肝细胞对有毒和传染因素的抵抗力,而成为肝硬化的间接病因。

(4)工业毒物或药物。

长期或反复地接触含砷杀虫剂、四氯化碳、黄磷、氯仿等,或长期使用某些药物如双醋酚汀、异烟肼、辛可芬、四环素、氨甲蝶呤、甲基多巴,可产生中毒性或药物性肝炎,进而导致肝硬化。黄曲霉素也可使肝细胞发生中毒损害,引起肝硬化。

(5)循环障碍。

慢性充血性心力衰竭、慢性缩窄性心包炎可使肝内长期淤血缺氧,引起肝细胞坏死和纤维化,称淤血性肝硬化,也称为心源性肝硬化。

(6)代谢障碍。

如血色病和肝豆状核变性(亦称 Wilson 病)等。

(7)胆汁淤积。

肝外胆管阻塞或肝内胆汁淤积时高浓度的胆红素对肝细胞有损害作用,久之可发生肝硬化,肝内胆汁淤积所致疾病称原发胆汁性肝硬化,由肝外胆管阻塞所致者称继发性胆汁性肝硬化。

(8)血吸虫病。

血吸虫病时由于虫卵在汇管区刺激结缔组织增生成为血吸虫病性肝纤维化,可引起显著的门静脉高压,亦称为血吸虫病性肝硬化。

(9)原因不明。

部分肝硬化原因不明,称为隐源性肝硬化。

(三)肝硬化的治疗策略

肝硬化明确诊断后,应尽早进行系统规范的治疗。对于代偿期肝硬化患者,治疗目标是防止失代偿的发生;对于失代偿期肝硬化患者,治疗目标是防止进一步失代偿、避免肝移植及死亡的发生。肝硬化的治疗尽可能包括采取针对病因的治疗、针对主要发病机理及主要并发症的治疗,以及综合支持治疗。

1. 针对病因的治疗

病因治疗是肝硬化治疗的关键。治疗原发病的手段包括:针对酒精性肝硬化的戒酒,针对 HBV、HCV 的抗病毒药物,针对自身免疫性肝炎的免疫抑制剂,针对原发性胆汁性胆管炎的熊去氧胆酸(ursodeoxycholic acid,UDCA)等。国内外多项研究显示,病因治疗可以有效阻止肝硬化的进展,甚至可以使失代偿期肝硬化患者逆转为代偿期肝硬化(即再代偿期肝硬化),从而降低病死率、改善生活质量。

2. 针对关键发病机理的治疗

(1)降低门静脉压力的治疗。

门静脉高压是造成血液动力改变的始动因素,且随着疾病进展,门静脉高压所致血流动力学异常更为突出,是导致各种并发症的基础。因此,有效降低门静脉压力,可以延缓疾病进展、降低失代偿事件的发生率。

①非选择性 β 受体阻滞剂。非选择性 β 受体阻滞剂(NSBB)通过抑制心脏的 β1 受体降低心率,通过抑制内脏血管的 β2 受体导致内脏血管收缩、减少门静脉血流量,从而降低门静脉压力。卡维地洛还能阻断 α1 受体,导致门静脉扩张,从而更有利于降低门静脉阻力。NSBB 与内镜联合治疗已广泛应用于埃布斯坦-巴尔病毒(EVB)的一级和二级预防,以阻止疾病进展、减少失代偿事件的发生。

②他汀类药物。他汀类药物通过增加肝脏内 NO 含量,从而扩张门静脉及降低门静脉压力。此外,他汀类药物还具有改善窦内皮细胞功能和肝脏微循环,减少缺血再灌注损伤、抑制纤维化等作用(Oh et al,2016)。一项针对失代偿肝硬化患者的安慰剂对照研究显示,辛伐他汀不能降低再出血率,但可改善两年生存率,可能与其降低心血管事件的发生有关。因此,对于存在代谢或心血管危险因素的肝硬化患者,可以考虑使用他汀类药物治疗。

③经颈静脉肝内门体分流术(TIPS)。TIPS 治疗可持续有效地降低门静脉压力,改善血流动力学。常用于经药物和内镜治疗失败的急性胃肠道出血病毒(GEVB)患者的“挽救性”治疗,以及针对肾衰竭综合征(HRS)和难治性腹水的治疗。早期实施 TIPS(72 h 内,最好 24 h 内)可显著降低急性出血控制失败率或再出血率,并能提高近期及远期的生存率;最新荟萃分析显示,CTP-B/C 级患者均可获益,可使 1 年死亡风险降低 36%。另一项荟萃分析表明,经 TIPS 治疗后,93%的 1 型和 84%的 2 型 HRS 患者的肾功能得到改善,其 1 年生存率分别提高到 47%和 64%。

④内脏缩血管药物。特利加压素、生长抑素及其人工合成衍生物奥曲肽等通过收缩内

脏血管、降低门静脉血流，从而降低门静脉压力，广泛用于急性 GEVB 及 HRS 的治疗。这些药物可有效治疗出血，降低短期内再出血风险，或有效降低血清肌酐水平，促进 HRS 逆转，但多不能有效改善长期生存率。

早期开始降低门静脉压力的治疗，有可能延缓血流动力学恶化的速度，从而在一定程度上改善预后。但应注意，NSBB 不能用于有顽固性腹水、HRS 或血压低于 90/60 mmHg 者，以及存在门静脉高压性肺动脉高压者。另有报道，NSBB 可使肝硬化门静脉血栓形成（PVT）的风险增加 5 倍。用他汀类药物治疗 CTP-C 级患者时，可能需要调整剂量，并应警惕药物性肝损伤的发生。TIPS 术后肝性脑病（HE）的发生率增加，应注意采取防治措施。此外，TIPS 治疗会加重右心功能不全，因此禁用于有门静脉高压性肺动脉高压者；是否可用于肝肺综合征患者，尚存在争议。

（2）抗凝治疗。

门静脉血栓形成（PVT）是肝硬化常见的并发症之一。急性完全闭塞性 PVT 可以在短时间内增加门静脉压力，加重腹水，增加静脉曲张破裂出血风险及内镜下止血的失败率和再出血率。当 PVT 累及肠系膜上静脉时可导致肠缺血性坏死、穿孔、休克甚至死亡；PVT 还可增加肝硬化患者肝移植术后 30 d 和 1 年病死率。目前，可采用低分子量肝素、华法林或直接口服抗凝药进行抗凝治疗。

抗凝治疗对肝硬化预后及生存的影响，目前尚存争议。最近一些研究显示，肝硬化合并 PVT 者经过抗凝治疗有更好的预后，低分子肝素在减少失代偿及改善生存率方面可能更有优势；接受抗凝治疗者静脉曲张出血率明显降低（比值比为 0.232），获得完全再通者比无再通者或部分再通者有更高的生存率。等待肝移植且存在 PVT 和肠系膜上静脉血栓，是抗凝治疗的绝对适应证。

（3）抗感染治疗。

失代偿期肝硬化患者发生细菌感染后，死亡风险增加 3.75 倍，其 1 个月和 1 年的病死率可达 30%和 63%（Preda et al，2014）。感染还可引起严重并发症，如高动力循环状态、SBP、HE、EVB、HRS、PVT 和慢性急性肝衰竭等，从而加速病情进展，导致患者死亡。

肝硬化患者出现门静脉高压后，肠道菌群及肠道通透性的改变导致细菌易位，进入循环系统，通过病原相关分子模式作用于免疫细胞，后者释放细胞因子和炎症因子导致内脏血管扩张，加重血流动力学障碍（Fan et al，2021）。回顾性研究显示，口服利福昔明可降低包括 HE、SBP 和消化道出血在内的多种严重并发症的发生率，其疗效有待前瞻性研究进一步证实。

（4）综合支持治疗。

肝硬化特别是失代偿期肝硬化患者，因热量和蛋白质摄入不足、消化吸收不良、三大物质（糖类、脂类及蛋白质）代谢改变，以及体力活动减少等因素，常存在营养不良、肌少症及虚弱。而这些并发症的存在，可显著增加感染、HE、腹水等各种传统并发症的发生，从而影响生存和生活质量。

通过少量多餐（特别是睡前少量加餐）提供适当和足量的热量与蛋白质，鼓励适当体力活动甚至低强度体育锻炼，戒烟、戒酒，改善口腔卫生等，能有效改善营养不良、肌少症及虚弱，从而降低各种并发症的发生和对住院的需求，并改善生活质量。

(5)肝移植。

目前,原位肝移植仍然是治疗终末期肝病及包括符合特定选择标准的肝癌在内的各种并发症最彻底、最有效的手段。因此,对于失代偿期肝硬化患者,在积极给予内科治疗的同时,应注意及时发现并转诊需要肝移植的终末期患者。

二、肝硬化的发病机理

肝硬化的病因很多,其形成途径和发病机理亦不同,有的通过慢性肝炎的途径,如病毒性肝炎和中毒性肝炎;有的通过大囊泡性肝脂肪变性途径,如酒精性肝病;有的通过长期肝内外胆汁淤积或肝静脉回流障碍,导致门静脉区或小叶中央区纤维化的途径等。不论何种病因、哪种途径,都涉及肝细胞炎性坏死,结节性肝细胞再生和肝纤维化等 3 个相互联系的病理过程。

(1)肝细胞炎性坏死。

肝脏在长期或反复的生物、物理、化学、代谢产物或免疫损伤等病因作用下,均可发生弥漫性肝细胞变性、坏死,肝小叶结构破坏、塌陷。若炎症、坏死持续不断,各种炎症细胞浸润,将释放各种细胞因子,促进细胞外间质尤其是胶原蛋白的生成增多(Ruebner,1986)。因此,肝细胞炎性坏死不单是肝硬化发生和发展的始动因素,而且还贯穿整个病变过程(Yao et al, 2022)。

(2)肝细胞再生。

肝细胞再生是对肝损伤后的修复代偿过程。但由于肝小叶纤维支架断裂或塌陷,再生肝细胞不能沿原支架按单细胞索轮状排列生长,而是形成多层细胞相互挤压的结节状肝细胞团(再生肝结节)。结节周围无汇管区,缺乏正常的血液循环供应,再生肝细胞形态大小不一,常有脂肪变性或萎缩。再生结节可压迫、牵拉周围的血管、胆管,导致血流受阻,引起门静脉压力升高。

(3)肝纤维化和假小叶形成。

肝纤维化系指肝细胞外的间质细胞(贮脂细胞、成纤维细胞、炎性免疫效应细胞等)增生和细胞外间质成分生成过多、降解减少,导致在肝内大量沉积。细胞外间质包括胶原(Ⅰ、Ⅲ、Ⅳ、Ⅴ、Ⅵ型)、糖蛋白(纤维连接蛋白、层粘连蛋白)和蛋白多糖(硫酸软骨素、硫酸皮肤素、透明质酸)3 类大分子组成,分布于肝脏间质、肝细胞及血管的基底膜。Ⅰ、Ⅲ型胶原分布于汇管区,Ⅳ型位于小叶血管、胆管的基底膜、Ⅴ型位于肝血窦周围和门脉区;纤维连接素、层粘连蛋白与透明质酸等是细胞外非胶原蛋白成分,具有连接和固定作用,与胶原相互连接形成网状结构,影响了肝脏细胞成分的基因表达。肝脏在肝炎病毒、酒精及其中间代谢产物乙醛、血吸虫虫卵、缺氧或免疫损伤等作用下,引起急性、慢性、炎症坏死、激活单核-巨噬细胞系统产生各种细胞因子,如血小板源生长因子、转化生长因子、肿瘤坏死因子、IL-1 等,作用于贮脂细胞、成纤维细胞,促进其分化、增生并分泌和生成大量胶原纤维(Guarner et al,1995)。各型胶原比例与分布发生变化,Ⅰ型与Ⅲ型胶原比值增加。大量Ⅰ、Ⅳ型胶原沉积于 Disse 腔,使肝窦内皮细胞间“窗”的数量和大小缩减,甚至消失。形成肝窦“毛细血管化”,导致门脉压力增高,同时妨碍肝细胞与肝窦间营养物质的交换,进一步加重肝细胞的损害。增生的胶原纤维组织自汇管区-汇管区或汇管区-中央静脉延伸扩展,形成纤维间隔,不仅包绕再生肝结节,还将残存的肝小叶(一个或几个)重新分割,改变成为假小叶，形成肝硬化的典型形态变化。假小叶内的肝细胞没有正常的血液循环供应系统，在炎症持续作用下，又可引起肝细胞再坏死及胶原纤维增生。如此反复发展，假小叶形成越来越多，病变不断加重，导致肝内外血液循环障碍及肝功能日益恶化。

三、肝硬化的健康预防

①在日常饮食中要滴酒不沾，因为酒精主要靠肝脏代谢，当肝细胞已经受损，对酒精代谢能力较低的情况下，喝酒很容易造成肝硬化加剧。

②少吃油炸、腌制、发霉和含有人工色素、人工添加剂的食品，因生病的肝脏胆汁排出量不足，会严重影响食物的吸收与消化。那些油炸、油腻、发酵及腌制的食物最好不吃或少吃。

③不吃一些过硬的、辛辣刺激的、坚果类食物。粗糙刺激的食物未经细嚼慢咽就吞入胃中，就可能刺破或擦破血管而引起大出血，上消化道出血是肝硬化患者的常见并发症和死亡原因之一。

④油盐也一定要严格控制，尤其是烹调油，尽量以煮、炖、烩、拌为主，少做红烧、油煎的食物。

⑤不做重体力活动，注意休息，避免熬夜。

⑥谷类食物是营养摄入的根本，要根据体重变化调整谷类食物的摄入。以杂且精，杂是指多样化，例如小米、大米、玉米面，标准面粉搭配使用；精则是指要细软，容易消化，多以米粥、软饭、包子、面条为宜。

⑦奶类摄入也要充足，奶类能够为人们提供丰富的蛋白质和钙。针对曾经出现过肝性脑病的患者，酸奶更是有益。选择发酵制品的酸奶非常有助于消化，并且其中的益生菌能够改善肠道微生态环境，减少肠道产生氨气，所以每天服用酸奶 300 mL 左右，早、中、晚各 100 mL 最为适宜。

⑧蔬菜、水果都含有钠、钾、镁等矿物质，有利于排便，但是一定要注意入口食物的形状，颗粒越小，越细软，越有利于消化。

⑨肉类的摄入一定要谨慎，对于肉类的摄入可以以肉丸子、肉馅、肉末为主，或者去皮鸡肉、瘦猪肉、瘦牛肉。若有血氨升高，或出现肝性脑病先兆的患者，则暂停食用肉类，待血氨下降、症状消失，再逐渐由少到多，增加至目标量。鸡蛋是很好的蛋白质来源，肝硬化患者食用鸡蛋时，可以以蛋羹、蛋花汤为最佳。

⑩少食多餐，以减轻肝脏的负担。

第七节　慢性胆囊炎的发病机理与健康防护

慢性胆囊炎（chronic cholecystitis）是一种临床常见的多由结石、感染、化学刺激等因素所致的慢性消化系统疾病。根据胆囊内是否存在结石，可分为结石性或非结石性胆囊炎两类。临床表现为阵发性右上腹疼痛，且多在饱餐或进食油腻后加重，或伴有不同程度的腹胀、恶心、反酸等消化不良的症状，当患者缺乏典型表现时，常常容易被忽略。西医治疗以祛除病因、改善症状、预防复发为主要目的，以解痉止痛、抗感染、利胆消炎、手术为主要治疗手段。近年来，随着生活水平的改善或饮食结构的调整，生活压力等情志因素的刺激，慢性胆囊炎的发病率在不断增加。

一、慢性胆囊炎的症状诊断、诱发因素与治疗策略

（一）慢性胆囊炎的症状诊断

多数慢性胆囊炎患者无明显症状，无症状者约占所有患者的70%。随着腹部超声检查的广泛应用，患者多于常规健康体格检查时发现胆囊结石，此时既无明显症状又无阳性体征，但部分患者未来可能会出现症状。对胆囊结石自然病程的流行病学调查显示，无症状胆囊结石出现相关症状的年发生率为0.7%～2.5%，出现并发症（如急性胆囊炎、急性胰腺炎和梗阻性黄疸等）的年发生率为0.1%～0.3%。

慢性胆囊炎患者较为常见的症状是反复发作的右上腹不适或右上腹痛，其发作常与油腻饮食、高蛋白饮食有关。少数患者可能会发生胆绞痛，系由结石嵌顿于胆囊颈部或胆囊管诱发胆囊、胆道平滑肌及 Oddi 括约肌痉挛收缩而引起的绞痛，常在饱食或油腻饮食后发作，表现为右上腹或上腹部持续疼痛伴阵发性加剧，可向右肩背部放射，如嵌顿结石因体位变动或解痉等药物解除梗阻，则绞痛即可缓解。

慢性胆囊炎示意图如图3.12所示。

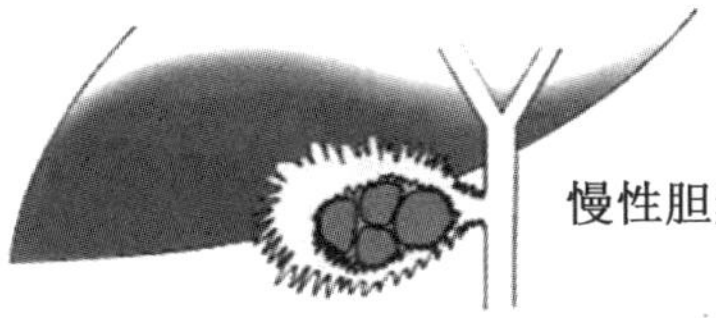

图3.12　慢性胆囊炎示意图

慢性胆囊炎患者常伴有胆源性消化不良，表现为嗳气、饭后饱胀、腹胀和恶心等症状。慢性胆囊炎的检查方法如下：

（1）腹部超声检查。

腹部超声检查是诊断慢性胆囊炎、胆囊结石最常用和最有价值的检查方法，对诊断胆囊结石的准确率可达95%以上。Meta 分析显示，腹部超声检查诊断胆囊结石的灵敏度为97%，特异度为95%。慢性胆囊炎腹部超声检查主要表现为胆囊壁增厚（壁厚不小于3 mm）、毛糙；如合并胆囊结石，则出现胆囊内强回声及后方声影；若胆囊内出现层状分布的点状低回声，后方无声影时，则常是胆囊内胆汁淤积物的影像学表现。腹部超声检查时还需注意与息肉的鉴别，若表现为胆囊内不随体位移动的与胆囊壁相连的固定强回声团，且后方不伴声影时，多诊断为胆囊息肉（Tsai et al，2013）。

内镜超声（EUS）对常规腹部超声检查未发现的胆囊微小结石有较高的检出率。研究报道，常规腹部超声检查阴性的胆绞痛患者再行内镜超声检查，52.4%可发现胆囊结石。

（2）CT 检查。

CT 检查能良好地显示胆囊壁增厚，但不能显示 X 线检查阴性的结石。CT 检查对慢性胆囊炎的诊断价值与腹部超声检查相似，但对胆囊结石的诊断不具优势，Meta 分析显示 CT 检查诊断胆囊结石的准确率为89%。口服胆囊造影 CT 检查通过口服碘番酸等对比剂可增加胆汁和病变的密度差别，有助于诊断胆囊阴性结石和息肉样病变，但在国内开展较少。多能谱 CT 是一种新型 CT，可提供以多种定量分析方法与多参数成像为基础的综合诊断模

式，脂/水基物质图和单能量图能很好地显示X线检查阴性结石并可分析其结石成分，明显优于传统CT。

(3)MRI检查。

MRI检查在评估胆囊壁纤维化、胆囊壁缺血、胆囊周围组织水肿、胆囊周围脂肪堆积等方面均优于CT检查，主要用于鉴别急性和慢性胆囊炎。在腹部超声检查显示，胆囊病变不清晰时，可选用MRI检查。此外，磁共振胰胆管成像(magnetic resonance cholangiopancreatography,MRCP)可发现腹部超声和CT检查不易检出的胆囊和胆总管小结石。

(4)X线检查。

普通腹部X线检查可发现部分含钙较多的结石影。口服碘番酸等对比剂后行胆囊造影对胆囊结石诊断率仅为50%左右，虽有助于了解胆囊的大小和收缩功能，但目前已基本不再应用。

(5)胆囊收缩素刺激闪烁显像检查。

胆囊收缩素刺激闪烁显像(CCK-HIDA)检查是评估胆囊排空的首选影像学检查，可鉴别是否存在胆囊排空障碍。如果无结石患者CCK-HIDA检查胆囊喷射指数(小于35%)降低，则高度提示慢性非结石性胆囊炎。但国内尚未开展CCK-HIDA检查，缺乏相关研究结果。

(二)慢性胆囊炎的诱发因素

(1)结石因素。

约10%的慢性胆囊炎由结石引起，原因是结石刺激胆囊壁发生炎症，还可继发细菌感染。结石长期压迫和刺激引起局部溃疡，形成狭窄及结石本身造成引流不畅。胆汁浓缩，浓缩的胆盐对胆囊黏膜的化学刺激及胆囊结石对其黏膜的长期机械性刺激，最终可引起胆囊的慢性炎症(Mahoney et al,2021)。

一般认为，胆囊小结石易阻塞胆囊管，引起急性胆囊炎，而较大的结石常无明显的腹部绞痛，仅引起慢性胆囊炎的表现。几乎所有胆囊内有结石的患者都有慢性胆囊炎。

(2)感染。

1/3患者的胆汁培养有细菌生长。细菌可经血液或淋巴或邻近组织器官炎症的直接蔓延，以及通过十二指肠乳头开口上行至胆囊等途径而感染。常见的致病菌主要为大肠杆菌，还有链球菌、葡萄球菌、伤寒杆菌、产气杆菌、绿脓杆菌等(Oxenford et al,1986)。慢性胆囊炎亦可由病毒感染引起，15%慢性胆囊炎患者过去有肝炎病史。真菌、寄生虫如蛔虫肠贾第虫感染亦可导致慢性胆囊炎。有研究人员认为，幽门螺杆菌参与并加剧慢性胆囊炎的形成(Soto et al,1977)。

(3)运动功能障碍。

运动功能障碍可逐渐演变为器质性病变，胆囊的张力和动力出现变异，排空时间延长，胆囊增大，并逐渐出现胆囊壁纤维化、增厚，慢性炎症细胞浸润(Bulychev et al,1992)。

(4)代谢因素。

在胆囊内注入某些胆盐溶液可形成慢性胆囊炎，这与胆汁酸成分改变的化学作用有关。胰液反流亦可引起化学性慢性胆囊炎。

(5)血管因素。

胆囊壁血管病变可导致胆囊黏膜损害，胆囊收缩功能和弹力减失，出现纤维化。

（6）急性胆囊炎迁延而来。

慢性胆囊炎的诱发因素中，急性胆囊炎的迁延是重要的因素。

（三）慢性胆囊炎的治疗策略

慢性胆囊炎的治疗，应该根据患者自身有无症状进行个体化治疗，治疗的目的主要是治疗病因，缓解症状，预防复发，防治并发症。

（1）一般治疗。

慢性胆囊炎的一般治疗包括饮食治疗、休息与精神心理的治疗。良好生活习惯的养成尤为重要，如饮食清淡，选用低盐低脂、低热量、适量蛋白质饮食，按时进餐，不可暴饮暴食，少食多餐。注意营养搭配，不可偏食或进食过于单一，不可进食刺激性的食物。且慢性胆囊炎急性发作或症状明显时，注重休息，劳逸结合，不可熬夜，防止疾病的进一步发展。慢性胆囊炎的长期反复发作，给患者的心理及经济带来沉重的负担，因此在治疗过程中，应保持轻松的心态，更有利于疾病的好转及愈合。

（2）内科治疗。

内科治疗主要包括药物的治疗，主要有抗感染、利胆、解痉止痛治疗。无症状患者或内科治疗疗效较好时，首选内科治疗。

①抗感染治疗。慢性胆囊炎无症状者或病情较轻者，通常不需要抗生素治疗，当其急性发病或病情较重时，根据胆汁培养、药敏试验或者经验治疗，选用有效的抗生素进行治疗。研究表明，慢性胆囊炎胆汁培养阳性率达44%。还有研究显示，慢性胆囊炎多由革兰氏阴性菌引起，且现在对哌拉西林的耐药性越来越强，因此选用哌拉西林钠他唑巴坦钠复合制剂进行治疗，该复合制剂具备广谱抗生素与β-内酰胺酶抑制剂的双重特性，现已被广泛用于临床治疗。

②利胆治疗。熊去氧胆酸化学名称为3α，7β二羟基-5β-胆甾烷-24-酸，它的主要作用为降低胆汁中胆固醇及胆固醇酯，同时可以增加胆汁酸的含量，使胆汁成分发生改变，从而起到利胆的作用。阿嗪米特为一种强效促胆汁分泌药物，不仅可促进胆汁的分泌；还可增强胰蛋白酶活性，胰蛋白酶可改善食物消化和吸收，纤维素酶可加快纤维的代谢（Poddubnaya，2017）。

③解痉止痛。常用于疾病急性加重时，常用的药物有阿托品、山莨菪碱等，可以有效松弛胆管括约肌缓解疼痛，尤适用于伴有结石阻塞、括约肌收缩引起的疼痛。

（3）外科治疗。

慢性胆囊炎若反复发生或伴有其他并发症，或内科治疗无效时，则应选用外科手术进行根治治疗（图3.13）。腹腔镜切除术对老年慢性胆囊炎伴胆囊结石患者的临床疗效表现：术后炎症反应减少，且创伤小，与开腹胆囊切除术比较效果更好，值得推广。研究表明，腹腔镜结合胆道镜胆囊部分切除术，既能保留胆囊一部分收缩与舒张功能，又可以达到治疗疾病的目的，且对患者造成的伤害小，对于有适应证的患者而言是很好的选择（Hermann，1990）。

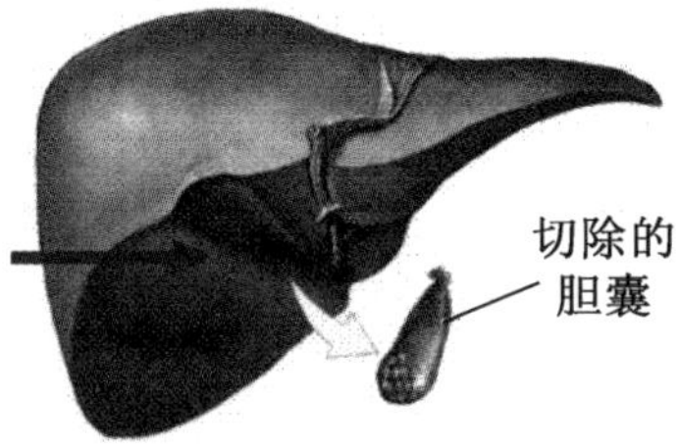

图 3.13　外科手术切除胆囊

二、慢性胆囊炎的发病机理

慢性胆囊炎多来自未完全消退的急性炎症或因结石阻塞引起胆汁潴留所致。有的胆囊仅表现为轻度的炎症改变，囊壁水肿，略增厚。当慢性胆囊炎反复急性发作时，胆囊浆膜与周围组织粘连，囊壁层次不清；当胆囊管被结石嵌顿，或胆囊管黏膜遭破坏被结缔组织替代而完全堵塞时，胆囊内胆汁中的胆红素被吸收，同时胆囊黏膜不断分泌黏液，胆囊膨胀，囊壁变薄，囊腔内充满无色胆汁，称为胆囊积液；慢性胆囊炎中结石常可压迫局部组织发生溃疡或局部坏死，同时并发胆囊穿孔；若炎症累及胆囊周围组织，引起粘连，并可导致局部包裹性脓肿或炎性肿块形成；若穿破胆囊黏着的肠腔，则形成内瘘。

慢性胆囊炎可形成一些特殊的形态，如“葫芦胆囊”，这是胆囊的颈、体之间发生瘢痕性收缩，导致胆囊局部环形狭窄，呈葫芦状。还有“瓷样胆囊”，这是因为胆囊壁弥漫性纤维化，黏膜和浆膜均变成灰白色，质地坚硬而有光泽，看上去如瓷器一样。此外，由于代谢紊乱及增生性病变，胆囊也可出现以下一些病理改变：如胆固醇沉积症，表现为胆囊壁固有层脂质的异常沉积，弥漫型表现为胆囊黏膜呈砖红色伴有多数黄色小结节沉积，外观酷似草莓，又称“草莓样胆囊”；局限型可表现为单发或多发附着胆囊壁的胆固醇息肉，约 50% 伴发胆囊结石。胆囊腺肌增生病则主要表现为胆囊黏膜腺体和肌层组织的明显增生，病变部位胆囊壁明显增厚。

三、慢性胆囊炎的健康预防

(1)早餐一定要吃，进食一定要规律。

早餐尽量在八点之前吃。现代人工作忙碌，很多人为了赶时间上班就干脆把早餐给省略了，不吃早餐会造成胆囊内胆汁淤积，日积月累形成胆囊结石。此外，不规律的饮食会刺激胆囊不规律收缩，引起胆汁代谢紊乱。

(2)控制脂肪、胆固醇摄入量。

随着人民生活水平的提高，人们摄入的胆固醇越来越多，胆固醇在体内排泄的途径主要是在肝脏中转化为胆汁酸，随胆汁排入肠道，帮助消化，但如果摄入的胆固醇超过肝脏的转化能力，胆汁内胆固醇含量升高，长期摄入会形成胆固醇结石，极易引起慢性胆囊炎。因此，少食用动物油、肥肉、油炸食物、动物内脏、松花蛋、蛋黄、鱼子等高胆固醇食物，多吃谷类、粗粮、豆制品、新鲜瓜果蔬菜、香菇、木耳、鱼等具有降低胆固醇作用的食物。

(3)保证优质蛋白质、碳水化合物的摄入。

蛋白质摄入过多可刺激胆汁分泌，引起胆囊收缩，加重胆囊炎患者疼痛症状，但蛋白质是人体必不可少的能量来源。以鱼、虾、兔肉、鸡肉等优质蛋白为主，避免食用带皮的肉类。豆类含有丰富的豆固醇和卵磷脂，能够有效降低机体胆固醇的吸收率、预防胆结石，所以可用部分豆制品替代鱼、肉等食物。淀粉类食物对胆囊的刺激小，对肝脏的工作负担也小，高碳水化合物饮食有利于慢性胆囊炎患者的恢复。

(4)少量多次饮水。

饮水在 2 000 mL 以上能够有效地稀释胆汁浓度，促进胆汁排出，防止胆汁淤积，有利于胆管疾病恢复。但应遵循少量多次的原则，保证每次有效饮水量。

(5)清淡饮食。

清淡饮食能够最大程度减轻食物因素对胆囊的刺激，使胆囊能够按照自己的生理周期进行运动，减轻胆囊负担。

(6)规律作息、适度运动。

人有充足的睡眠才是身体健康的根本，好的睡眠能够帮助调理身体，中医认为肝脏的排毒时间是 23:00—01:00，胆的排毒时间是 01:00—03:00。在此时间如果没有熟睡，会使肝胆受损，影响肝胆的正常生理功能。

(7)调畅情志。

任何疾病都应该以正确的心态去面对，切勿悲观、消极，慢性胆囊炎虽然病程易反复，但它只是临床常见疾病，也并非难治，所以每位患者都应该以乐观的心态去面对它。

参考文献

[1] YANG H, ZHOU X Y, HU B. The 'reversibility' of chronic atrophic gastritis after the eradication of Helicobacter pylori[J]. Postgrad Med, 2022, 134(5): 474-479.

[2] ROSSI R E, ELVEVI A, SCIOLA V, et al. Paradoxical association between dyspepsia and autoimmune chronic atrophic gastritis: insights into mechanisms, pathophysiology, and treatment options[J]. World J Gastroenterol, 2023, 29(23): 3733-3747.

[3] DUQUE-BUITRAGO L F, TORNERO-MARTÍNEZ A, LOERA-CASTAÑEDA V, et al. Use of food and food-derived products in the treatment of gastritis: a systematic review[J]. Crit Rev Food Sci Nutr, 2023, 63(22): 5771-5782.

[4] MAEV I V, DICHEVA D T, LEBEDEVA E G. Efficacy of antacids in the treatment of chronic gastritis[J]. Eksp Klin Gastroenterol, 2010(10): 87-92.

[5] HARUMA K, ITO M, KIDO S, et al. Long-term rebamipide therapy improves Helicobacter pylori-associated chronic gastritis[J]. Dig Dis Sci, 2002, 47(4): 862-7.

[6] GAO X, YUAN J, LI H, et al. Clinical research on acupuncture and moxibustion treatment of chronic atrophic gastritis[J]. J Tradit Chin Med, 2007, 27(2): 87-91.

[7] BA S. Gastric ulcer controlled trial using a licorice derivative rucedal[J]. N Z Med J, 1975, 81: 298.

[8] WU X, HUANG Q H, XU N, et al. Antioxidative and anti-inflammatory effects of water extract of *Acrostichum aureum* L. against ethanol-induced gastric ulcer in rats[J]. Evid Based Complementary Altern Med, 2018, 2018: 3585394.

[9] ZOU Y L, CUI X M, XIANG Q, et al. Protective effect of against ethanol-induced gastric ulcer and its mechanism [J]. Zhejiang Da Xue Xue Bao Yi Xue Ban, 2021, 50 (5):561-567.

[10] LOUIS E, KEMSEKE C V, LATOUR P, et al. Genetics and environment in chronic inflammatory bowel diseases[J]. Rev Med Liege,2012,67(5/6):298-304.

[11] SARABAGILI-SHABAT C, SIGALL-BONEH R, LEVINE A. Nutritional therapy in inflammatory bowel disease[J]. Curr Opin Gastroenterol,2015,31(4):303-308.

[12] SHIOTANI A, GRAHAM D Y. Pathogenesis and therapy of gastric and duodenal ulcer disease[J]. Med Clin North Am,2002,86(6):1447-1466, viii.

[13] WILDER-SMITH C H, HALTER F, MERKI H S. Tolerance and rebound to H_2-receptor antagonists: intragastric acidity in patients with duodenal ulcer[J]. Dig Dis Sci, 1991,36(12):1685-1690.

[14] MULDER C J, SCHIPPER D L. Omeprazole and ranitidine in duodenal ulcer healing. Analysis of comparative clinical trials [J]. Scand J Gastroenterol Suppl, 1990, 178:62-66.

[15] HOBSLEY M. Dragstedt, gastric acid and duodenal ulcer[J]. Yale J Biol Med,1994,67 (3/4):173-180.

[16] SHIMADA T, KOIKE T, TAJIMA A, et al. Duodenal ulcer is one of the diseases for which *H. pylori* eradication is recommended [J]. Nihon Rinsho, 2005, 63 (Suppl 11):264-268.

[17] DU L, HA C. Epidemiology and pathogenesis of ulcerative colitis[J]. Gastroenterol Clin North Am,2020,49(4):643-654.

[18] UNGARO R, MEHANDRU S, ALLEN P B, et al. Ulcerative colitis[J]. Lancet,2017, 389(10080):1756-1770.

[19] MANZ M, MICHETTI P, SEIBOLD F, et al. Treatment algorithm for moderate to severe ulcerative colitis[J]. Swiss Med Wkly,2011,141:w13235.

[20] ORDÁS I, ECKMANN L, TALAMINI M, et al. Ulcerative colitis[J]. Lancet,2012,380 (9853):1606-1619.

[21] TONON M, PIANO S. Alcohol-related cirrhosis: the most challenging etiology of cirrhosis is more burdensome than ever[J]. Clin Mol Hepatol,2021,27(1):94-96.

[22] OH Y, PARK O, SWIERCZEWSKA M, et al. Systemic PEGylated TRAIL treatment ameliorates liver cirrhosis in rats by eliminating activated hepatic stellate cells[J]. Hepatology,2016,64(1):209-223.

[23] PREDA S, TRIFAN A, GÎRLEANU I, et al. Infectious complications in patients with liver cirrhosis[J]. Rev Med Chir Soc Med Nat Iasi,2014,118(3):590-597.

[24] FAN Y J, LI Y P, CHU Y J, et al. Toll-like receptors recognize intestinal microbes in liver cirrhosis[J]. Front Immunol,2021,12:608498.

[25] RUEBNER B H. Collagen formation and cirrhosis[J]. Semin Liver Dis,1986,6(3):212-220.

[26] YAO L C, HU X, DAI K, et al. Mesenchymal stromal cells: promising treatment for liv-

er cirrhosis[J]. Stem Cell Res Ther,2022,13(1):308.

[27] GUARNER C, RUNYON B A. Macrophage function in cirrhosis and the risk of bacterial infection[J]. Hepatology,1995,22(1):367-369.

[28] TSAI J, SULKOWSKI J P, COOPER J N, et al. Sensitivity and predictive value of ultrasound in pediatric cholecystitis[J]. J Surg Res,2013,184(1):378-382.

[29] MAHONEY R C, MARISON S R Jr, MARUMOTO A D, et al. Enormous gallstone discovered in the setting of acute-on-chronic cholecystitis[J]. Hawaii J Health Soc Welf, 2021,80(11 Suppl 3):38-40.

[30] OXENFORD C J, CANFIELD P J, DICKENS R K. Cholecystitis and bronchopneumonia associated with Pseudomonas aeruginosa in a koala[J]. Aust Vet J, 1986,63(10):338-339.

[31] SOTO J M, DREILING D A. Giardia lamblia. A case presentation of chronic cholecystitis and duodenitis[J]. Am J Gastroenterol,1977,67(3):265-269.

[32] BULYCHEV A B, KUZNETSOV A A, BATURINA L A. Chronic cholecystitis with manifestations of hypomotor dyskinesia[J]. Klin Med (Mosk), 1992,70(5/6):52-54.

[33] PODDUBNAYA O A. Chronorehabilitation of the patients suffering from chronic cholecystitis with concomitant gallbladder dysfunction and opisthorchiasis[J]. Vopr Kurortol Fizioter Lech Fiz Kul't,2017,94(2):29.

[34] HERMANN R E. Surgery for acute and chronic cholecystitis[J]. Surg Clin North Am, 1990,70(6):1263-1275.

第四章　心血管系统慢病的发病机理与健康防护

导读

- 掌握高血压、冠心病、慢性心力衰竭的诱发因素与发病机理；
- 熟悉心血管系统慢病的健康预防原则；
- 了解心血管系统慢病的症状诊断与治疗策略。

心血管系统慢病是指一组慢病，主要影响心脏和血管系统，包括高血压、冠心病、慢性心力衰竭等。这些疾病对个体的健康和生活质量有重大影响。本章将重点讨论这些常见心血管系统慢病的发病机理和健康防护措施。

第一节　高血压的发病机理与健康防护

高血压是指以体循环动脉血压（收缩压和（或）舒张压）增高为主要特征（收缩压不小于130 mmHg，舒张压不小于 80 mmHg），可伴有心、脑、肾等器官的功能或器质性损害的临床综合征。病因不明的高血压（原发性高血压）比较常见。有明确病因的高血压（继发性高血压）通常是由原发性醛固酮增多症引起的。睡眠呼吸暂停、慢性肾脏疾病、肥胖或肾动脉狭窄是继发性高血压的其他原因。高血压是最常见的慢病，也是心血管病最主要的危险因素。

一、高血压的症状诊断、诱发因素与治疗策略

（一）高血压的症状诊断

在靶器官并发症产生之前，高血压通常不引起症状。无并发症的高血压不会导致眩晕、头痛、疲乏、鼻出血和神经紧张等症状。严重的高血压，即高血压急症可引起严重的心血管、神经、肾和视网膜症状，例如有症状的冠状动脉粥样硬化、心力衰竭、高血压脑病、肾衰竭。

高血压主要是通过血压计来诊断的，需要多次测量血压以确定血压是否升高。此外，病史、体格检查和其他相关检查对确定病因和靶器官损害有帮助。

（1）血压的测量。

用于正式诊断的血压应该是人在 2~3 个不同时间点进行 2~3 次血压测量值的平均值：坐在椅子上 5 min 以上，脚落地，靠背支撑；肢体支撑在心脏水平，袖带位置无衣服覆盖；不要运动，距离摄入咖啡因或吸烟至少 30 min。

在第一次访问时，测量双臂血压；随后的测量应该选择血压更高侧的手臂。

一种用于上臂的适当尺寸的 BP 袖带，大小合适的袖带应覆盖住 2/3 的肱二头肌；气囊的长度大于手臂周径的 80%，气囊的宽度至少等于手臂周长的 40%。因此，肥胖患者需要

较大的袖带。测压时将气囊充气至压力超过收缩压，然后慢慢放气，同时在肱动脉上进行听诊。在压力下降过程中听到的第一声心搏所对应的压力就是收缩压，声音完全消失时所对应的压力即为舒张压。测量前臂（桡动脉）和大腿（腘动脉）血压的原理相同。

双臂血压都要测量，因为双侧血压差大于 15 mmHg 以上需要评估上肢脉管系统。

大腿的血压也要测量（用更大的袖带），以排除主动脉缩窄，特别是有股动脉搏动减弱或延迟的患者；在主动脉缩窄时，下肢血压显著降低。

如果血压处于 1 期高血压的范围或波动较大，最好多测几次血压。在高血压变为持续性之前，可能会有零星的血压升高，这种现象也许能够解释“白大衣高血压”，即在诊室测量时血压升高，但在家中测量或动态血压监测时血压却正常。

家庭或动态血压监测在怀疑“白大衣高血压”时采取。此外，当怀疑“隐匿性高血压”（一种在家测量的血压高于临床医师测量的数值的情况）时，也可能会需要动态血压监测，典型情况是那些表现为高血压并发症但无诊室测量血压偏高证据者。

迄今为止，焦虑是高血压急症及疼痛的最常见原因。此外，事实证明，在许多情况下，转诊给心理学家或使用缓解焦虑的药物来帮助控制焦虑有助于降低高血压紧急发作的频率。

（2）病史。

病史包括知晓高血压有多长时间和以前记录的血压水平；任何冠心病、心力衰竭、睡眠呼吸暂停或打鼾的病史或症状；其他合并疾病（如脑卒中、肾功能不全、周围动脉疾病、血脂异常、糖尿病、痛风）的病史或症状；上述疾病的家族史。

社会史包括运动水平，使用烟草、酒精和兴奋剂药物（处方和非法）。饮食史重点在于摄入盐和刺激性食物（如茶、咖啡、含咖啡因的苏打水、能量饮料）的情况。

（3）体格检查。

体格检查包括测量身高、体重和腰围，眼底有无视网膜病变，听诊颈部和腹部有无杂音，以及全面的心脏、呼吸和神经病学检查。腹部触诊有无肾脏增大和腹部包块。检查周围动脉搏动，股动脉搏动减弱或延迟提示主动脉缩窄，特别是年龄小于 30 岁的患者。对于体型消瘦的肾性高血压患者，听诊可能会闻及单侧肾动脉杂音。

（4）检查。

根据血压测量结果诊断出高血压后需要检测靶器官是否损害，以及积极处理心血管疾病的危险因素。

高血压越严重，患者越年轻，检查的范围越广泛。检查包括：尿液分析和尿白蛋白/肌酐比值，如果不正常考虑进行肾脏超声检查；血液检查，包括空腹血脂、肌酸酐、钾；心电图；有时需检查促甲状腺激素水平；有时需测量血浆游离变肾上腺素（用于检测嗜铬细胞瘤）；有时需进行睡眠研究；根据检查和初步检查结果可能需要进行其他检查。

如果尿液分析检测到白蛋白尿（蛋白尿）、柱状尿或微量血尿，或者如果血清肌酐（质量浓度或浓度）升高（男性不小于 1.4 mg/fL（不小于 124 μmol/L）；女性不小于 1.2 mg/fL（不小于 106 μmol/L）），肾脏超声检查评估肾脏大小可提供有用信息。

通过测量血浆醛固酮水平和血浆肾素活性，评估与利尿剂使用无关的低钾血症患者的原发性醛固酮增多症和过多的食盐摄入。原发性醛固酮增多症以前被认为只存在于约 1% 的顽固性高血压患者中。研究表明，有 10%～20% 的难治性高血压患者的病因是原发性醛固酮增多症。

心电图上宽阔有切迹的P波提示心房肥大，并且可能是高血压心脏病的最早期征象之一，虽然该征象并不具有特异性。QRS电压升高，伴有或不伴有缺血的证据，可能较晚发生，表明左心室肥大（LVH）。当心电图显示LVH时，通常会进行超声心动图检查。

如果怀疑有主动脉缩窄，超声心动图、CT和MRI可帮助确定诊断。

血压不稳定、明显升高及头痛、心悸、心动过速、出汗过多、震颤和苍白等症状的患者，通过检测血浆中儿茶酚胺类物质包括肾上腺素和去甲肾上腺素，以及它们的代谢产物甲氧基肾上腺素和甲氧基去甲肾上腺素来筛查嗜铬细胞瘤。这些患者，包括既往病史提示睡眠呼吸暂停者也应考虑行睡眠检查。

患者有库欣综合征症状、结缔组织病、子痫、急性卟啉症、甲状腺功能亢进、黏液性水肿、肢端肥大症或中枢神经系统（CNS）疾病，需进行评估。

（二）高血压的诱发因素

（1）年龄。

随着年龄的增长，罹患高血压的风险增加。64岁以前，高血压在男性中更为常见；65岁以后，女性则更有可能患高血压。

（2）种族。

血压在黑人中尤其常见，黑人发病年龄早于白人。

（3）家族史。

如果父母或兄弟姐妹患有高血压，则本人患高血压的可能性就会更大。

（4）肥胖症或超重。

体重过重会引起血管、肾脏和身体其他部位发生变化。这些变化通常会使血压升高（Fuchs et al，2020）。超重或肥胖症还会增加患心脏病的风险及其风险因素，如高胆固醇。

（5）缺乏运动。

不运动可能会导致体重增长，体重增长会增加患高血压的风险，同时不爱运动的人往往心率更高。

（6）抽烟或吸电子烟。

抽烟或吸电子烟会立即使血压短时间升高。抽烟会损伤血管壁并加速动脉硬化。

（7）摄入过多盐。

体内的大量盐（也称为钠）会导致体液潴留，体液潴留会使血压升高。

（8）血钾水平偏低。

钾有助于平衡机体细胞中的盐量。维持适当的钾平衡对于良好的心脏健康非常重要。血钾水平偏低可能是由于饮食中缺钾或某些健康状况（包括脱水）所致。

（9）饮酒过量。

饮酒与血压升高有关，尤其是男性（Estruch et al，2005）。

（10）压力。

压力大可导致血压暂时升高。与压力有关的生活习惯，例如多吃、吸烟或饮酒，会导致血压进一步升高。

（11）某些慢性状况。

肾病、糖尿病和睡眠呼吸暂停是可能导致高血压的一些慢病状况。

(12)妊娠。

有时妊娠会引起高血压。

高血压最常见于成人。但儿童也可能患高血压。儿童高血压可能由肾脏或心脏问题引起。但是,不健康饮食和缺乏运动等生活习惯正在导致越来越多的儿童罹患高血压。

(三)高血压的治疗策略

1. 原发性高血压的治疗

(1)治疗目的及原则。

高血压治疗的主要目标是使血压达标,降压治疗的最终目的是最大限度地减少高血压患者心、脑血管病的发生率和死亡率。降压治疗应该确立血压控制目标值(Glasser,2001)。另一方面,高血压常常与其他心、脑血管病的危险因素合并存在,例如高胆固醇血症、肥胖、糖尿病等,协同加重心血管疾病危险,治疗措施应该是综合性的。不同人群的降压目标不同,一般患者的降压目标为140/90 mmHg以下,对合并糖尿病或肾病等高危患者,应酌情降至更低。对所有患者,不管其他时段的血压是否高于正常值,均应注意清晨血压的监测,有研究显示半数以上诊室血压达标的患者,其清晨血压并未达标。

①改善生活行为。减轻并控制体重;减少钠盐摄入;补充钙和钾盐;减少脂肪摄入;增加运动(Werneck et al,2018);戒烟、限制饮酒;减轻精神压力,保持心理平衡。

②血压控制标准个体化。由于病因不同,高血压发病机理不尽相同,临床用药分别对待,选择最合适药物和剂量,以获得最佳疗效。

③多重心血管危险因素协同控制。降压治疗后尽管血压控制在正常范围,但血压升高以外的多种危险因素依然对预后产生重要影响。

(2)降压药物治疗。

对检出的高血压患者,应使用推荐的起始与维持治疗的降压药物,特别是每日给药1次能控制24 h并达标的药物,具体应遵循4项原则,即小剂量开始,优先选择长效制剂,联合用药及个体化(Lacklind,2013)。

①降压药物种类。利尿药、β受体阻滞剂、钙通道阻滞剂、血管紧张素转换酶抑制剂;血管紧张素Ⅱ受体阻滞剂(Oparil et al,2004)。应根据患者的危险因素、靶器官损害及合并临床疾病的情况,选择单一用药或联合用药。选择降压药物的原则如下:

a. 使用半衰期为24 h及以上、每日1次服药能够控制24 h的血压药物,如氨氯地平等,避免因治疗方案选择不当导致的医源性清晨血压控制不佳。

b. 使用安全、可长期坚持并能够控制每一个24 h血压的药物,提高患者的治疗依从性。

c. 使用心脑获益临床试验证据充分并可真正降低长期心血管事件的药物,减少心血管事件,改善高血压患者的生存质量。

②治疗方案。大多数无并发症或合并症患者可以单独或者联合使用噻嗪类利尿剂、β受体阻滞剂等。治疗应从小剂量开始,逐步递增剂量。临床实际使用时,患者心血管危险因素状况、靶器官损害、并发症、合并症、降压疗效、不良反应等都会影响降压药的选择。2级高血压患者在开始时就可以采用两种降压药物联合治疗。

2. 继发性高血压的治疗

主要是针对原发病的治疗,如嗜铬细胞瘤引起的高血压,肿瘤切除后血压可降至正常;肾血管性高血压可通过介入治疗扩张肾动脉。对原发病不能手术根治或术后血压仍高者,除采用其他针对病因的治疗外，还应选用适当的降压药物进行降压治疗。

二、高血压的发病机理

原发性高血压的病因和发病机理尚未完全明确，近年来，随着生理学、遗传学、神经内分泌学及分子生物学的发展，以及自发性高血压大鼠模型的建立，许多研究已达到分子水平。目前，各种学说中以镶嵌学说（mosaic theory）比较全面，认为高血压并非由单一因素引起，而是由彼此之间相互影响的多种因素造成。

（1）遗传因素。

约75%的原发性高血压患者具有遗传倾向性（genetic predisposition），同一家族中高血压患者常集中出现。原发性高血压是多基因遗传病。据报道，高血压患者及有高血压家族史而血压正常者有跨膜电解质转运紊乱，其血清中有一种激素样物质，可抑制 Na^{+}/K^{+}-ATP 酶活性，以致钠钾泵功能降低，导致细胞内 Na^{+}、Ca^{2+}浓度增加，动脉壁平滑肌细胞（SMC）收缩加强，肾上腺素能受体（adrenergic receptor）密度增加，血管反应性加强。这些都有助于动脉血压升高。近来研究发现，血管紧张素（*AGT*）基因可能有 15 种缺陷，正常血压的人偶见缺陷，而高血压患者在 *AGT* 基因上的 3 个特定部位均有相同的变异。患高血压的兄弟或姐妹可获得父母的 *AGT* 基因的同一拷贝。有这种遗传缺陷的高血压患者，其血浆血管紧张素原水平高于对照组（Harrap，1988）。

（2）膳食电解质。

一般而言，日均摄盐量高的人群，其血压升高百分率或平均血压高于摄盐量低者。世界卫生组织在预防高血压措施中建议每人每日盐量应控制在 5 g 以下。一项由 32 个国家参加共 53 个中心关于电解质与血压关系的研究结果表明，我国人群尿钠平均值为 206 mmol/24 h，比其他中心高 43 mmol/24 h，尿钠钾比达 6.7，是其他中心的 2 倍多。尿钠最高的是我国天津市（242 mmol/24 h）。这与我国膳食的高钠、低钾有关。钾能促进排钠，吃大量蔬菜可增加钾摄入量，有可能保护动脉不受钠的不良影响。钙可减轻钠的升压作用，我国膳食普遍低钙，可能加重钠或钾对血压的作用。增加膳食钙摄量的干预研究表明，钙的增加使有些患者血压降低。

（3）社会心理应激。

据调查表明，社会心理应激与高血压发病有密切关系（Samadian et al，2016）。应激性生活事件包括：父母早亡、失恋、丧偶、家庭成员车祸死亡、病残、家庭破裂、经济冲击等。遭受生活事件刺激者高血压患病率比对照组高。据调查发现，社会心理应激可改变体内激素平衡，从而影响所有代谢过程。

（4）肾脏因素。

肾髓质间质细胞分泌抗高血压脂质，如前列腺素、肾髓质中性降压脂等分泌失调，排钠功能障碍均可能与高血压发病有关（Tseng et al，2021）。

（5）神经内分泌因素。

一般认为，细动脉的交感神经纤维兴奋性增强是高血压发病的重要神经因素。但是，交感神经节后纤维有两类：

①缩血管纤维。递质为神经肽 Y（NPY）及去甲肾上腺素。

②扩血管纤维。递质为降钙素基因相关肽（calcitonin-gene-related peptide，CGRP）及 P 物质。

这两种纤维功能失衡，即前者功能强于后者时，才引起血压升高。近年来，中枢神经递质和神经肽，以及各种调节肽与高血压的关系已成为十分活跃的研究领域。据报道，CGRP可能抑制大鼠下丘脑去甲肾上腺素的释放，在外周它可能抑制肾上腺神经受刺激时去甲肾上腺素的释放。研究发现，从哺乳动物心脏和脑中分离出利钠肽(A 型、B 型及 C 型)，提示人体内有一个利钠肽家族。近年来对局部肾素-血管紧张素系统(RAS)的研究取得了新进展。将小鼠肾素基因(*Ren*-2 基因)经微注射装置注入大鼠卵细胞，形成了转基因大鼠种系TGR(mREN2)27，这种动物血压极高。用 Northern 印迹杂交法证明，转基因 *Ren*-2 可表达于肾上腺、血管、胃肠及脑，也可表达于胸腺、生殖系统和肾。由于其表达于血管壁，可能使血管的血管紧张素形成增加，从而发生高血压和血管 SMC 肥大。高血压的发病机理如图 4.1 所示。

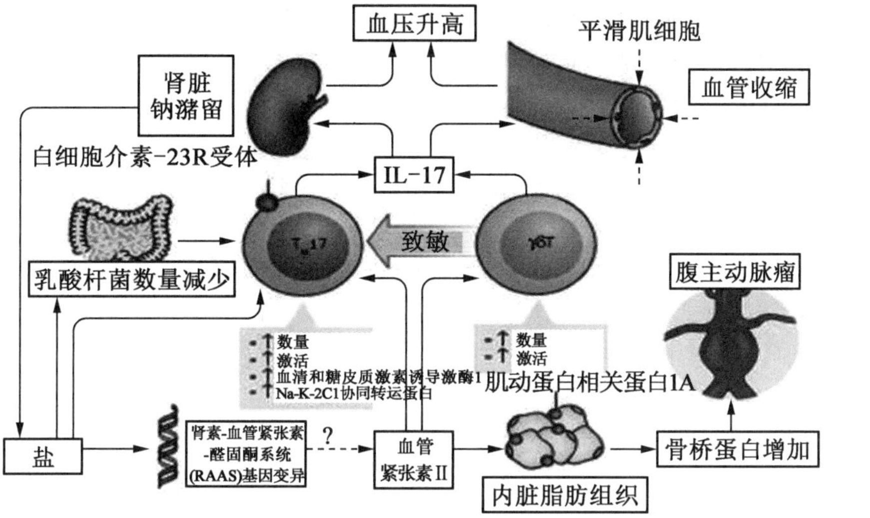

图 4.1　高血压的发病机理

三、高血压的健康预防

(1)减钠增钾，饮食清淡。

每人每日食盐摄入量逐步降至 5 g 以下，增加富钾食物的摄入。清淡饮食，少吃含高脂肪、高胆固醇的食物。钠盐摄入过多可增加高血压风险。我国居民膳食中 75%以上的钠来自于家庭烹调盐，其次为高盐调味品。随着膳食模式的改变，加工食品也成为重要的钠盐摄入途径。所有高血压患者均应采取各种措施，限制来源于各类食物的钠盐摄入。

增加膳食中钾摄入量可降低血压。建议增加富钾食物(如新鲜蔬菜、水果和豆类等)的摄入量；肾功能良好者可选择高钾低钠盐。不建议服用钾补充剂(包括药物)来降低血压。肾功能不全者补钾前应咨询医生。

适当选择富含钙、镁的食物。膳食钙摄入不足是我国居民的普遍问题，建议高血压患者适当增加钙的摄入。镁对周围血管系统可以起到血管扩张作用，可对抗高钠的升压作用。膳食中的饱和脂肪酸可以升高血脂和血清胆固醇水平，从而增加高血压患者发生冠心病、脑卒中等风险。因此，高血压患者要注意限制膳食脂肪和胆固醇摄入量，包括油炸食品和动物内脏。少吃加工红肉制品，如培根、香肠、腊肠等。

(2)合理膳食,科学食养。

①合理膳食(Miura,2004)。平衡膳食应由五大类食物组成:第一类为谷薯类,包括谷类(含全谷物)、薯类与杂豆;第二类为蔬菜和水果;第三类为动物性食物,包括畜、禽、鱼、蛋、奶;第四类为大豆类和坚果;第五类为烹调油和盐。合理膳食是指在平衡膳食基础上,根据患者自身状况,调整优化食物种类和重量,满足自身健康需要。高血压患者应该遵循合理膳食原则,丰富食物品种,合理安排一日三餐。推荐高血压患者多吃含膳食纤维丰富的蔬果,且深色蔬菜要占到总蔬菜量的一半以上,蔬菜和水果不能相互替代;摄入适量的谷类、薯类,其中全谷物或杂豆占谷类的 1/4~1/2;适当补充蛋白质,可多选择奶类、鱼类、大豆及其制品作为蛋白质来源;限制糖的摄入;减少食盐及含钠调味品(酱油、酱类、蚝油、鸡精、味精等)的摄入。

②科学食养。饮食贵在"不伤其脏腑",采取有效合理的中医食养对高血压有辅助预防和改善的作用。"辨证施膳""辨体施膳"是中医食养的基本原则,应针对高血压的不同证型给予相应的饮食。

a. 肝火上炎证:饮食以清淡为主,平肝潜阳。

b. 痰湿内阻证:饮食以清淡易消化、少食多餐为主,健脾运湿。

c. 淤血内阻证:饮食以清淡、温平为主,活血通络。

d. 阴虚阳亢证:饮食以清淡、养阴生津为主,滋阴潜阳。

e. 肾精不足证:饮食以偏温补为主,补益肝肾。

f. 气血两虚证:饮食以少食多餐、细软滋补为主,补益气血。

g. 冲任失调证:饮食以清淡、富含营养为主,调和冲任。

(3)吃动平衡,健康体重。

推荐将体重维持在健康范围内:BMI 为 18.5~23.9 kg/m^2(65 岁以上老年人可适当增加);男性腰围小于 85 cm,女性腰围小于 80 cm。建议所有超重和肥胖高血压患者减重。控制体重,包括控制能量摄入和增加身体活动。能量摄入过多易导致超重和肥胖,每天能量的摄入取决于诸多因素,我国 18~49 岁成年人身体活动水平每日平均能量需要量男性为 9 414 kJ,女性为 7 531.2 kJ;超重和肥胖者应减少能量摄入,每天能量摄入比原来减少 1 255.2~2 092 kJ,同时控制高能量食物(高脂肪食物、含糖饮料和酒类等)的摄入。提倡进行规律的中等强度有氧活动,减少静态行为时间。一般成年人每周应累计进行 2.5~5 h 中等强度有氧活动,或 1.25~2.5 h 高强度有氧活动。运动可以改善血压水平。建议非高血压人群(为降低高血压发生风险)或高血压患者(为降低血压),除日常活动外,应有每周 4~7 d、每天累计 30~60 min 的中等强度身体活动。

(4)戒烟限酒,心理平衡。

不吸烟,彻底戒烟,避免被动吸烟。戒烟可降低心血管疾病风险,强烈建议高血压患者戒烟。不饮或限制饮酒。即使少量饮酒也会对健康造成不良影响。过量饮酒显著增加高血压的发病风险,且其风险随着饮酒量的增加而增加。建议高血压患者不饮酒,饮酒者尽量戒酒。

减轻精神压力,保持心理平衡。精神紧张可激活交感神经从而使血压升高,高血压患者应进行压力管理,可进行认知行为干预,如必要可到专业医疗机构就诊,避免由于精神压力导致的血压波动。规律作息,保证充足睡眠,不熬夜。

(5)监测血压,自我管理。

定期监测血压,了解血压数值及达标状态,遵医嘱进行生活方式干预,坚持长期治疗,自我管理。

(6)膳食模式的选择。

①得舒饮食(DASH)。富含新鲜蔬菜、水果、低脂(或脱脂)乳制品、禽肉、鱼、大豆和坚果及全谷物,限制含糖饮料和红肉的摄入,饱和脂肪酸和胆固醇水平低,富含钾、镁、钙等矿物质、优质蛋白质和膳食纤维。

②东方健康膳食模式。我国东南沿海地区居民高血压、脑卒中的风险较低,期望寿命也较高,东南沿海一带的代表性膳食统称为东方健康膳食模式。其主要特点是清淡少盐、食物多样、谷物为主,蔬菜水果充足,鱼虾等水产品丰富,奶类、豆类丰富等,并且具有较高的身体活动量。

③中国心脏健康膳食。与中国城市人群普通膳食相比,本膳食模式减少钠摄入,同时减少了脂肪摄入,增加了蛋白质、碳水化合物、钾、镁、钙和膳食纤维的摄入。

第二节　冠心病的发病机理与健康防护

一、冠心病的症状诊断、诱发因素与治疗策略

(一)冠心病的症状诊断

早期症状可能难以识别,或者可能仅在心脏剧烈跳动(类似于运动期间)时出现。随着冠状动脉进一步狭窄,进入心脏的血液越来越少,症状会变得更加严重或频繁。

(1)冠心病的体征和症状。

①胸部疼痛(心绞痛)。患者的胸部可能产生压迫感或紧绷感。有些患者说感觉就像有人站在胸口上一样。这种胸部疼痛通常出现在胸部的中间或左侧。活动或强烈的情绪可能会引发心绞痛。疼痛通常在诱发事件结束后的几分钟内消失。对于某些患者,尤其是女性,这种疼痛可能非常短暂或剧烈,并出现在颈部、手臂或背部。

②气短。患者可能会觉得自己无法呼吸。

③疲劳。如果心脏无法泵出足够的血液来满足身体所需,患者可能会感到异常疲倦。

④心脏病发作。冠状动脉完全堵塞可导致心脏病发作。心脏病发作的典型体征和症状包括压迫性胸部疼痛或胸闷、肩部或手臂疼痛、气短和出汗。女性可能出现不太常见的症状,如颈部或颚部疼痛、恶心和疲劳。有些心脏病发作不会引起任何明显的体征或症状。

(2)有助于诊断或监测冠心病的检查。

①心电图。心电图是最简便、常用的方法,尤其是症状发作时的心电图更有意义。心电图可表现为T波低平或倒置,ST段压低。心肌梗死时的心电图表现:异常高大T波、ST段抬高、Q波形成、T波倒置,可以见到ST-T动态改变。这些心电图的改变主要是医生进行识别,而患者做完心电图后主要关注有没有上面的诊断,再决定是否需要进一步检查。

②心电图负荷试验。心电图负荷试验中最常用的是运动负荷试验,通过运动增加心脏的负荷而诱发心肌缺血。运动中出现典型心绞痛症状,心电图有ST段水平型或下斜型压低大于0.1 mV且持续2 min就是运动试验阳性。运动试验阳性提示很可能存在冠脉狭窄,

需要进行下一步检查。

③冠状动脉CT。冠状动脉CT是一种早期筛查和随访冠心病的重要手段,可以初步判断冠状动脉管腔狭窄程度,但是主要还是判断管壁内斑块性质。如果冠状动脉CT血管造影(CTA)未见狭窄,一般可不必行进一步检查。但因其对狭窄程度判断有局限性,尤其是对钙化和支架,此时还需要进一步检查。

④核素心肌显像。某些患者不能进行运动负荷试验和冠状动脉CT时,可做药物负荷的核素心肌显像,如老年人、过敏性哮喘患者。在冠状动脉供血不足时,核素心肌显像就表现为药物负荷后心肌缺血区,明确缺血的部位和范围大小

⑤冠状动脉造影。冠状动脉造影是目前冠心病诊断的"金标准",为有创性检查手段,可以明确冠状动脉有无狭窄、狭窄的部位、程度、范围等,并可据此指导进一步治疗。

(二)冠心病的诱发因素

冠心病很常见,年龄、遗传、其他健康状况和生活方式的选择都会影响心脏动脉的健康。

(1)冠心病的风险因素。

①年龄。年龄的增长会增加动脉损伤和狭窄的风险。

②性别。一般情况下,男性冠心病的患病风险更大,但女性在绝经后的患病风险会增加。

③家族史。有心脏病家族史会更容易得冠心病(Grech et al,1992)。如果近亲(父母、兄弟姐妹)在年轻时就患上了冠心病,则尤其如此。如果父亲或兄弟在55岁之前或者母亲或姐妹在65岁之前患上了冠心病,那么此人的患病风险是极高的。

④抽烟。抽烟对心脏健康有害。吸烟者患冠心病的风险会显著增加,吸二手烟也会增加患病风险。

⑤高血压。未经控制的高血压可能导致动脉变得僵硬(动脉僵硬)。冠状动脉可能会变窄,减慢血液流动。

⑥高胆固醇。血液中过多的不良胆固醇会增加动脉粥样硬化的风险。不良胆固醇称为低密度脂蛋白(LDL)胆固醇。如果没有足够多的有益胆固醇,即高密度脂蛋白(HDL),也会导致动脉粥样硬化(Tunstall-Pedoe et al,1990)。

⑦糖尿病。糖尿病会增加患冠心病的风险。2型糖尿病与冠心病有一些共同的风险因素,例如肥胖症和高血压。

⑧超重或肥胖症。超重对整体健康不利。肥胖症可能引发2型糖尿病和高血压,增加患冠心病的风险。

⑨慢性肾病。患有长期肾病会增加患冠心病的风险。

⑩运动不足。身体活动对身体健康很重要。缺乏运动(久坐不动的生活方式)与冠心病及其风险因素有关。

⑪情绪压力。情绪压力可能会损害动脉并加剧冠心病的其他风险因素(Wirtz et al,2017)。

⑫不健康的饮食。摄入含有大量饱和脂肪、反式脂肪、盐和糖分的食物会增加患冠心病的风险。

⑬过量饮酒。过量饮酒会导致心肌损伤,此外还会加剧冠心病的其他风险因素。

⑭睡眠量。睡眠太少和太多都与心脏病风险的增加有关。

风险因素经常同时发生，一个风险因素可能引发另一个风险因素。

如果多种风险因素一起出现，某些因素将使人更易患上冠心病。例如，代谢综合征（包括高血压、高血糖、腰部脂肪过多和高三酰甘油水平在内的一系列病症）会增加患冠心病的风险（Avins et al，1989）。

（2）其他可能的冠心病风险因素。

①睡眠时呼吸暂停。睡眠时呼吸暂停（阻塞性睡眠呼吸暂停）会导致患者在睡眠中反复中断与恢复呼吸，导致血氧水平突然下降，心脏代偿性提升心输出量，进而使血压上升。

②超敏 C 反应蛋白（hs-CRP）。当身体某处出现炎症时，这种蛋白质的含量会高于正常水平。高 hs-CRP 水平可能是冠心病的风险因素。一般认为，随着冠状动脉逐渐变窄，血液中的 hs-CRP 水平会上升。

③高三酰甘油。三酰甘油是存在于血液中的一种脂肪（脂类）。高水平的三酰甘油可能会增加患冠心病的风险，尤其对女性群体。

④同型半胱氨酸。同型半胱氨酸是一种人体用于产生蛋白质并建立和维持组织的氨基酸。但是高水平的同型半胱氨酸可能会增加患冠心病的风险。

⑤子痫前期。子痫这种妊娠并发症会导致高血压和尿液中蛋白质含量增加，导致年龄较大时患冠心病的风险增加。

⑥其他妊娠并发症。妊娠期间的糖尿病或高血压也是冠心病的已知风险因素。

⑦某些自身免疫性疾病。类风湿关节炎和红斑狼疮患者有更高的动脉粥样硬化患病风险。

（三）冠心病的治疗策略

主要有药物、介入、外科治疗三方面。

（1）药物治疗。

①抗血小板药物。平时最常用的抗血小板药物是阿司匹林、氯吡格雷、替格瑞洛，可以抑制血小板聚集，避免血栓形成而堵塞血管。其中阿司匹林需要长期服用，因阿司匹林对胃黏膜具有刺激性，平时会辅助用些保护胃黏膜或抑制胃酸的药物，并且用药期间注意监测血常规、便常规，注意有没有黑便、呕血、便血等情况。如果有上述症状，要及时就诊。氯吡格雷是冠脉介入治疗后常规服用的药物，至少服用至介入治疗后 1 年，并且用药期间也要定期监测血常规。替格瑞洛常用于急性心肌梗死患者，用药时要警惕脑出血、消化道出血的发生。

②调脂治疗。调脂治疗适用于所有冠心病患者，并且需要长期服用，平时最常用的药物是阿托伐他汀、瑞舒伐他汀。这些药物除了可以降脂，还可以稳定斑块和延缓斑块进展。用药期间注意定期监测血脂，并判断是否控制在目标值。因为有些患者服用他汀后会出现肝酶、肌酶升高，因此服用期间要定期监测肝酶、肌酶。

③硝酸酯类药物。常用的硝酸酯类药物有硝酸甘油、硝酸异山梨酯（消心痛）、单硝酸异山梨酯等，是心绞痛患者的常规用药。心绞痛发作时可以舌下含服硝酸甘油或使用硝酸甘油气雾剂，可以很快缓解症状，为进一步诊治提供时间。对于稳定型心绞痛患者及冠脉介入治疗后患者，需要服用硝酸酯类来控制症状发作。对于急性心肌梗死及不稳定型心绞痛患者，先静脉给药，病情稳定、症状改善后改为口服，疼痛症状完全消失后可以停药。

④β 受体阻滞剂。常用的 β 受体阻滞剂有美托洛尔、阿替洛尔、比索洛尔等,剂量是根据患者的基础心率来确定的,并且用药后应该将心率降低到目标值范围内。但是有哮喘、慢性气管炎、外周血管疾病、传导阻滞的患者是禁用的。

⑤其他用药。如钙通道阻断剂,可用于抗冠状动脉痉挛;肾素血管紧张素系统抑制剂在降压的同时可以抑制心肌重构。

(2)经皮冠状动脉腔内成形术。

经皮冠状动脉腔内成形术(PTCA)(Doenst et al,2019)应用特制的带气囊导管,经股动脉或桡动脉送到冠脉狭窄处,充盈气囊可扩张狭窄的管腔,改善血流,并在已扩开的狭窄处放置支架,预防再狭窄。适用于药物控制不良的稳定型心绞痛、不稳定型心绞痛和心肌梗死患者。心肌梗死急性期首选急诊介入治疗,时间非常重要,越早越好。

(3)冠状动脉旁路移植术。

冠状动脉旁路移植术(简称冠脉搭桥术,CABG)适用于严重冠状动脉病变的患者,不能接受介入治疗或治疗后复发的患者,以及心肌梗死后心绞痛,或出现室壁瘤、二尖瓣关闭不全、室间隔穿孔等并发症,在治疗并发症的同时,应该行冠状动脉搭桥术。手术的选择应该由心内、心外科医生与患者共同决策。

二、冠心病的发病机理

冠心病是一种动脉粥样硬化性心血管疾病,是由于冠状动脉内膜下的脂质沉积和纤维素增生导致冠状动脉管腔狭窄或闭塞,从而引起心肌缺血、缺氧、坏死等一系列症状。冠心病的发展过程通常包括以下几个阶段:

(1)动脉粥样硬化。

动脉粥样硬化是冠心病的主要病理基础,动脉内膜逐渐受损形成斑块,包括胆固醇、钙盐和细胞组织等物质的沉积。

冠心病与动脉粥样硬化密切相关。动脉粥样硬化是冠心病的主要病理基础,指的是动脉内膜逐渐受损形成斑块,包括胆固醇、钙盐和细胞组织等物质的沉积。最新的研究表明,多种细胞和分子机制参与了动脉粥样硬化的发展,包括炎症反应、氧化应激、细胞凋亡和血管平滑肌细胞迁移等(Dong et al,2019)。例如,炎症细胞和细胞因子的参与加速了斑块形成,氧化应激损伤内皮细胞,血管平滑肌细胞的迁移和增殖导致斑块的稳定性下降。遗传学研究在动脉粥样硬化和冠心病的发展中起着重要作用。基因组关联研究(GWAS)已经鉴定出一些与动脉粥样硬化相关的基因变异,如 9p21 区域的多个基因等。这些研究为了解冠心病的遗传基础及个体风险评估提供了重要线索(Broyles et al,2023)。随着血管成像技术的不断发展,如冠状动脉血管造影、CT、MRI 等,研究者能够更准确地评估动脉粥样硬化的程度和狭窄程度,并对冠心病的发展进行预测。例如,冠状动脉斑块的特征、斑块负荷和斑块的局部炎症等因素与冠心病的发生风险密切相关。一些研究还关注了新型治疗策略,以干预动脉粥样硬化和冠心病的发展。这些策略包括免疫治疗、基因治疗、抗血小板疗法、胆固醇调控剂等,其中免疫治疗和基因治疗等新兴领域正在受到越来越多的关注,并展现出一定的临床潜力。

(2)动脉狭窄。

动脉狭窄是冠心病的主要病理特征之一,它导致了冠状动脉的血液供应减少,引起心肌缺血和心绞痛。斑块逐渐增大，导致冠状动脉腔径变窄，血液供应减少。

最新研究发现了斑块形成和狭窄的机制，斑块的形成不仅仅是胆固醇的积累，还涉及多种炎症细胞、细胞因子和基质蛋白的参与。细胞外基质的重塑和胶原纤维的沉积在斑块稳定性和狭窄的进展中起着关键作用；斑块的稳定性与冠心病进展的风险密切相关。不稳定的斑块容易破裂，导致血栓形成和心肌梗死；对评估斑块稳定性的影像学和生物标志物的深入研究，有助于更准确地预测冠心病的风险。血管成像技术的发展为动脉狭窄和冠心病的诊断和治疗提供了新的工具。例如，光学相干断层扫描（OCT）和冠状动脉计算机断层扫描（CCTA）等技术具有高分辨率和三维成像能力，能够提供详细的动脉狭窄信息。

（3）心肌缺血。

冠状动脉狭窄导致心肌血液供应不足，引起心肌缺血，症状包括胸痛和心绞痛。

最近的研究发现，遗传因素在心肌缺血的发展中起到了重要的作用。通过基因组学和遗传学的研究，科学家们已经发现了一些与冠心病风险相关的基因变异，其中包括5-脂氧合酶激活蛋白（*ALOX5AP*）基因。研究表明，位于染色体13q12区域的*ALOX5AP*基因是诱发卒中和心肌缺血的易感位点，而且一个常见单核苷酸多态性（SNP，rs17222919）使我国东部人群发生缺血性卒中风险增高，并且正在被进一步研究这些基因对心血管疾病的影响机制。越来越多的研究表明，炎症和免疫系统的异常活动在冠心病的发展过程中起到了重要作用。炎症标志物的水平与心肌缺血和冠心病的风险密切相关，研究人员正在探索抑制炎症反应和调节免疫功能的新型治疗策略。另外，血管内皮功能障碍和血小板活性增强是冠心病的关键因素。最新的研究主要关注血管内皮细胞的功能和血小板的活化机制，以开发针对这些靶点的治疗策略，改善血管健康和预防冠心病。

近年来随着精准医学的发展，研究人员致力于开发更准确、非侵入性的心肌缺血的早期诊断技术，包括心肌标志物、影像学技术（如核磁共振成像和计算机断层扫描）及心电图等，这些技术的进步有助于早期发现心肌缺血和冠心病风险的诊断，开发个体化治疗策略，通过患者的基因型、表型和环境因素来指导冠心病的治疗，减少不必要的药物治疗和手术干预。

（4）心肌梗死。

当冠状动脉堵塞严重时，心肌缺血导致心肌组织坏死，发生心肌梗死，严重时可导致心脏衰竭或猝死。

冠心病中心肌梗死的主要原因是冠状动脉的动脉粥样硬化，该疾病导致动脉壁内的脂质斑块形成和斑块破裂。近年来的研究聚焦于探索斑块破裂的机制，包括炎症反应、氧化应激和胶原酶的活化等。斑块破裂后，血小板会聚集在血管损伤部位形成血栓，进一步阻塞冠状动脉，导致心肌供血不足。新的抗血小板治疗方法和抗凝治疗方法的研发对于预防冠心病中心肌梗死具有重要意义。冠心病中心肌梗死的治疗方法通常包括恢复冠状动脉的血流，但再灌注本身也可能导致心肌损伤，称为缺血再灌注损伤。研究人员正在寻找新的治疗策略，以减轻或预防再灌注损伤，例如利用药物、调节自身免疫反应和应用心肌保护剂等。最近的研究表明，一些基因和遗传变异可能与冠心病中心肌梗死的风险相关。研究人员正在努力鉴定与该疾病相关的遗传标记，以帮助预测个体患病风险，并为个体化治疗提供依据。

三、冠心病的健康预防

（1）热能。

限制热能，以维持理想体重；超重者应减少热能供给以降低体重；切忌暴饮暴食，避免过饱，最好少量多餐，每天4~5餐。

（2）限制脂肪摄入。

脂肪摄入量应占总热能的20%左右，不应超过25%，有高胆固醇血症者，脂肪摄入量可降至总热量的16%。应选用植物油，预防膳食时，不饱和脂肪酸（*P*）/饱和脂肪酸（*S*）比值应大于1；作为治疗膳食时，多不饱和脂肪酸为15~20 g/d，*P/S* 比值应大于2.0。禁用动物脂肪高的食物。

（3）限制胆固醇摄入。

食物胆固醇的供给，作为预防膳食时限制在300 mg/d以下，治疗膳食应小于200 mg/d；禁用高胆固醇食物，如动物内脏、脑、蛋黄、肥肉、贝类、墨鱼、动物性脂肪等。

（4）碳水化合物。

碳水化合物占总热能的65%左右为宜，高三酰甘油血症者碳水化合物应控制在总热能的55%左右；宜选用多糖类碳水化合物，因为纤维素、谷固醇、果胶等可降低胆固醇；多选粗粮、蔬菜、水果等纤维素含量高的食物，对防治高脂症、糖尿病等均有益；应限制单糖和双糖含量高的食品。

（5）蛋白质。

冠心病膳食蛋白质占总热能的13%~15%，或按体重2 g/kg供给，动物蛋白质占蛋白质总量的20%~30%，不宜超过50%；宜多选黄豆及其制品，如豆腐、豆干、百页等，其他如绿豆、赤豆也很好，因豆类含植物固醇较多，有利于胆酸排出，且被重吸收的量减少，胆固醇合成量随之减少。大部分鱼类含胆固醇较低，如青鱼、草鱼、鲤鱼、甲鱼、黄鱼、鲳鱼、带鱼等，每天吃250 g鱼，其胆固醇含量小于300 mg/d，鱼油脂肪在防治冠心病中有重要的价值；牛奶含抑制胆固醇合成因子，每瓶牛奶仅含9 g脂肪，30 mg胆固醇，故冠心病患者不必禁食牛奶；每枚鸡蛋的蛋黄中约含250 mg胆固醇，健康人每天吃1枚鸡蛋，对血胆固醇影响不大，适量吃鸡蛋有益无害，但不宜多吃。

（6）供给充足维生素和矿物质。

多食用新鲜绿叶蔬菜，因含大量叶绿素可减少血管痉挛。深色蔬菜富含胡萝卜素和维生素C，蔬菜体积大可饱腹，含粗纤维多，减少胆固醇吸收。水果含热能低，维生素C丰富，含有大量果胶。山楂除富含维生素C和胡萝卜素外，还含有黄酮类物质有显著扩张冠状动脉和镇静作用，以及含有多聚黄烷有降压强心功能。海带、紫菜、发菜及黑木耳等食物富含蛋氨酸、钾、镁、铜、碘，均有利于冠心病的治疗，但蛋氨酸不宜过多，配制膳食时应注意锌与铜的比值不宜过高。

（7）食物选择。

①粮豆类。宜选用多糖类碳水化合物，多选用粗粮，限制单糖、双糖高的食品碳水化合物。宜多选用黄豆及其制品，如豆腐、豆干、百页等及绿豆、赤豆（Messina et al，2021）。

②蔬菜、水果。多食用新鲜绿叶蔬菜，因含大量叶绿素可减少血管痉挛。深色蔬菜含粗纤维多，可减少胆固醇吸收，山楂有降压强心作用。海带、紫菜、发菜及黑木耳等均有利

于冠心病的治疗。

③牛奶及奶制品。牛奶含抑制固醇合成因子，每瓶牛奶仅含脂肪 9 g，胆固醇 30 mg，故冠心病患者不必禁食牛奶。

④肉、鱼、蛋。冠心病膳食蛋白质占总热能的 13%～15%，动物蛋白质占蛋白质总量的 20%～30%，不宜超过 50%，鱼类大都含脂肪较低，如青鱼、草鱼、鲫鱼、甲鱼、黄鱼、鲳鱼、带鱼等。鱼油含多不饱和脂肪酸，对防治冠心病有重要作用。1 枚鸡蛋的蛋黄中约含 250 mg 胆固醇，健康人每天吃 1 枚鸡蛋对血胆固醇影响不大，适当吃鸡蛋有益无害，但不宜多吃。

⑤油、盐、糖。脂肪的摄入应占总热量的 20%左右，不应超过 25%，故应选用植物油，禁用动物脂肪高的食物。饮食不宜过咸，世界卫生组织建议每人每日摄入的食盐不超过 6 g 为宜。应限制含单糖、双糖高的食品。

第三节　慢性心力衰竭的发病机理与健康防护

慢性心力衰竭是指慢性原发性心肌病变和心室因长期压力或容量负荷过重，使心肌收缩力减弱，不能维持心排血量。分为左侧、右侧心力衰竭和全心衰竭。常见病因是风湿性心脏病、高血压、缺血性心脏病、心肌炎、主动脉瓣狭窄或关闭不全、室间隔缺损、肺源性心脏病、肺动脉瓣狭窄等。任何年龄均可发生，一般可控制症状，常有反复发作，部分患者可痊愈。

一、慢性心力衰竭的症状诊断、诱发因素与治疗策略

（一）慢性心力衰竭的症状诊断

（1）左心衰竭。

①呼吸困难。呼吸困难是左心衰竭的最早和最常见的症状，主要包括劳力性呼吸困难、端坐呼吸和夜间阵发性呼吸困难，主要由急性或慢性肺淤血和肺活量降低所引起。阵发性夜间呼吸困难是左心衰竭的一种表现，患者常在熟睡中憋醒，有窒息感，被迫坐起，咳嗽频繁，出现严重的呼吸困难。

②咳嗽、咳痰与咯血。立位时咳嗽可减轻，白色浆液性泡沫状痰为其特点。若支气管黏膜下形成的扩张的血管破裂，则可引起大咯血。

③其他。可有疲乏无力、失眠、心悸、少尿及肾功能损害等症状。

（2）右心衰竭。

①上腹部胀满。上腹部胀满是右心衰竭较早的症状。常伴有食欲不振、恶心、呕吐及上腹部胀痛。

②颈静脉怒张。颈静脉怒张是右心衰竭的一个较明显征象。

③水肿。心衰性水肿多先见于下肢，呈凹陷性水肿，重症者可波及全身，下肢水肿多于傍晚出现或加重，休息一夜后可减轻或消失。

④发绀。右心衰竭者多有不同程度的发绀。

⑤神经系统症状。神经系统症状包括神经过敏、失眠、嗜睡等症状。

⑥心脏体征。心脏体征主要为原发心脏病表现。

(3)全心衰竭。

全心衰竭是右心衰竭继发于左心衰竭而形成的全心衰竭。当右心衰竭出现之后,右心排血量减少,因此阵发性呼吸困难等肺淤血症状反而有所减轻。扩张型心肌病等表现为左右心室同时衰竭者,肺淤血症状往往不很严重,左心衰竭的表现主要为心排血量减少的相关症状和体征。

慢性心力衰竭可通过以下方法进行诊断:

①X 线检查。X 线检查可见心影大小及外形,为心脏病的病因诊断提供了重要的参考资料,根据心脏扩大的程度和动态改变也可间接反映心脏功能状态。若有肺淤血,主要表现为肺门血管影增强,上肺血管影增多与下肺纹理密度相仿,甚至多于下肺。由于肺动脉压力增高可见右下肺动脉增宽,进一步出现间质性肺水肿可使肺野模糊,KerleyB 线是在肺野外侧清晰可见的水平线状影,是肺小叶间隔内积液的表现,是慢性肺淤血的特征性表现。

②超声心动图检查。超声心动图检查与 X 线检查相比能更准确地提供各心腔大小变化、心瓣膜结构及功能情况。还可以估计心脏的收缩和舒张功能,其中多普勒超声检查是临床上最实用的判断舒张功能的方法。

③放射性核素检查。放射性核素检查有助于判断心室腔的大小,还可通过记录放射活性-时间曲线计算左心室最大充盈速率以反映心脏舒张功能。

④其他检查。还有心-肺吸氧运动试验、有创性血流动力学检查等。

(二)慢性心力衰竭的诱发因素

影响心排血量的 5 个决定因素为:心脏的前负荷、心脏的后负荷、心肌收缩力、心率、心肌收缩的协调。

上述诸因素中单个或多个的改变均可影响心脏功能,甚至发生心力衰竭。

(1)基本病因。

①前负荷过重。心室舒张回流的血量过多,如主动脉瓣或二尖瓣关闭不全、室间隔缺损、动脉导管未闭等均可使左心室舒张期负荷过重,导致左心衰竭;先天性房间隔缺损可使右心室舒张期负荷过重,导致右心衰竭;贫血、甲状腺功能亢进等高心排血量疾病,由于回心血量增多,加重左、右心室的舒张期负荷,而导致全心衰竭。

②后负荷过重。如高血压、主动脉瓣狭窄或左心室流出道梗阻,使左心室收缩期负荷加重,可导致左心衰竭。肺动脉高压、右心室流出道梗阻,使右心室收缩期负荷加重,可导致右心衰竭。

③心肌收缩力减弱。常见的心肌收缩力减弱包括:由冠状动脉粥样硬化所引起的心肌缺血或坏死,各种原因的心肌炎(病毒性、免疫性、中毒性、细菌性),原因不明的心肌病,严重的贫血性心脏病及甲状腺功能亢进性心脏病等,以上因素均可明显减弱心肌收缩力,导致心力衰竭。

④心室收缩不协调。冠心病心肌局部严重缺血导致心肌收缩无力或收缩不协调,如室壁瘤。

⑤心室顺应性减低。如心室肥厚、肥厚型心肌病。心室的顺应性明显减低时,可影响心室的舒张而影响心脏功能。

(2)诱发因素。

①病毒引起的上呼吸道感染和肺部感染是诱发心力衰竭的常见诱因,感染除可直接损

害心肌外，发热使心率增快也会加重心脏的负荷。

②过重的体力劳动或情绪激动。

③心律失常，尤其是快速性心律失常，如阵发性心动过速、心房颤动等均可使心脏负荷增加，心排血量降低，而导致心力衰竭。

④妊娠期孕妇血容量增加，分娩时由于子宫收缩，回心血量明显增多，加上分娩时的用力，均可加重心脏负荷。

⑤液体或钠的输入量过多，血容量突然增加，心脏负荷过重而诱发心力衰竭。

⑥严重贫血或大出血使心肌缺血、缺氧，心率增快，心脏负荷加重。

（三）慢性心力衰竭的治疗策略

治疗原则：治疗病因和诱因；减轻心脏前、后负荷；增强心肌收缩力；改善心室舒张期顺应性；对症支持疗法；终末期病例可考虑心脏移植。

1. 心力衰竭的治疗

（1）减轻心脏负荷。

①休息。注意休息。

②控制钠盐摄入。减少钠盐的摄入，可减少体内水潴留，减轻心脏的前负荷，是治疗心力衰竭的重要措施。

③利尿剂的应用。

a. 噻嗪类药物：氢氯噻嗪、氯噻酮等。

b. 袢利尿剂：呋塞米、依他尼酸、丁苯氧酸。

c. 保钾利尿剂：安替舒通、氨苯蝶啶。

d. 碳酸酐酶抑制剂：乙酰唑胺。

④血管扩张剂的应用。血管扩张剂治疗心力衰竭的基本原理是通过减轻前和（或）后负荷来改善心脏功能。可分为静脉扩张剂，如硝酸盐类等；小动脉扩张剂，如肼屈嗪、敏乐啶等；小动脉和静脉扩张剂，如硝普钠、酚妥拉明、哌唑嗪、卡托普利等。静脉扩张剂可减轻后负荷。

（2）加强心肌收缩力。

洋地黄类药物的应用：常用制剂有毒毛旋花子苷 K、毒毛旋花子苷 G、毛花苷 C、地高辛、洋地黄、洋地黄毒苷等。

（3）其他治疗。

①吸氧。有呼吸困难者可给予吸氧。

②并发症及其治疗。心力衰竭时常见的并发症及其治疗如下：呼吸道感染，较常见，必要时可给予抗生素；血栓形成和栓塞，长期卧床可导致血栓形成，应注意及时翻身活动，对有栓子脱落引起肢体动脉栓塞者，轻症可用尿激酶或链激酶进行溶栓治疗，肢体缺血严重者应进行外科治疗；电解质紊乱，低钾症者，及时补充钾盐，轻症可口服氧化钾 3~6 g/d，重者可将 1~1.5 g 氯化钾溶于 500 mL 5%（体积分数）葡萄糖溶液内静脉滴注。失盐性低钠应不限制食盐，并可缓慢静脉滴入 3%（体积分数）氯化钠溶液 100~500 mL。

2. 积极防治病因及诱因

（1）用药原则。

①出现早期心力衰竭时要主动到医院就诊，咨询有关心力衰竭的知识及预防心力衰竭

的诱因,及早在医师指导下用药,使早期心力衰竭转为代偿期。

②已进入晚期心力衰竭时要坚持系统的正规治疗,尽量使心功能恢复到最佳状态。

(2)疗效评价。

①治愈。心功能纠正到Ⅰ级。

②好转。心功能改善Ⅰ级以上,而未达Ⅰ级心功能者。

③无效。症状及体征无改善。

患慢性心力衰竭后,要定期到正规医院诊治,心功能不全且Ⅱ级以上,宜长期服药,低盐饮食,注意休息,保温不受凉,注意避免各种不良诱因。及时治疗病因,如属风湿性心脏病且心功能不全时,尽快进行人工瓣膜置换术。

二、慢性心力衰竭的发病机理

现代医学对心力衰竭发生机制的认识不断发生着转变。传统观念认为,心力衰竭是由心脏泵衰竭引起的血流动力学紊乱。20 世纪 80 年代以后明确认为心力衰竭发生、发展的基本机制主要与心脏重塑(神经内分泌、细胞因子系统激活)有关。

(1)神经内分泌系统。

①交感-肾上腺素系统。交感神经张力持续过度的升高引起 β 受体(β1 受体)下调,损害心肌细胞 Ca^{2+}的摄取和释放,影响心肌的收缩和舒张功能。同时,心力衰竭患者血浆中去甲肾上腺素(NE)水平升高,导致心率增快,心肌收缩力增强,回心血量增多。上述改变可部分代偿心力衰竭时血流动力学的异常,但长期慢性激活可引起心肌肥厚的形成,血浆中 NE 心肌细胞的毒性作用可致心肌细胞坏死和严重的室性心律失常(Fiore et al,2013)。

②肾素-血管紧张素-醛固酮系统(RAAS)。RAAS 被激活可导致肾素及血管紧张素Ⅱ(AngⅡ)强烈的血管收缩物质增多。血管收缩致血管平滑肌细胞肥厚,同时促进醛固酮合成及释放,使水、钠潴留。近年研究表明,RAAS 被激活后,AngⅡ及相应增加的醛固酮使心肌、血管平滑肌、血管内皮细胞等发生一系列变化,称之为细胞和组织的重构,这些变化的长期作用将促使病情的恶化。

(2)体液、细胞因子。

①利钠肽类药物。利钠肽类药物主要包括心钠肽(ANP)、脑钠肽(BNP)、C 利钠肽(CNP)。ANP 和 BNP 具有扩张血管、利尿排钠及对抗肾素和醛固酮的作用(Cocco et al,2015)。有研究表明,血浆 BNP 浓度可反映心力衰竭严重程度,可作为判断心功能不全及预测其预后的指标。其分泌的程度与心力衰竭的严重程度成正相关关系。利钠肽是心力衰竭的一种代偿机制,其作用通常经鸟苷酸环化酶实现,促进血管扩张(ANP、BNP、CNP)和尿钠排泄(ANP、BNP),对抗 NE 释放和 RAAS 作用,因而被称为反向调节激素。

②内皮源性激素内皮素-1(ET-1)。ET-1 是一个具有生物活性的氨基酸肽,是目前已知的最强烈的血管收缩因子,可直接作用于心脏和血管平滑肌。大量研究提示,ET-1 水平随心力衰竭程度的加重而增加。因为心力衰竭时神经内分泌系统激活,心力衰竭伴有血流动力学障碍,造成血管内皮损伤,从而使 ET-1 分泌增加。在正常情况下,心血管负荷增加时,ET-1 表达轻度增加;病理情况下,心室壁机械负荷过重,心肌受拉部位周围的心肌细胞 ET-1 过度表达,引起血管痉挛、心肌纤维化及心肌平滑肌细胞裂解和凋亡(Packer,1996)。

③炎性细胞因子。TNF-α 是由激活的单核-巨噬细胞产生的一种具有多种生物效应的

细胞因子，主要刺激因素是脂多糖（LPS），其能诱发心力衰竭，在体外能降低细胞内 Ca^{2+} 浓度；IL-1 能诱导心肌细胞肥厚和 NO 合酶表达，使 NO 水平升高，NO 能减弱心肌细胞对 β 肾上腺素能激动剂的正性变力性效应，促进心肌细胞肥大和凋亡（Nediani et al，2011）；IL-6 主要由血管内皮细胞和平滑肌产生，有一定致炎作用，可增加内皮细胞活性肽含量，致蛋白质溶解，提高 TNF-α 的分解代谢作用。研究发现，心力衰竭患者上述 3 种因子水平较正常人均显著升高，且随着心功能损害程度的增加而升高（Piepoli，2007）。

三、慢性心力衰竭的健康预防

①饮食要低盐，慢性心力衰竭患者如有水肿时，则需无盐饮食和低钾饮食，如鸡蛋、鸭蛋、皮蛋、面筋、梨、西瓜等。用利尿药后，尿量增加时适合多吃含钾高的食物，如蘑菇、橘子、香菇、香蕉、百合、红枣等。应避免吃各种咸食和腌制品。

②饮食应多吃一些含丰富纤维素和维生素 C 的食物，如山慈菇、马蹄、茭白、百合、黄瓜、丝瓜、柠檬、豆芽等。

③慢性心力衰竭饮食应少吃多餐，不能过饱，饮食丰富和多样化。临睡前不进食或少吃一些食物和少量饮水。

④最好吃易消化的食物，避免生冷坚硬、油腻和刺激性食物，也要避免容易产生气体的食物，如薯类、南瓜等。

⑤慢性心力衰竭在用洋地黄治疗时，最好吃含钙低的食物，忌食钙含量高的食物，如牛奶、骨头、虾、海蜇、海带、紫菜、木耳、巧克力、橄榄等。

参考文献

[1] FUCHS F D, WHELTON P K. High blood pressure and cardiovascular disease[J]. Hypertension, 2020, 75(2): 285-292.

[2] ESTRUCH R, COCA A, RODICIO J L. High blood pressure, alcohol and cardiovascular risk[J]. J Hypertens, 2005, 23(1): 226-229.

[3] GLASSER S P. Hypertension syndrome and cardiovascular events. High blood pressure is only one risk factor[J]. Postgrad Med, 2001, 110(5): 29-36.

[4] WERNECK A O, OYEYEMI A L, GERAGE A M, et al. Does leisure-time physical activity attenuate or eliminate the positive association between obesity and high blood pressure?[J]. J Clin Hypertens (Greenwich), 2018, 20(5): 959-966.

[5] LACKLIND D T. How will the growing threat of resistant hypertension impact the future treatment of high blood pressure? [J]. Expert Rev Cardiovasc Ther, 2013, 11(11): 1541-1546.

[6] OPARIL S, SILFANI T N, WALKER J F. Role of angiotensin receptor blockers as monotherapy in reaching blood pressure goals[J]. Am J Hypertens, 2005, 18(2 Pt1): 287-294.

[7] HARRAP S B. Causes and effects of high blood pressure: a longitudinal approach to genetic cosegregational analysis[J]. J Cardiovasc Pharmacol, 1988, 12(Suppl 3): S99-S109.

[8] SAMADIAN F, DALILI N, JAMALIAN A. Lifestyle modifications to prevent and control hy-

pertension[J]. Iran J Kidney Dis,2016,10(5):237-263.

[9] TSENG E,APPEL L J,YEH H C,et al. Effects of the dietary approaches to stop hypertension diet and sodium reduction on blood pressure in persons with diabetes[J]. Hypertension,2021,77(2):265-274.

[10] MIURA K. Strategies for prevention and management of hypertension throughout life[J]. J Epidemiol,2004,14(4):112-117.

[11] GRECH E D,RAMSDALE D R,BRAY C L,et al. Family history as an independent risk factor of coronary artery disease[J]. Eur Heart J,1992,13(10):1311-1315.

[12] TUNSTALL-PEDOE H,SMITH W C. Cholesterol as a risk factor for coronary heart disease[J]. Br Med Bull,1990,46(4):1075-1087.

[13] WIRTZ P H,VON KÄNEL R. Psychological stress,inflammation,and coronary heart disease[J]. Curr Cardiol Rep,2017,19(11):111.

[14] AVINS A L,HABER R J,HULLEY S B. The status of hypertriglyceridemia as a risk factor for coronary heart disease[J]. Clin Lab Med,1989,9(1):153-168.

[15] DOENST T,HAVERICH A,SERRUYS P,et al. PCI and CABG for treating stable coronary artery disease:JACC review topic of the week[J]. J Am Coll Cardiol,2019,73(8):964-976.

[16] DONG Y,CHEN H W,GAO J L,et al. Molecular machinery and interplay of apoptosis and autophagy in coronary heart disease[J]. J Mol Cell Cardiol,2019,136:27-41.

[17] BROYLES D,PHILIBERT R. Precision epigenetics provides a scalable pathway for improving coronary heart disease care globally[J]. Epigenomics,2023,15(16):805-818.

[18] MESSINA M,SHEARER G,PETERSEN K. Soybean oil lowers circulating cholesterol levels and coronary heart disease risk,and has no effect on markers of inflammation and oxidation[J]. Nutrition,2021,89:111343.

[19] FIORE G,SUPPRESS P,TRIGGIANI V,et al. Neuroimmune activation in chronic heart failure[J]. Endocr Metab Immune Disord Drug Targets,2013,13(1):68-75.

[20] COCCO G,JERIE P. Assessing the benefits of natriuretic peptides-guided therapy in chronic heart failure[J]. Cardiol J,2015,22(1):5-11.

[21] PACKER M. New concepts in the pathophysiology of heart failure:beneficial and deleterious interaction of endogenous haemodynamic and neurohormonal mechanisms[J]. J Intern Med,1996,239(4):327-333.

[22] NEDIANI C,RAIMONDI L,BORCHI E,et al. Nitric oxide/reactive oxygen species generation and nitroso/redox imbalance in heart failure:from molecular mechanisms to therapeutic implications[J]. Antioxid Redox Signal,2011,14(2):289-331.

[23] PIEPOLI M F. Immune activation and inflammatory system in chronic heart failure: novel pathophysiological hypotheses generate new therapeutic options[J]. Int J Clin Pract,2007,61(4):536-538.

第五章 内分泌与代谢疾病的发病机理与健康防护

导读

- 掌握糖尿病的发病机理、症状诊断与健康预防；
- 熟悉慢性肾炎、骨质疏松、关节炎、甲状腺疾病的发病机理与健康防护；
- 了解肾上腺素、雌激素相关疾病的发病机理与健康防护。

本章探讨内分泌与代谢疾病的发病机理，深入剖析内分泌系统异常对身体的影响及与代谢过程紧密相连的疾病如何产生；针对内分泌与代谢疾病之间的关联，探讨引起这些疾病的因素，以及预防和健康维护方面的最新研究进展。通过对相关医学领域的最新研究和数据的梳理，旨在提供深入了解内分泌与代谢疾病的发病机理，并提供实用的健康防护建议，更好地维护身体健康。

第一节 糖尿病的发病机理与健康防护

糖尿病是一组由于胰岛素分泌缺陷和（或）生物学作用障碍引起的以高血糖为特征的代谢性疾病。

糖尿病的流行病学调查结果显示，2023 年全球糖尿病患者已达 5.29 亿例，估计到 2050 年全球糖尿病患者数量将飙升至 13 亿例。目前全球糖尿病发病率为 6.1%，已成为十大死亡和致残原因之一。根据 IDF2021 糖尿病地图，我国是成人糖尿病患者最多的国家，过去的 10 余年间（2011—2021 年），我国的糖尿病患者由 9 000 万例增加至 1.4 亿例，增幅达 56%，其中约 7 283 万例患者尚未被确诊，比例高达 51.7%。另外，约有 1.7 亿成年人伴有糖耐量受损，约 2 700 万成人伴有空腹血糖受损，这些人群都是糖尿病人群的“后备军”。预测到 2045 年，我国糖尿病患者数量将达到 1.744 亿例。

一、糖尿病的症状诊断、诱发因素与治疗策略

（一）糖尿病的症状诊断

糖尿病的症状取决于血糖水平。有些人可能没有症状，尤其是糖尿病前期、妊娠期糖尿病或 2 型糖尿病（T2DM）患者。1 型糖尿病（T1DM）的症状往往来得很快，也更为严重。

1 型糖尿病或 2 型糖尿病的一些症状包括：感觉比平时更口渴；尿频；体重意外下降；尿液含酮（酮是肌肉和脂肪分解的副产物，会在胰岛素不足时产生）；感觉疲惫和虚弱；感觉易怒或有其他情绪变化；视力模糊；伤口愈合缓慢；多处感染，例如牙龈、皮肤和阴道感染。

1 型糖尿病可在任何年龄开始出现，但通常始于儿童时期或青少年时期。2 型糖尿病更为常见，任何年龄都可能患上此病，且更多见于 40 岁以上的人群，但儿童 2 型糖尿病也越

来越常见。

在《中国2型糖尿病防治指南(2020年版)》中对于糖尿病的诊断标准包括:典型的糖尿病症状,加上随机血糖浓度不小于11.1 mmol/L,或加上空腹血糖浓度不小于7.0 mmol/L,或加上口服葡萄糖耐量试验(OGTT)2小时血糖浓度不小于11.1 mmol/L,或加上糖化血红蛋白(HbA1c)不小于6.5%(摩尔分数)。无糖尿病典型症状的,须改日复查,如达到上述标准则可确诊。

(二)糖尿病的诱发因素

(1)生活方式。

生活方式因素包括饮食、体育锻炼和吸烟等。缺乏身体活动、长时间久坐、糖尿病,这些都可以增加糖尿病发展的风险。身体活动有助于控制体重、改善胰岛素敏感性,从而降低糖尿病的风险。研究表明,高糖、高脂和高盐饮食习惯与糖尿病的发展密切相关。不良的饮食习惯导致肥胖、胰岛素抵抗和胰岛素分泌不足,最终导致糖尿病的发生。缺乏蔬菜、水果和全谷物等健康食物也可能对糖尿病的发展产生不利影响。研究显示,长期以来,高纤维、低糖和低饱和脂肪的饮食习惯与较低的糖尿病风险相关。此外,缺乏体育锻炼和吸烟等也与糖尿病的风险增加相关。

(2)年龄。

随着年龄的增长,糖尿病的风险也会增加。这可能是由于身体代谢的变化、胰岛素敏感性下降及长期积累的生活方式和环境因素的影响。老年人群常见2型糖尿病就是与年龄相关的一种结果。

(3)慢病与肥胖。

某些慢病与糖尿病的发展密切相关。例如,高血压、高胆固醇引发的心血管疾病与糖尿病的发病风险增加相关(Chalakova et al,2021)。这些慢病可能导致胰岛素抵抗和胰岛素分泌减少,加速糖尿病的进展。肥胖是糖尿病的一个主要风险因素,特别是中心性肥胖,即腹部脂肪的堆积。脂肪组织会干扰胰岛素的正常功能,导致胰岛素抵抗和糖尿病的发展。多项研究表明,体质指数(BMI)超过正常范围(18.5~24.9 kg/m^2)的人患糖尿病的风险显著增加。肥胖导致脂肪组织的积累,引起慢性低级炎症,干扰胰岛素信号通路,从而导致胰岛素抵抗和胰岛素分泌不足(Bailes,2002)。

(4)遗传因素。

遗传因素在糖尿病的发病中起着重要作用。研究表明,2型糖尿病具有明显的家族聚集性,具有糖尿病家族史的人患病风险更高。糖尿病的发展与多种基因有关,包括胰岛素分泌相关的基因和胰岛素信号传递相关的基因。例如,转录因子基因(*TCF7L2*)、过氧化物酶体增殖物激活受体γ(*PPARG*)和钾内部调整通道亚家族丁成员11(*KCNJ*11)等基因突变与2型糖尿病的风险增加密切相关。研究表明,单个基因突变或多个基因的累积突变都可能增加糖尿病的风险。

(5)其他因素。

城市化和现代化生活方式的改变,环境暴露(如化学物质、重金属和农药)和气候变化被认为与糖尿病的发展有关(Lebovitz et al,1984)。此外,长期应用某些药物(如长期使用糖皮质激素)和某些内分泌疾病(如多囊卵巢综合征)等,都与糖尿病的发病风险增加相关。

近年来的研究显示,睡眠不足与糖尿病的发病风险密切相关。睡眠不足会对胰岛素敏感性和胰岛素分泌功能产生不利影响。长期缺乏充足的睡眠会导致代谢紊乱和胰岛素抵抗,增加糖尿病的患病风险。

某些生理因素也可能影响糖尿病的发展。例如,女性在围绝经期前后患糖尿病的风险较低,但随着年龄的增长,此风险会逐渐增加。此外,妊娠期糖尿病是指妊娠期间发生的胰岛素抵抗和胰岛素分泌不足,可增加妇女后期发展为 2 型糖尿病的风险(Kautzky-Willer et al,2016)。

(三)糖尿病的治疗策略

糖尿病的治疗原则:预防为主、防治结合、倡导健康的生活方式、维持健康体重、重点人群的干预、主动发现和早期识别糖尿病患者、规范治疗糖尿病。

中华医学会发布的《中国 1 型糖尿病诊治指南(2021 版)》和《中国 2 型糖尿病诊治指南(2020 版)》中指出,糖尿病的治疗包括以下方面:

(1)药物治疗。

对于 1 型糖尿病患者来说,胰岛 β 细胞功能缺乏甚至完全丧失,胰岛素分泌绝对不足,1 型糖尿病患者需终身使用胰岛素替代治疗。胰岛素替代治疗的理想方案是将血糖维持到目标范围,同时允许在进餐和运动方面具有灵活性。1 型糖尿病患者应坚持饮食控制和运动,并进行血糖监测,掌握根据血糖监测结果调整胰岛素剂量的技能,控制高血糖并预防低血糖的发生。1 型糖尿病患者因自身胰岛素分泌绝对缺乏,完全或部分需要通过外源性胰岛素补充来模拟生理性胰岛素分泌,基础胰岛素加餐时胰岛素替代治疗是 1 型糖尿病首选的治疗方案。基础胰岛素在餐前状态下抑制糖异生和酮体的生成,餐时胰岛素覆盖碳水化合物和其他营养素的摄入引起的血糖升高。基础胰岛素加餐时胰岛素替代治疗方案包括每日多次胰岛素注射(MDI)和持续皮下胰岛素输注(CSII)。

对于 2 型糖尿病的医学营养治疗和运动治疗是控制 2 型糖尿病高血糖的基本措施。在饮食和运动不能使血糖控制达标时,应及时采用包括口服药治疗在内的药物治疗。2 型糖尿病是一种进展性疾病,在 2 型糖尿病的自然病程中,胰岛 β 细胞功能随着病程的延长而逐渐下降,胰岛素抵抗的程度变化不大。因此,随着 2 型糖尿病病程的进展,对外源性血糖控制手段的依赖逐渐增大。临床上常需要口服降糖药物或口服药物联合注射降糖药胰岛素、胰高糖素样肽-1(GLP-1)受体激动剂(GLP-1RA)进行治疗。

高血糖的药物治疗多基于纠正导致人类血糖升高的两个主要病理生理改变,即胰岛素抵抗和胰岛素分泌受损。根据作用效果的不同,口服降糖药可分为主要以促进胰岛素分泌为主要作用的药物和通过其他机制降低血糖的药物,前者主要包括磺胺类、格列奈类、二肽基肽酶Ⅳ抑制剂(DPP-4),通过其他机制降低血糖的药物主要包括双肌类、噻唑烷二酮类(TZD)、α-糖苷酶抑制剂和钠-葡萄糖共转运蛋白 2 抑制剂(SGLT2i)。

胰岛素治疗是控制高血糖的重要手段。1 型糖尿病患者需依赖胰岛素维持生命,也必须使用胰岛素控制高血糖,并降低糖尿病并发症的发生风险。2 型糖尿病虽不需要胰岛素来维持生命,但当口服降糖药效果不佳或存在口服药使用禁忌时,仍需使用胰岛素,以控制高血糖,并减少糖尿病并发症的发生风险。在某些时候,尤其是病程较长时,胰岛素治疗可能是控制血糖的最主要措施。

(2)营养治疗。

1 型糖尿病的医学营养治疗(MNT)是针对 1 型糖尿病患者的循证营养原则与建议,包括全病程营养管理、个体化治疗方案等,以满足营养需求,并达到最理想的代谢目标。MNT已成为1型糖尿病的基础治疗之一。每位1型糖尿病患者均需接受由专科营养(医)师提供的个体化营养治疗。MNT可有效改善血糖控制及其他代谢结局。对于存在营养不良或有营养风险的住院患者,合理应用MNT有助于减少住院费用,将感染性并发症降低51%,以及将住院时间减少9.7 d。随着精准医疗的发展,MNT也更趋于精准化,即融入个体基因组学、代谢组学、蛋白组学及微生物组学等特征,以获得更优的疾病预防、管理和治疗效果。尽管目前1型糖尿病的精准营养研究还极其有限,但该领域将为1型糖尿病的治疗带来新的希望(Durazzo et al,2019)。

碳水化合物是餐后血糖最主要的膳食影响因素。在胰岛素被发现和使用前,极低碳水高脂饮食和饥饿疗法均为1型糖尿病的主要治疗方式。然而,这些饮食模式可能增加酮症及营养不良发生率,同时导致儿童青少年生长迟缓。随着胰岛素的使用,碳水化合物推荐摄入量逐渐增加,越来越多的饮食模式被引入1型糖尿病膳食管理中,包括地中海饮食、低碳水饮食、低升糖指数(GI)/低血糖负荷(GL)饮食等。近年来,间歇性禁食在1型糖尿病中的应用也受到关注,但其安全性证据有限。

碳水化合物计数(CC)法是适用于胰岛素依赖患者的MNT方法。1型糖尿病患者应接受包括CC法在内的全面营养教育,同时考虑蛋白质和脂肪所需的胰岛素需求量,做到灵活调整餐时胰岛素剂量,以减缓餐后血糖波动。为保证CC法的准确性,1型糖尿病患者应由经培训的营养医师反复进行与年龄相适宜的教育,且每日进行至少4次的血糖监测。近年来,移动互联网技术为慢病管理提供了基于手机应用程序或微信小程序的科普及交流平台,提高了1型糖尿病营养知识的普及度,减少了人工教育的时间成本。

2型糖尿病医学营养治疗是临床条件下对糖尿病或糖尿病前期患者的营养问题采取特殊干预措施,参与患者的全程管理,包括进行个体化营养评估、营养诊断、制订相应营养干预计划,并在一定时期内实施监测。通过改变膳食模式与习惯、调整营养素结构、由专科营养(医)师给予个体化营养治疗,可以降低2型糖尿病患者的糖化血红蛋白0.3%~2.0%,并有助于维持理想体重及预防营养不良。近年的研究证实,对肥胖的2型糖尿病患者采用强化营养治疗可使部分患者的糖尿病得到缓解。营养治疗已经成为防治糖尿病及其并发症的重要手段。

2型糖尿病及糖尿病前期患者均需要接受个体化医学营养治疗,由熟悉糖尿病医学营养治疗的营养(医)师或综合管理团队(包括糖尿病教育者)指导患者完成。应在评估患者营养状况的基础上,设定合理的医学营养治疗目标和计划,控制总能量的摄入,合理、均衡分配各种营养素,达到患者的代谢控制目标,并尽可能满足个体饮食喜好。

(3)运动治疗。

运动对于糖尿病患者,尤其是2型糖尿病患者的重要性目前已经得到广泛的认可(Caldeira et al,1989)。然而,由于1型糖尿病本身的特殊性,既容易发生低血糖,又容易发生高血糖甚至酮症,使得很多1型糖尿病患者对于运动具有畏惧心理。目前,关于1型糖尿病运动的研究并不多,针对国人的研究更少。现有各种运动对1型糖尿病的影响及运动处方制订的标准,更多的是参考2型糖尿病的研究。近年来关于间歇高强度运动对于1型糖尿病影响的研究逐渐增多,其有效性也逐渐得到认可。

运动对于1型糖尿病患者的诸多获益已经得到了证实,包括改善血糖控制,减少血糖波动;提高心肺功能;延缓并发症的发生及进展;改善自我感受;养成健康的生活习惯等。

①改善血糖控制,降低糖化血红蛋白(HbA1c),提高胰岛素敏感性。运动增加胰岛β细胞分泌胰岛素的能力,增加肌肉对葡萄糖的摄取及胞内葡萄糖转运蛋白4的载负量。运动后的即刻效果包括:有氧运动增强胰岛素作用且改善胰岛素抵抗;抗阻运动增加肌容积及增加肌肉对葡萄糖的摄取。运动的长期效果包括逆转骨骼肌胰岛素抵抗,提高胰岛素敏感性,促进葡萄糖转运蛋白4基因表达和蛋白合成。

②提高心肺功能,降低心血管风险和整体死亡率,有助于减重及改善其他相关重要指标。

③延缓糖尿病并发症的发生和进展,如视网膜病变、微量白蛋白尿、糖尿病酮症酸中毒、严重低血糖伴昏迷等。

④增加自我效能感及健康管理依从性:影响下丘脑肾上腺皮质系统,即去甲肾上腺素、5-羟色胺合成与代谢及内啡肽的分泌,提高健康相关的生活质量,重塑积极的生活方式并增加幸福感。

⑤对于患有1型糖尿病的儿童和青少年来说,在身体健康、力量增强、体重管理、社会互动、自我意识和成年期健康习惯形成等方面都有积极的影响(Dos et al,2020)。以上获益对于2型糖尿病患者和健康人群同样适用。

运动锻炼在2型糖尿病患者的综合管理中占重要地位。规律运动可增加胰岛素敏感性,改善体成分及生活质量,有助于控制血糖、减少心血管危险因素而且对糖尿病高危人群一级预防效果显著。流行病学研究结果显示,规律运动8周以上可将2型糖尿病患者糖化血红蛋白降低0.66%,坚持规律运动的糖尿病患者死亡风险显著降低。

2型糖尿病患者运动时应遵循以下原则:

①运动治疗宜在相关专业人员指导下进行,运动前进行必要的健康评测和运动能力评估有助于保证运动治疗的安全性和科学性。

②成年2型糖尿病患者每周至少150 min(如每周运动5 d、每次30 min)中等强度(50%~70%最大心率,运动时有点费力,心跳和呼吸加快但不急促)的有氧运动。即使1次进行短时的体育运动(如10 min),累计30 min/d,也是有益的。

③中等强度的体育运动包括健步走、太极拳、骑车、乒乓球、羽毛球和高尔夫球等。较高强度的体育运动包括快节奏舞蹈、有氧健身操、游泳、骑车上坡、足球、篮球等。

④如无禁忌证,每周最好进行2~3次抗阻运动(两次锻炼间隔时间不小于48 h),锻炼肌肉力量和耐力。锻炼部位应包括上肢、下肢、躯干等主要肌肉群,训练强度宜中等。联合进行抗阻运动和有氧运动可获得更大程度的代谢改善。

⑤运动处方的制订需遵循个体化原则,运动项目要与患者的年龄、病情、喜好及身体承受能力相适应,并定期评估,适时调整运动计划。运动可穿戴设备的使用(如计步器),有助于提升运动依从性。运动前后要加强血糖监测,运动量大或激烈运动时应建议患者及时调整饮食及药物治疗方案,以免发生低血糖。运动中要注意及时补充水分。

⑥养成健康的生活习惯,培养活跃的生活方式,如增加日常身体活动、打破久坐行为、减少静坐时间,将有益的体育运动融入日常生活中。

⑦严重低血糖、糖尿病酮症酸中毒等急性代谢并发症、合并急性感染、增殖性视网膜病变、严重心血管疾病(不稳定型心绞痛、严重心律失常、一过性脑缺血发作)等情况下禁忌运

动,病情控制稳定后方可逐步恢复运动。

⑧ 2 型糖尿病患者只要感觉良好,一般不必因高血糖而推迟运动。如果在进行剧烈的体力活动时血糖浓度大于 16.7 mmol/L,则应谨慎,确保其补充充足的水分。

(4)胰腺与胰岛移植。

1 型糖尿病是胰岛细胞特异性自身免疫性疾病,需终身依赖外源性胰岛素治疗。胰腺移植和胰岛移植是目前从根本上恢复 1 型糖尿病患者生理性胰岛素分泌的唯一手段(Niclauss et al,2016)。

对于一些难治性、复杂或高度依赖胰岛素治疗的 1 型糖尿病患者,胰岛移植可以是一种可选的治疗方法。主要用于患有 1 型糖尿病的肾脏移植或具有高度不稳定的血糖控制的患者。胰岛移植是将来自供体的胰岛移植到患者体内,以恢复胰岛素的分泌功能。传统的胰岛移植涉及整个胰腺移植,但这种方法存在很大的手术和治疗风险。一些新的研究正在探索胰岛细胞移植和胰岛微囊化技术,这些技术可提供更安全、更有效的胰岛移植选择。最新的进展包括:

①抗排斥治疗。抗排斥治疗的改进包括选择性 T 淋巴细胞免疫抑制剂的使用,已经改善了胰岛移植的短期和长期成果。

②细胞工程。细胞工程技术的发展包括人工胰岛、干细胞等,为胰岛移植提供了更多的选择。

二、糖尿病的发病机理

根据 WHO 的糖尿病病因学分型体系,可将糖尿病分 4 大类,即 1 型糖尿病、2 型糖尿病、妊娠期糖尿病(GDM)和特殊类型糖尿病。糖尿病的发病机理如图 5.1 所示。

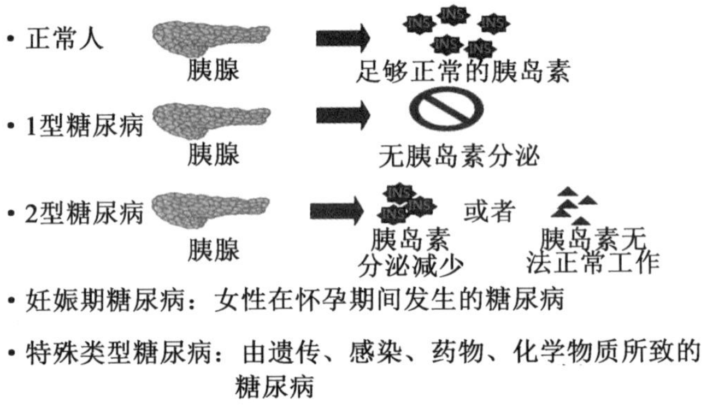

图 5.1　糖尿病的发病机理

1 型糖尿病、2 型糖尿病和妊娠期糖尿病是临床常见类型。这三类常见类型糖尿病的发病机理归纳如下:

1. 1 型糖尿病

第一种类型是胰岛素依赖型糖尿病,也称为 1 型糖尿病。1 型糖尿病是由易感基因与环境因素共同作用,导致胰岛 β 细胞破坏,终身依赖胰岛素治疗的内分泌代谢性疾病,以 β 细胞严重丧失为特征。大部分患者为经典 1 型或者免疫介导糖尿病。该类型的糖尿病主要是因为胰岛素分泌细胞受到自身免疫攻击而导致。这种糖尿病通常发生在儿童和青少年身上。1 型糖尿病是由遗传和环境因素共同作用导致胰岛 β 细胞自身免疫损伤的器官特异性疾病(Pociot et al,2016)。遗传易感个体在环境因素的触发下,机体启动针对胰岛的特异性自身免疫,胰岛特异性自身反应 T 淋巴细胞是导致胰岛免疫损伤的直接原因,多种自身抗体的产生是胰岛遭受免疫损伤的标志物。随着病程进展,β 细胞受免疫破坏加重,逐步丧失胰岛素分泌能力,出现胰岛素缺乏性糖代谢紊乱,最终发生胰岛功能完全丧失。1 型糖尿病的自然病程可分为遗传易感、环境触发、免疫应答、胰岛损伤、糖代谢异常、胰岛功能衰竭 6 个阶段(图 5.2)。各阶段具有不同特征如下:

①遗传易感。个体具有遗传易感性,但临床无任何异常。

②环境触发。某些触发事件(如病毒感染等)引起少量胰岛 β 细胞破坏并启动长期、慢性的自身免疫过程,此过程呈持续性或间歇性,其间伴随 β 细胞再生。

③免疫应答。出现免疫异常,如血清中可检测到胰岛自身抗体,如谷氨酸脱羧酶自身抗体(GADA)、蛋白酪氨酸磷酸酶自身抗体(IA-2A)、胰岛素自身抗体(IAA)、锌转运体 8 自身抗体(ZnT8A)等,但胰岛素正常分泌,血糖无异常。

④胰岛损伤。胰岛 β 细胞数量开始减少,但仍能维持糖耐量正常。

⑤糖代谢异常。胰岛 β 细胞持续损伤达到一定程度时(儿童青少年起病者通常只残存 10%~20%胰岛 β 细胞,成年起病者残存胰岛 β 细胞可达 40%),胰岛素分泌不足,出现糖耐量降低或临床糖尿病,需用外源性胰岛素治疗,但有部分胰岛 β 细胞残留。

⑥胰岛功能衰竭。胰岛 β 细胞几乎完全消失,需依赖外源性胰岛素维持生命。

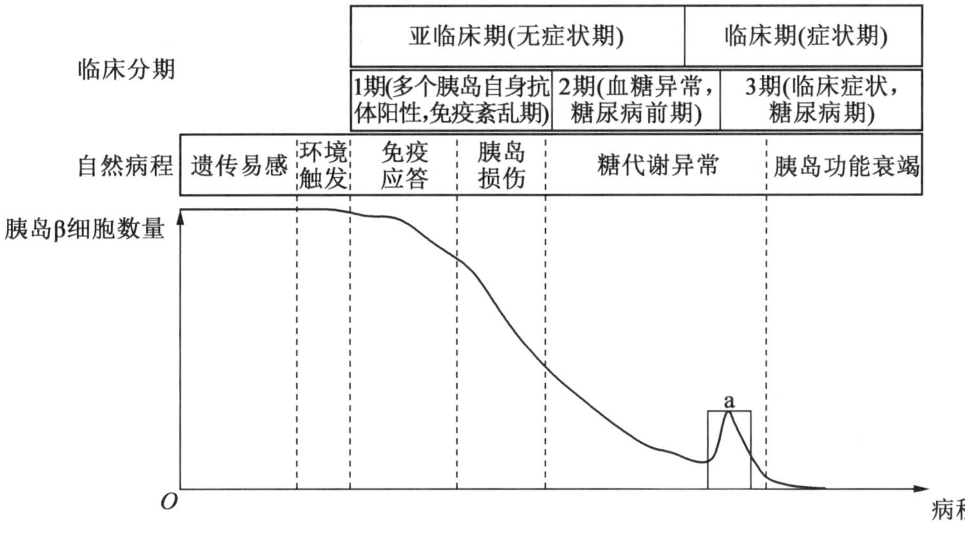

注:1 期与 2 期属于亚临床期。在显性糖尿病发生后,经过胰岛素治疗后大部分患者会进入蜜月期,胰岛 β 细胞数量会短暂性回升。a 为蜜月期。

图 5.2　1 型糖尿病的自然病程与临床分期示意图

美国糖尿病学会(ADA)专家组提议,根据 1 型糖尿病发病机理将其分为免疫介导 1 型糖尿病(T1A 糖尿病)和非免疫介导的特发性 1 型糖尿病(T1B 糖尿病)。其他已知基因背景或者环境致病机制的 β 细胞严重缺失的疾病则单独划分。目前区分 T1A 糖尿病和其他类型糖尿病的最佳标志是胰岛自身抗体。比较典型的自身抗体包括谷氨酸脱羧酶(GAD65)抗体、胰岛素抗体(IAA)和蛋白酪氨酸磷酸酶抗体(IA-2A)。这些抗体检测方法的假阳性率都接近1%，在新发病的T1A糖尿病患者中至少一种或几种抗体性阳性率达到90%。

1A型糖尿病发展缓慢，β细胞功能呈进展性破坏，使其看起来像是突然发生的高血糖。正常范围内升高的糖化血红蛋白，空腹血糖调节受损或糖耐量异常，以及第一时相胰岛素分泌的缺失，这些通常在显性糖尿病发生之前就已出现。在诊断时，精确的β细胞数量很难确定，且几乎没有关于糖尿病发病前的胰岛炎的研究报道。有证据表明，长病程的1型糖尿病患者仍有残余的β细胞功能(C-肽分泌)，虽然β细胞数量通常是下降到占比不足正常的1%。目前，图像定量β细胞数量和胰岛炎的方法正在研究开发中。特别是使用标记胺的正电子发射计算机断层扫描(PET)可能成为第一种反映β细胞数量的方法，这种方法目前正在人身上进行评估试验。大量的技术手段也正在用于评估胰岛炎。

大量的证据表明，1A型糖尿病的发展是由致病性和调节性T淋巴细胞之间的平衡所决定的。一个根本的问题是，是否存在一个初始自身抗原能启动T淋巴细胞自身反应性，使其识别多种胰岛自身抗原。大量的研究者已经在NOD小鼠(自发地发生1型糖尿病)上证实了针对胰岛素免疫反应的重要性，发现消除针对胰岛素的免疫应答能阻止糖尿病和胰岛炎的发展，尤其是针对下游的自身抗原，例如胰岛特异性葡萄糖六磷酸酶相关蛋白(IGRP)的免疫应答。同时敲除小鼠的两个胰岛素基因(与人类不同的是，小鼠有两个胰岛素基因)，导入在β链的第16位为丙氨酸而不是酪氨酸的突变胰岛素，可以阻止糖尿病的发展。T淋巴细胞对胰岛素β链肽段的识别取决于“非特异”T淋巴细胞受体仅对α链序列(Vα和Jα)的识别，而非α链或β链的N端。最近对2名1型糖尿病患者活检取得的胰腺淋巴结的研究发现了一个保守的T淋巴细胞受体，可与胰岛素α链氨基酸肽段1~15发生T淋巴细胞反应。

1型糖尿病的自然病程存在个体差异，儿童青少年发病者往往进展较快，而成年发病者进展较慢。

2.2型糖尿病

第二种类型是非胰岛素依赖型糖尿病，也称为2型糖尿病。其发病机理是由于胰岛素的分泌功能降低，或者外周组织对胰岛素的敏感性下降，造成身体不能有效利用血液中的葡萄糖而导致的。

2型糖尿病是一种影响全世界广大人群健康的代谢性疾病，其典型的特点是高血糖水平、胰岛素抵抗和胰岛素分泌不足。2型糖尿病的发病机理很复杂，并受许多因素的影响，如环境因素和遗传因素。可以从胰岛素抵抗、胰岛素分泌不足和其他代谢紊乱(如脂肪细胞、肝脏和肌肉细胞中部分基因表达的改变)，以及相应的分子和细胞水平的变化等方面介绍2型糖尿病的发病机理。

(1)胰岛素抵抗。

胰岛素是一种由胰岛β细胞分泌的激素，在血糖浓度升高时发挥作用。胰岛素抵抗是2型糖尿病的最常见的早期症状之一，其发生原因大多与肥胖、无氧运动和其他环境因素有关。胰岛素抵抗导致细胞对胰岛素的反应下降，此时胰岛素无法将葡萄糖带进细胞内部，并让其在血液循环中停留。这会导致葡萄糖水平的上升，同时也会引发更多的胰岛素分泌，形成恶性循环，最终会对胰岛功能构成严重威胁。

(2)胰岛素分泌不足。

随着疾病的进展,2 型糖尿病还会出现胰岛素分泌的缺乏,其直接原因是胰岛 β 细胞不能再灵敏地对血糖水平做出恰当的反应。此时,胰岛素不能按需分泌,或分泌量过少,从而不能控制血糖水平。

(3)脂质代谢紊乱。

除了胰岛素抵抗和胰岛素分泌不足之外,脂肪细胞和肝脏细胞的异常通常也会参与 2 型糖尿病的形成和发展。在糖尿病的患者中,脂肪细胞的数量较正常人更多,同时这些脂肪细胞还会分泌不同类的脂肪激素。这些激素会对胰岛素的敏感性产生影响,并进一步影响葡萄糖代谢。在肝脏中,葡萄糖和脂肪酸代谢的协调也被打乱,导致糖尿病患者的肝脏过多合成葡萄糖,进而提高血糖水平。

(4)细胞信号转导通路改变。

在确诊糖尿病的患者中,许多细胞内的信号转导通路也会被改变,这些通路包括葡萄糖转运、胰岛素变化和代谢途径的变化等。除了已经知晓的通路,还有许多是未被描述的,日益凸显出了该疾病的极大复杂性。

总的来说,2 型糖尿病的发病机理是多因素诱发和不断发展的疾病,同时涉及整个人体的多个器官和系统,其中大部分机制在生理和病理层面上都存在交互作用。因此,它的治疗需要一个合理综合的方法,不同的患者因遗传和生活习惯的不同,可能需要不同的治疗方案来最高效地控制和治疗糖尿病。

3. 妊娠期糖尿病

妊娠期糖尿病(GDM)是指在妊娠期间发生的一种临时的高血糖症,通常在妊娠期间出现,随着妊娠的进展和胎儿的生长,机体对胰岛素的需求增加,导致血糖调节受到影响。临床上将妊娠期间患有糖尿病的情况分为两种,一种是糖尿病合并妊娠,即患者在妊娠前已经确诊为患有糖尿病;另一种为妊娠前糖代谢处于正常的患者,但是有潜在的糖耐量减弱情况,导致妊娠期间出现糖尿病症状。发病机理方面,妊娠期糖尿病的主要原因是胰岛素抵抗,即机体对胰岛素的反应降低。这可能是由于妊娠激素引起的胰岛素抵抗。妊娠期间,胎盘分泌的一些激素(如人绒毛膜促性腺激素和胎盘素)会抑制胰岛细胞对胰岛素的敏感性,从而导致胰岛素抵抗增加。这一过程使得胰岛细胞需要产生更多的胰岛素来维持正常的血糖水平。在某些妊娠期的女性中,胰岛细胞无法产生足够的胰岛素来抵消胎盘产生的激素引起的胰岛素抵抗。这时,血糖水平就会升高,导致妊娠期糖尿病的发生。除了胰岛素抵抗,胰岛细胞功能不足也可能是妊娠期发生糖尿病的原因之一。在某些妊娠期的女性中,胰岛细胞无法产生足够的胰岛素来满足妊娠期增加的胰岛素需求,这导致血糖水平升高。综上所述,妊娠期糖尿病的发病机理主要涉及胰岛素抵抗和胰岛细胞功能不足两个方面。这些变化使得机体无法有效降低血糖水平,导致妊娠期糖尿病的发生(Giuliani et al,2022)。

三、糖尿病的健康预防

根据营养科学理论、中医理论和目前膳食相关慢病科学研究文献证据,在专家组共同讨论、建立共识的基础上对糖尿病患者的日常食养提出 8 条原则和建议。

(1)食物多样,养成和建立合理膳食习惯。

膳食管理是糖尿病患者血糖控制的核心,应遵循平衡膳食的原则,做到食物多样、主食定量、蔬果奶豆丰富、少油、少盐、少糖,在控制血糖的同时,保证每日能量适宜和营养素摄入充足。

食物多样是实现合理膳食、均衡营养的基础。种类多样的膳食应由五大类食物组成:第一类为谷薯类,包括谷类(含全谷物)、薯类与杂豆;第二类为蔬菜和水果;第三类为动物性食物,包括畜、禽、鱼、蛋、奶;第四类为大豆类和坚果;第五类为烹调油和盐。糖尿病患者同样应该保持食物多样,膳食丰富多彩,保证营养素摄入全面和充足,少油少盐限糖限酒。

合理膳食是指在平衡膳食基础上,以控制血糖为目标,调整优化食物种类和重量,满足自身健康需要。主食要定量,碳水化合物主要来源以全谷物、各种豆类、蔬菜等为好,水果要限量;餐餐都应有蔬菜,每天应达到500 g,其中深色蔬菜占一半以上;天天有奶类和大豆,常吃鱼、禽,适量蛋和畜肉,这些是蛋白质的良好来源;减少肥肉摄入,少吃烟熏、烘烤、腌制等加工肉类制品,控制盐、糖和油的使用量。

(2)能量适宜,控制超重肥胖和预防消瘦。

体重是反映一段时间内膳食状况和人体健康状况评价的客观指标,也是影响糖尿病发生发展的重要指标。

膳食能量是体重管理也是血糖控制的核心。能量的需要量与年龄、性别、体重和身体活动量等有关,具体可查询《中国居民膳食营养素参考摄入量2023版》;也可根据体重估算,例如一名60 kg轻体力活动的成年女性,其每天能量需要量在6 276~7 528.8 kJ。推荐糖尿病患者膳食能量的宏量营养素占总能量比分别为:蛋白质15%~20%、碳水化合物45%~60%、脂肪20%~35%。膳食能量来自谷物、油脂、肉类、蛋类、奶类、坚果、水果、蔬菜等食物。糖尿病患者能量需求水平因人因血糖调节而异,应咨询营养指导人员来帮助确定全天的能量摄入量和运动量,制订个性化的膳食管理、血糖和体重控制方案。

糖尿病患者要特别注重保持体重在理想范围,提高机体免疫力,降低疾病的发生发展风险。我国成人健康体重的体质指数(BMI)应保持在18.5~23.9 kg/m^2之间。从年龄和降低死亡风险考虑,65岁以上老年人可适当增加体重。

肥胖患者减重后可以改善胰岛素抵抗、改善血糖控制。超重和肥胖的2型糖尿病患者减重3%~5%,即能产生有临床意义的健康获益。建议超重肥胖患者按照每个月减少1~2 kg的速度,3~6个月减少体重5%~10%。糖尿病患者由于机体的胰岛素绝对或相对缺乏,不能充分发挥促进糖原、蛋白质和脂肪合成,以及抑制其分解的作用,血糖控制不佳的同时也容易出现体内脂肪和蛋白质分解过多,体重下降,甚至出现消瘦(Courcoulas et al, 2020)。合并消瘦或营养不良的患者,应在营养指导人员的指导下,通过增加膳食能量、蛋白质的供给,结合抗阻运动,增加体重,达到和维持理想体重。老龄患者应特别注意预防肌肉衰减并保持健康体重。

(3)主食定量,优选全谷物和低血糖生成指数食物。

主食多富含碳水化合物,是影响餐后血糖水平的核心因素,糖尿病患者应该学习选择主食类食物和剂量。血糖生成指数(GI)是衡量食物对血糖影响的相对指标,选择低GI食物有利于控制餐后血糖,在选择主食或谷物类食物时,可参考《食物的血糖生成指数》。低GI的食物在胃肠内停留时间长,吸收率低,葡萄糖释放缓慢,葡萄糖进入血液后的峰值低、下降速度也慢,简单说就是引起的餐后血糖波动比较小,有助于血糖控制。主食定量,不宜过多,多选全谷物和低 GI 食物;其中全谷物和杂豆类等低 GI 食物,应占主食的 1/3 以上。建议糖尿病患者碳水化合物提供的能量占总能量的比例为 45%~60%,略低于一般健康人;以成年人(7 528.8~8 368 kJ)为例,相当于每天碳水化合物的总量为 200~300 g。但是当初诊或血糖控制不佳时,建议咨询医师或营养指导人员给予个性化指导,调整膳食中碳水化合物的量,以降低血糖水平或减少降糖药物的使用。

血糖水平是碳水化合物、运动量、膳食结构、空腹时间等综合反映,碳水化合物供能比过低,并不能得到更好的长久健康效益。应经常监测血糖来确定机体对膳食,特别是主食类食物的反应,并及时规划调整。对零食中的谷类食物、水果、坚果等,也应该查看营养成分表中碳水化合物的含量,并计入全天摄入量。调整进餐顺序对控制血糖有利,养成先吃菜,最后吃主食的习惯。

建议记录膳食、运动和血糖水平,提高血糖控制和自我管理的科学规划水平。全谷物、杂豆类、蔬菜等富含膳食纤维的植物化学物,GI 较低,含有丰富的维生素 B_1、维生素 B_2 及钾、镁等矿物质,更耐饥饿,可有效减缓餐后血糖波动。胃肠功能弱的老年糖尿病患者,在富含膳食纤维的全谷物选择上,要注意烹饪方法和用量,降低消化道负担。

碳水化合物的种类和数量,是影响餐后血糖最重要的营养因素。学习食物碳水化合物含量和互换,规律进餐,是糖尿病患者认识和掌握食物、药物和血糖反应关系的关键措施,是整体膳食合理规划和调整的重点。

(4)积极运动,改善体质和胰岛素敏感性。

运动可以消耗能量,抗阻运动有助于增加肌肉量,运动还可以增加骨骼肌细胞膜上葡萄糖转运蛋白 4(GLUT4)的数量,增加骨骼肌细胞对葡萄糖的摄取,改善骨骼肌细胞的胰岛素敏感性,平稳血糖。目前有充足的证据表明,身体活动不足可导致体重过度增加,多进行身体活动不仅有利于维持健康体重,使心情愉悦,还能降低肥胖、2 型糖尿病、心血管疾病和某些癌症等疾病发生风险和全因死亡风险。

糖尿病患者可在餐后运动,每周至少 5 d,每次 30~45 min,中等强度运动要占 50%以上,循序渐进,持之以恒。中等强度运动包括快走、骑车、乒乓球、羽毛球、慢跑、游泳等。如无禁忌,最好每周 2 次抗阻运动,如哑铃、俯卧撑、器械类运动等,提高肌肉力量和耐力。将日常活动和运动融入生活计划中。运动前后要加强血糖监测,避免低血糖。

每个人都应当认识到身体活动是一个改善健康的机会,而不是浪费时间;糖尿病患者应该寻找和培养自己有兴趣的运动方式,将运动列入每天的时间安排,培养运动意识和习惯,有计划地循序渐进,逐渐增加和达到目标运动量。

(5)清淡饮食,限制饮酒,预防和延缓并发症。

预防和延缓相关并发症的发生,重点是强化生活方式的改变。首先要控制油、盐、糖,不饮酒,控制血糖、血脂、血压在理想水平。所有人都应该清淡饮食,控制油、盐、糖用量,包括糖尿病前期和所有糖尿病患者。烹调油或肥肉摄入过多,会导致膳食总能量过高,从而引起超重及肥胖,对血糖、血脂、血压等代谢指标的控制均不利。研究证据表明,食盐摄入过多可增加高血压、脑卒中等疾病的发生风险。饮酒会扰乱糖尿病患者的正常膳食和用药,导致血糖波动,有可能会使患者发生低血糖的风险增加,尤其是在服用胰岛素或胰岛素促泌剂时。此外,患者在饮酒时往往伴随大量食物摄入,导致总能量摄入过多,从而引起血糖升高。过量酒精摄入还可损害人体胰腺，引起肝损伤，也是痛风、癌症和心血管疾病等发生的重要危险因素。

培养清淡口味，每日烹调油使用量宜控制在25 g以内，少吃动物脂肪，适当控制富含胆固醇的食物，预防血脂异常。食盐用量每日不宜超过5 g。同时，注意限制酱油、鸡精、味精、咸菜、咸肉、酱菜等含盐量较高的调味品和食物的使用。足量饮用白水，也可适量饮用淡茶或咖啡，不喝含糖饮料。

糖尿病患者应当在医师和营养指导人员的指导下，积极开展合理膳食和适量运动，维持血糖稳定，防止糖尿病并发症的发生和发展。

(6)食养有道，合理选择应用食药物质。

中医食养是以中医理论为基本指导，以性味较为平和的食物及食药物质为主，通过"扶正"与"纠偏"，使人体达到"阴平阳秘"的健康状态。坚持辨证施膳的原则，因人、因时、因地制宜。

中医认为，食物具有"四气""五味""归经""升降沉浮"等属性。"四气"是指食物具有寒、热、温、凉4种不同的性质，寒凉食物可以清热，但易伤阳；温热食物可以祛寒，但易伤阴，强调寒热温凉阴阳平衡。"五味"包括酸味、苦味、甘味、辛味、咸味，酸味入肝，苦味入心，甘味入脾，辛味入肺，咸味入肾，在食养之时要五味调和(Tong et al，2012)。

中医学自古以来就有"药食同源"的理论。按照中医辨证论治原则，阴虚热盛证采用具有养阴清热作用的食药物质，如桑叶、决明子、莲子等；气阴两虚证采用具有益气养阴作用的食药物质，如桑椹、枸杞子、葛根等；阴阳两虚证可选用山药、茯苓、肉桂等。将日常膳食和传统中医养生食谱相结合。

(7)规律进餐，合理加餐，促进餐后血糖稳定。

进餐规律，定时定量，是维持血糖平稳的基础。规律进餐指一日三餐及加餐的时间相对固定，定时定量进餐，可避免过度饥饿引起的饱食中枢反应迟钝而导致的进食过量。不暴饮暴食，不随意进食零食、饮料，不过多聚餐，减少餐次。不论在家或在外就餐，根据个人的生理条件和身体活动量，应该饮食有节、科学配制，进行标准化、定量的营养配餐，合理计划餐次和能量分配来安排全天膳食，吃饭宜细嚼慢咽，形成良好饮食习惯。

是否需要加餐、什么时间加餐，以及选择何种零食，应根据患者具体血糖波动的特点来决定。对于病程长、血糖控制不佳、注射胰岛素的2型糖尿病患者和1型糖尿病患者，应进行血糖监测，可根据实际情况适当加餐，以预防低血糖的发生。对于消瘦的糖尿病患者及妊娠期糖尿病患者，也可适当安排加餐或零食，以预防低血糖的发生，增加能量摄入及体重。

(8)自我管理，定期营养咨询，提高血糖控制能力。

有效管理和控制血糖平稳，很大程度上取决于患者的自我管理能力。糖尿病管理需要采取综合性措施，结合患者的病程、病情和行为改变特点等，兼具个性化和多样性。糖尿病患者需要切实重视、学习糖尿病知识和自我管理技能，包括膳食调理、规律运动、监测血糖、遵医嘱用药、胰岛素注射技术，以及低血糖的预防和处理等。

糖尿病患者应将营养配餐、合理烹饪、运动管理和血糖监测作为基本技能。了解食物中碳水化合物含量和GI值，把自我行为管理融入日常生活中。

应与临床经验丰富的营养师等营养指导人员、医师团队的咨询和随访服务人员建立关系，主动进行定期咨询，接受个性化营养教育、膳食指导，以促进技能获取和营养治疗方案的有效实施,并改善自我健康状况和临床结局。特别是在初诊、年度检查和(或)未达到治疗目标、疾病或环境变化时,应及时就诊或咨询。

营养咨询应包括膳食评估和膳食调整,营养状况评估和营养诊断,以及营养处方、运动处方的制订等。在医师和营养指导人员的帮助下,适时调整膳食、运动、行为及用药量等方案,保持健康的生活方式,并控制血糖,预防并发症发生。成人糖尿病患者食养原则和建议如图 5.3 所示。

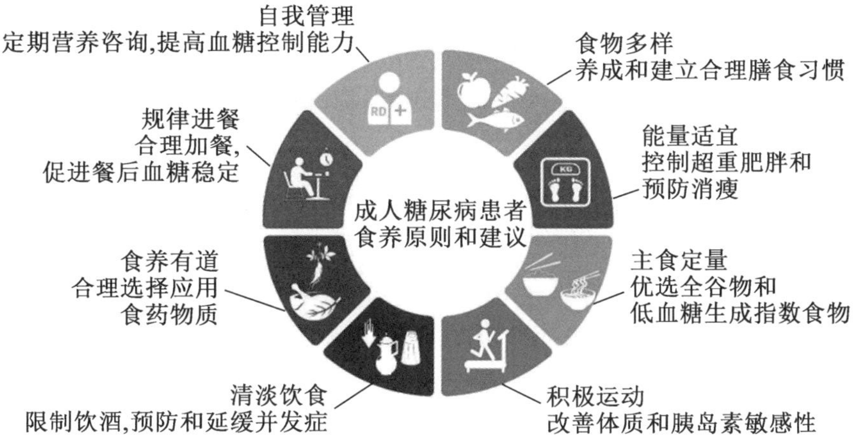

图 5.3　成人糖尿病患者食养原则和建议

第二节　慢性肾炎的发病机理与健康防护

慢性肾小球肾炎简称为慢性肾炎,系指以蛋白尿、血尿、高血压、水肿为基本临床表现,起病方式各有不同,病情迁延,病变缓慢进展,肾功能可以不同程度减退,最终将发展为慢性肾衰竭的一组肾小球病。由于该疾病的病理类型及病期不同,主要临床表现也各不相同,疾病表现呈多样化。肾脏病理图谱如图 5.4 所示。

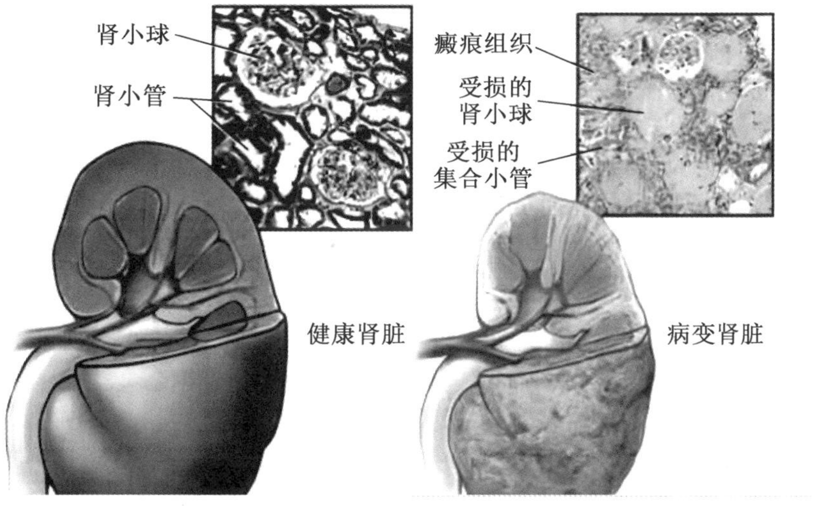

图 5.4　肾脏病理图谱

一、慢性肾炎的症状诊断、诱发因素与治疗策略

(一)慢性肾炎的症状诊断

1. 慢性肾炎分型

根据临床表现的不同可将慢性肾炎分为以下5种亚型:

(1)普通型。

较为常见。病程迁延,病情相对稳定,多表现为轻度至中度的水肿、高血压和肾功能损害。尿蛋白为(+)~(+++),镜下血尿和管型尿等。病理改变以IgA肾病、非IgA系膜增生性肾炎、局灶系膜增生性较常见,也可见于局灶节段性肾小球硬化和膜增生性肾炎(早期)等。

(2)肾病型。

除具有普通型的表现外,部分患者可表现为大量蛋白尿,病理分型以微小病变型肾病、膜性肾病、膜增生性肾炎、局灶性肾小球硬化等为多见。

(3)高血压型。

除上述普通型表现外,以持续性中等血压增高为主要表现,特别是舒张压持续增高,常伴有眼底视网膜动脉狭窄、迂曲及动脉与静脉交叉压迫现象,少数可有絮状渗出物和(或)出血。病理以局灶节段肾小球硬化和弥漫性增生为多见或晚期不能定型或多有肾小球硬化表现。

(4)混合型。

临床上既有肾病型表现又有高血压型表现,同时多伴有不同程度肾功能减退征象。病理改变为局灶节段肾小球硬化和晚期弥漫性增生性肾小球肾炎等。

(5)急性发作型。

在病情相对稳定或持续进展过程中,由于细菌或病毒等感染或过劳等因素,经较短的潜伏期(1~5 d)而出现类似急性肾炎的临床表现,经治疗和休息后可恢复至原先稳定水平或病情恶化,逐渐发生尿毒症;或是反复发作多次后,肾功能急剧减退出现尿毒症一系列临床表现。病理改变为在弥漫性增生和肾小球硬化基础上出现新月体和(或)明显间质性肾炎。

2. 慢性肾炎的诊断

(1)尿液检查。

尿异常是慢性肾炎的基本标志。蛋白尿是诊断慢性肾炎的主要依据,尿蛋白一般为1~3 g/d,尿沉渣可见颗粒管型和透明管型。多数可有镜下血尿,少数患者可有间发性肉眼血尿。

(2)肾功能检查。

慢性肾炎患者可有不同程度的肾小球滤过率(GFR)降低,早期表现为肌酐清除率下降,其后血肌酐升高。可伴不同程度的肾小管功能减退,如远端肾小管尿浓缩功能减退和(或)近端肾小管重吸收功能下降。

3. 慢性肾小球肾炎的鉴别

(1)继发性肾小球肾炎。

如狼疮肾炎、过敏性紫癜肾炎等,依据相应的系统表现及特异性实验室检查,可以鉴别。

(2)遗传性肾炎(Alport 综合征)。

常起病于青少年,患者有眼(球形晶状体)、耳(神经性耳聋)、肾脏异常,并有阳性家族史(多为性连锁显性遗传)。

(3)其他原发性肾小球病。

①隐匿型肾小球肾炎。隐匿型肾小球肾炎主要表现为无症状性血尿和(或)蛋白尿,无水肿、高血压和肾功能减退。

②感染后急性肾炎。有前驱感染并以急性发作起病,慢性肾炎需与此病相鉴别。二者的潜伏期不同,血清 C3 的动态变化有助鉴别;疾病的转归不同,慢性肾炎无自愈倾向,呈慢性进展。

(4)原发性高血压肾损害。

先有较长时期的高血压,其后再出现肾损害,临床上远端肾小管功能损伤较肾小球功能损伤早,尿改变轻微,仅有少量尿蛋白,常有高血压的其他靶器官并发症。

(二)慢性肾炎的诱发因素

慢性肾炎是一组多病因的慢性肾小球病变为主的肾小球疾病,但多数患者病因不明,与链球菌感染并无明确关系,据统计仅 15%~20%从急性肾小球肾炎转变而致。此外,大部分慢性肾炎患者无急性肾炎病史,故目前较多学者认为慢性肾小球肾炎与急性肾炎之间无肯定的关联,它可能是由于各种细菌、病毒或原虫等感染通过免疫机制、炎症介质因子及非免疫机制等引起该病(Eddy,2020)。

(三)慢性肾炎的治疗策略

慢性肾小球肾炎早期应该针对其病理类型给予相应的治疗,抑制免疫介导炎症和细胞增生,减轻肾脏硬化,并应以防止或延缓肾功能进行性恶化、改善或缓解临床症状及防治合并症为主要目的。可采用下列综合治疗措施:

(1)积极控制高血压。

防止肾功能减退或使已经受损的肾功能有所改善,防止心血管合并症,并改善远期预后。

①治疗原则。力争达到目标值,如尿蛋白小于 1 g/d 的患者的血压应该控制在 130/80 mmHg 以下;如尿蛋白不小于 1 g/d,无心血管合并症者,血压应控制在 125/75 mmHg 以下;降压不能过低过快,保持降压平稳;一种药物从小剂量开始调整,必要时联合用药,直至血压控制满意;优选具有肾保护作用、能延缓肾功能恶化的降压药物。

②治疗方法。

a. 非药物治疗。限制饮食钠的摄入,尤其是伴高血压患者,钠的摄入量应控制在 80~100 mmol 之间,降压药物的使用应该在限制钠饮食的基础上进行;调整饮食蛋白质与含钾食物的摄入;戒烟、限制饮酒;减肥;适当锻炼等。

b. 药物治疗。常用的降压药物有血管紧张素转换酶抑制剂(ACEI)、血管紧张素Ⅱ受体拮抗剂(ARB)、长效钙通道阻滞剂(CCB)、利尿剂、β 受体阻滞剂等。由于 ACEI 与 ARB 除具有降低血压作用外,还有减少尿蛋白和延缓肾功能恶化的肾保护作用,应优选。肾功能不全患者应用 ACEI 或 ARB 时要防止高血钾和血肌酐的升高,血肌酐浓度(质量浓度)大于 264 μmol/L(3 mg/dL)时务必在严密观察下谨慎使用,尤其注意监测肾功能和防止高血钾。

少数患者应用ACEI有持续性干咳的不良反应，可以换用ARB类降压药物。

(2)减少尿蛋白。

延缓肾功能的减退，蛋白尿与肾脏功能减退密切相关，因此应该严格控制。ACEI与ARB具有降低尿蛋白作用，其用药剂量常需要高于其降压所需剂量。但应预防低血压的发生。

(3)限制食物中蛋白质及磷的摄入。

低蛋白与低磷饮食可以减轻肾小球高压、高灌注与高滤过状态，延缓肾小球硬化。肾功能不全氮质血症患者应限制蛋白质及磷的摄入量，采用优质低蛋白饮食或加用必需氨基酸或α-酮酸。

(4)避免加重肾损害的因素。

感染、低血容量、脱水、劳累、水电解质和酸碱平衡紊乱、妊娠及应用肾毒性药物(如氨基糖甙类抗生素、非甾体类抗炎药、造影剂等)，均可能损伤肾脏，应避免使用或者慎用。

(5)糖皮质激素和细胞毒药物。

由于慢性肾炎是包括多种疾病在内的临床综合征，其病因、病理类型及其程度、临床表现和肾功能等差异较大，故是否应用糖皮质激素和细胞毒药物应根据病因及病理类型确定(Lightstone et al,2018)。

(6)其他。

抗血小板聚集药、抗凝药、他汀类降脂药、中医中药也可以使用(Fan et al,2019)。

慢性肾炎病情迁延，缓慢进展，最终将致慢性肾衰竭。慢性肾炎的进展速度个体差异很大，病理类型为重要因素，但也与是否重视保护肾脏、治疗是否恰当及是否避免恶化因素有关。

二、慢性肾炎的发病机理

由于慢性肾炎不是一个独立的疾病，其发病机理各不相同，大部分是免疫复合物疾病，可由循环内可溶性免疫复合物沉积于肾小球，或由抗原与抗体在肾小球原位形成免疫复合物，激活补体引起组织损伤。也可不通过免疫复合物，而由沉积于肾小球局部的细菌毒素、代谢产物等通过“旁路系统”激活补体，从而引起一系列的炎症反应而导致肾小球炎症。

此外，非免疫介导的肾脏损害在慢性肾炎的发生和发展中亦可能起很重要的作用，这种非免疫机理包括下列因素：

①肾小球病变引起的肾内动脉硬化。肾内动脉硬化可进一步加重肾实质缺血性损害。

②肾血流动力学代偿性改变引起肾小球损害。当部分肾小球受累，健在肾单位的肾小球滤过率代偿性升高，这种高灌注、高滤过状态可使健在肾小球硬化，终致肾功能衰竭。

③高血压引起肾小动脉硬化。长期高血压状态引起缺血性改变，导致肾小动脉狭窄、闭塞，加速了肾小球硬化，高血压亦可通过提高肾小球毛细血管静水压，引起肾小球高滤过，加速肾小球硬化。

④肾小球系膜的超负荷状态。正常肾小球系膜细胞具有吞噬、清除免疫复合物的功能，但当负荷过重，则可引起系膜基质及细胞增殖，终至硬化。

总之，慢性肾小球肾炎，病程迁延，病变持续发展，肾小球毛细血管逐级破坏，系膜基质和纤维组织增生，导致整个肾小球纤维化、玻璃样变，肾小管萎缩，间质炎症细胞浸润及纤维化，最终肾组织严重破坏形成终末性固缩肾。

三、慢性肾炎的健康预防

(1)日常饮食原则。

①低蛋白、低磷饮食。蛋白质的摄入问题几乎是所有肾脏患者都要面对的问题，其摄入的多少会对疾病的发展和康复产生较为明显的影响。对慢性肾炎患者而言，发病的早期或急性发作期，有一定程度少尿、水肿症状或食欲不好时，要适当控制蛋白质的摄入，但不能过分限制，尤其在患者体重下降时，否则可能会影响机体的免疫力，不利于疾病的康复。一般以每日每千克体重给 1 g 蛋白质为宜。当大量利尿后水肿消退且患者症状好转时，就要及时增加蛋白质的摄入量，以补充大量利尿时丢失的蛋白质，对慢性肾病型肾炎患者更是如此。如果慢性肾炎进一步发展，导致肾功能严重损害且出现尿毒症时，肾脏对蛋白质代谢产物的排泄功能降低，使体内血尿素氮水平升高，此时就要严格限制蛋白质的摄入量，只供给极少量的蛋白质以维持机体基本代谢需要。

②充足的碳水化合物。慢性肾炎患者由于限制蛋白质摄入，热能就主要由碳水化合物来供给，所以饮食中的糖类应适当提高，以满足机体对热能的需求。另外，充足的热能供给可减少蛋白质的消耗，减轻肾脏的负担，并可使摄入的少量蛋白质完全用于组织的修复与生长发育。适宜慢性肾炎患者的食物有粉皮、粉条、马铃薯、藕粉等。

③限制钠盐。对处于稳定期的慢性肾炎患者来说，水肿等慢性肾炎的一般症状不明显时，不必限制盐的摄入，只要不吃过咸食物即可。当患者有严重水肿、出现心力衰竭甚至高血压脑病时，就要严格限制盐的摄入，不仅不能摄入食盐，也不能食用含钠的其他食品，如苏打饼干、碱面馒头、肉松等。为了不因无盐无味影响患者食欲，在烹饪时可用无盐酱油来取代食盐。待患者病情缓解、趋于稳定后才能逐步增加食盐的摄入量。

④适当的饮水量。饮水量一般不加限制，但也不宜过多，尤其是伴有明显水肿及尿少者，一定要注意水的摄入量。

⑤补充维生素和铁。慢性肾炎患者可因病程长、食欲差、进食量少而影响维生素的摄入，因此慢性肾炎患者应注意进食富含维生素 A、维生素 B 族及维生素 C 的食物，如新鲜蔬菜及水果，以防维生素缺乏。慢性肾炎患者常伴有贫血症状，主要是造血原料缺乏引起的，所以慢性肾炎患者还应选用一些含铁质丰富的食物，如猪肝、鸡蛋、番茄、红枣及绿叶蔬菜等，同时也要注意叶酸及维生素 B_{12} 的补充。

(2)不同阶段的饮食原则。

慢性肾小球肾炎在病程的各个阶段的临床表现不尽相同，饮食处理应按各期表现决定。

①无症状蛋白尿或血尿，尿蛋白丧失不多(1~2 g/d)，可给一般饮食，略限盐。但如果尿蛋白丧失较多，或有低蛋白血症，无氮质血症，可适当增加饮食中的蛋白质含量。按每天每千克体重供给 1 g 正常需要量外，尚需考虑增加尿中所失去的蛋白质含量。但根据最近的观点，长期高蛋白质负荷会加重肾脏负担，结果加速肾功能恶化。

②慢性肾小球肾炎急性发作、水肿或高血压者应限制食盐摄入量，每日以 2~4 g 为宜。高度水肿者应控制在每日 2 g 以下，咸鱼、各种咸菜均应忌用，待水肿消退后钠盐摄入量再逐步增加。除有显著水肿外饮水量不应受到限制。血浆蛋白低而无氮质血症者应进高蛋

白饮食，每日蛋白质应在60~80 g或更高。出现氮质血症时应限制蛋白质摄入总量，每日40 g以下，供给富含必需氨基酸的优质蛋白，饮食中注意补充营养及维生素，水果及蔬菜不限量。

③慢性肾炎高血压型患者肾功能多数有中等程度的损害，为控制血压，减轻水肿症状，应限制盐的摄入，给予少盐饮食，严重者短期给予无盐饮食。由于多进钠盐可升高血压，以及加重肾脏损害，因此即使血压恢复正常，也以淡食为宜，以避免肾功能进一步恶化，蛋白质摄入量亦宜适当控制。

④肾功能减退者，则应适当限制蛋白质的摄入量，每日摄入总量（包括主食所含的蛋白质）小于30~40 g，多采用牛奶、鸡蛋等高生物价优质蛋白质，并可适当调剂鱼、肉、鸡等动物性蛋白质以增进食欲。当患者肾功能明显减退时，不要过分限制钠盐，以免血容量不足加重肾功能减退乃至出现氮质血症。

（3）饮食宜忌。

肾炎患者在发病初期，忌高蛋白质饮食，一般每日每千克体重不应超过1 g，每天可限制在35~40 g之间。这是因为蛋白质在体内代谢后可产生多种含氮废物，又称“非蛋白氮”，如尿素、尿酸、肌酐等，这会增加肾脏排泄的负担。特别是在肾功能减退、尿量减少的情况下，更会导致血液中非蛋白氮的含量增高，形成尿毒症。肾炎后期，若尿中排出大量蛋白质，并有明显贫血及水肿，且血中尿素氮接近正常值时，又应增加蛋白质饮食，每日每千克体重1.5~2.0 g，全天蛋白质总量可在100 g左右，而且要采用动物蛋白，如牛奶、各种奶制品、鸡蛋、鲜鱼、瘦肉等。

肾炎患者宜吃糖类食品和淀粉类食物，如米面杂粮、藕粉、甘蔗、山药、蜂蜜、白糖、各种果汁饮料、新鲜水果等。因为这些食品在体内代谢后产生水和二氧化碳，不会增加肾脏负担。同时宜吃含维生素，特别是富含维生素C、胡萝卜素、核黄素之类的新鲜蔬菜瓜果。对于动物性脂肪，虽然无须严格限制，但亦忌多食。

肾炎患者宜吃容易消化、性质平和且无刺激性的食品，这样可以避免加重肠道及肾脏负担。忌吃油煎熏炸之类不易消化的食物，忌吃辛辣的刺激性食物，忌吃草酸含量较高的菠菜、竹笋、苋菜等，忌吃黄豆及豆制品、动物内脏、浓鸡肉汤等含有大量嘌呤碱的食物，以免产生过多尿酸，对肾炎不利。

肾炎患者忌盐，民间有“忌盐百日”之说。肾功能出现障碍时，对钠的调节能力明显不良，出现浮肿、少尿、血压升高时，忌盐更是十分必要的。若患者每天尿量少于500 mL时，就更应该严格忌盐。在水肿消退、血压不高、尿量正常的情况下，则要保持低盐饮食。每日用盐量为2~4 g，小儿不超过1 g，并忌吃盐腌及含盐多的食物。据分析，每100 g常用食物含钠量在100 mg以下的有牛肉、猪肉、鸡肉、大白菜、莴笋、冬瓜、西瓜、南瓜、丝瓜、番茄、芋头、荸荠、苋菜、大葱、韭菜、豆类、橘子、苹果、梨等；含钠量在200 mg以上的食物有豆腐、蘑菇、紫菜、榨菜、茴香、冬菜、雪里蕻、虾米、酱等。

肾炎患者忌食钠盐，往往买无盐酱油代盐食用。这种酱油含钾而不含钠，对肾功能正常、尿量并不少、血钾又不高的人是可以的。但若患者肾功能较差，尿量又较少时，又应慎用。因为钾离子是随尿液排出体外的，如果尿量少，钾排出少，则多吃无盐酱油有可能会出现高钾血症，这样会危及心脏，甚至抑制心脏跳动而发生意外。肾炎患者每日尿量在1 000 mL以上时，可不控制钾盐的摄入；若尿量在1 000 mL以下，或有高血钾时，则宜选食低钾物品。据分析,每 100 g 常用食物含钾在 100 mg 以下的有蛋类、肠、猪血、猪皮、海参、面筋、藕粉、凉粉、粉皮、菱角、南瓜、菜瓜等;含钾量在 300 mg 以上的有肉类、动物内脏、鸡、鱼、虾米、海蜇、鳝鱼、花生、豆类、马铃薯、红薯、油菜、菠菜、水芹、芫荽、榨菜、蘑菇、海带、大枣、柿饼等。

第三节　骨质疏松的发病机理与健康防护

骨质疏松症(osteoporosis)是一种以骨量低下、骨微细结构破坏、骨脆性增加、易发生骨折为特征的全身性骨病。多见于绝经后妇女和老年男性。骨质疏松症是由多种原因导致的骨密度和骨质量下降,骨微结构破坏,造成骨脆性增加,从而容易发生骨折的全身性骨病。骨质疏松症分为原发性和继发性两类。原发性骨质疏松症又分为绝经后骨质疏松症(Ⅰ型)、老年性骨质疏松症(Ⅱ型)和特发性骨质疏松(包括青少年型)3 种。绝经后骨质疏松症一般发生在妇女绝经后 5~10 年内;老年性骨质疏松症一般指老人 70 岁后发生的骨质疏松;而特发性骨质疏松主要发生在青少年,病因尚不明确。骨质疏松的发病机理与临床症状如图 5.5 所示。

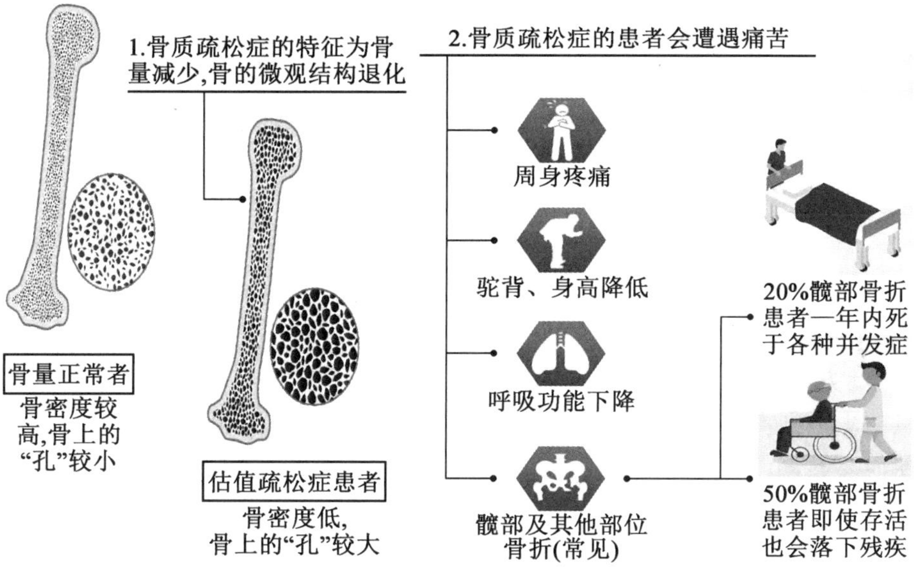

图 5.5　骨质疏松的发病机理与临床症状

一、骨质疏松的症状诊断、诱发因素与治疗策略

(一)骨质疏松的症状诊断

骨质疏松症包括三大类症状:

①疼痛患者可有腰背酸痛或周身酸痛,负荷增加时疼痛加重或活动受限,严重时翻身、起坐及行走有困难。

②脊柱变形骨质疏松严重者可有身高缩短和驼背。椎体压缩性骨折会导致胸廓畸形,腹部受压,影响心肺功能等。

③非外伤骨折或轻微外伤发生的骨折为脆性骨折，是低能量或非暴力骨折，如从站高或小于站高跌倒或因其他日常活动而发生的骨折。发生脆性骨折的常见部位为胸椎、腰椎、髋部、桡骨、尺骨远端和肱骨近端。

骨质疏松的疾病症状如图 5.6 所示。

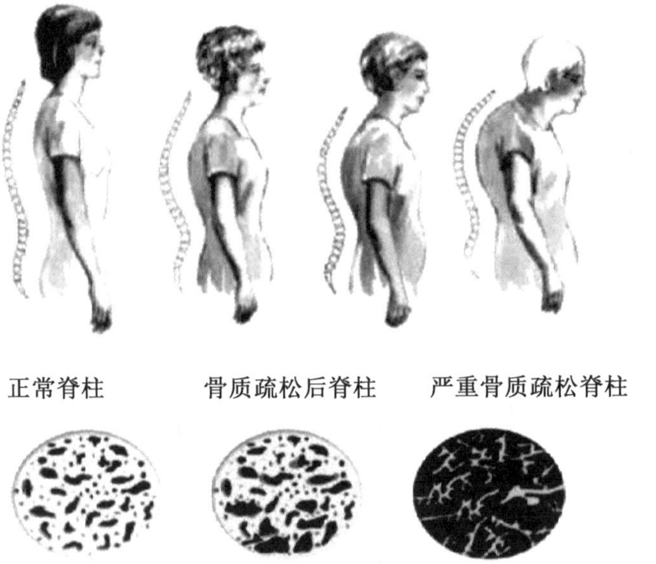

图 5.6　骨质疏松的疾病症状

诊断骨质疏松症时需要测定骨密度值。可用双能 X 线吸收法(DXA)检测骨密度。当骨密度降低程度达到或超过同性别、同种族健康成人的骨峰值均值 2.5 个标准差时即可诊断为骨质疏松症。降低程度介于 1~2.5 个标准差之间者为低骨量人群。

(二)骨质疏松症的诱发因素

(1)生活方式。

不良的生活方式会增加患骨质疏松症的风险。缺乏体育锻炼和体力活动会导致骨质丢失和肌肉萎缩，增加骨折的风险。长期烟酒滥用、过度饮酒和咖啡因摄入过多也与骨质疏松症的发展有关。此外，长期卧床休息和缺乏阳光照射可能导致维生素 D 缺乏，从而增加骨质疏松症的风险。营养不良也会导致骨质疏松症，缺乏足够的钙、维生素 D 和蛋白质等营养物质会影响钙的吸收和骨形成，改变骨骼的健康状态。

(2)年龄和性别。

随着年龄增长，骨骼的密度和强度会逐渐降低。女性比男性更容易患上骨质疏松症，这主要是由于女性在围绝经期后雌激素水平的下降，雌激素对骨骼健康起着重要作用，它可以促进骨形成和抑制骨吸收。研究发现，妇女在围绝经期后的前 10 年内骨量丢失速度最快。此外，早绝经、卵巢切除和雌激素缺乏症等情况都增加了骨质疏松症的风险。

(3)某些疾病和药物。

一些慢病与骨质疏松症的发病风险相关。类风湿性关节炎是一种自身免疫性疾病，其特征是慢性关节炎和关节破坏。有研究表明，类风湿性关节炎患者更容易出现骨质疏松症，这可能与慢性炎症导致的骨吸收增加和骨形成减少有关。此外，类风湿性关节炎患者会长期使用糖皮质激素和免疫抑制剂等药物,这些药物也可增加骨质疏松症的风险。糖尿病患者普遍存在骨质疏松症的风险。首先,高血糖水平直接影响骨组织的结构和功能,导致骨质疏松症的发展。其次,糖尿病引起的慢性炎症状态会促进骨吸收,抑制骨形成。此外,糖尿病患者常伴随着神经性骨病变、肾脏病变和血管病变,这些因素也会增加患骨质疏松症的风险。甲状腺激素对骨骼健康也至关重要,包括骨形态发育和骨代谢的调节,因此甲状腺功能减退症患者常伴随骨质疏松症。肾脏在维持骨骼的健康上起着重要作用,包括活化维生素 D、调节磷酸盐代谢和酸碱平衡等。而慢性肾脏疾病导致上述功能异常,进而影响骨骼健康。另外,慢性肾脏疾病的并发症如高磷血症和低钙血症,这些异常的血液生化指标也会加剧骨质疏松症的发展。

(4)遗传因素。

家族研究表明,有家族史的个体患骨质疏松症的风险更高。近期的基因关联研究已经发现了多个与骨质疏松症相关的基因,如 *LRP*5、*SOST* 和 *COL*1*A*1 等基因。

(三)骨质疏松的治疗策略

通常借助骨密度测试等得出的信息,基于对未来 10 年遭遇骨折风险的估测而给出治疗建议。如果风险不高,治疗方案可能不包括药物治疗,而是着重改变导致骨质流失和跌倒的风险因素。

(1)双膦酸盐。

针对有高骨折风险的男性和女性,最常用的骨质疏松症处方药物是双膦酸盐(Cosman et al,2009)。例如:阿仑膦酸钠、伊班膦酸盐、利塞膦酸盐、唑来膦酸。其不良反应包括恶心、腹痛和胃灼热(烧心)样症状。如果正确服药,出现这些情况的可能性会降低。静脉注射用双膦酸盐不会引起胃部不适,但可能引起发热、头痛和肌肉疼痛。

双膦酸盐的一个罕见的并发症是造成大腿骨中部断裂或裂缝。第二种罕见的并发症是颚骨延迟愈合(颚骨坏死)。在拔牙等创伤性手术后可能发生这种并发症。

(2)地诺单抗。

与双膦酸盐类药相比,地诺单抗不仅能产生类似甚至更好的骨密度结果,还能有助于减少发生各类骨折的概率。地诺单抗通过皮下注射的方式给药,每 6 个月给药 1 次。

与双膦酸盐类似,地诺单抗有与之相同的罕见并发症,会造成大腿骨中部断裂或裂缝和颚骨坏死(Rhee et al,2022)。如果患者已经注射地诺单抗,那么患者可能需要无限期继续使用。近期的研究表明,停药后发生脊柱骨折的风险很高。

(3)激素相关疗法(Wimalawansa,2000)。

雌激素(尤其是绝经后不久开始使用)可帮助维持骨密度。但雌激素治疗可能会增加乳腺癌和血栓(可能引发卒中)的风险。因此,雌激素通常用于年轻女性或围绝经期症状需要治疗的女性,以改善骨健康。

雷洛昔芬可模拟雌激素对绝经后妇女骨密度的有益作用,但没有与雌激素有关的某些风险(Hagino,2004)。服用这种药物可以降低患某些类型乳腺癌的风险。潮热是可能出现的不良反应。雷洛昔芬也可能增加患血栓的风险。

男性骨质疏松症可能与年龄相关的睾酮水平逐渐下降有关。睾酮替代疗法可以帮助改善低睾酮的症状,但骨质疏松症药物治疗男性骨质疏松症的效果更好,因此建议单独使用或与雄性激素联合使用。

(4)造骨用药。

如果患有严重的骨质疏松症,或者较为常见的骨质疏松症治疗方法收效甚微,医生可能建议进行以下尝试:

①特立帕肽是一种强效药物,与甲状旁腺激素相似,可刺激新骨生长(Boonen et al, 2006)。可每天通过皮下注射给药,最多持续两年。

②阿巴洛肽是另一种与甲状旁腺激素作用相似的药物。此药物最多只能使用 2 年。

③罗莫单抗是用于治疗骨质疏松症的最新造骨药物。可每月在医院注射给药 1 次,治疗时间仅限 1 年。

在停止使用任何一种造骨药物后,通常需要使用另一种治疗骨质疏松症的药物来维持新骨生长。

二、骨质疏松的发病机理

骨质疏松症的发病机理主要涉及以下 3 个方面:

(1)骨重建失衡。

骨质疏松症的发病机理涉及骨重建失衡。正常情况下,骨骼通过骨形成和骨吸收两个过程来保持平衡。然而,在骨质疏松症中,骨吸收速度增加,而骨形成速度减少,导致骨质量逐渐下降。

(2)骨吸收增加。

近年的研究表明,骨质疏松症与骨重建过程中的骨吸收增加密切相关。激素、细胞因子和信号通路的异常调节可能导致骨吸收增加,包括激素失调(如雌激素减少)、炎症因子的过度活化(如肿瘤坏死因子-α)、RANK/RANKL/OPG 系统的紊乱等。

(3)骨形成减少。

除了骨吸收增加外,骨形成减少也是骨质疏松症发病机理的重要方面。雌激素的减少和老化等因素可能导致骨形成细胞功能下降。此外,Wnt/β-catenin 信号通路和骨形成相关基因的异常表达也与骨质疏松症的发展有关。

在早期的骨质疏松症中,骨质密度逐渐下降,患者可能没有明显的症状,随着患者骨密度的下降,骨骼变得更加脆弱。这时,患者可能会出现骨折、身高减少、腰背疼痛等症状。在骨质疏松症进一步恶化的过程中,患者会面临更多的并发症风险,如骨折、骨塌陷、脊柱变形等。

三、骨质疏松的健康预防

1. 调整生活方式

①加强营养,均衡膳食。建议摄入富钙、低盐(5 g/d)和适量蛋白质(每日蛋白质摄入量(质量比,下同)为 1.0~1.2 g/kg,日常进行抗阻训练的老年人每日蛋白质摄入量为 1.2~1.5 g/kg)的均衡膳食。动物性食物摄入总量应争取达到平均 120~150 g/d,推荐摄入牛奶 300~400 mL/d 或蛋白质含量相当的奶制品。

②充足日照。直接暴露皮肤于阳光下,接受足够紫外线照射。注意不要涂抹防晒霜,但需防止强烈阳光照射灼伤皮肤。

③规律运动。增强骨骼强度的负重运动,包括散步、慢跑、太极拳、瑜伽、跳舞和打乒乓

球等活动；增强肌肉功能的运动，包括重量训练和其他抵抗性运动。

④不良嗜好。戒烟、限酒、避免过量饮用咖啡及碳酸饮料（Follin et al,2003）。

⑤某些药物。尽量避免或少用影响骨代谢的药物。

⑥采取避免跌倒的生活措施。如清除室内障碍物，使用防滑垫、安装扶手等。

2. 骨健康基本补充

（1）钙剂。

充足的钙摄入对获得理想峰值骨量、缓解骨丢失、改善骨矿化和维护骨骼健康有益。最近发布的中国居民膳食营养素参考摄入量建议：中国居民中青年推荐每日钙摄入量为800 mg（元素钙），50 岁以上中老年、妊娠中晚期及哺乳期人群推荐每日摄入量为 1 000~1 200 mg，可耐受的最高摄入量为 2 000 mg。尽可能通过膳食摄入充足的钙，饮食中钙摄入不足时可给予钙剂补充。每日钙摄入量包括膳食和钙补充剂中的元素钙总量，营养调查显示，我国居民每日膳食约摄入元素钙 400 mg，故尚需补充元素钙 500~600 mg/d。选择钙剂时需考虑钙元素含量、安全性和有效性。中国营养学会膳食钙参考摄入量及不同种类钙剂中的元素钙含量分别见表 5.1 和表 5.2。对于有高钙血症和高钙尿症患者，应避免补充钙剂；补充钙剂需适量，超大剂量地补充钙剂可能会增加肾结石和心血管疾病的风险。目前尚无充分证据表明单纯补钙可以替代其他抗骨质疏松症药物治疗。在骨质疏松症防治中，钙剂应与其他药物联合使用（Vleggaar et al,1999）。

表 5.1　中国营养学会膳食钙参考摄入量　mg/d

年龄段	膳食钙参考摄入量
小于 6 个月	200
7~12 个月	250
1~3 岁	600
4~6 岁	800
7~10 岁	1 000
11~13 岁	1 200
14~17 岁	1 000
18~49 岁	800
大于 50 岁	1 000
孕早期	800
孕中晚期、哺乳期	1 000

表 5.2　不同种类钙剂中的元素钙含量　%

化学名	元素钙含量
碳酸钙	40.00
磷酸钙	38.76
氯化钙	36.00
醋酸钙	25.34
枸橼酸钙	21.00
乳酸钙	18.37
葡萄糖酸钙	9.30

(2)维生素 D。

充足的维生素 D 可增加肠钙吸收、促进骨骼矿化、保持肌力、改善平衡和降低跌倒风险等。维生素 D 不足可导致继发性甲状旁腺功能亢进症,增加骨吸收,从而引起或加重骨质疏松症(Gallagher,1996)。首先建议接受充足的阳光照射。对于维生素 D 缺乏或不足者,应给予维生素 D 补充剂。对于存在维生素 D 缺乏危险因素人群,有条件时应监测血清 25-羟维生素 D(25-OHD)和甲状旁腺激素(PTH)水平以指导补充维生素 D。为维持骨健康,建议血清 25-OHD 水平保持在 20 μg/L(50 nmol/L)以上。对于骨质疏松症患者,尤其在骨质疏松症药物治疗期间,血清 25-OHD 水平如能长期维持在 30 μg/L(质量浓度,下同)以上则更理想,但要注意当 25-OHD 水平超过 150 μg/L 时有可能出现高钙血症。维生素 D 缺乏或不足者可首先尝试每日口服维生素 D_3 1 000~2 000 U,对于存在肠道吸收不良或依从性较差的患者,可考虑使用维生素 D 肌肉注射制剂。开始补充维生素 D 后 2~3 个月时检测血清 25-OHD 水平,如仍不能使 25-OHD 水平达到 30 μg/L 以上,可适当增加剂量。肥胖患者通常需要较大剂量。无论是维生素 D_2 还是维生素 D_3 补充剂均能等效地提升体内 25-OHD 水平。使用活性维生素 D 或其类似物并不能纠正维生素 D 缺乏或不足,同时不建议单次口服超大剂量普通维生素 D 进行补充。

第四节　关节炎的发病机理与健康防护

关节炎泛指发生于人体一个或多个关节的,以肿胀和压痛为主要表现的,关节腔内炎性侵袭,软骨或骨性退化的关节疾病。最常见的关节炎类型包括骨关节炎(OA)和类风湿关节炎(rheumatoid arthritis,RA)。

一、关节炎的症状诊断、诱发因素与治疗策略

(一)骨关节炎

骨关节炎是由多种因素引起的关节软骨纤维化、皲裂、溃疡、脱失而导致的以关节疼痛为主要症状的严重影响患者生活质量的退行性疾病。骨关节炎分为原发性骨关节炎和继发性骨关节炎。原发性骨关节炎多发生于中老年人群,无明确的全身或局部诱因,与遗传和体质因素有一定的关系。而继发性骨关节炎可发生于青壮年,继发于创伤、炎症、关节不稳定、积累性劳损或先天性疾病等。

（二）骨关节炎的症状诊断

骨关节炎的症状通常会缓慢发展，并随着时间的推移而逐渐恶化。骨关节炎的体征和症状包括：

①疼痛。活动期间或活动之后受累关节可能会受伤。

②僵硬。醒来或不活动后，关节僵硬可能最明显。

③压痛。对关节或其附近施加轻微压力时，关节可能会疼痛。

④丧失柔韧性。患者可能无法在全关节活动范围内移动关节。

⑤摩擦感。关节活动时，可能会有摩擦感，并且可能听到弹响。

⑥骨刺。关节周围在活动多或劳累出现疼痛，活动范围逐渐受限。

⑦肿胀。肿胀可能是由关节周围的软组织发炎所引起。

骨关节炎的诊断包括以下几个方面：

（1）影像学检查。

①X 线检查。软骨不会显示在 X 线图像上，但软骨流失可通过关节中骨骼之间的间隙变窄来发现。X 线还可以显示关节周围的骨刺。

②MRI 检查。MRI 检查是利用无线电波和强磁场产生骨骼和软组织（包括软骨）的详细图像。诊断骨关节炎通常不需要 MRI，但它有助于在复杂病例中提供更多信息。

（2）化验。

分析血液或关节液可能有助于确诊。

①血液检测。虽然血液检测不能诊断骨关节炎，但某些检测可帮助排除关节疼痛的其他病因，例如类风湿关节炎。

②关节液分析。医生可能会使用针头从受累关节中抽取液体，然后对液体进行炎症检测，并确定疼痛是否由痛风或感染而非骨关节炎引起。

（三）骨关节炎的诱发因素

①年龄。患骨关节炎的风险随着年龄的增长而增加。

②性别。女性更容易患骨关节炎，但原因尚不清楚。

③肥胖症。体重超重会导致骨关节炎，体重越重，风险越大。体重增加会增加负重关节的压力，例如髋关节和膝盖。此外，脂肪组织产生的蛋白质会引发关节内和周围的炎症。

④关节损伤。关节损伤（如在运动或意外事故中受伤）会增加患骨关节炎的风险。即使是多年前发生的看似已经痊愈的损伤也会增加患骨关节炎的风险（Wang et al，2020）。

⑤关节的反复应力。如果工作或运动对关节产生重复性的压力，那么这个关节最终可能会发展成骨关节炎。

⑥遗传学。部分人群遗传了患骨关节炎的倾向。

⑦骨畸形。部分人群存在天生关节畸形或有软骨缺陷。

⑧某些代谢性疾病。代谢性疾病包括糖尿病和身体中铁过多的疾病（血红蛋白沉着症）。

（四）骨关节炎的治疗策略

（1）药物治疗。

帮助缓解骨关节炎症状（主要是疼痛）的药物包括：

①对乙酰氨基酚。经证实,对乙酰氨基酚对轻微到中度疼痛的骨关节炎的患者有效。服用超出推荐剂量的对乙酰氨基酚会导致肝脏损伤。

②非甾体抗炎药(NSAIDs)。非处方 NSAIDs,例如布洛芬和萘普生钠按照推荐的剂量服用,通常可以缓解骨关节炎的疼痛。也可以凭处方购买药效更强的 NSAIDs,NSAIDs 可导致肠胃不适、心血管问题、出血问题及肝肾损伤。将 NSAIDs 凝胶涂敷于患病关节的皮肤上,其不良反应很少且可以缓解疼痛(Brandt,1995)。

③度洛西汀。度洛西汀通常作为抗抑郁药,这种药物也被批准用于治疗慢性疼痛,包括骨关节炎疼痛等。

(2)物理治疗。

①物理疗法。理疗师可能向患者展示通过运动来增强关节周围的肌肉力量,增加灵活性,并减轻疼痛。患者自己进行定期温和的运动(例如游泳或行走)也同样有效。

②作业疗法。作业治疗师可以帮助患者发现不会给疼痛关节带来额外压力的日常工作的方法。例如,如果患者手部患有骨关节炎,用带有大抓手的牙刷刷牙会更容易。如果患者患有膝关节骨关节炎,淋浴凳有助于缓解站立疼痛。

③经皮电刺激神经疗法。经皮电刺激神经疗法(TENS)使用低压电流来缓解疼痛。这种疗法可短期缓解患有膝关节和髋关节骨关节炎的人的疼痛。

(3)外科手术及其他医疗程序。

如果保守治疗没有效果,患者可能应该考虑以下方面的治疗:

①注射可的松。向关节内注射皮质类固醇可以在几周内缓解疼痛。医生会麻醉关节的周围区域,然后将一根针插入关节内腔并注射药物。可的松可能逐渐加重关节损伤,因此每年的注射次数通常限于 3~4 次。

②注射润滑剂。注射透明质酸可为膝盖提供一定的缓冲保护,从而缓解疼痛,但也有一些研究显示,注射透明质酸的缓解效果和安慰剂差不多。透明质酸类似于关节液的常见成分。

③骨头重新对位。如果骨关节炎患者膝盖一侧的损伤程度大于另一侧,可实施截骨术。在膝关节截骨术中,医生会切开膝盖上方或下方的骨头,然后取出或加入一块楔形骨块。这可减轻体重对膝盖损伤部分的压力。

④关节置换。在关节置换手术中,医生会切除受损关节表面并以塑料和金属零件代替。手术风险包括感染和血凝块。人工关节可能磨损或松动,最终可能需要置换。

(五)类风湿关节炎

类风湿关节炎是一种常见的自身免疫性疾病,其特征为滑膜炎症和增生,产生包括类风湿因子(rheumatoid factor,RF)和抗瓜氨酸蛋白抗体(anti-cyclic citrullinated peptide antibodies,ACPA)在内的自身抗体,以及造成软骨和骨骼畸形等。如果治疗不及时,类风湿关节炎会导致关节损伤,严重影响患者的生活质量,甚至引起残疾或者死亡。全世界 1%的人口受类风湿关节炎的困扰,相对来说,女性比男性的类风湿关节炎发病率更高,为男性发病率的 2~3 倍。

(六)类风湿关节炎的症状诊断

类风湿关节炎的体征和症状可能包括:关节疼痛、发热、肿胀;通常在早晨和不活动后感觉关节僵硬更严重；疲劳、发热和食欲不振；早期类风湿关节炎往往会先影响小关节，尤其是手关节和脚关节。

随着疾病的进展，症状往往会蔓延到手腕、膝盖、脚踝、肘部、臀部和肩部。在大多数情况下，症状发生在身体两侧的同一关节。大约40%的类风湿关节炎患者也会出现与关节无关的体征和症状，可能累及的部位包括皮肤、眼睛、肺脏、心脏、肾脏、唾液腺、神经组织、骨髓、血管等。

类风湿关节炎的体征和症状的严重程度可能有所不同，甚至可能时有时无。疾病活动增加的时期（叫作复发）与相对缓解的时期（当肿胀和疼痛消退或消失）交替发生。随着时间的推移，类风湿关节炎会导致关节畸形和移位。

类风湿关节炎在早期很难诊断，因为其早期体征和症状与其他很多疾病类似。通过单一的血液检测或身体检查很难确诊。

正常关节和类风湿关节炎关节的对比如图5.7所示。

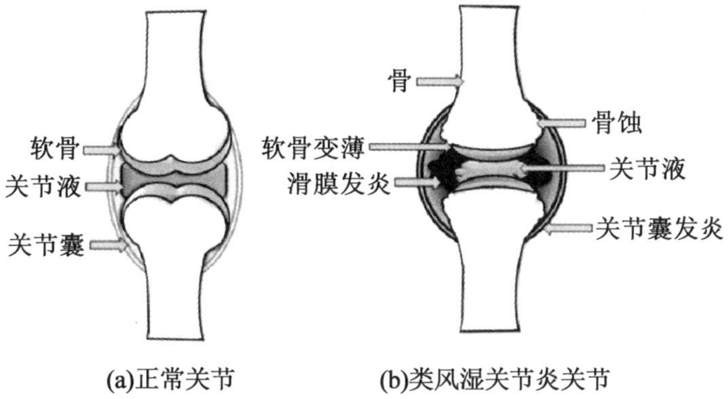

图5.7　正常关节和类风湿关节炎关节的对比

（1）血液检查。

类风湿关节炎患者往往红细胞沉降率（ESR，也称为血沉）或C反应蛋白（CRP）水平较高，可能表示身体内出现了炎症。其他常见的血液检查包括检测类风湿因子和抗环瓜氨酸肽（抗CCP）抗体。

（2）影像学检查。

医生可能会建议使用X线检查来帮助跟踪患者关节的类风湿关节炎随着时间推移的发展。MRI和超声检查可帮助医生判断患者身体所患疾病的严重程度。

（七）类风湿关节炎的诱发因素

①性别。女性比男性更容易患类风湿关节炎。

②年龄。类风湿关节炎可发生于任何年龄，但在中年人中最常见。

③家族史。类风湿关节炎具有遗传易感性，家庭成员患有类风湿关节炎会增加个体发病的风险。

④吸烟。吸烟会增加患类风湿关节炎的风险，尤其对有遗传易感性的个体。同时抽烟也可能加剧病情进展。

⑤体重超标。体重超标时患类风湿关节炎的风险可能更高。

（八）类风湿关节炎的治疗策略

目前类风湿关节炎尚无治愈方法。但临床研究表明，尽早使用改善病情的抗风湿药（DMARD）有可能会减轻症状。

（1）药物治疗。

医生将根据患者症状的严重程度及患类风湿关节炎的时长来向患者推荐药物。

①非甾体抗炎药（NSAIDs）。NSAIDs 可缓解疼痛并减少炎症。非处方 NSAIDs 包括布洛芬和萘普生钠。药效更强的 NSAIDs 可通过处方获得。不良反应可能包括胃部刺激、心脏问题和肾脏损伤。

②皮质类固醇。泼尼松等皮质类固醇药物可以减轻炎症、缓解疼痛和延缓关节损伤。不良反应可能包括骨质变薄、体重增长和糖尿病。医生通常会使用皮质类固醇来快速缓解症状，并逐渐减少药物用量直至停药。

③常规 DMARD。DMARD 可减缓类风湿关节炎的进展，并保护关节和其他组织免受永久性损伤（Lee et al，2001）。常见的 DMARD 包括甲氨蝶呤、来氟米特、羟氯喹和柳氮磺吡啶。这些药物的不良反应各不相同，但都可能导致肝脏损伤和严重肺部感染。

④生物制剂（Haque et al，2005）。这类较新的 DMARD 又称为生物反应调节剂，包括阿巴西普、阿达木单抗、阿那白滞素、培塞利珠单抗、依那西普、戈利木单抗、英夫利西单抗、利妥昔单抗、沙利鲁单抗和托珠单抗。

通常而言，生物类 DMARD 在与常规 DMARD（例如甲氨蝶呤）联合应用时最有效。这类药物也会增加感染风险。

⑤靶向合成 DMARD。如果常规 DMARD 和生物制剂无效，可以使用巴瑞替尼、托法替布和乌帕替尼。较高剂量的托法替布可能增加肺部出现血凝块、严重心脏相关事件和癌症的风险。

（2）辅助治疗。

医生可能会将患者转诊给理疗师或职业治疗师，指导患者做一些有助于保持关节灵活性的运动。治疗师还可能建议使用有助于保护关节的新方法来完成日常任务。例如，指导患者借助前臂拿取物品。

辅助性设备可以防止对疼痛的关节产生压力，从而提供帮助。例如，装有符合人体工程学把手的厨房刀具有助于保护患者的手指和腕部关节。纽扣钩等特殊工具可让穿衣变得更加容易。

（3）外科手术。

如果药物无法预防或延缓关节损伤，医生可能需要考虑做手术来修复损伤的关节。手术可有助于恢复关节的活动能力，还能减轻疼痛，改善功能。

类风湿关节炎手术可能涉及以下一种或多种手术：

①滑膜切除术。手术切除发炎的关节内膜（滑膜）可有助于减轻疼痛及提高关节的灵活性。

②肌腱修复术。炎症和关节损伤可导致关节周围的肌腱松动或断裂。外科医生可修复关节周围的肌腱。

③关节融合。当无法选择关节置换时，医生可建议使用关节融合术，以稳定或重新对位关节并缓解疼痛。

④全关节置换术。在全关节置换术中,外科医生会取出关节的损坏部分,并插入由金属和塑料制成的假体。

二、关节炎的发病机理

(一)骨关节炎的发病机理

骨关节炎的发病机理如图 5.8 所示。

①基因。骨关节炎为基因相关性疾病,是多基因共同作用的结果。

②细胞因子(cytokine,CK)。关节组织的损伤是由细胞因子、生长因子(growth factor)、蛋白酶类(protease)和炎症因子(inflammatory factors)共同介导的。

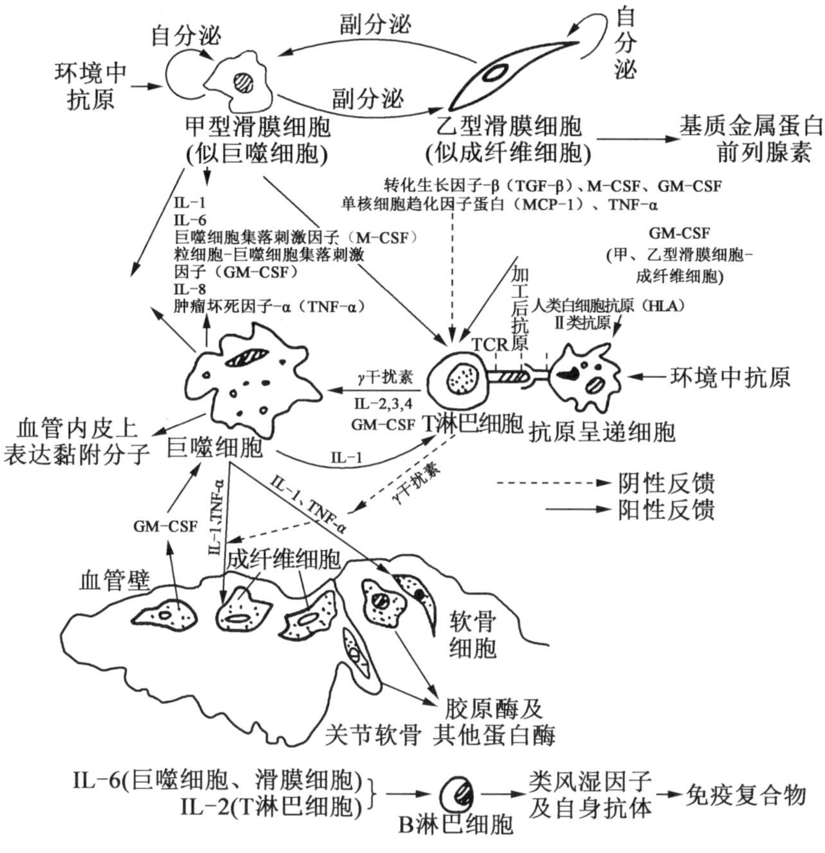

图 5.8 骨关节炎的发病机理

③基质金属蛋白酶(matrix metalloproteinase,MMPs)。研究表明,骨关节炎关节软骨中的 MMPs 合成增加,MMPs 特异性抑制物(tissue inhibitor of metalloproteinases,TIMPs)合成减少,导致软骨细胞外基质的合成与降解失衡。

④免疫因素。近年来的研究表明,免疫因素在骨关节炎的发生、发展中起重要作用。

⑤软骨细胞凋亡。软骨细胞是成熟软骨组织内唯一的细胞类型,它在软骨损伤及重塑过程中起到维持内环境稳定的作用(Xia et al,2014)。

(二)类风湿关节炎的发病机理

(1)遗传因素。

类风湿关节炎是一种复杂的多基因遗传疾病,某些人类白细胞抗原(human leucocyte antigen,HLA)的等位基因与类风湿关节炎易感性有关,目前已经确定了 100 多个参与类风湿关节炎发病机理的基因。其中,非受体型蛋白酪氨酸磷酸酶 22 型被认为与类风湿关节炎的易感强关联,该基因通过编码淋巴特异性酪氨酸磷酸酶来抑制 T 淋巴细胞受体信号的转导。其他与类风湿关节炎易感性相关的非 *HLA* 基因包括细胞毒性 T 淋巴细胞相关抗原 4、肿瘤坏死因子(TNF)受体家族相关因子 1 和信号转导及转录激活因子 4 等,所有这些基因均关系到类风湿关节炎相关的免疫调节。

(2)环境因素。

除了遗传因素外,环境因素在类风湿关节炎的发展中也起着重要作用。吸烟及其他形式的肺部压力,例如二氧化硅的接触,可能会引发抗环瓜氨酸肽抗体(ACPA)血清阳性的类风湿关节炎。如果 *HLA* 基因携带者有吸烟史,那么该携带者患类风湿关节炎的风险将会极大增加。其他环境和生活方式相关因素,包括接触传染性病原体(例如 4 型人类疱疹病毒、巨细胞病毒、牙龈卟啉单胞菌)和出生体重与类风湿关节炎的发生也相关。

(3)免疫细胞。

免疫系统的细胞,如单核细胞、巨噬细胞和树突状细胞(dendritic cells,DCs),起到吞噬细胞、抗原呈递细胞和细胞因子产生者的功能,在免疫反应中占有重要地位。此外,这些细胞在引发和促进疾病的发展方面也发挥重要作用。在类风湿关节炎中,炎症关节部位免疫反应激活后细胞因子的产生和黏附分子的表达会导致免疫细胞的持续募集,加重炎症反应。各种免疫细胞参与类风湿关节炎发病的机理如图 5.9 所示。

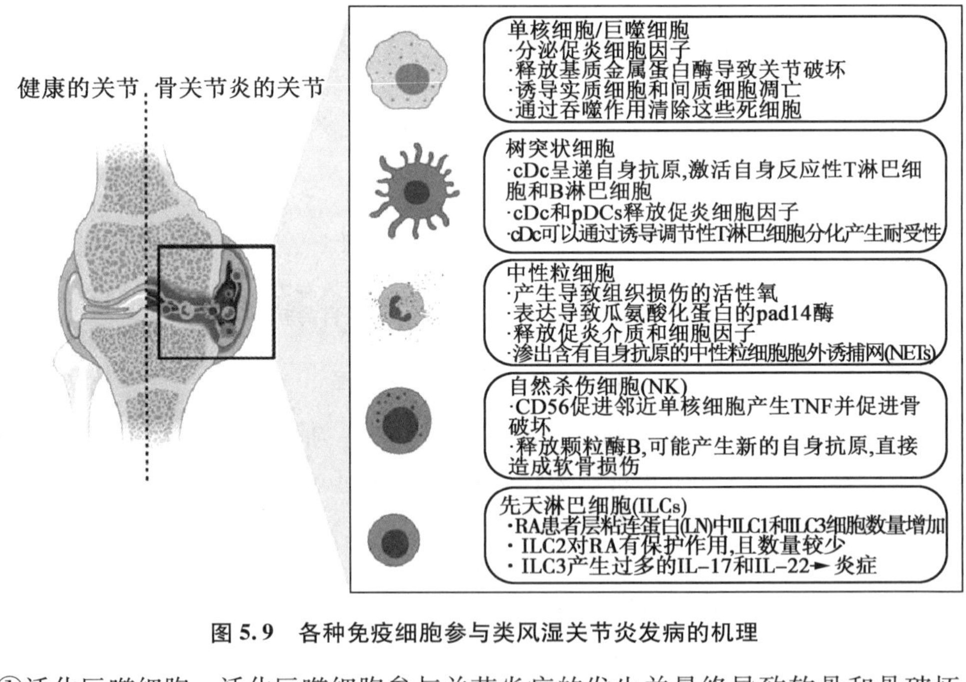

图 5.9　各种免疫细胞参与类风湿关节炎发病的机理

①活化巨噬细胞。活化巨噬细胞参与关节炎症的发生并最终导致软骨和骨破坏,在类风湿关节炎的发病过程中起核心作用,是治疗类风湿关节炎的理想靶细胞。如图 5.10 所

示，在类风湿关节炎发病早期，单核细胞被募集到炎症部位，然后分化为巨噬细胞。活化的巨噬细胞会分泌大量细胞因子、趋化因子和降解酶，如 TNF-α、IL 等。其中，TNF-α 的分泌促进内皮细胞黏附因子的表达，募集更多的炎症细胞到达关节部位。过量的 TNF-α、IL-1β 和 IL-6 还会诱导滑膜成纤维细胞分泌细胞因子（如 IL-6）、趋化因子（如 IL-8）、巨噬细胞集落刺激因子和基质金属蛋白酶，这些分泌物导致软骨和骨破坏的发生（Simsek，2012）。此外，巨噬细胞及其分泌物与滑膜血管生成有关，而滑膜血管生成是诱导产生类风湿关节炎滑膜血管翳的关键因素。滑膜中巨噬细胞的增加是类风湿关节炎炎性病变的突出特征，可以作为临床评价类风湿关节炎严重程度和对治疗反应的最可靠标志物。

②树突状细胞。类风湿关节炎发病机理中涉及两个主要的树突状细胞亚群：常规树突状细胞（也称为经典树突状细胞）和浆细胞样树突状细胞。类风湿关节炎发炎组织中危险信号的积累驱动常规树突状细胞产生免疫原性，导致自身抗原呈递细胞因子的释放，引发自身反应性 T 淋巴细胞和 B 淋巴细胞失调。此外，常规树突状细胞和浆细胞样树突状细胞通过分泌大量细胞因子，包括 TNF-α、IL、干扰素及分化因子，促进类风湿关节炎的发生和发展。

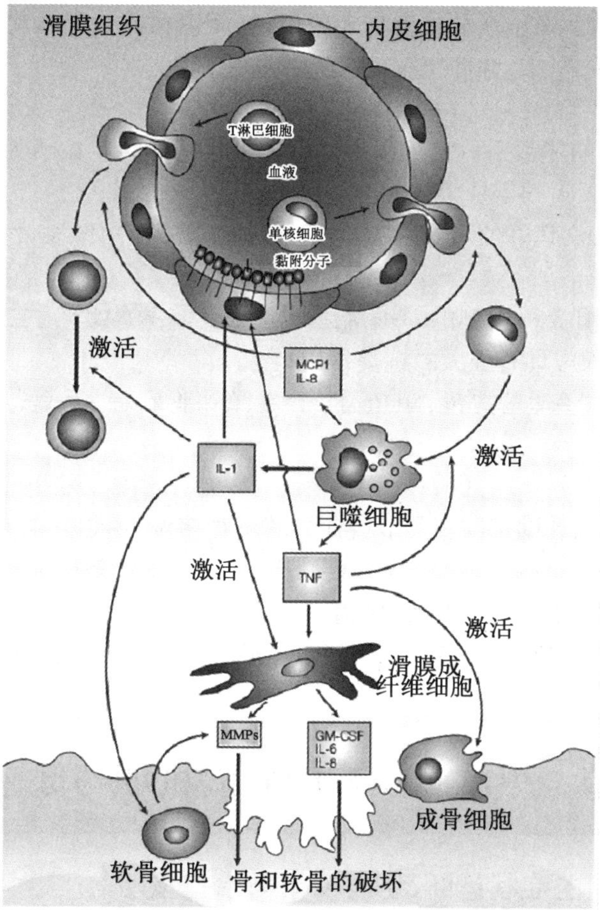

图 5.10　活化巨噬细胞在类风湿关节炎发病机理中的作用

③中性粒细胞。类风湿关节炎炎症发生时，中性粒细胞最先到达关节滑膜。中性粒细胞通过细胞膜上的免疫球蛋白受体与关节滑膜的免疫复合物结合，触发活性氧的产生，进而导致内皮功能障碍和组织损伤。中性粒细胞的寿命很短，通常在 6~18 h 内发生凋亡。然而，炎症关节处中性粒细胞的异常凋亡会导致其自身继发性坏死，产生细胞碎片。巨噬细胞摄入这些碎片会诱导促炎细胞因子的产生，放大炎症反应。

④自然杀伤细胞。自然杀伤细胞在肿瘤监测和早期宿主防御病毒方面发挥关键作用。在类风湿关节炎中，一部分自然杀伤细胞积聚在炎症滑膜中，被 IL-12、IL-15 或 IL-18 激活，以接触依赖性方式促进 CD14 单核细胞产生 TNF-α(Malhotra et al,2021)。此外，自然杀伤细胞还可以通过分泌颗粒酶 B 促进自身免疫，产生新表位抑制，从而诱导软骨损伤。

三、关节炎的健康预防

强健骨骼和健康关节的营养物质如下：

(1)钙。

钙这种微量营养素对于维持健康的骨骼和关节至关重要。由于患者的身体无法产生钙，因此只能从食用的食物中获取。食物来源包括：面包和其他用强化面粉制成的面食、芝士、牛奶和其他乳制品、坚果、绿叶蔬菜、豆腐、黄豆。

(2)维生素 D。

维生素 D 是补钙的好帮手。它可以帮助身体吸收钙和磷。在晒太阳时，身体会自然产生维生素 D。成人每天大约需要 10 μg 维生素 D。

食物来源包括：三文鱼、鳟鱼、白鱼、金枪鱼、鸡蛋、蘑菇、牛奶、麦片。

(3)ω-3 脂肪酸。

ω-3 脂肪酸主要有 3 种类型的 ω-3 脂肪酸：α-亚麻酸(ALA)、二十碳五烯酸(EPA)、二十二碳六烯酸(DHA)，具有强大的抗炎作用。

食物来源包括：鲭鱼、三文鱼、鲈鱼、沙丁鱼、虾、亚麻籽、毛豆、芸豆、核桃、黄豆、奇亚籽。

(4)多酚。

多酚的抗氧化特性有助于减轻关节炎症。若增加多酚摄入量，骨折的风险可能会随着骨密度的增加而降低。

食物来源包括：莓果、苹果、樱桃、葡萄、柠檬、西兰花、胡萝卜、马铃薯、菠菜、豆腐、天贝、豆奶、杏仁、核桃、山核桃、亚麻籽、燕麦、草药、香料、绿茶、红茶、姜茶、可可粉、黑巧克力。

第五节　甲状腺疾病的发病机理与健康防护

一、甲状腺疾病的症状诊断、诱发因素与治疗策略

甲状腺是一个关键的内分泌器官，它分泌甲状腺激素(thyroid hormones)，包括三碘甲状腺原氨酸(triiodothyronine 或 T3)和四碘甲腺原氨酸(thyroxine 或 T4)，这些激素对身体内很多器官和组织的生长、发育和代谢都有很重要的调节作用。因此，甲状腺功能紊乱会导致

多种不同的影响身体健康的疾病。比如甲状腺功能亢进症（甲亢）、甲状腺功能减退症（甲减）和甲状腺结节等。

（一）甲状腺功能亢进症

甲状腺功能亢进症指甲状腺腺体不适当地持续合成和分泌过多甲状腺激素而引起的内分泌疾病，简称甲亢。

1. 甲状腺功能亢进症的症状诊断

甲状腺功能亢进症有时看起来像其他健康问题，使之很难被诊断出来。此疾病可能导致许多症状，包括：体重意外下降、心跳过速（心动过速）、心跳不规则（又称心律失常）、心脏怦怦直跳（有时称为心悸）、饥饿感加剧、紧张、焦虑和易怒、震颤（通常是双手和手指出现轻微颤抖）、出汗、月经周期发生变化、对热的敏感性增加、排便方式发生变化（最明显的是排便次数增多）、甲状腺肿大（有时称为甲状腺肿，可能表现为颈部底部肿胀）、疲倦、肌无力、睡眠问题、皮肤温热、潮湿、皮肤变薄、头发细且脆弱。

老年人更有可能出现难以察觉的症状，这些症状可能包括心律不齐、体重减轻、抑郁，以及在日常活动中感到虚弱或乏力。

甲状腺功能亢进症的诊断从病史、体格检查和血液检测开始。根据血液检查结果，患者可能还需要接受其他检查。

（1）病史和体格检查。

体格检查时，医生可能检查是否有：手指和手部的轻微颤动、反射过度、脉搏快速或不规则、眼睛变化、皮肤温热、潮湿。医生也会在患者吞咽时检查其甲状腺是否肿大、隆起或压痛。

（2）血液检测。

血液检查测量 T4 和 T3 水平，可以确诊甲状腺功能亢进症。甲状腺功能亢进症患者普遍存在 T4 水平高和促甲状腺激素（TSH）水平低的情况。老年人可能没有甲状腺功能亢进症的典型症状，因此血液检查对老年人尤其重要。

如果患者正在使用生物素，甲状腺血液检查可能会给出错误的结果。生物素是一种 B 族维生素补充剂，也可能存在于复合维生素中。如果正在服用生物素或含有生物素的复合维生素，请告知医生。为了确保血液检测准确，医生可能要求患者在检查前 3～5 d 停止服用生物素。

（3）其他。

如果血液检测结果显示患有甲状腺功能亢进症，医生可能建议进行以下任意一项检查。这些检查有助于找出患者甲状腺功能亢进的原因。

①放射性碘扫描和摄取试验。在这项检查中，患者会服用少量的放射性碘，用于显示会有多少放射性碘被甲状腺吸收，以及会在甲状腺中的哪些部位聚集。

如果甲状腺摄入大量放射性碘，表示分泌的甲状腺素过多。最可能的原因是格雷夫斯病或甲状腺结节亢进。如果甲状腺只摄入少量的放射性碘，表示甲状腺中储存的激素正在泄漏到血流中。在这种情况下，患者可能患有甲状腺炎。

②甲状腺超声。这项检查是利用高频声波生成甲状腺的图像。与其他检查相比，超声检查可能更擅长发现甲状腺结节。这项检查没有辐射照射，因此可用于孕妇或母乳喂养者，也可用于其他不能服用放射性碘的患者。

2. 甲状腺功能亢进症的诱发因素

导致甲状腺功能亢进症的可能因素包括:

①有甲状腺疾病家族病史,尤其是格雷夫斯病。

②某些慢病个人病史,例如恶性贫血和原发性肾上腺功能不全。

③妊娠可导致患甲状腺炎的风险增加,从而可能会导致甲状腺功能亢进症。

3. 甲状腺功能亢进症的治疗策略

甲状腺功能亢进症有几种治疗方法。最适合患者的方法取决于其年龄和健康状况,还取决于甲状腺功能亢进症的根本原因及其严重程度。具体治疗方法如下:

(1)抗甲状腺药物。

这些药物通过阻止甲状腺过度分泌激素来逐渐缓解甲状腺功能亢进症的症状。抗甲状腺药物包括甲巯基咪唑和丙硫氧嘧啶。症状通常在几周到几个月内开始改善。抗甲状腺药物治疗通常持续 12~18 个月。之后,如果症状消失,并且血液检测结果显示甲状腺激素水平已恢复到标准范围,可以慢慢减少剂量或停药。对于有些人来说,抗甲状腺药物可使甲状腺功能亢进症得到长期缓解。但是其他人接受这种治疗后,甲状腺功能亢进症可能会复发(Osman et al,2007)。虽然罕见,但这两种抗甲状腺药物都可能引起严重的肝损伤。但由于丙硫氧嘧啶已经导致的肝损伤病例更多,因此通常只在患者不能服用甲巯基咪唑时使用。少数对这些药物过敏的患者可能会出现皮疹、荨麻疹、发热或关节疼痛。这些药物也会增加感染的风险。

(2)β 受体阻滞剂。

这些药物不会影响甲状腺激素水平,但可以减轻甲状腺功能亢进症的症状,例如震颤、心率加快和心悸(Geffner et al,1992)。有时,医生会开这些药物来缓解症状,直到甲状腺激素接近标准水平。一般不推荐哮喘患者使用这些药物。不良反应可能包括疲劳和性生活问题。

(3)放射性碘疗法。

甲状腺吸收放射性碘。这种治疗会导致腺体萎缩。这种药物为口服给药。通过这种治疗,症状通常会在几个月内减轻。这种治疗通常会导致甲状腺活动减慢,以致甲状腺功能不足。这种状况即为甲状腺功能减退症。因此,随着时间的推移,患者可能需要服用替代甲状腺激素的药物(Peterson et al,2023)。

(4)甲状腺切除术。

这是一种切除部分或全部甲状腺的手术,不常用于治疗甲状腺功能亢进症。但对于孕妇,或对于不能服用抗甲状腺药物、不想或不能接受放射性碘治疗的患者来说,这可能是一种选择。这种手术的风险包括对声带和甲状旁腺造成损伤。甲状旁腺是甲状腺背面的 4 个小腺体,它们有助于控制血液中的钙含量。接受甲状腺切除术或放射性碘治疗的患者需要终身使用左甲状腺素(levoxyl、synthroid 等)进行治疗。甲状腺为身体提供甲状腺激素。如果手术切除了甲状旁腺,还需要药物来维持正常的血钙水平。

(二)甲状腺功能减退症

甲状腺功能减退症和甲状腺功能亢进症相反,是指由于甲状腺功能降低或其他原因导致的甲状腺激素合成分泌减少的代谢性疾病。

1. 甲状腺功能减退症的症状诊断

甲状腺功能减退症的症状取决于状况的严重程度。病情往往会在数年内缓慢发展。起初，患者可能几乎注意不到甲状腺功能减退症的症状，例如疲劳和体重增长，或者可能认为这些症状只是因为变老。但随着代谢继续减慢，可能会出现更为明显的症状。甲状腺功能减退症的症状可能包括：疲倦、对寒冷更敏感、便秘、皮肤干燥、体重增长、面部浮肿、声音嘶哑、毛发和皮肤粗糙、肌无力、肌肉疼痛、压痛和僵硬、月经周期比平时更长或不规律、头发稀疏、心率减慢（又称心动过缓）、抑郁症、记忆力问题。

（1）婴儿甲状腺功能减退症。

包括婴儿在内的任何人都可能会患甲状腺功能减退症。出生时没有甲状腺或甲状腺功能异常的大部分婴儿都不会出现症状。但如果婴儿甲状腺功能减退症未能及时诊断及干预，临床症状会逐渐出现。症状可能包括：进食问题、生长缓慢、体重增长不良、皮肤和眼白发黄（黄疸）、便秘、肌张力低下、皮肤干燥、哭声嘶哑、舌头肥大、肚脐附近出现软性肿胀或鼓包（脐疝）。如果婴儿的甲状腺功能减退症不加以治疗，即使轻症也可能导致严重的身体和智力发育问题。

（2）儿童和青少年患者中的甲状腺功能减退症。

一般来说，儿童和青少年的甲状腺功能减退症的症状和成人类似。但儿童和青少年还可能出现：生长不良、身材矮小、恒牙发育迟缓、青春期延迟、心智发育不良。

甲状腺功能减退症的症状可能因人而异，通常看起来像其他健康问题的症状。因此，甲状腺功能减退症不能只靠症状来诊断，通常要基于血液检测的结果来判断。

在诊断甲状腺功能减退症时，第一次血液检测通常是测定血液中的促甲状腺激素（TSH）水平。如果结果显示 TSH 偏高，会再次检测，同时进行甲状腺激素 T4 的血液检测；如果结果显示 TSH 偏高，T4 偏低，则诊断为甲状腺功能减退症。在某些情况下，也可以测定甲状腺激素 T3。

如果第二次检测显示 TSH 偏高，但 T4 和 T3 在标准范围内，则诊断为亚临床甲状腺功能减退症，通常不会引起任何明显的症状。

在甲状腺功能减退症的长期治疗中 TSH 检测也发挥了重要作用，帮助医生确定并维持适合患者的药物剂量。

这些血液检查的结果可能会受到一些药物或补充剂的影响，例如生物素（一种作为独立补充剂服用或复合维生素中的一种 B 族维生素）。在患者接受血液检测之前，请告知医生服用的所有药物或补充剂。

2. 甲状腺功能减退症的诱发因素

尽管所有人都可能患甲状腺功能减退症，但如果存在以下情况，患病风险会更高：

①女性。

②有甲状腺疾病家族病史。

③患有自身免疫性疾病，例如 1 型糖尿病或乳糜泻。

④接受过甲状腺功能亢进症的治疗。

⑤接受过颈部或上胸部的放射治疗。

⑥曾做过甲状腺手术。

3. 甲状腺功能减退症的治疗策略

甲状腺功能减退症的治疗通常包括每天服用甲状腺激素药物(Biondi et al,2019),如左甲状腺素(levo-T、synthroid 等)。这种药物为口服给药,可使激素水平恢复到健康范围,消除甲状腺功能减退症的症状。

患者可能在治疗后 1~2 周开始感觉好转。左甲状腺素治疗可能是终身服用,但由于患者需要的剂量可能会改变,医生可能需要每年检查患者的 TSH 水平。

(1)确定适合的剂量。

为确定适合患者的左甲状腺素剂量,医生会在患者服药后 6~8 周检查患者的 TSH 水平。6 个月后,可能需要再次接受血液检测,以检查 TSH。过量的左甲状腺素可能会引起不良反应,例如:疲倦、食欲增加、睡眠问题、颤抖、心悸等。当使用正确的剂量时,左甲状腺素通常不会引起不良反应。如果患者患有冠心病或重度甲状腺功能减退症,医生可能以较小的剂量开始治疗,并逐渐增加剂量。这样可以让患者的心脏适应身体新陈代谢的加快。

(2)正确服用左甲状腺素。

最好在每天同一时间空腹服用左甲状腺素。理想情况下,患者在早上服用激素,等 30~60 min 后再进食或服用其他药物。如果在睡前服用,可在最后一餐或吃零食后至少 4 h 再服用。不要因为感觉好转而漏服或停药,否则甲状腺功能减退症的症状可能会逐渐复发。如果漏服 1 次,可在第 2 天服用 2 粒左甲状腺素药片。某些药物、补充剂甚至食物可能会对身体吸收左甲状腺素的能力产生影响。如果患者还服用其他药物,尤其是铁补充剂或含铁的复合维生素、某些含有氢氧化铝的抗酸药、钙补充剂药等,一定要告知医生。

(三)甲状腺结节

甲状腺结节是在甲状腺(位于颈部底部、胸骨正上方的小腺体)中形成的固体或充满液体的肿块。多数甲状腺结节不严重,没有症状。只有小部分甲状腺结节可致癌。

1. 甲状腺结节的症状诊断

多数甲状腺结节没有体征或症状,但有时某些结节也会增大,以至于能被感觉到或能被看到,往往是脖颈根部出现肿胀压迫气管或食管,造成气短或吞咽困难。有些情况下,甲状腺结节会产生更多的甲状腺素(由甲状腺分泌的一种激素)。多余的甲状腺素会引起甲状腺激素分泌过多(甲状腺功能亢进症)的症状,例如原因不明的体重减轻、出汗增多、震颤、精神紧张、心跳加快或不规则。

只有少数甲状腺结节会癌变。但仅通过评估症状无法确定结节是否为癌性。多数癌性甲状腺结节生长缓慢,医生发现它时可能还很小。侵袭性甲状腺癌很少见,其结节可能较大、坚硬、固定并且会快速生长。

在评估患者的颈部肿块或结节时,医生的主要目标之一是排除癌症的可能性。但是,医生还需要知道患者的甲状腺功能是否正常,具体检查如下:

(1)体格检查。

在检查甲状腺时,医生可能会要求患者吞咽,因为吞咽时甲状腺中的结节一般会上下移动。医生还会探查甲状腺功能亢进症的体征和症状,比如震颤、反射过度活跃和心跳迅速或不规律。医生也会检查甲状腺功能减退症的体征和症状,比如心跳缓慢、皮肤干燥和面部肿胀。

（2）甲状腺功能试验。

测量 TSH 的血液水平和甲状腺所产生激素的血液水平可以帮助医生确定患者是否患有甲状腺功能亢进症或甲状腺功能减退症。

（3）超声检查。

该技术是运用高频声波生成甲状腺的影像。甲状腺超声检查将提供结节形状和结构的最佳信息。医生可以使用该技术区分囊肿与实性结节，或确定是否存在多个结节。医生还可以用该技术指导细针抽吸活检。

（4）细针抽吸活检。

通常会对结节进行活检以确保不存在癌症。在这项手术期间，医生会在结节中插入一根极细的针并取出细胞样本。该手术一般耗时约 20 min，风险很小。医生常使用超声波辅助引导细针的放置，细胞样本取出后将送至检测室并用显微镜分析。

（5）甲状腺扫描。

医生可能建议进行甲状腺扫描，以帮助评估甲状腺结节。在这项检查期间，医生会将放射性碘同位素注入患者的手臂静脉，在患者躺到检查台上时，一个专用摄像头在计算器屏幕上生成甲状腺影像。产生过多甲状腺激素的结节（叫作热结节）在扫描时显现，因为这些结节会比正常甲状腺组织吸收更多的同位素，热结节几乎不会呈癌性。在某些情况下，吸收较少同位素的结节（叫作冷结节）呈癌性。但是，甲状腺扫描不能区分呈癌性和不呈癌性的冷结节。

2. 甲状腺结节的诱发因素

（1）遗传学因素。

甲状腺结节的发病有一定的家族聚集性。有家族史的群体会增加非髓样甲状腺癌的易感性。

（2）年龄因素。

甲状腺结节患病率随年龄的增长而呈上升趋势。

（3）性别因素。

女性是甲状腺结节的危险因素。我国成年女性甲状腺结节的平均检出率约为 46.1%，明显高于男性的 31.5%，其中 40~49 岁的中年女性是甲状腺结节的高发人群。国内调查显示，女性甲状腺结节发病率为男性的 1.2~4.3 倍。原因可能是在月经期、妊娠期、哺乳期的女性对甲状腺激素的需求增加，同时雌激素也可影响甲状腺结节的生长。此外，女性甲状腺结节患者多伴发有子宫肌瘤和乳腺增生，以 40~49 岁患者伴发率最高。

（4）炎症因素。

甲状腺结节患者的炎性指标均高于正常范围。

（5）应激、免疫反应。

精神刺激因素会改变甲状腺功能和机体免疫系统的正常调节，其作用机制是精神应激可使体内肾上腺皮质激素急剧升高，增强机体免疫反应，诱发甲状腺结节的发生。此外，环境内分泌干扰物也会影响甲状腺功能，使得甲状腺自身免疫异常，导致甲状腺结节发病率增加。

（6）职业、文化程度因素。

甲状腺结节患病率随文化程度上升而升高、随工作压力增大而增加。脑力劳动者甲状腺结节检出率明显高于体力劳动者,轻体力劳动者甲状腺结节患病率明显高于重体力劳动者。从事脑力劳动、竞争性强、责任大、压力大、生活不规律、缺乏运动、思想精神持续紧张等职业的人群是甲状腺结节高发人群,如领导干部、高校教师、医生等。压力对甲状腺结节的影响是神经、内分泌、免疫系统相互作用的结果。在一定程度上,文化程度越高的人群所处环境的压力和自我意识的压力就越大,导致甲状腺结节患病风险增加。

(7)代谢综合征因素。

代谢综合征是以中心性肥胖、高血压、高血糖和血脂异常等为主要表现的一组复杂的代谢紊乱症候群。甲状腺结节与代谢综合征具有明显相关性。

(8)体格测量指数因素。

身高、体重、体质指数和体表面积指数(BSA)与甲状腺结节相关。

(9)碘摄入量因素。

碘摄入过量、摄入不足都会增加甲状腺结节患病风险。

(10)硒营养因素。

硒是人体必需的微量元素,参与甲状腺激素的合成、分泌及代谢等过程。机体硒缺乏也可诱发甲状腺结节。

(11)吸烟、饮酒因素。

吸烟与甲状腺结节有关,而饮酒与甲状腺结节的关联性目前存在一定争议。

(12)辐射暴露因素。

辐射暴露也是甲状腺结节的危险因素。

(13)地域因素。

在我国,沿海和内陆地区的甲状腺结节发病率明显高于中部地区。有调查显示,我国成人体检的甲状腺结节平均检出率为32.4%,其中华中地区最高约为48.7%,西北地区最低约为24.0%。这可能与不同地区饮食结构、生活习惯有关。

3. 甲状腺结节的治疗策略

治疗方案取决于患者所患的甲状腺结节类型。

(1)治疗良性结节。

如果甲状腺结节是良性的,治疗方法如下:

①观察等待。如果活检显示患者的甲状腺结节是非癌性的,医生可能建议患者简单地观察病情。这通常意味着定期进行体格检查和甲状腺功能检测,还可能包括超声波检查。如果结节变大了,患者可能还需要再做一次活检。如果良性甲状腺结节保持不变,患者可能不需要治疗。

②甲状腺激素治疗。如果甲状腺功能检测发现患者的腺体不能产生足够的甲状腺激素,医生可能会建议采用甲状腺激素疗法。

③外科手术。如果非癌性结节太大,导致呼吸或吞咽困难,则可能需要手术。医生也会考虑对有较大的多发性结节甲状腺肿的患者实施手术,特别是当甲状腺肿挤压气道、食管或血管时。在活检中被诊断为不定性或可疑的结节也需要手术切除,以检查是否有癌症迹象。

(2)治疗导致甲状腺功能亢进症的结节。

如果甲状腺结节分泌甲状腺激素,并导致甲状腺激素分泌水平高于正常值,医生可能会建议患者接受甲状腺功能亢进症治疗。

①放射性碘疗法。医生会使用放射性碘来治疗甲状腺功能亢进症。放射性碘可以通过胶囊或口服液的形式服用,然后被甲状腺吸收。这会使结节萎缩、甲状腺功能亢进症的体征和症状消退,通常在2~3个月内起效。

②抗甲状腺药物。在某些情况下,医生可能会建议患者使用甲巯基咪唑等抗甲状腺药物,以缓解甲状腺功能亢进症的症状。治疗通常是长期的,并且可能对肝脏产生严重的不良反应。

③外科手术。如果无法选择放射性碘或抗甲状腺药物进行治疗,患者可以通过手术切除亢进的甲状腺结节。

(3)治疗癌性结节。

癌性结节通常需要手术治疗。

①观察。非常小的癌症生长风险较低,因此恰当的做法可能是先密切观察癌性结节,之后再采取治疗。观察包括超声监测和血液检查。

②外科手术。癌性结节的常见治疗方法是手术切除。过去,标准做法是切除大部分甲状腺组织——这一手术称为甲状腺近全切除术。然而现今,对于某些癌性结节,更适合采用局限性手术(只切除一半的甲状腺)。根据疾病的严重程度,可采用近全甲状腺切除术。

甲状腺手术的风险包括对控制声带的神经和甲状旁腺造成损伤,甲状旁腺是位于甲状腺后部的4个小腺体,有助于控制身体的矿物质水平(如钙)。甲状腺手术后,需要终身接受左甲状腺素治疗,为身体提供甲状腺激素。医生会帮助确定正确的使用剂量,因为管理癌症风险可能需要超过身体需要的正常激素量。

③酒精消融。另一种处理某些小癌性结节的方法是酒精消融。这种技术通过在癌性甲状腺结节中注入少量的酒精将其破坏,通常需要多次治疗。

二、甲状腺疾病的发病机理

(一)甲状腺功能亢进症的发病机理

甲状腺功能亢进症已被证实属于自身免疫疾病,但其发病机理尚未完全阐明,其特征之一是在血清中存在具有能与甲状腺组织起反应或刺激作用的自身抗体,这一抗体能刺激甲状腺,提高其功能并引起组织的增生,但它的作用慢而持久。因而最初取名为长效甲状腺刺激素(LATS),之后由于采用不同测定方法,有了别的名称,如人甲状腺刺激激素(HTS)、LATS保护物(LATSP)、TSH置换活性物(TDA)、甲状腺刺激免疫球蛋白(TSI)或甲状腺刺激抗体,可统称为TSH受体抗体(TSAb),为该病淋巴细胞分泌的IgG,其对应的抗原为TSH受体或邻近甲状腺细胞质膜面的成分,当TSI与甲状腺细胞结合时,TSH受体被激活,以致甲状腺的功能受到刺激,引起甲状腺功能亢进症和甲状腺肿,其作用与TSH作用相似。现认为自身抗体的产生主要与基础缺陷相关的抑制性T淋巴细胞(Ts)功能降低有关。Ts功能缺陷导致辅助性T淋巴细胞不适当致敏,并在IL-1和IL-2的参与下使B淋巴细胞产生抗自身甲状腺抗体。此外,该病中针对甲状腺组织的白细胞移动抑制试验呈阳性反应,甲状腺和球后组织均有明显的淋巴细胞浸润,说明还有细胞介导的免疫反应参与。

单纯免疫功能监护缺陷,尚不能解释某些特异性免疫病变,还需联系到基因型的调控级联机制。免疫球蛋白分子中重链和轻链的可变区具有抗原决定簇,根据该可变区中氨基酸的序列决定抗体的特异性。不同特异性的可变区具有不同的抗原决定簇或基因型决定簇。例如以单克隆人骨髓瘤蛋白免疫家兔,所得的抗血清可与骨髓瘤免疫球蛋白的可变区发生特异结合,这种结构称为独特型基因型。将基因型抗独特型(idiotype/antiidiotype)原理扩大应用,可解释毒性弥漫性甲状腺肿(Graves 病)和重症肌无力等疾病时受体抗体的形成。如在重症肌无力时,配体(乙酰胆碱)能和细胞表面受体及其相应抗体(抗-乙酰胆碱,即基因型)相结合,因而受体和抗体具有相同的可与配体结合的结构。以抗人 TSH 抗体免疫家兔可获得抗-基因型抗体,后者在甲状腺培养细胞中既能和 TSH 受体结合,也能刺激环磷酸腺苷(cAMP)的合成,故其行为犹如 Graves 病中的 LATS 或 TSAb。

Graves 病中的自身抗 TRAb 是一组多克隆抗体,作用在 TSH 受体的不同结合点。TRAb 可分为兴奋型和封闭型。兴奋型中有一类与 THS 受体结合后,促进甲状腺素合成和释放入血,甲状腺细胞也受刺激增生,称为 TSAb,为 Graves 病中主要的自身抗体,另一类与 TSH 受体结合后,仅促进甲状腺细胞肿大,但不引起激素的合成和释放,称为甲状腺生长免疫球蛋白(TGI),封闭型自身抗体与 TSH 受体结合后,阻断和抑制甲状腺功能,称甲状腺功能抑制抗体(TFIAb)和甲状腺生长封闭抗体(TGRAb)。少数 Graves 病患者虽有明显的高代谢综合征,但甲状腺肿大甚轻微,可能是由于体内兴奋性抗体中 TRAb 占优势所致。

自身免疫监护缺陷受遗传基因控制。Graves 病发生有明显的家族聚集现象,同卵双胎儿患甲状腺功能亢进症的一致性有 50%。Graves 病发生与某些组织相容性复体(MHC)有关,如 DR4 抗原或 HLA-B8、B46 等。精神因素,如精神创伤、盛怒为重要的诱发因素,可导致 Ts 细胞群的失代偿,也可促进细胞毒性的产生。

近年来对感染因子与自身免疫性甲状腺病作了许多研究,提出细菌或病毒可能通过 3 种机制启动自身免疫甲状腺疾病的发生。

①分子模拟(molecular mimicry),感染因子和 TSH 受体间在抗原决定部位方面有相似的分子结构,引起抗体对自身 TSH 受体的交叉反应,例如在耶尔森氏肠炎菌(*Yers iniaentero-colitica*)中具有 TSH 受体样物质,在一 Graves 病患者中,含有耶尔森氏肠炎菌的抗体。

②感染因子直接作用于甲状腺和 T 淋巴细胞,通过细胞因子诱导Ⅱ类 MHC、人类白细胞抗原 DR 区域(HLA-DR)在甲状腺细胞中表达,向 T 淋巴细胞提供自身原作为免疫反应对象。

③感染因子产生超抗原分子,诱导 T 淋巴细胞对自身组织起反应。

(二)甲状腺功能减退症的发病机理

甲状腺功能减退症发病机理因病因不同而异。

原发性甲状腺功能减退症中自身免疫损伤是最常见的原因,其次为甲状腺破坏,包括手术、^{131}I 治疗。

碘过量可引起甲状腺过氧化物酶抗体(thyroid peroxidase antibody,TPOAb)和甲状腺球蛋白抗体(thyroglobulin antibody,TgAb)阳性的患者发生甲状腺功能减退症,含碘药物如胺碘酮诱发甲状腺功能减退症的发生率是 5%~22%。其他药物如抗甲状腺药物阻断甲状腺激素的合成、锂盐阻断激素的合成和释放也可导致甲状腺功能减退症。

中枢性甲状腺功能减退症或继发性甲状腺功能减退症少见,是由于下丘脑和(或)垂体病变引起的促甲状腺激素释放激素(thyrotropin-releasing hormone,TRH)或者 TSH 合成和分泌减少所致。垂体外照射、垂体大腺瘤、颅咽管瘤及垂体缺血性坏死是导致中枢性甲状腺功能减退症较常见的原因。

先天性甲状腺功能减退症是由于甲状腺缺如或异位、甲状腺激素合成的相关基因异常(钠碘同向转运体、阴离子交换转运蛋白(pendrin)、甲状腺过氧化物酶、甲状腺球蛋白、碘化酶、脱碘酶基因突变等)所导致的。

消耗性甲状腺功能减退症是由于3型脱碘酶表达过多而致T4转化为反式三碘甲状腺原氨酸(reverse triiodothyronine,rT3)或T3转化为二碘甲状腺原氨酸(diiodothyronine,T2)增多引起的。

甲状腺激素抵抗综合征(RTH)是由于甲状腺激素受体基因突变导致甲状腺激素在外周组织实现生物效应障碍引起的。

(三)甲状腺结节的发病机理

现代医学对甲状腺结节的病因及发病机理尚不明确,一般认为与碘摄入异常、环境因素、自身免疫、遗传等因素及甲状腺激素和细胞因子水平有关。其发病机理普遍认为是各种因素引起垂体TSH分泌增加,TSH不断刺激甲状腺而使甲状腺反复或持续增长导致甲状腺不均匀增大或结节样病变。

三、甲状腺疾病的健康预防

无论是什么原因导致的疾病,最终一定会反映到细胞营养层面,也就是细胞损伤的速度和细胞修复的速度不平衡。这些甲状腺疾病的发生可能与细胞修复障碍,包括修复原料(氨基酸、微量元素)不足和能量代谢障碍,或者修复信号通路紊乱导致甲状腺细胞无法正常修复,从而转变为受损的细胞或各种异型细胞。营养素是保持甲状腺细胞功能稳定的物质基础。

氨基酸是合成甲状腺激素必不可少的原料。合成甲状腺素的原料氨基酸是酪氨酸,酪氨酸是一种非必需氨基酸,人体通过酪氨酸合成甲状腺素、肾上腺素、多巴胺和去甲肾上腺素等神经递质,帮助调节情绪、食欲、疼痛敏感性、压力反应及维持新陈代谢等。酪氨酸水平低可能导致甲状腺功能衰退,低血压,慢性疲劳,以及新陈代谢缓慢等综合内分泌问题。当人体无法摄入足够的酪氨酸(如营养不良、肠漏或食物不耐受)或者无法合成足量酪氨酸(如苯丙氨酸缺乏),就会出现许多精神障碍,产生焦虑、抑郁、性欲低、慢性疲劳等健康问题。尤其在现代人胃肠吸收功能普遍不佳、慢性疲劳普遍严重的情况下,酪氨酸缺乏的问题愈发严重。

矿物质缺乏也是甲状腺疾病高发的重要因素,尤其是硒、锌、碘的摄入不均衡,因此有必要补充足够的矿物质。人体需要碘制造甲状腺激素,越来越多的证据表明,低碘饮食对甲状腺和全身细胞的伤害比高碘饮食更大。但是,补充什么类型的碘比补充多少量更重要,有研究表明,单质碘(海带、紫菜)具有的保护细胞的作用是其他形式碘(碘酸盐、碘离子)无法给予的,甚至有些含碘化合物还会阻断钠碘转运蛋白的功能,抑制甲状腺细胞吸收碘。因此,在制订甲状腺炎和甲状腺功能减退症患者的膳食方案时要特别当心。除了碘,硒也是影响甲状腺功能的重要矿物质。甲状腺含有比任何其他器官更多的硒,硒是将碘分子从T4移除并转化成T3的酶的必需成分,没有硒就无法激活甲状腺激素。生活在土壤硒含量低的地区的人更容易患桥本氏病,因为硒缺乏使谷胱甘肽过氧化酶失效。硒能保护甲状腺免受氧化应激反应造成的氧化损伤。没有充足的硒,高碘水平会导致甲状腺细胞的损害。锌对低 T3 水平的患者有帮助，和硒一样可以促进 T4 向 T3 的转化。同样，像碘一样，过多的锌可能会抑制甲状腺功能。

甲状腺疾病患者体内缺乏大量维生素，后天补充成为当务之急。维生素 A 可以通过 RXR 调节基因表达，当体内类维生素 A 缺乏时，就会影响甲状腺激素对下游基因的作用（两者有类似的调节路径），此时即使体内甲状腺激素水平正常，人体也会表现出明显的甲状腺功能减退的症状。甲状腺功能减退症患者通常缺乏维生素 B_{12}。缺乏维生素 D 会增加自身免疫性甲状腺疾病的风险，每天保持 15～30 min 日照也是非常好的天然维生素 D 补充方法。维生素 E 作为脂溶性抗氧化维生素，降低了甲状腺功能减退引起的氧化应激压力，对于保护体内脂肪组织和腺体组织免受氧化损伤作用巨大，建议甲状腺患者每天常规补充 400 IU 的维生素 E。

甲状腺细胞的修复需要其他各种植物营养素的配合，帮助身体远离甲状腺细胞修复的干扰因素，如脱氢表雄酮（DHEA）、孕烯醇酮、姜黄素、红景天、夏枯草、*L*-肉碱和西番莲等。

第六节　肾上腺疾病的发病机理与健康防护

一、肾上腺疾病的症状诊断、诱发因素与治疗策略

肾上腺疾病是指影响肾上腺的功能和结构的疾病，它包括肾上腺皮质功能亢进症（库欣综合征）和肾上腺皮质功能减退症（addison 病）。

（一）肾上腺皮质功能亢进症

由于长期受到过度皮质醇（主要是肾上腺皮质激素）或相关皮质类固醇引起的一组临床症候群。

1. 肾上腺皮质功能亢进症的症状诊断

（1）肾上腺皮质功能亢进症的常见症状。

①躯干变胖，手臂和腿纤细。

②面部变胖，有时被称为“满月脸”。

③肩膀之间出现脂肪隆起，被称为“水牛背”。

④腹部、臀部、大腿、乳房和腋下出现粉红色或紫色皮肤扩张纹。

⑤皮肤变薄、变脆，易瘀伤。

⑥伤口愈合缓慢。

⑦痤疮。

（2）肾上腺皮质功能亢进症女性患者可能出现的症状。

①脸上和身体上有浓密的深色毛发，这种状况被称为多毛症。

②月经不规则或停经。

（3）肾上腺皮质功能亢进症男性患者可能出现的症状。

①性欲下降。

②生育能力下降。

③勃起困难。

(4)肾上腺皮质功能亢进症的其他可能症状。

①极度疲劳。

②肌肉无力。

③抑郁、焦虑和易怒。

④难以控制情绪。

⑤注意力或记忆力下降。

⑥失眠。

⑦高血压。

⑧头痛。

⑨感染。

⑩皮肤变黑。

⑪骨量丢失,可能导致骨折。

⑫儿童生长受阻。

服用糖皮质激素药物是引起肾上腺皮质功能亢进症的最常见原因。医生可能会检查患者使用的所有药物(包括药片、注射剂、乳膏和吸入器),以确定患者正在使用的药物是否可能引发该肾上腺皮质功能亢进症。如果确是由药物引发,那么将不需要进行其他检查。

如果肾上腺皮质功能亢进症是由身体产生过量皮质醇引起,则很难诊断出来。因为这种情况下的症状与其他疾病类似。肾上腺皮质功能亢进症的诊断可能是一个漫长而复杂的过程。患者需要前往专门诊治激素类疾病的内分泌科就诊。

内分泌科医生可能会对患者进行身体检查,确定是否存在肾上腺皮质功能亢进症的体征,例如圆脸、颈后隆起,以及皮肤变薄、瘀紫并出现皮肤扩张纹。

若未使用任何糖皮质激素药物,以下检查可以帮助找出肾上腺皮质功能亢进症的病因:

①尿液和血液检查。这些检查可以测定激素水平,反映患者体内是否产生过多皮质醇。尿检所用样本为 24 h 内的尿液。检查中会对尿液和血液样本中的皮质醇、促肾上腺皮质激素(ACTH)和其他激素进行测量。

医生还可能建议进行一些其他检查,如测量使用激素药物激发或阻断皮质醇前后的皮质醇水平。

②唾液检查。皮质醇水平通常会在一天中出现起伏变化。若未患肾上腺皮质功能亢进症,皮质醇水平会在夜间下降。通过采集夜间少量唾液样本并检测其中的皮质醇水平,医生即可以确定皮质醇水平是否过高。

③影像学检查。影像学(CT 或 MRI)检查可以拍摄垂体和肾上腺图像,用于检测是否存在肿瘤等异常。

④岩下窦取样检查。岩下窦取样检查可以帮助确定肾上腺皮质功能亢进症是由 ACTH 分泌型垂体腺瘤引起,还是由其他器官中的 ACTH 分泌型肿瘤引起。该检查需要从垂体腺的引流静脉汇集处(即岩下窦)采集血液样本。

在检查中,会通过静脉注射药物来帮助患者保持镇静和舒适。将一根细管自腹股沟或颈部区域置入,穿至岩下窦采集血液样本,再从前臂取一份血液样本;之后给予患者一种令肿瘤增加 ACTH 分泌量的药物,并从相同部位再次分别采集血液样本;然后比较两份采样之间的 ACTH 水平。

如果岩下窦样本中的 ACTH 水平较高,则问题出在垂体;如果岩下窦和前臂样本中的 ACTH 水平相当,则说明问题不是由垂体腺引起。

这些检查项目可以帮助医生诊断肾上腺皮质功能亢进症,还可以帮助排除具有相似症状的其他疾病,例如多囊卵巢综合征,这是一种会引起卵巢增大的激素问题。抑郁症、进食障碍和酗酒也可能表现出与肾上腺皮质功能亢进症相似的症状。

2. 肾上腺皮质功能亢进症的诱发因素

(1)糖皮质激素药物的作用(外源性库欣综合征)。

肾上腺皮质功能亢进症可能因使用糖皮质激素药物而引起(Smets et al,2010)。这些药物通常用于治疗炎症性疾病,例如类风湿关节炎、红斑狼疮和哮喘。关节疼痛或损伤及背部出现许多皮疹可用糖皮质激素治疗。这些药物还可用于阻止器官移植后身体对新器官产生的排斥反应。

糖皮质激素可口服、注射、涂抹在皮肤上,或通过吸入器吸入肺部。任何形式的糖皮质激素长期大量使用时,都可能导致肾上腺皮质功能亢进症。

(2)身体过量分泌皮质醇的情况(内源性库欣综合征)。

垂体分泌的某种激素能够调控皮质醇在体内的生成。这种激素便是 ACTH。部分肿瘤会产生 ACTH,随之促使大量皮质醇分泌,从而可能导致肾上腺皮质功能亢进症。肾上腺出现问题也可能会影响皮质醇的分泌并引发肾上腺皮质功能亢进症。

在这种机制下,肾上腺皮质功能亢进症可能由以下因素引起:

①ACTH 分泌型垂体腺瘤。垂体腺瘤是在垂体内生长的肿瘤,位于大脑底部,通常不是癌症。这类肿瘤有时会过度分泌 ACTH,从而促使肾上腺产生过量皮质醇。在这种机制下发生的肾上腺皮质功能亢进症被称为库欣病。这在女性中更常见,是内源性库欣综合征的最常见形式。

②异位 ACTH 分泌型肿瘤。仅在极少数情况下,通常不产生 ACTH 的器官中会长出过度分泌 ACTH 的肿瘤。这种情况便称为异位 ACTH 分泌,会导致身体过量分泌皮质醇。这些肿瘤有可能为癌性,但并非绝对,常见于肺脏、胰腺、甲状腺或胸腺。

③肾上腺肿瘤或疾病。肾上腺出现问题后可能会产生过多的皮质醇。最常见的问题是肾上腺外表长出肿瘤,称为肾上腺腺瘤。这些肿瘤并非癌症,也只有部分会分泌过量皮质醇。

④肾上腺皮质癌。肾上腺外表长出的癌性肿瘤称为肾上腺皮质癌,较为罕见,但它们可以分泌皮质醇并导致肾上腺皮质功能亢进症。有时,肾上腺中可能会长出多个可分泌皮质醇的肿块,它们可能引发肾上腺皮质功能亢进症,这种情况称为肾上腺结节性增生。

⑤家族性库欣综合征。该病是一种罕见的遗传病,表现为在一个或多个分泌激素的内分泌腺上发生肿瘤的倾向。如果这些肿瘤产生 ACTH 或皮质醇,就可能会导致肾上腺皮质功能亢进症。

3. 肾上腺皮质功能亢进症的治疗策略

肾上腺皮质功能亢进症的治疗旨在降低体内的皮质醇含量。适合患者的最佳疗法取决于导致该病的病因。可选择的治疗策略如下:

(1)减少糖皮质激素的使用。

如果肾上腺皮质功能亢进症是由长期使用糖皮质激素药物引起的,医生或许能通过减少药物剂量来控制患者的症状。医生将谨慎地逐渐降低药物剂量,同时保证患者服药的状况依然得到控制。不要自行降低糖皮质激素药物的剂量或停用,仅可在医生的指导下进行。

过于迅速地停用这些药物可能导致患者体内的皮质醇过少。缓慢地逐渐减少药物剂量允许患者的身体产生健康量的皮质醇。

(2)外科手术。

如果肾上腺皮质功能亢进症是由肿瘤引起的,医生可能会建议通过手术切除肿瘤。垂体瘤通常由神经外科医生切除,医生可能会通过患者鼻部实施手术。出现在身体其他部位的 ACTH 分泌肿瘤可以通过常规手术或切口较小的微创手术切除。

如果没有发现 ACTH 分泌肿瘤或者无法完全切除肿瘤,且肾上腺皮质功能亢进症仍持续存在,医生可能建议切除肾上腺,该手术称为双侧肾上腺切除术,术后可以立即阻止身体产生过多皮质醇。切除两个肾上腺后,患者可能需要终身服用药物,以获得皮质醇和另一种肾上腺激素(醛固酮)。

肾上腺肿瘤可通过上腹部或背部的切口切除。非癌性肾上腺肿瘤通常可以采用微创方法切除。

进行肾上腺皮质功能亢进症手术后,患者身体将无法产生足够的 ACTH。因此,需要服用皮质醇替代药物来为身体提供适量的皮质醇。大多数情况下,身体会再次开始产生足够的皮质醇,届时医生会逐渐减少替代药物的剂量。内分泌科医生可通过血液检测来帮助确定患者是否需要使用皮质醇药物,以及何时可以停止用药。

这个过程可能持续 6 个月至 1 年,或是更长时间。有时,肾上腺皮质功能亢进症患者需要终身使用替代药物。

(3)放射疗法。

如果外科医生无法完全切除垂体瘤,可能需要采取放射疗法和手术相结合的治疗方式。放射疗法也可用于无法接受手术的患者。

可在 6 周内以小剂量进行放疗,或采用单次大剂量化疗。在这两种情况下,医生都可以对患者接受的程序进行规划,以减少对其他组织的辐射暴露。

(4)药物。

当手术和放疗没有疗效或不适用时,可以使用药物来控制皮质醇水平。重度肾上腺皮质功能亢进症患者也可以在手术前先采用药物治疗,这可以改善疾病症状并降低手术风险。药物治疗无法治愈肾上腺皮质功能亢进症,并且可能无法完全缓解皮质醇过量的所有症状。

抑制肾上腺产生皮质醇的药物包括酮康唑、奥唑司他、米托坦、左酮康唑和美替拉酮。

米非司酮已获准用于治疗伴有 2 型糖尿病或高血糖的肾上腺皮质功能亢进症患者。米非司酮不会减少体内的皮质醇分泌量,但可以阻止皮质醇影响组织。

帕瑞肽以注射方式给药,每日 2 次,它的作用机制是减少肿瘤产生的 ACTH,从而降低皮质醇水平。

这些药物的不良反应可能包括疲劳、胃部不适、呕吐、头痛、肌肉酸痛、高血压、低钾和肿胀。有些药物还会引起更严重的不良反应,例如大脑和神经系统不良反应及肝脏损伤。

有时肿瘤或肿瘤治疗会导致垂体或肾上腺分泌的其他激素过少,如果发生这种情况,医生可能会建议使用激素替代疗法。

(二)肾上腺皮质功能减退症

肾上腺皮质功能减退症主要是由于肾上腺皮质激素分泌不足导致的。常见的原因包括(但不限于)自身免疫性疾病、肿瘤、感染和遗传因素。肾上腺皮质功能减退症发生时,肾上腺皮质无法产生足够的皮质醇和其他皮质激素,导致体内葡萄糖代谢和电解质调节等多个生理过程受到影响。肾上腺皮质功能减退症患者可能会引发肾上腺危象(指机体在不同原因作用下肾上腺皮质激素绝对或相对分泌不足引起的一系列临床症状),病情凶险,进展急剧,如不及时救治可致休克、昏迷、死亡,是可能危及生命的内分泌急症。

1. 肾上腺皮质功能减退症的症状诊断

肾上腺皮质功能减退症的症状一般进展缓慢,往往历时数月,以至于患者一开始就可能会忽略症状,而疾病或损伤等应激会加重症状,症状可能包括:

①极度疲劳。

②减重和食欲减退。

③有些皮肤区域变黑。

④低血压,甚至昏厥。

⑤想吃咸食。

⑥低血糖(也称低血糖症)。

⑦恶心、腹泻或呕吐。

⑧腹痛。

⑨肌肉和关节疼痛。

⑩易激惹。

⑪抑郁。

⑫某些体毛减少或出现性功能障碍。

有时可能突然出现急性肾上腺衰竭(肾上腺危象)症状,急性肾上腺衰竭可能引发危及生命的休克。如出现以下情况,请寻求紧急治疗:

①严重虚弱。

②意识错乱。

③下背部或腿部疼痛。

④剧烈腹痛、呕吐和腹泻,会导致脱水。

⑤意识减弱或谵妄。

⑥低血压。

医生会询问患者的病史及相关症状,可能要进行以下检查:

①血液检测。测量血液中的钠、钾、皮质醇和 ACTH 水平,以及测定与自身免疫性肾上腺皮质功能减退症(艾迪生病)有关的抗体。

②ACTH 兴奋试验。ACTH 会导致肾上腺产生皮质醇。该项检查是测量注射人造 ACTH 前后的血液皮质醇水平。

③胰岛素诱发低血糖试验。该项检查用于确定垂体是否引起继发性肾上腺功能不全,

会在注射胰岛素后检查血糖和皮质醇水平。

④影像学检查。胃部 CT 检查肾上腺的大小,并查看是否有其他问题,垂体 MRI 检查继发性肾上腺功能不全。

2. 肾上腺皮质功能减退症的诱发因素

①自身免疫紊乱(酶缺乏或组织破坏)。

②结核感染(感染性病变)。

③原发肿瘤或肿瘤转移(占位性病变)。

④基因异常(酶缺乏症)。

3. 肾上腺皮质功能减退症的治疗策略

(1)药物治疗。

激素替代疗法可校正身体分泌的类固醇激素水平不足的问题。治疗选项包括口服皮质类固醇,例如:使用氢化可的松、泼尼松或甲泼尼龙替代皮质醇,按时摄入这些激素,以模拟人体皮质醇水平在 24 h 内的变化;用醋酸氟氢可的松替代补充醛固酮。

需要在患者的饮食中保证足量盐分。剧烈运动、天气炎热或者肠胃不适(例如腹泻)时,尤其需要注意。如果患者的身体受到压力,医生可能在短期内增加药物剂量。压力可能来自手术、感染或偶染小恙。如果患者出现呕吐,而且药物总被吐出,可能需要注射皮质类固醇。

(2)其他治疗建议。

①随身携带医用警示卡和手环。类固醇紧急卡和医用警示标牌可以让急救人员知道患者需要什么护理,另外还需要一份书面行动计划。

②随身携带额外的药物。漏服一天药都有可能造成危险,因此在工作和旅行时要随身携带少量药物。

③随身携带皮质激素注射器械包。器械包中有一个针头、一个注射器和一剂皮质类固醇注射剂,可在紧急情况下使用。

④与医生保持联系。医生可以监测激素水平,如果药物有问题,医生可能需要更改剂量或服药时间。

⑤每年进行检查。每年至少看一次医生或治疗激素问题的医生。医生可能建议每年进行自身免疫性疾病筛查。

二、肾上腺疾病的发病机理

(一)肾上腺皮质功能亢进症的发病机理

肾上腺皮质功能亢进症可以是 ACTH 依赖性的或非 ACTH 依赖性的。

(1)ACTH 依赖性肾上腺皮质功能亢进症的发病机理。

①垂体 ACTH 分泌过多(库欣病)。

②垂体外分泌 ACTH 的肿瘤,如小细胞肺癌或类癌(异位 ACTH 分泌综合征)。

③应用外源性 ACTH。

(2)ACTH 依赖性肾上腺皮质功能亢进症的发病机理。

①皮质类固醇的治疗性用药。

②肾上腺腺瘤或癌,引起 ACTH 依赖性功能亢进的罕见原因包括原发性色素结节性肾

上腺发育不良(通常发生于青少年)和双侧大结节性增生(发生于老年患者)。尽管肾上腺皮质功能亢进症这一术语是指因任何原因所致的皮质类固醇过量而引起的临床表现,但库欣病则特指由垂体分泌过多ACTH所造成的肾上腺皮质功能亢进。库欣病患者通常有小垂体腺瘤。

(二)肾上腺皮质功能减退症的发病机理

肾上腺皮质功能减退症的发病机理主要与肾上腺皮质本身病变或垂体、下丘脑调控异常相关。

三、肾上腺疾病的健康预防

(一)肾上腺皮质功能亢进症的健康预防

(1)饮食。

①低盐饮食。每日只可用3~5 g食盐。日常饮食应选择含钠较低的食物,如豆类及豆制品、蔬菜类、果类等。

②进食含钾高的食物。含钾高的食物有鲜香菇、黄瓜、柑橘、甜玉米、糯米、马铃薯、桂圆、葡萄、椰子、柿子、西瓜、芒果等。

③多食碱性食品。碱性食品有豆类、蔬菜、水果、栗子、百合、奶类、藕、蛋清、海带、茶叶等。

④高蛋白饮食。高蛋白食物有黄豆、蚕豆、豌豆、花生、牛肉、猪肉、鸡肉、鸭肉、内脏、鸡蛋、奶粉等。

⑤高维生素饮食。高维生素食物有葡萄、菠萝、芒果、香瓜、樱桃、绿豆芽、菜豆、青椒、花菜、芹菜、苦瓜、木耳、毛豆、南瓜等。

⑥低胆固醇食物。低胆固醇食物有米、麦、玉米、米粉、面包、蔬菜、水果、豆类、奶粉、花生等食物的胆固醇含量低。而肉类、蛋类、水产类、蛋类食物胆固醇含量很高,应少食。

⑦低糖饮食。远离甜食,避开各种糖类食物。应多食五谷类、根茎类、新鲜蔬菜等,这些食物对血糖的转换速度较慢。

(2)营养产品调理建议。

①3倍用量。小麦胚芽油(天然维生素E片),有效调节内分泌。

②2倍用量。B族维生素,维持正常的新陈代谢。

③1倍用量。蛋白质粉,补充因代谢亢进而引起的过量消耗。维生素C,补充代谢亢进而引起的过量消耗,减少药物的不良反应。

(二)肾上腺皮质功能减退症的健康预防

(1)饮食。

应选择高碳水化合物、高蛋白质、富含维生素且易消化和吸收的食物。原发性肾上腺皮质功能减退症患者需高盐饮食,每日摄入盐10 g以上,如有大汗、腹泻等情况时还需酌情增加。不要选择食用低钠盐。

(2)营养产品调理建议。

①蛋白粉。蛋白粉可在体内制造酶,促进食物消化,维持正常人体内蛋白质平衡,并向细胞输送营养。

②维生素 C。维生素 C 具有抗氧化功能，减少药物毒不良反应，并增强机体抵抗力。

③小麦胚芽油。小麦胚芽油（倍健天然维生素 E 片）可改善内分泌，对全身的血管有维护作用，保护血管，提供营养，防止冠心病，对月经不调及肌肉乏力均有一定调节作用。

④大蒜精油。大蒜精油可激活胃肠黏膜，健胃整肠，促进食欲，加速消化，减少胃肠道反应和心血管病发作。

⑤B 族维生素。B 族维生素可维持正常的新陈代谢。

第七节 雌激素相关疾病的发病机理与健康防护

一、雌激素相关疾病的症状诊断、诱发因素与治疗策略

雌激素相关疾病包括乳腺增生、子宫内膜异位症和更年期综合征等。

（一）乳腺增生

1. 乳腺增生的症状诊断

（1）乳腺增生的主要临床表现。

①以周期性乳房胀痛、乳房肿块为主要特点。周期性乳房胀痛表现为月经前 1 周左右开始。其疼痛特点为乳房（单侧或双侧）胀痛、刺痛、触痛等，疼痛可因情绪、劳累而加重，经后疼痛缓解。但部分病例这种规律性可能不明显。乳房肿块表现为乳腺单发或多发结节感或颗粒感。境界不清，质硬韧，以乳房外上象限多见；也可表现为部分及全乳片状增厚，无明显界限，这种乳腺肿块的大小、硬度可随月经周期而发生改变。病情重者，肿块随月经周期变化的规律不明显。

②约 10%患者有乳头溢液史，多为浆液性，少数为血性。

（2）乳腺增生的诊断。

一般来说，专科医生体检并结合临床症状即可做出临床诊断。但“乳腺增生症”应注意同青春期女性乳腺生理性增生、发育间的区别，还应注意同肩周炎、肋软骨炎、带状疱疹等疾病的鉴别。必要的辅助检查有：乳腺钼靶摄片、超声检查、乳头分泌物细胞学检查。如果患者症状严重，结节或肿块明显，临床鉴别良、恶性困难，可采用穿刺细胞学检查或肿块切除病理切片组织学检查。病理学检查是鉴别确诊乳腺增生与其他乳腺疾病的最可靠方法。

2. 乳腺增生的诱发因素

（1）内分泌失调。

黄体素分泌减少，雌激素相对增多是乳腺增生发病的重要原因，如卵巢发育不健全、月经不调、甲状腺疾病及肝功能障碍等。

（2）情绪等精神因素的影响。

精神紧张、情绪激动等不良精神因素容易形成乳腺增生，经常熬夜、睡眠不足等也会造成乳腺增生，而且这些不良因素还会加重已有的乳腺增生症状。

（3）人为因素或不良生活习惯。

女性高龄不育、性生活失调、人工流产、夫妻不和、不哺乳等原因造成乳腺不能有正常的、周期性的生理活动，佩戴过紧的胸罩或穿过紧的内衣等等。

（4）饮食结构不合理。

如高脂、高能量饮食导致脂肪摄入过多，饮酒和吸烟等不良生活习惯会诱发乳腺病。此外，现在人们的生活水平提高了，有高血压、高血糖病的人也很多，这些也容易使女性出现内分泌失调，导致乳腺增生。

（5）长期服用含雌激素的保健品、避孕药。

人体长期过量摄入雌激素，将导致内分泌平衡失调，现在一些速生食品、人工饲养的水产及家禽使用的饲料中也多含有激素成分，长期食用也会导致乳腺疾病的发生。

3. 乳腺增生的治疗策略

（1）观察和监测。

对于少数无明显症状的乳腺增生患者，医生可能会建议观察和监测病情，尤其是对于年轻女性。定期的乳房自检、乳房超声或乳房 X 线检查是常规的监测手段。

（2）药物治疗。

①雄激素拮抗剂。雄激素拮抗剂有炔雌醇、来曲唑和托瑞米芬等，这些药物可减少雌激素对乳腺组织的刺激，从而减轻乳腺增生的症状。

②非甾体抗炎药。非甾体抗炎药如布洛芬和吲哚美辛等，可缓解乳房疼痛和不适感。

③中药。研究显示，一些中药如大黄和白芍等对缓解乳腺增生症状有效果，但仍需进一步研究证实其安全性和有效性（Li et al，2017）。

（3）手术治疗。

①导管镜手术。通过导管镜技术将激光或微波能量引导至乳腺组织，破坏异常的乳腺结构，达到减轻症状的目的。

②切除手术。对于严重症状或怀疑为乳腺癌的情况，切除异常乳腺组织可能是必要的。

（4）辅助治疗。

心理支持。乳腺增生常伴有焦虑、恐惧等心理问题，提供心理支持和咨询有助于患者的康复和生活质量的改善。

（二）子宫内膜异位症

1. 子宫内膜异位症的症状诊断

子宫内膜异位症的主要症状是盆腔痛，通常与月经期有关。尽管很多女性都经历过月经期痛性痉挛，但子宫内膜异位症患者描述的经期疼痛（痛经）通常要比正常痛经严重得多，而且疼痛还会随时间的推移而加剧。

（1）子宫内膜异位症的常见体征和症状。

①痛经。盆腔痛和痛性痉挛可能在月经来潮之前开始，并持续数天至经期内，还可能出现腰痛和腹痛。

②性交疼痛。子宫内膜异位症患者通常会出现性交期间或性交后疼痛的症状。

③排便或排尿疼痛。在月经期间最有可能出现这两种症状。

④出血过多。可能偶尔出现月经量过多或经期间出血（经间出血）的症状。

⑤不孕症。有些时候，子宫内膜异位症最初是在寻求治疗不孕症时确诊的。

⑥其他体征和症状。可能出现疲劳、腹泻、便秘、腹胀或恶心的症状，尤其是在月经期间。

疼痛的严重程度未必是病情严重程度的可靠指标。轻微的子宫内膜异位症可能伴有剧烈疼痛，而晚期子宫内膜异位症可能只有轻微的疼痛，甚至没有疼痛。

子宫内膜异位症有时会被误诊为其他可引起盆腔痛的疾病，例如盆腔炎性疾病（PID）或卵巢囊肿。子宫内膜异位症还可能与肠易激综合征（IBS）混淆，IBS 还会引起腹泻、便秘和腹部痛性痉挛。子宫内膜异位症可伴有 IBS，这会使诊断复杂化。

为了诊断子宫内膜异位症和其他可能引起盆腔痛的疾病，医生会要求描述症状，包括疼痛的部位和发生时间。

（2）子宫内膜异位症的检查方法和诊断线索。

①盆腔检查。在盆腔检查期间，医生会用手感觉（触诊）骨盆中的各部位是否有异常，例如生殖器官上的囊肿或子宫后方的瘢痕。除非导致囊肿形成，否则通常无法感觉到子宫内膜异位症小病灶。

②超声检查。超声检查使用高频声波来呈现身体内部的图像。把换能器设备压在腹部，或者插入阴道（经阴道超声），捕捉图像。为了获得生殖器官的最佳视图，可能同时执行两种类型的超声检查。标准的超声影像学检查不会明确告诉医生患者是否患有子宫内膜异位症，但它可以识别与子宫内膜异位症相关的囊肿。

③MRI 检查。MRI 检查使用磁场和无线电波来呈现身体内器官和组织的详细图像。对于一些人来说，MRI 有助于手术规划，为外科医生提供有关子宫内膜植入物的位置和大小的详细信息。

④腹腔镜检查。某些情况下，医生可能将患者转诊给外科医生进行手术，以查看患者的腹腔内部（腹腔镜手术）。在全身麻醉的情况下，外科医生会在肚脐附近造个微小切口，并插入一个细长的观察仪器（腹腔镜），寻找子宫内膜组织出现在子宫外的迹象。

腹腔镜检查可以提供有关子宫内膜植入物的位置、范围和大小的信息。外科医生可以采集组织样本（活检）做进一步检查。通常情况下，通过适当的手术规划，外科医生可以在腹腔镜手术期间全面治疗子宫内膜异位症，这样患者就只需要进行一次手术。

2. 子宫内膜异位症的诱发因素

（1）遗传因素。

子宫内膜异位症有明显的家族聚集性，表明遗传因素在其中起着重要作用。最新的研究发现，某些基因突变如 *FOXL2*、*WNT4* 和 *VEGF* 等基因与子宫内膜异位症的风险增加有关。

（2）免疫系统异常。

免疫系统异常可能与子宫内膜异位症有关。最新研究发现，免疫细胞的失调和炎症介质的释放可能导致子宫内膜异位症的发生。

（3）雌激素水平。

高雌激素水平被认为是子宫内膜异位症的一个重要风险因素。最新研究显示，雌激素和其受体在子宫内膜异位症组织中的异常表达可能导致异常的子宫内膜细胞增殖和免疫反应。某个与子宫内膜异位症相关的基因 *SCN4B* 与该疾病的风险显著相关。

3. 子宫内膜异位症的治疗策略

（1）疼痛缓解。

①药物治疗。非甾体抗炎药物如布洛芬和吲哚美辛等可以缓解子宫内膜异位症引起

的疼痛。中枢神经系统调节药物如抗抑郁药物和抗痉挛药物，可以减轻子宫内膜异位症引起的疼痛。一些中药如丹参、当归和益母草等也具有减轻子宫内膜异位症症状和疼痛的作用。

②雌激素和孕激素。口服避孕药、孕酮等可以抑制雌激素和孕激素的生理效应，减轻子宫内膜异位症引起的相关疼痛（Brichant et al，2021）。

（2）手术治疗。

①切除手术。通过腹腔镜手术或开腹手术，切除异位的子宫内膜组织和囊肿。

②激光手术和冷冻疗法。利用激光手术或冷冻疗法销毁异位的子宫内膜组织，减少疼痛和复发的风险。

（3）其他相关治疗。

①促排卵治疗。对于计划生育的患者，促排卵治疗可以帮助控制雌激素水平，减少子宫内膜异位症的症状。

②免疫治疗。免疫调节药物如孕酮、芬氟拉明等可用于抑制子宫内膜异位症的免疫反应和炎症。

③心理治疗。面对子宫内膜异位症的症状和不孕带来的心理压力，心理咨询和支持可以帮助患者应对和缓解情绪困扰。

④针灸和按摩疗法。一些研究表明，针灸和按摩疗法对于缓解子宫内膜异位症引起的疼痛和改善生活质量具有一定的作用。

（三）更年期综合征

1. 更年期综合征的症状诊断

（1）更年期综合征的症状表现。

①月经紊乱。月经紊乱是围绝经期妇女最普遍、最突出的表现。月经经常延迟，甚至几个月才来潮 1 次，经量也逐渐减少。当雌激素越来越少，已不能引起子宫内膜发生变化时，月经就停止了，称为绝经。

②阵热潮红。阵热潮红是围绝经期主要特征之一，部分妇女在围绝经期内由于雌激素的水平下降，血中钙水平也有所下降，会有一阵阵的发热、脸红、出汗，并伴有头晕、心慌，持续时间为 1～2 min 或 12～15 min。

③心血管及脂代谢障碍。心血管及脂代谢障碍可能会出现冠心病、糖尿病。

④神经、精神障碍。有的妇女，血压上下波动较明显，可能有情绪不稳定，易激动，性格变化、记忆力减退等。

⑤运动系统退化。运动系统退化可出现腰、背四肢疼痛，部分妇女出现肩周炎、颈椎病。

（2）检查。

更年期综合征是指由于卵巢功能衰退，致使雌激素水平下降而引起自主神经系统功能失调的症候群，更年期综合征多好发于 40～50 岁的妇女。更年期综合征的临床表现多为：阵发性发热、出汗、胸闷气短、心悸、眩晕、血压忽高忽低、易激动、紧张、有时忧郁、好哭或皮肤异样感觉等。更年期综合征属妇科常见病之一。根据上述描述在诊断和治疗更年期综合征之前必须进行详尽的检查。

①全身查体。注意有无心血管和肝肾疾病、肥胖、水肿、营养不良疾病及精神-神经系

统状态异常。妇科查体应常规做宫颈细胞学检查,并注意有无性器官炎症、肿瘤。有绝经后流血者,应做分段诊刮和内膜病检;细胞学异常者,应做宫颈多点活体检查和宫颈管搔刮术;卵巢增大者,应注意排除肿瘤;乳房常规检查。

②特殊检查。

a. 激素测定。激素测定包括下丘脑-垂体-卵巢(HPO)轴、肾上腺轴、甲状腺轴、胰腺功能的激素测定。

b. 血清化学检查。血清化学检查包括血钙、磷、血糖、血脂、尿素氮(BUN)、肝肾功能、尿糖、尿蛋白、Ca^{2+}/C 比值、羟脯氨酸/C 比值。

c. 影像学检查。影像学检查的重点是确诊骨质疏松症。包括骨密度、骨皮质厚度单/多束光吸收测量、中子活性测定、CT 和 MRI 检查。

2. 更年期综合征的诱发因素

(1)雌激素水平下降。

更年期综合征时由于卵巢功能的衰退,导致雌激素和孕激素水平的波动和下降。这种激素变化可能导致围绝经期症状,如潮热(Weidner et al,2017)、失眠、情绪波动等。

(2)遗传因素。

遗传因素在更年期综合征的发生中也起着一定的作用。某些基因突变与围绝经期症状的严重程度和发生率相关。例如,某些基因的多态性可能会影响个体对雌激素水平变化的适应能力。

(3)生活方式和环境因素。

生活方式和环境因素也可影响围绝经期症状的严重程度。肥胖、吸烟、高盐饮食、缺乏体育锻炼等都与围绝经期症状的发生和严重程度有关。

3. 更年期综合征的治疗策略

(1)雌激素替代疗法。

雌激素替代疗法(HRT)是最常用的治疗更年期综合征症状的方法(Paciuc,2020)。通过补充体内雌激素水平,可以缓解潮热、失眠、情绪波动等症状。然而,HRT 可能与一些风险(如乳腺癌、心血管疾病)相关,因此应根据个体情况进行权衡和选择。

(2)非激素治疗。

对于不能或不愿意接受 HRT 的患者,一些非激素药物如选择性雌激素受体调节剂(SERM)和选择性雌激素受体调节剂-雌激素代谢组(SERM-EMT)可以用于控制围绝经期症状。

(3)药物治疗。

一些植物类化合物如黑升麻、大豆异黄酮(Chen et al,2021)等也具有一定的缓解围绝经期症状的效果。中药如黄芩、升麻、当归等具有调节内分泌和改善围绝经期症状的效果。然而,对于这些药物的疗效还需要更多临床研究来加以证实。

(4)生活方式干预。

改变生活方式如饮食调整、增加运动、改善睡眠和应对压力等可以有效缓解一些围绝经期症状。如增加膳食中的植物雌激素,摄入足够的钙和维生素 D,减少咖啡因和酒精的摄入量。

(5)心理干预。

更年期综合征常伴随着心理和情绪变化,如焦虑、抑郁等。心理治疗和支持可以帮助患者应对这些心理压力和情绪困扰，提高生活质量。

二、雌激素相关疾病的发病机理

(1)乳腺增生。

乳腺增生与雌激素的水平和变化密切相关。雌激素可以促进乳腺组织的增殖和生长。最新研究表明，雌激素受体基因的突变和多态性可能与乳腺增生的发生有关，影响了雌激素在乳腺细胞中的信号转导和作用。乳腺增生的一个主要特征是乳腺上皮和腺体细胞的增生。乳腺增生的发病机理与细胞周期调控和细胞凋亡紊乱有关。

(2)子宫内膜异位症。

子宫内膜异位症是子宫内膜组织在子宫外生长引起的疾病，其发病机理尚不完全清楚，但存在多种假说，包括退行性子宫内膜组织的反流、免疫异常和遗传因素。最新研究显示，子宫内膜异位症与炎症反应、血管生成异常和神经源性因素等多种因素相关。

(3)更年期综合征。

更年期综合征是指女性进入围绝经期时出现的一系列症状，包括潮热、失眠、情绪波动等。其发病机理是复杂的，涉及激素变化、神经调节、炎症反应等多个因素。以下是一些关于更年期综合征发病机理的近期研究进展：

①激素变化。更年期综合征的主要机制之一是雌激素水平的下降。最新研究发现，雌激素的下降会影响中枢神经系统和周围组织的多个过程，包括激活炎症介质、调节神经递质和影响血管功能等。这些变化可能导致更年期综合征症状的发生。

②神经调节。神经系统的调节在更年期综合征的发病机理中也起着重要作用。研究表明，更年期综合征与下丘脑-垂体-卵巢轴的功能紊乱有关，这导致了卵巢功能的变化和激素水平的波动。神经递质的变化也与更年期综合征的出现相关。

③炎症反应。炎症反应在更年期综合征发病机理中的作用越来越被重视。最新研究表明，更年期综合征患者中存在慢性炎症反应，多个炎症介质的水平升高。这种炎症反应可能与雌激素水平下降和神经调节紊乱相互作用，导致更年期综合征症状的出现。

三、雌激素相关疾病的健康预防

(一)乳腺增生的健康预防

①乳腺增生人群应坚持低脂肪饮食的大原则。如果人体摄入过高的脂肪和动物蛋白及饮食无节制，就很容易造成肥胖，从而促进人体内雌激素的生成和释放，会刺激乳房腺体上皮细胞过度增生，这是引起乳腺增生的重要成因之一，也是导致乳腺癌的危险因素。

②乳腺增生人群要多吃新鲜蔬菜、水果及五谷杂粮等富含膳食纤维的食物，由于纤维可以影响胃的排空、小肠的吸收速度及食物经过消化道的时间，促使脂肪吸收减少，脂肪合成受到抑制，就会使激素水平下降，从而有利于乳腺增生的恢复；宜多吃甲鱼、泥鳅、黄鱼、海参，因其富含多种微量元素，有保护乳腺、抑制肿瘤生长的作用；菌类食物如香菇、银耳、黑木耳、蘑菇、猴头菇等能增强免疫功能，可有效防止乳腺增生；多吃富含维生素 B_6 和维生素 E 的食物如酵母、花生、芝麻、核桃都可防止乳腺增生，促使囊性增生康复。

③宜多吃白菜、豆制品、海带、鱼类、酸奶、红薯。白菜含有一种化合物，能帮助分解雌激素。豆制品则含有异黄酮，能有效抑制乳腺癌的发生。鱼类含有一种能够有效抑制癌细

胞生长和增殖的不饱和脂肪酸，对预防乳腺癌有很大的帮助。海带含有大量的碘，碘可以刺激垂体前叶黄体生成素，促进卵巢滤泡黄体化，从而使雌激素水平降低，可预防乳腺增生的发生。酸奶能减少脂肪的吸收，可有效降低乳腺增生的发生。另外，红薯中含有抗癌物质去氢表雄酮，可有效预防乳腺癌的发生。

④咖啡、可可、巧克力，这类食物中含有大量的黄嘌呤，会促使乳腺增生，因此女士们应少吃这类食品。饮酒也被认为是乳腺病的天敌，因为酒精会造成肝脏损害，影响肝功能，使肝脏对雌激素的灭活和代谢能力降低，从而使体内雌激素水平升高，导致乳腺增生的发生。

⑤少吃油炸食品、辛辣刺激性食物、动物脂肪、甜食等，不能过多进补食品，尽量少吃虾、蟹类海鲜，少吃喂养饲料（激素含量特别高）的家禽，以减少外源性雌激素的摄入。

综上所述，对于乳腺增生的人群，制订合理的饮食结构显得尤为重要：多吃新鲜蔬菜、水果及五谷杂粮等食物；多吃甲鱼、泥鳅、黄鱼、带鱼、牡蛎、海参、章鱼、鱿鱼等鱼类，以及海带、紫菜等海产品；多吃花生、核桃、黑芝麻、黑木耳、香菇、蘑菇、猴头菇等；多吃一些可预防乳腺癌的食物，如白菜、豆制品、红薯、玉米、酸牛奶、牛奶、胡萝卜等；少吃咖啡、可可、巧克力，不饮酒；少吃高脂肪或高热量的食物，少吃油炸食品、辛辣刺激性食物、动物脂肪、甜食等，不能过多进补食品；尽量少吃虾、蟹类海鲜，少吃喂养饲料（激素含量特别高）的家禽，以减少外源性雌激素的摄入；不可经常性服用含雌激素多的保健品，如蜂王浆、花粉等。

（二）子宫内膜异位症的健康预防

1. 宜食食物

（1）纤维。

富含纤维的食物有助于保护消化系统，也有助于缓解月经期间的胃肠胀气。高纤维食物包括苹果、香蕉、浆果、鳄梨、西兰花、胡萝卜、菠菜、小麦（全谷物）、红豆和其他类型的豆类。

（2）铁。

子宫内膜异位症会出现大量出血，使患者失去大量铁质。因此，要补充因出血而失去的铁，必须吃富含铁的食物。对子宫内膜异位症有益的高铁食物是瘦肉、鱼、去皮鸡、绿色蔬菜、杏、鸡蛋、牛奶和奶制品、小麦、芸豆、杏仁和腰果。

（3）ω-3 脂肪酸。

ω-3 脂肪酸具有抗炎特性，可以帮助缓解子宫内膜异位症引起的疼痛和疼痛症状。富含 ω-3 脂肪酸的食物包括鲑鱼、金枪鱼、沙丁鱼、鳕鱼、蛤蜊、奇亚籽油、亚麻籽油、杏仁油等。

（4）抗氧化剂。

研究人员发现，患有子宫内膜异位症的女性往往不会从她们每天食用的食物中摄入抗氧化剂。那么，增加饮食中抗氧化剂的最佳方法是多吃新鲜的蔬菜和水果。富含抗氧化剂的食物，特别是维生素 A、维生素 C 和维生素 E 高的食物有红薯、牛肝、菠菜、胡萝卜、哈密瓜、芒果、柑橘类水果（如橙子和柠檬）等。

2. 忌食食物

（1）含有高反式脂肪的食物。

研究表明，消耗更多反式脂肪的女性患子宫内膜异位症的风险更高。反式脂肪主要存在于油炸食品、加工食品和快餐中。

(2)红肉。

研究表明,食用过多红肉的女性以后更容易患子宫内膜异位症。

(3)面筋。

一项涉及207名患有子宫内膜异位症的女性的研究表明,多达75%的参与者声称在接受无谷蛋白饮食后疼痛减轻,因此应减少谷物类饮食如面筋。

(4)酒精。

饮酒的女性患子宫内膜异位症的风险较高。事实上,在患有不孕症的女性中,发生子宫内膜异位症的风险实际上比不饮酒的女性高50%。

(5)咖啡因。

根据哈佛大学公共卫生学院的研究,每天饮用两杯或更多咖啡的女性,或每天饮用4杯含咖啡因的软饮料,患子宫内膜异位症的可能性是未饮用女性的2倍。

(三)更年期综合征的健康预防

①低脂饮食,适当限制糖的摄入。

②因卵巢功能衰退,内分泌功能紊乱,除加强锻炼外,应注意增加营养。

③不宜食辛燥之物,如辣椒、烟酒等,以免耗伤精血。

④以阴虚火旺证多见,故宜食滋阴清热的食物,如百合、银耳、荸荠等。

⑤多食甜橙、橘子、生梨等水果和蔬菜。

⑥保持心情舒畅,避免激动、情绪紧张,可食疏肝理气、帮助消化的食品,如橘子、九制陈皮、山楂片等。

⑦少喝浓茶、咖啡,尤其临睡前,以免影响睡眠。

参考文献

[1] CHALAKOVA T,YOTOV Y,TZOTCHEV K,et al. Type 1 diabetes mellitus – risk factor for cardiovascular disease morbidity and mortality[J]. Curr Diabetes Rev,2021,17(1):37–54.

[2] BAILES B K. Diabetes mellitus and its chronic complications[J]. AORN J,2002,76(2):265–282.

[3] LEBOVITZ H E. Etiology and pathogenesis of diabetes mellitus[J]. Pediatr Clin N Am,1984,31(3):521–530.

[4] KAUTZKY–WILLER A,HARREITER J,PACINI G. Sex and gender differences in risk,pathophysiology and complications of type 2 diabetes mellitus[J]. Endocr Rev,2016,37(3):278–316.

[5] DURAZZO M,FERRO A,GRUDEN G. Gastrointestinal microbiota and type 1 diabetes mellitus:the state of art[J]. J Clin Med,2019,8(11):1843.

[6] CALDEIRA J, ANDRÉ O. Alimentacào e exercício físico na diabetes mellitus [J]. Acta Med Port,1989 ,Suppl 1:5S–8S.

[7] DOS SANTOS MAMED M,CASTELLSAGUE M,PERRENOUD L,et al. Diabetes mellitus:impact of affects on self–management skills[J]. Rev Med Suisse,2020,16(697):1206–1209.

[8] NICLAUSS N,MEIER R,BÉDAT B,et al. Beta–cell replacement:pancreas and islet cell

transplantation[J]. Endocr Dev,2016,31:146-162.

[9] POCIOT F,KAUR S,NIELSEN L B. Effects of the genome on immune regulation in type 1 diabetes[J]. Pediatr Diabetes,2016,17(Suppl 22):37-42.

[10] GIULIANI C,SCIACCA L,BIASE N D,et al. Gestational diabetes mellitus pregnancy by pregnancy: early, late and nonrecurrent GDM[J]. Diabetes Res Clin Pract, 2022, 188:109911.

[11] COURCOULAS A P,GALLAGHER J W,NEIBERG R H,et al. Bariatric surgery vs lifestyle intervention for diabetes treatment: 5-year outcomes from a randomized trial[J]. J Clin Endocrinol Metab,2020,105(3):866-876.

[12] TONG X L,DONG L,CHEN L,et al. Treatment of diabetes using traditional Chinese medicine: past, present and future[J]. Am J Chin Med,2012,40(5):877-886.

[13] EDDY A A. Drug-induced tubulointerstitial nephritis: hypersensitivity and necroinflammatory pathways[J]. Pediatr Nephrol,2020,35(4):547-554.

[14] LIGHTSTONE L,DORIA A,WILSON H,et al. Can we manage lupus nephritis without chronic corticosteroids administration? [J]. Autoimmun Rev,2018,17(1):4-10.

[15] FAN X L,CHEN Y,LI L,et al. Efficacy of Chinese herb Cistanche Yishen granules in treatment of tinnitus for patients with chronic nephritis[J]. J Cell Biochem,2019,120(4):5505-5509.

[16] COSMAN F. Treatment of osteoporosis and prevention of new fractures: role of intravenously administered bisphosphonates[J]. Endocr Pract,2009,15(5):483-493.

[17] RHEE Y,CHANG D G,HA J,et al. Real-world safety and effectiveness of denosumab in patients with osteoporosis: a prospective, observational study in South Korea[J]. Endocrinol Metab (Seoul),2022,37(3):497-505.

[18] WIMALAWANSA S J. Prevention and treatment of osteoporosis: efficacy of combination of hormone replacement therapy with other antiresorptive agents[J]. J Clin Densitom, 2000 ,3(2):187-201.

[19] HAGINO H. Who are the candidates for the treatment by raloxifen? [J]. Clin Calcium, 2004,14(10):111-113.

[20] BOONEN S,MARIN F,MELLSTROM D,et al. Safety and efficacy of teriparatide in elderly women with established osteoporosis: bone anabolic therapy from a geriatric perspective [J]. J Am Geriatr Soc,2006,54(5):782-789.

[21] FOLLIN S L,HANSEN L B. Current approaches to the prevention and treatment of postmenopausal osteoporosis[J]. Am J Health Syst Pharm,2003,60(9):883-901;quiz903-4.

[22] VLEGGAAR F P,VAN BUUREN H R,WOLFHAGEN F H,et al. Prevention and treatment of osteoporosis in primary biliary cirrhosis[J]. Eur J Gastroenterol Hepatol,1999,11(6):617-621.

[23] GALLAGHER J C. The role of vitamin D in the pathogenesis and treatment of osteoporosis [J]. J Rheumatol Suppl,1996,45:15-18.

[24] WANG L J,ZENG N,YAN Z P,et al. Post-traumatic osteoarthritis following ACL injury

[J]. Arthritis Res Ther, 2020, 22(1): 57.

[25] BRANDT K D. Nonsurgical management of osteoarthritis, with an emphasis on nonpharmacologic measures[J]. Arch Fam Med, 1995, 4(12): 1057–1064.

[26] LEE D M, WEINBLATT M E. Rheumatoid arthritis[J]. Lancet, 2001, 358(9285): 903–911.

[27] HAQUE U J, BATHON J M. The role of biologicals in early rheumatoid arthritis[J]. Best Pract Res Clin Rheumatol, 2005, 19(1): 179–189.

[28] XIA B J, CHEN D, ZHANG J S, et al. Osteoarthritis pathogenesis: a review of molecular mechanisms[J]. Calcif Tissue Int, 2014, 95(6): 495–505.

[29] SIMSEK I. Predictors of response to TNF inhibitors in rheumatoid arthritis – do we have new tools for personalized medicine? [J]. Bull NYU Hosp Jt Dis, 2012, 70(3): 187–190.

[30] MALHOTRA H, GARG V, SINGH G. Biomarker approach towards rheumatoid arthritis treatment[J]. Curr Rheumatol Rev, 2021, 17(2): 162–175.

[31] OSMAN F, FRANKLYN J A, HOLDER R L, et al. Cardiovascular manifestations of hyperthyroidism before and after antithyroid therapy: a matched case–control study[J]. J Am Coll Cardiol, 2007, 49(1): 71–81.

[32] GEFFNER D L, HERSHMAN J M. Beta–adrenergic blockade for the treatment of hyperthyroidism[J]. Am J Med, 1992, 93(1): 61–68.

[33] PETERSON M E, RISHNIW M. Urine concentrating ability in cats with hyperthyroidism: influence of radioiodine treatment, masked azotemia, and iatrogenic hypothyroidism[J]. J Vet Intern Med, 2023, 37(6): 2039–2051.

[34] BIONDI B, COOPER D S. Thyroid hormone therapy for hypothyroidism[J]. Endocrine, 2019, 66(1): 18–26.

[35] SMETS P, MEYER E, MADDENS B, et al. Cushing's syndrome, glucocorticoids and the kidney[J]. Gen Comp Endocrinol, 2010, 169(1): 1–10.

[36] LI X L, XIN P, WANG C F, et al. Mechanisms of traditional Chinese medicine in the treatment of mammary gland hyperplasia[J]. Am J Chin Med, 2017, 45(3): 443–458.

[37] BRICHANT G, LARAKI I, HENRY L, et al. New therapeutics in endometriosis: a review of hormonal, non–hormonal, and non–coding RNA treatments[J]. Int J Mol Sci, 2021, 22(19): 10498.

[38] WEIDNER K, CROY I, SIEPMANN T, et al. Menopausal syndrome limited to hot flushes and sweating a representative survey study[J]. J Psychosom Obstet Gynaecol, 2017, 38(3): 170–179.

[39] PACIUC J. Hormone therapy in menopause[J]. Adv Exp Med Biol, 2020, 1242: 89–120.

[40] CHEN L R, CHEN K H. Utilization of isoflavones in soybeans for women with menopausal syndrome: an overview[J]. Int J Mol Sci, 2021, 22(6): 3212.

第六章　神经退行性疾病的发病机理与健康防护

导读

- 掌握帕金森病、阿尔兹海默症的发病机理与健康预防；
- 熟悉神经退行性疾病诱发因素与健康防护；
- 了解神经退行性疾病的症状诊断与治疗策略。

本章节深入研究了神经退行性疾病的发病机理，对这一类疾病的形成过程进行了详细解析，探讨了神经系统的受损与失调将如何导致不同神经退行性疾病的发生，以及其中的分子、细胞和神经网络层面的相关变化。同时，本章还重点关注了神经退行性疾病的健康防护方面，探讨了当前的预防策略、治疗方法及最新的研究进展。通过系统性探讨，旨在提高读者对神经退行性疾病的全面理解，并为实际生活中的健康防护提供实用而深入的知识支持。

第一节　帕金森病的发病机理与健康防护

一、帕金森病的症状诊断、诱发因素与治疗策略

(一)帕金森病的临床诊断

帕金森病是最常见的中枢神经系统(CNS)退行性疾病之一，该病发病率的上升与人口老龄化有关，影响了2%的65岁以上人口和5%的85岁以上人口。该病是一种多系统的α-突触核蛋白病，导致中脑多巴胺能神经元的死亡。在临床中，帕金森病的症状表现为静止性震颤、肌强直、运动迟缓和姿势平衡障碍。静止性震颤常为首发症状，多开始于一侧上肢的远端，静止位时出现或明显，典型表现是搓丸样动作。肌强直呈现铅管样或齿轮样肌强直，患者可出现面具脸和小写征的表现，走路呈现典型和特征性的慌张步态。帕金森病的诊断标准主要是依据中老年发病，病程进展缓慢，必备核心运动症状为运动迟缓及至少具备静止性震颤、肌强直或姿势平衡障碍中的一项，偏侧起病，对左旋多巴治疗敏感，即可做出临床诊断(图 6.1)。

(二)帕金森病的诱发因素

目前，帕金森病的确切病因尚不清楚，但研究表明有一些可能的诱发因素和风险因素与该疾病的发生有关。以下是一些可能的帕金森病诱发因素和风险因素：

(1)脑部疾病因素。

脑部疾病因素导致帕金森病的发生主要因脑干和基底节区多发性腔隙性脑梗死，累及

黑质-纹状体多巴胺通路。该类患者多伴有假性球麻痹、腱反射亢进、病理症阳性,常合并明显痴呆。

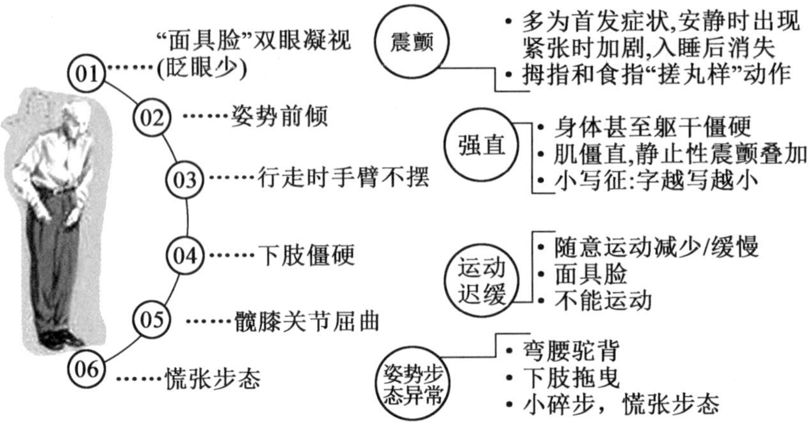

图 6.1 帕金森病的临床症状

(2)感染因素。

一般有脑炎的患者会在患病期间出现帕金森病综合征,如甲型脑炎,多在痊愈后有数年潜伏期,逐渐出现严重而持久的帕金森病综合征。

(3)药物因素。

若在生活中长期服用抗精神病的药物,如吩噻嗪类和丁酰类药物,就有可能产生类似帕金森病的症状,停药后可完全消失。

(4)脑动脉硬化。

脑动脉硬化可诱发帕金森病。患者的脑干和基底节区出现多发性腔隙性梗死,影响黑质-纹状体多巴胺通路,导致神经系统障碍,从而诱发该病。

(5)遗传原因。

家族性帕金森病患者的出现说明遗传也是该病发作的因素之一。调查发现,有家族病史的人患病的概率明显比普通人高。临床上,多数帕金森病患者是散发存在的,也说明还有其他诱发因素。

(三)帕金森病的治疗策略

1. 帕金森病的用药原则

由于疾病的运动症状和非运动症状都会影响患者的工作和日常生活能力,因此用药的原则以达到有效改善症状、避免或降低不良反应、提高工作能力和生活质量为目标。提倡早期诊断、早期治疗,不仅可以更好地改善症状,而且还可能延缓疾病的进展。应坚持“剂量滴定”以避免产生药物急性不良反应,力求实现“尽可能以小剂量达到满意临床效果”的用药原则,可避免或降低运动并发症尤其是异动症的发生率。事实证明,我国帕金森病患者的异动症发生率明显低于国外的帕金森病患者。治疗应遵循循证医学证据,也应强调个体化特点,用药选择需要综合考虑不同患者的疾病特点(是以震颤为主,还是以强直少动为主)和疾病严重度、发病年龄、就业状况、有无认知障碍、有无共病、药物可能的不良反应、患者的意愿、经济承受能力等因素。尽可能避免、推迟或减少药物的不良反应和运动并发症。

药物治疗帕金森病时不能突然停药，特别是使用左旋多巴及大剂量多巴胺受体激动剂时，以免发生撤药恶性综合征。

目前，对帕金森病尚缺乏病因治疗，治疗包括以下几个方面：

①帕金森病代偿期（指患者虽已发病，但尚未显著影响其日常生活和工作能力）主要采用物理治疗及功能锻炼方法，尽量推迟使用药物，尤其是左旋多巴类药物的使用。

②一旦开始药物治疗均需终身服药，以便控制症状。复方左旋多巴仍是目前治疗帕金森病的“金标准”药物。

③一般在功能丧失代偿的初期应尽可能首选非左旋多巴类药物，如抗胆碱能药物、金刚烷胺、受体激动剂、单胺氧化酶-B（MAO-B）抑制剂等，疗效不佳可加用或换用左旋多巴类药物。但 70 岁以上患者可考虑首选左旋多巴类药物。

④药物治疗方案应个体化，即根据患者的年龄、症状类型和严重程度、功能受损的状态、所给药物的预期效果和不良反应、职业、经济状况等选择药物。

⑤抗帕金森病药物均须从小量开始、缓慢增量地进行“剂量滴定”，达到用最小有效剂量维持最佳效果。

⑥当单药治疗不能维持疗效时，可考虑联合用药，但应权衡利弊，不能随意加减药物，更不能突然停用药物，当联合应用多种抗帕金森病药物而出现不良反应（如精神症状）时，应逐步减量或停药，一般根据“后上先撤”的原则，按如下先后顺序撤药；苯海索-金刚烷胺-司立吉林-多巴胺受体激动剂-左旋多巴。

⑦经规范化药物治疗后无效或疗效明显减退，尤其是有运动波动或异动症的患者方可考虑立体定向外科手术治疗。

2. 常见的治疗药物及作用机理

（1）抗胆碱能药物。

抗胆碱能药物有助于维持纹状体内的神经递质平衡，主要为中枢抗胆碱抗帕金森病药物，作用在于选择性阻断纹状体的胆碱能神经通路，而对外周作用较小，从而有利于恢复帕金森病患者脑内多巴胺和乙酰胆碱的平衡，改善患者的帕金森病症状。

该类药物主要用于早期轻症患者，对震颤效果较好但对肌强直和运动迟缓效果差。常用药物苯海索初始剂量为 0.5 mg，每日 1~2 次；可加量至 1~2 mg，每日 2~3 次。主要不良反应有口干、视物模糊、便秘、排尿困难，严重者有幻觉、妄想。长期应用可能影响认知功能，因此 70 岁以上老年人慎用。

（2）金刚烷胺。

最早金刚烷胺是一种抗病毒药物，用于预防和治疗流感病毒感染。1968 年一位女性帕金森病患者在服用金刚烷胺治疗流感时发现其震颤、少动及肌强直症状得以改善。此后，便开启了金刚烷胺治疗帕金森病的研究之路，历经 5 年的临床研究和试验，美国食品药品管理局（FDA）于 1973 年正式批准其用于治疗帕金森病。金刚烷胺治疗帕金森病的机制：金刚烷胺可以促进内源性多巴胺的释放，抑制突触前膜对多巴胺的再摄取，从而增加突触间隙的多巴胺含量，以及抗胆碱能作用、直接作用于多巴胺受体、阻断谷氨酸兴奋性神经毒性作用，因而具有神经保护作用。

金刚烷胺主要用于早期患者，对少动、强直症状疗效比对震颤好。一般起始剂量为 50 mg，每日 2~3 次；可用至 100 mg，每日 2~3 次；一般不宜超过 300 mg/d。需要注意的是，常在使用半年至一年后就逐渐失去疗效,但停药一段时间后又重新使用,效果又会恢复。因此,在服用金刚烷胺几个月后,可以试着停药1周左右,如果病情不发生变化,此时仍连续服用亦无必要,可以彻底停药,1~2个月后继续服用,具体停用做法应在医生的指导下进行,避免发生撤药恶性综合征。

在服用药物期间,皮肤网状青斑是金刚烷胺独特的不良反应,极少数人会很严重,这种个体差异是非常明显的,大部分患者出现后减少剂量可改善,有些则需停药。另一种常见的不良反应是踝部水肿,其机制可能是体液的再次分配,通常不提示心肾功能不全。对于伴有阿尔茨海默病和原发神经精神症状的帕金森病患者在中晚期时,服用后可能会出现幻觉,与服用苯海索、多巴胺受体激动剂等类似。持续存在或比较顽固难以消失的不良反应有注意力不能集中、头晕或头晕目眩、易激动、食欲消失、恶心、神经质、睡眠障碍或噩梦(中枢神经系统受刺激或中毒)等。

(3)多巴胺替代疗法。

一般采用左旋多巴加脱羧酶抑制剂的复方制剂,目前常用的有左旋多巴/苄丝肼(左旋多巴200 mg,苄丝肼50 mg)和卡比多巴/左旋多巴控释片(左旋多巴200 mg,卡比多巴50 mg)。

左旋多巴是近30年使用最为广泛的药物,该药物通过芳香族*L*-氨基酸脱羧酶转化为多巴胺,以此暂时缓解疾病的运动症状。然而,只有5%~10%的左旋多巴会穿透血脑屏障,残余的药物则会代谢为多巴胺,造成包含恶心、异动症和关节僵硬等不良反应。因此,左旋多巴一般要与卡比多巴或苄丝肼等多巴脱羧酶抑制剂药物合并使用,以抑制周边组织产生多巴胺,达到提升生物利用度及减少不良反应的效果。现有药厂生产的复方药剂是将卡比多巴和左旋多巴或苄丝肼和左旋多巴制成复方药剂。左旋多巴具有成瘾性,可能会引起某些特有的重复行为,此类药物性症状称为多巴胺失调症候群。

左旋多巴在体内容易由儿茶酚-*O*-甲基转移酶(COMT)降解,因此左旋多巴可与COMT抑制剂托卡朋合并使用以维持药效。然而COMT抑制剂具有肝毒性,因此在使用上必须注意,另也可选用肝毒性较小的恩他卡朋替代。目前核准的药物有托卡朋或恩他卡朋,也有含左旋多巴及卡比多巴的复方药剂。

左旋多巴/苄丝肼适用于各种类型和阶段的帕金森病患者,一般初始剂量为62.5 mg,每日1次,每3~5 d加量1次,每次加量62.5 mg,分2~3次服用,在取得较佳疗效的最低剂量水平时可以维持该水平继续用药,一般维持剂量不超过每日500 mg(2片),每日分3~4次口服。最大剂量不宜超过每日1 000 mg(4片)。一般在餐前1 h或餐后1 h服用。卡比多巴/左旋多巴控释剂适用于帕金森病伴有症状波动的患者,一般每次1片,每日1~3次。左旋多巴类药物的主要短期不良反应包括恶心、呕吐、腹部不适、体位性低血压、幻觉、妄想等。长期服用左旋多巴制剂可引起症状波动和异动症等,称为左旋多巴长期治疗综合征。

(4)多巴胺受体激动剂。

多巴胺受体激动剂可以作为治疗帕金森病的首选单药,或用于左旋多巴治疗疗效减退时,或出现长期运动并发症时,主要包含溴隐亭、培高利特、普拉克索(Schapira,2002)、力必平、过乳降、阿扑吗啡(Linazasoro,1996)和麦角乙脲。多巴胺受体激动剂也能与突触后的多巴胺受体结合,以此达到治疗的效果。此类药品最初应用于改善患者使用左旋多巴后的不良反应,现在则大多用于延缓初期运动性症状,症状后期使用多巴胺受体激动剂则能改善

“断电状态”的症状。

一般情况下，麦角溴胺的初始计量为 0. 625 mg，清晨服用 1 次，每 3～5 d 增加 0. 625 mg，分次服，通常治疗剂量为 7. 5～15 mg/d，最大剂量不超过 25 mg/d。培高利特的初始剂量为 50 μg，每日 1 次，每 3～5 d 增加 50 μg，分次服，有效剂量为 0. 375～1. 5 mg，一般日剂量不超过 2 mg。吡贝地尔缓释片的初始剂量为 50 mg/d，治疗剂量为 150～250 mg/d。吡贝地尔缓释片的主要不良反应为胃肠道反应（如呕吐、腹泻）、体位性低血压、精神症状等。

多巴胺受体激动剂可能造成或重或轻的不良反应，包含昏睡、幻觉、失眠、恶心和便秘等。有些患者即使剂量极轻也会产生不良反应，此时建议更换药品。多巴胺受体激动剂可以延缓运动性症状的产生，虽然药效不如左旋多巴那样强，但足以控制初期症状。此类药物价格一般较左旋多巴为高。年轻患者服用多巴胺受体激动剂通常较少产生异动症，不良反应会随年龄增大而增加。多巴胺受体激动剂通常用于治疗初期症状，以延缓左旋多巴的使用，其诱发的冲动控制障碍较左旋多巴强，患者可能会出现病态性的暴食、性冲动、赌博和购物等现象。

（5）单胺氧化酶-B 抑制剂。

单胺氧化酶-B 抑制剂主要用于帕金森病的早期单药或联合治疗，可能具有神经元保护作用。主要包括沙芬酰胺、希利治林和雷沙吉兰等药物，此类药物能通过抑制单胺氧化酶-B 增加基底核的多巴胺含量。多巴胺能神经元分泌的单胺氧化酶-B 会降解多巴胺，因此抑制单胺氧化酶-B 活性使纹状体（基底核的一部分）中左旋多巴含量增加。如同多巴胺受体激动剂一样，单用单胺氧化酶-B 抑制剂治疗能改善运动症状，并延迟患者早期需要服用左旋多巴的时间，但它比多巴胺受体激动剂有更多不良反应，且效果也不如左旋多巴。虽然有研究指出单胺氧化酶-B 抑制剂能减少严重患者的病情在“断电”和“通电”状态之间波动，但针对较晚期患者的单胺氧化酶-B 抑制剂研究却不多。目前临床上常用药物司立吉林的一般剂量为 2. 5～5 mg，每日 2 次。主要不良反应有口干、食欲缺乏、体位性低血压等。

（6）儿茶酚胺-*O*-甲基转移酶抑制剂。

儿茶酚胺-*O*-甲基转移酶抑制剂用于左旋多巴治疗疗效减退、出现运动波动的患者。与卡比多巴-左旋多巴合用时，可阻止 3-*O*-甲基多巴的形成，降低 3-*O*-甲基多巴的血浆浓度，增加左旋多巴进入脑组织的药量，延长左旋多巴的消除半衰期。儿茶酚胺-*O*-甲基转移酶抑制剂可延长和稳定左旋多巴对帕金森病的治疗作用。主要药物为恩他卡朋，随每剂左旋多巴服用，每次 1～2 mg。

3. 外科治疗

（1）立体定向苍白球或丘脑毁损术。

立体定向脑苍白球毁损术属于放射外科手术范畴，采用立体定向仪定位，进行 MRI 容积扫描，确定苍白球腹后内侧部和丘脑底核的三维坐标，安装高阻抗微电极进行功能确认，对靶点采用射频加热法毁损。采用立体定向技术将治疗电极精确置于目标靶点，通过射频发生器与电极的耦合作用加热电极，毁损相应靶点，以达到治疗目的。射频消融术于 20 世纪中期应用于临床，虽仍广泛用于癫、三叉神经痛等的治疗，但随着左旋多巴的应用和脑深部电刺激术的兴起，射频消融术治疗帕金森病的报道逐渐减少。苍白球毁损术对肌强直疗效更好，而丘脑毁损术对震颤疗效更好。一般行单侧毁损术比较安全（Titrud，1961）。主要并发症有毁损部位出血，或毁损范围不准确所导致的偏瘫，构音障碍，吞咽困难等。

García-Gomar 等以丘脑前辐射（Plr）为靶点，对 10 例以单侧运动障碍为主的帕金森病患者行射频消融术，术后各项运动功能显著改善，步态和姿势也有一定程度改善（García-Gomar et al，2020）。丘脑前辐射由连接脑干、小脑、基底节、大脑皮质的不同神经纤维束组成，其选择性毁损可以改善不同症状，提示丘脑前辐射是帕金森病治疗的良好靶点。

Stern 等对 6 例脑深部电刺激术后出现感染或因硬件故障而需移除刺激装置的帕金森病患者通过之前的导线行射频毁损术，术后症状缓解，避免了再次手术等待期间症状恶化（Stern et al，2020）。尽管脑深部电刺激术是帕金森病的标准治疗方法，但射频消融术作为最成熟的治疗方法之一，对单侧震颤型帕金森病的治疗效果尤其显著；而且具有局部麻醉、微创、术中实时电生理监测、术后即时起效等优点，与脑深部电刺激术相比，无须植入设备，可减少感染，避免术后长期门诊程控，从而在脑深部电刺激术失败或存在手术禁忌证的情况下发挥良好的补充作用，因此仍有部分患者需要这种性价比高、治疗过程相对简便的方法。

（2）脑深部电刺激术。

脑深部电刺激术（deep brain stimulation，DBS）是将电极植入脑深部核团，通过皮下连接脉冲发生器（IPG），以产生持续电脉冲刺激目标脑区（Kim et al，2010）。其作用机制复杂，主要包括去极化阻滞假说、突触调控假说、神经网络调控假说、突触抑制和突触易化假说等，上述假说相互关联，刺激基底节回路时可产生互相关联的振荡活动调节、神经电化学效应、突触可塑性变化等，上述不同机制在重要性上取决于治疗条件和刺激靶点。

脑深部电刺激术因具有可逆性和可调节性，成为帕金森病的首选手术方法。一般认为，对于拟多巴胺类药物反应良好、存在运动波动甚至异动症、药物难治性震颤者，脑深部电刺激术后预后良好，但年龄不宜超过 75 岁，对于症状严重者经评估风险后可适当放宽年龄限制。目前相关研究主要集中于靶点选择、电极和脉冲发生器等硬件创新、术后程控等。将微电极刺激装置植入帕金森病患者的手术靶点，其定位准确，具有损伤范围小、安全性高、疗效持久等优点，缺点是费用昂贵。

（3）其他对可能合并的抑郁、精神症状、便秘等采取相应的对症治疗措施。

脊髓电刺激术（SCS）最早用于药物难治性神经痛。周围神经刺激的相关研究结果显示，周围神经异常低频神经振荡的去同步化可以降低癫痫发作频率和持续时间，而帕金森病发生发展中也存在以低频神经振荡增加为特征的假说。此外，由于脑深部电刺激术对中轴症状的控制效果欠佳，且周围神经刺激较脑深部电刺激术的创伤和风险更小，操作更简便，遂激起研究者对更多神经调控技术的探索。

Fuentes 等首次采用上胸段硬膜外脊髓电刺激术治疗帕金森病模型大鼠，发现该术式可以中断异常的皮质纹状体神经振荡，促进运动功能恢复（Fuentes et al，2009）。Thevathasan 等首次将脊髓电刺激术应用于临床，在 2 例帕金森病患者的高位颈髓硬膜外植入电极（3487a 型和 3898 型），但术后患者运动症状评分并无明显变化（Thevathasan et al，2010）。

此后，多项脊髓电刺激术治疗帕金森病伴慢性肢体或背部疼痛的研究均显示，这种治疗方法可以改善患者的运动症状或姿势和步态异常，但无法排除是脊髓电刺激术缓解四肢和躯干疼痛的结果。在一项中段胸髓脊髓电刺激术后 3 年的随访研究中，4 例帕金森病伴冻结步态患者的步态和肌强直明显改善，且其中 2 例每日左旋多巴摄入量也显著减少，但该项研究为非盲法试验，存在病例数少及对冻结步态评估不全面等局限性。

目前关于脊髓电刺激术术后运动症状和中轴症状有无改善、改善程度及疗效维持时间等均存有较大争议，治疗过程中亦存在刺激参数不一致、病理选择不同、刺激位置不确定等问题。因此，脊髓电刺激术能否作为帕金森病的外科治疗方法尚待强有力的临床证据支持。

目前认为，帕金森病患者长期服用拟多巴胺类药物或行脑深部电刺激术缺乏神经保护作用，无法阻止或延缓疾病进展，从而促进了基因治疗和细胞移植治疗的研究。基因治疗是利用载体将基因物质及相应酶携带至特定脑区，以调节 1 个或多个特定基因的表达，通过重塑多巴胺合成、促进神经营养因子生成、纠正特定疾病基因变异、修饰基底节不同功能节点之间相互作用（如将丘脑底核的兴奋性输出修饰为抑制性输出）（Benazzouz et al，2000）（Prasuhn et al，2021）等方式实现治疗目的。细胞移植治疗是将干细胞或周围神经（如包含施万细胞的腓肠神经切片）移植至脑组织黑质纹状体多巴胺能神经元聚集处，以促进神经元和神经纤维再生，从而改善帕金森病症状，甚至治愈疾病。20 世纪 80 年代开始的细胞移植治疗及 90 年代兴起的基因治疗，迄今仍限于动物试验阶段，存在治疗效果不确切、长期疗效和安全性不确定等问题。

综上所述，帕金森病作为一种进行性进展的神经系统变性疾病和运动障碍性疾病，以现有治疗方法均无法治愈。各种刺激靶点、刺激方式、程控策略的不断探索及硬件的持续改进仅为进一步消除刺激产生的不良反应，更好地控制非运动症状和中轴症状。尽管帕金森病治疗困难重重，如刺激电极和心脏起搏器的共同植入、脑深部电刺激术术后疗效的预测和提高等，但是随着对帕金森病病理生理学机制和脑网络认识的深入，以及神经毁损术、神经调控技术和基因学等研究的进展，必将带来新的契机。

二、帕金森病的发病机理

对于帕金森病的发病机理最主要的还是年龄老化、遗传因素和环境因素。通常来说遗传因素、环境因素、年龄老化、氧化应激等均可能参与多巴胺能神经元的变性死亡过程。帕金森病的发病机理如图 6.2 所示。

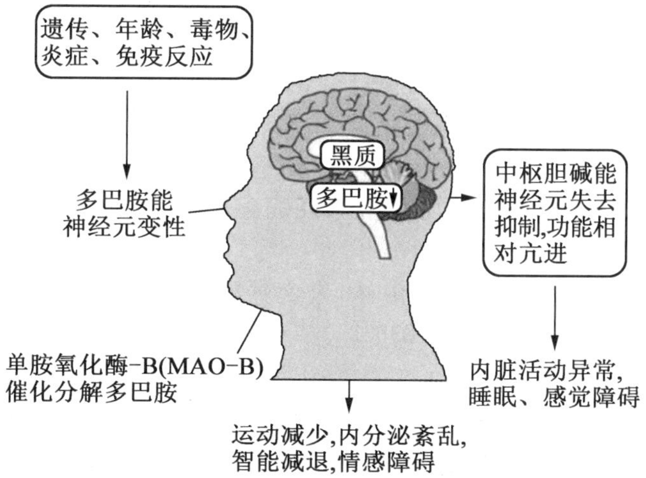

图 6.2　帕金森病的发病机理

(1)年龄老化。

该疾病的发病率和患病率均随年龄的增长而增加。多在60岁以上发病,这提示衰老与发病有关。资料表明随年龄增长,正常成年人脑内黑质多巴胺能神经元会渐进性减少,但65岁以上老年人中的患病率并不高,因此年龄老化只是发病的危险因素之一。

(2)遗传因素。

遗传因素在帕金森病发病机理中的作用越来越受到重视(Kumaran et al,2015)。自第一个帕金森病致病基因——突触核蛋白被发现以来,目前至少有6个致病基因与家族性帕金森病相关。但帕金森病中仅5%~10%有家族史,大部分还是散发病例。遗传因素也只是发病的因素之一。

(3)环境因素。

环境中一些类似1-甲基-4-苯基-1,2,3,6-四氢吡啶(MPTP)的化学物质有可能是帕金森病的致病因素之一,比如:

①农药暴露。一些研究表明,长期接触某些农药和化学物质,如除草剂和杀虫剂,可能会增加患帕金森病的风险。这些物质可能对中枢神经系统产生不良影响。

②有毒金属。暴露于有毒金属(如铅或汞)的环境中,可能会增加患帕金森病的风险。这些金属可以在环境中存在,尤其是在工业区域(Shvachiy et al,2023)。

③大气污染。一些研究表明,长期暴露于大气污染物(如细颗粒物和其他有害气体)的环境中,可能会增加帕金森病的发病风险。

④咖啡因和尼古丁。一些研究发现,咖啡因和尼古丁的摄入与较低的患帕金森病风险相关。这些物质可能对中枢神经系统有一定的保护作用。

⑤社会经济因素。一些研究发现,社会经济地位较低的人群可能更容易受到环境污染和其他不利因素的影响,从而增加患帕金森病的风险。

(4)线粒体功能障碍。

病理证据发现,患者脑中仅在黑质部位存在线粒体呼吸链复合物Ⅰ的活力显著下降,此后发现在患者的肌肉和血小板中也存在线粒体呼吸链复合物Ⅰ的下降。线粒体是产生氧化还原物质的主要场所,如果线粒体功能受损,可能会导致产生大量的氧化应激物质。这些物质可以对神经细胞造成氧化损害,以及损伤细胞的结构和功能(Pilsl et al,2012)。

①能量代谢紊乱。线粒体是生产细胞内能量的主要机构,线粒体功能障碍可能会导致细胞内的能量代谢紊乱。这对于需要大量能量的神经细胞来说尤为重要,因为它们需要能量维持正常的功能。

②线粒体DNA突变。一些研究发现,帕金森病患者的线粒体DNA中可能存在某些突变,这可能会导致线粒体功能障碍。

③毒性物质。某些有毒物质,如自由基、重金属和农药,可能会对线粒体产生有害影响,从而引发帕金森病(Fiskum et al,2003)。

(5)氧化应激。

与脑内其他部位相比,黑质致密部暴露于较高的氧化应激水平。在患者残存的多巴胺能神经元中,多巴胺的自身氧化可能因代谢异常而毒性增强;帕金森病通常涉及多巴胺能神经元的损失,这些神经元负责控制运动,且对氧自由基的攻击更加敏感,因此更容易受到氧化应激的影响。

①抗氧化防御系统。人体具有抗氧化防御系统，包括抗氧化酶和分子，可以中和氧自由基并减少氧化应激。帕金森病患者的抗氧化防御系统可能受损，无法有效对抗氧化应激。

②蛋白质聚集。氧化应激可能导致蛋白质的异常聚集，其中包括 α-突触核蛋白（alpha-synuclein）、泛素蛋白和 α-酮戊二酸脱氢酶，这些异常聚集物质在帕金森病的病理机制中发挥重要作用。

③炎症。氧化应激可以引发炎症反应，导致神经细胞受损。炎症也与帕金森病的发展和进展相关。

④环境因素。一些环境因素，如气体污染和接触有毒物质，可以增加氧化应激的程度，增加患帕金森病的风险。

（6）蛋白质异常聚集。

①α-突触核蛋白。α-突触核蛋白是一种神经元内的蛋白质，在帕金森病中，它可能会发生异常聚集，形成所谓的 Lewy 小体。这些小体是由 α-突触核蛋白的异常构象引起的，并可能导致神经元的损害（Dawson et al，2003）。

②蛋白质泛素化（ubiquitination）。帕金森病中的一些蛋白质异常聚集会经历泛素化，即与泛素蛋白结合，这是一种细胞内蛋白质降解的信号。然而，在帕金森病中，这些异常蛋白质聚集可能逃脱正常降解，积累在神经元内。

③突触核蛋白的毒性。聚集的 α-突触核蛋白可能会对神经元产生毒性影响，损害细胞的正常功能，最终导致细胞死亡。

（7）免疫炎性机制。

①神经炎症。在帕金森病的脑组织中通常会观察到炎症迹象，包括免疫细胞的浸润和促炎细胞因子的产生。这种神经炎症可能与神经元损害相关，导致疾病症状。

②免疫细胞激活。在帕金森病患者的大脑中，微胶质细胞等免疫细胞可能会被激活，参与炎症反应。这些细胞可能在脑部的神经元受损和炎症中起到一定作用。

③免疫系统异常。有研究表明，帕金森病患者的免疫系统可能存在一些异常，包括自身免疫反应的改变，这些异常可能与疾病的发展有关。

三、帕金森病的健康防护

52%的帕金森病患者会出现消瘦、体重减轻，其中 22%的患者甚至体重丢失达到 10 kg 以上。明显体重下降的不良后果是身体虚弱、抵抗力下降、容易患各种感染疾病。所以建议帕金森病患者自己和家属都应该关注体重变化，每周测量一次体重。理想体重＝身高－105。例如，身高 170 cm 的人，理想体重为 170－105＝65 kg。上下波动 10%都属于正常体重范围。在正常体重范围的人如果发现过去 3 个月体重下降超过 3 kg，则要引起警惕，可能会出现营养不良。食欲不振、咀嚼和吞咽困难、便秘是帕金森病患者最常见的三大消化道症状。这些症状都会导致患者进食减少，长期就会出现体重明显下降和营养不良。

帕金森病患者应该尽可能维持均衡的饮食，多吃杂粮和蔬菜瓜果，尽量少吃动物脂肪。适量补充奶类和豆类，以防止骨质疏松和骨折。每日摄入足够的纤维素和水很重要，有利于防止便秘。可以多吃酪氨酸含量高的食物，如芝麻、南瓜子、杏仁、脱脂牛奶等。多吃富含硒的食物，如蚕豆、绿茶、红葡萄酒，水产品中的鱼类和虾类，动物的心、肾、肝，蔬菜中的豌豆、大白菜、南瓜、萝卜、韭菜、番茄、红辣椒等。为了保证药物能更好地吸收，服用美多芭时不能与高蛋白食物一起吃。高蛋白食物有鸡蛋、牛奶、肉类等。同时，饭前 0.5 h 或 1 h 空腹吃药效果最佳，治疗效果最好。

目前无法完全预防帕金森病，因为其确切原因尚不清楚。但有一些健康和生活方式的因素与减少患帕金森病的风险相关。以下是一些可能有助于降低患帕金森病风险的方法：

1. 预防

尽管大多数研究并没有发现饮食营养或其成分与帕金森病之间的确切关联，但大量相关研究均表明饮食不合理可能为帕金森病的风险因素，且证据较为充分。

（1）咖啡因。

咖啡因是被研究较多的危险因素。在两项权威荟萃分析中，统计分析了咖啡对帕金森病的影响，得出长期喝咖啡的人患帕金森病的风险较低。该研究表明，咖啡因可以直接下调腺苷 A2 受体，对抗腺苷对大脑多巴胺转运的抑制，并且可以抑制 MPTP 的神经毒性。然而，有研究显示长期喝咖啡仅会明显降低男性患帕金森病的风险，但在女性中其患病风险与摄入量呈现 U 形曲线关系，当每天摄入 1~3 杯咖啡时患病风险最小。另外一项大型前瞻性研究发现，未使用雌激素治疗的绝经期女性，摄入咖啡因可降低其患帕金森病的风险，但对于已服用雌激素的治疗者该风险却增加，这可能与雌激素改变了咖啡因的效应有关。

（2）酒精。

饮酒与帕金森病患病风险间的相关性尚未明确。一项包含 395 例帕金森病患者的病例对照研究显示，嗜酒者患帕金森病的风险明显降低，每天至少 2 次饮酒者其比值比（OR）为 0.77，95%可信区间（95%CI）为 0.58~1.03。然而，最近一项包含 605 例帕金森病患者的大型前瞻性研究并不支持酒精类饮品（啤酒、葡萄酒、烈性酒）与帕金森病患病相关：相对于不饮酒者，每天摄入 30 g 或更多（最高量）酒精类饮品的男性，其相对危险度（RR）为 1.29（95%CI 为 0.90~1.86）；每天摄入 15 g 或更多量（最高量）的女性，其 RR 为 0.77（95%CI 为 0.41~1.45）。

（3）茶。

茶中富含茶多酚、咖啡因、黄酮类等物质，这些物质存在一定的抗氧化、神经保护及抗炎作用。一项包含 1 418 例病例与 4 250 名对照的荟萃分析指出，长期喝茶可降低患帕金森病的风险，但没有发现明显的剂量关系。另外，新加坡的一项包含 63 257 名华人的前瞻性队列研究显示，饮用黑茶可降低患帕金森病的风险，而绿茶却没有得出相关性。推测除了与两者含有的茶多酚性质存在明显差异相关外，还可能与不同的制造过程、原料、产区所引起的茶叶中生物活性化合物含量改变相关，但确切的机制尚需进一步研究。

（4）脂肪酸和胆固醇。

不饱和脂肪酸是脂质过氧化的底物，可产生自由基并引起氧化应激反应。氧化应激是帕金森病发病机理中的一个重要环节。关于两者的联系，在早期一项调查性研究中发现动物脂肪可增加患帕金森病的风险。日本最近一项包含 249 例帕金森病患者的病例对照研究提出，花生四烯酸的摄入会明显增加患帕金森病的风险，但并没有发现摄入总脂肪酸、饱和脂肪酸、单不饱和脂肪酸、ω-3 多不饱和脂肪酸、α-亚麻酸、二十碳五烯酸、二十二碳六烯酸、ω-6 多不饱和脂肪酸或亚油酸等在患病风险方面的差异。另外，关于胆固醇摄入与帕金森病的关联尚无定论。

(5)乳制品。

美国一项大样本的队列研究显示,高摄入量乳制品可显著增加女性患帕金森病的风险,推测可能的机制是乳制品降低了循环中尿酸的浓度。尿酸作为一种天然抗氧化剂,可减轻氧化应激损伤以保护神经,但也不排除乳制品被具有神经毒素的杀虫剂污染的可能。然而日本一项病例对照研究显示,总乳制品量、牛奶、酸奶、奶酪、冰激凌、钙或维生素 D 的摄入与患帕金森病的风险没有明显相关性,且无性别差异。两个不同的研究结果可能与乳制品产地、质量及研究方法有关。

(6)维生素类。

最近一项荟萃分析显示,适量摄入维生素 E 对帕金森病有保护作用,可降低患帕金森病的风险,未发现维生素 C 与帕金森病患病率的关系。基于目前证据,抗氧化物维生素 A 和维生素 C 的神经保护作用尚不明确,所以一些学者并不主张常规口服补充。

(7)姜黄。

姜黄作为一种香料,用于中国传统美食和中药,具有抗氧化、抗炎及神经保护作用,最近一项动物研究显示,缓慢将姜黄通过食物供给 MPTP 干预的小鼠,可保护 MPTP 引起的蛋白质损伤、线粒体活性降低及黑质神经元变性。进一步研究其活性成分,对指导帕金森病的预防和发展有重要作用。

(8)地中海式饮食。

在重视单种营养元素作用的同时,整体饮食类型和习惯同样重要。地中海式饮食,即一种富含水果、蔬菜、豆类、全谷物、家禽和鱼类,低饱和脂肪酸,适量酒精的饮食类型,可降低患帕金森病的风险,此结论在一项大型前瞻性队列研究中已被证实。这可能与饮食中提供了大量抗氧化食物等因素有关,但这种包含鱼类且以素食为主的饮食对帕金森病保护作用的机制仍需进一步研究。

2. 饮食调节

帕金森病自身症状及抗帕金森病药物不良反应均可影响患者的营养状态。例如,肌强直和震颤可增加机体耗能,抗帕金森病药物不同程度的消化系统不良反应,再加之精神障碍、自主神经功能紊乱、睡眠障碍等非运动症状的出现,均易引起患者体重减轻及营养不良,进一步加速了疾病的进展,加重疾病程度。因此,应积极采取预防与治疗相结合的原则,共同管理患者的饮食营养,以提高患者治疗效果及生存质量。

(1)改善运动症状的相关饮食调节。

采取一种健康的生活方式可能有助于降低患帕金森病的风险。这包括保持适度的体重、坚持适度的运动、避免过度饮酒,以及戒烟(Feng et al,2020)。良好的饮食习惯也对维持神经系统健康至关重要。以食物为基础的帕金森病治疗研究并不多,其中一种食物就是刺毛黧豆,其干籽粉包含了 0.2%~2.0%左旋多巴,而左旋多巴是治疗帕金森病的主要药物之一。两项研究曾报道帕金森病患者可从刺毛黧豆提取物中获益,但缺乏大样本临床试验证实。另外,症状轻微的帕金森病患者可因长期食用蚕豆而改善症状。84 g 新鲜或罐装的蚕豆可能包含 50~100 mg 天然左旋多巴。需要注意的是,豆中的左旋多巴含量并不一致,且其有效剂量、致毒剂量尚未知,所以随意服用天然豆也是不推荐的。还有一种富含脂肪酸的生酮饮食也可以保护运动功能。一项动物研究表明,羟丁酸可以保护 MPTP 引起的多巴胺能神经元变性和帕金森病症状缺失。一项包括 7 例帕金森病患者的可行性研究中,5

例患者坚持28 d的生酮饮食后,统一帕金森病量表评分发现得到改善(但不排除安慰剂效应)。

(2)症状波动的饮食调节。

在临床工作中,医生经常告知患者在饭前30 min服药,以保证药物最大程度吸收。这是因为饮食中大量中性氨基酸(异亮氨酸、亮氨酸、缬氨酸、苯丙氨酸、色氨酸、酪氨酸)可以竞争性地抑制左旋多巴在肠道的吸收及转运,因此左旋多巴与蛋白质同时服用可以降低其生物利用度,从而延缓或减弱“开”期。不同疾病阶段的相关饮食管理可以从侧重蛋白质的摄入入手。早期帕金森病患者提倡正常蛋白质饮食,约占总能量的15%;而低蛋白和蛋白质的再分配饮食原则(约占10%总能量)更适合晚期合并症状波动的帕金森病患者。后者是基于白天(即早餐和午餐)需限制蛋白质摄入量而晚上可摄入优质高蛋白饮食为原则,以免影响白天口服药物的吸收。白天低蛋白饮食对改善症状波动有效,已被一个随机单盲临床试验证实,相对于平衡饮食,低蛋白饮食显著缩短“关”期。

然而,在一项系统回顾中,并没有足够的证据支持低蛋白饮食的应用。蛋白质再分配饮食可改善运动功能,但口味欠佳难以坚持,并且随着患者年龄增长可能引起各种并发症,如各种微量元素缺乏(钙、铁、维生素等)、骨质疏松、肌病、骨折及增加跌倒风险等(目前有大量证据支持老年人小幅度增加蛋白质摄入量可更好地减少上述并发症的发生)。又鉴于左旋多巴剂型的改变及辅助药物如左旋多巴降解抑制剂和(或)多巴胺受体激动剂的引入,低蛋白及蛋白质再分配饮食在饮食营养方面的长期影响及在临床实践中的真正有效性值得重新评估。

(3)非运动并发症的饮食调节。

吞咽困难多见于晚期患者,运动迟缓及消化道肌肉肌张力障碍都会引起吞咽困难,影响食物摄入。为改善这种状况,如下几点值得重视:在控制帕金森病原发病基础上营养支持治疗,尽量采用流质饮食。如果长期不能摄入足够的营养,可考虑行留置胃管或胃造瘘或内镜下环咽肌切开术以保证患者的营养和药物摄入。

便秘经常恶化运动症状,且可作为许多患者的首要症状,建议增加纤维饮食(至少30~35 g/d)和液体摄入(至少1 500~2 000 mL/d),以及适当锻炼,其中应重视膳食纤维的摄入。一项包含19例帕金森病患者的开放性研究结果显示,富含可溶性纤维的饮食不仅可改善便秘,还可增加左旋多巴生物利用度和改善帕金森病患者整体运动症状。最近有研究报道,经常摄入含有益生菌的发酵奶可明显改善帕金森病患者慢性便秘症状。

胃排空延迟及胃食管反流是早晚期帕金森病患者经常发生的症状之一,可能与自主神经功能紊乱及长期服用药物引起胃肠蠕动减慢、肌肉痉挛等有关。胃排空延迟可引起食欲不振、腹胀等,并且降低药物的吸收。有效的方法包括少食多餐、饭前30 min服药等。恶心、呕吐、厌食多发生在服药初期,随着后期耐受可能会慢慢好转。为了避免影响药物吸收,一般建议空腹服药或随少量食物服药,如果汁、饼干、水果等。服药可减轻症状。直立性低血压可能有头晕或无任何症状。建议增加饮食中钠的含量,如使用高盐食物或含钠药片;增加总液体摄入量,至少1.5~2.0 L/d。

(4)外科手术后的饮食调节。

外科手术(苍白球毁损术、脑深部电刺激术)后往往引起体重增加,这可能与病情好转、多巴胺不良反应(如运动障碍)减缓及神经内分泌功能(如胰岛素和生长激素)逐渐恢复有关(Pak et al,2020)。体重增加可减慢运动功能的改善,导致代谢紊乱,并增加糖尿病、心血管疾病等并存症的发生风险,由此降低手术效果及预后,所以术后控制体重是必要的。然而,对于功能缺失的帕金森病患者,常规减肥是不可取的,只能通过个体化调节饮食习惯及适当控制食物摄入来控制体重。在一项研究中,对57例行双侧丘脑底核刺激术的帕金森病患者进行了营养评价,并在相同营养状态下对1 d内热量需求进行了计算和重新分配(15%的蛋白质、20%的脂肪和65%的碳水化合物),结果显示患者体重增加或者减轻均得到了控制。

3. 饮食治疗一般原则

对长期随诊的帕金森病患者的疾病评估应包括药物治疗、饮食管理在内的所有问题,这才能达到治疗疾病与提高生活质量的综合目的。在整个疾病过程中优化药物治疗运动症状和非运动症状是必不可少的,营养管理对帕金森病病程的影响虽未完全明确,但以下营养咨询和干预可作为帕金森病饮食治疗的一般原则:

(1)饮食营养均衡。

特别注意液体及纤维的摄入量,结合个体化原则,积极预防体重变化。

(2)优化左旋多巴的药代动力学,避免与营养成分如膳食蛋白质的相互作用。

在未服用左旋多巴之前,可能提倡一个平衡的地中海式饮食模式。当疾病发展至必须加用左旋多巴后,蛋白质的再分配饮食养生可改善其吸收。

(3)改善胃肠功能紊乱。

如吞咽困难、胃食管反流及便秘等。

(4)积极预防、监测及适量补充随时出现的营养不足。

抗氧化剂如维生素C和维生素E、辅酶Q10等被认为对保护神经细胞有益,可以通过多吃新鲜水果、蔬菜、坚果和全谷物来增加抗氧化剂的摄入。特别是微量营养素和维生素,如维生素D、维生素B_{12}、辅酶Q10、维生素B_6及维生素E等。

(5)避免环境危险因素。

某些环境因素,如接触有毒化学物质或农药,可能与帕金森病患病风险增加相关。尽量减少接触这些危险因素的机会,可以有助于降低患病风险。

(6)保持心理健康。

一些研究表明,长期的抑郁和慢性压力可能与帕金森病的发病风险有关。因此,保持心理健康和积极情绪对于预防帕金森病可能也很重要。

第二节　阿尔茨海默病的发病机理与健康防护

一、阿尔茨海默病的症状诊断、诱发因素与治疗策略

阿尔茨海默病(Alzheimer's disease,AD)是老年人常见的神经退行性疾病,是痴呆最常见的病因。病理特征为老年斑、神经元纤维缠结、海马锥体细胞颗粒空泡变性和神经元缺失。临床特征为隐匿性起病、进行性认知功能衰退,多伴有人格改变。一般症状持续进展,病程通常为5~10年。

(一)阿尔茨海默病的症状诊断

起病隐匿,主要表现持续进行性的认知功能衰退而无缓解。其临床表现包括:认知损害症状、非认知性神经精神症状及社会生活功能减退3个方面。其中,社会生活功能减退是认知损害和非认知性神经精神症状的后果,主要表现为学习能力、工作能力和生活自理能力下降。

1. 认知功能损害症状

(1)记忆障碍。

记忆障碍是诊断阿尔茨海默病的必备条件。记忆过程包括识记、储存、回忆和再生。对记忆材料的识记通常需3~5 s的时间。识记很容易受注意力、感知能力、情感、疲劳和觉醒程度等因素影响。记忆的储存是在不知不觉中进行的,主观努力可以促进记忆的储存。记忆的储存涉及与既往记忆材料分析、比较和综合等复杂过程。回忆是将先前储存的记忆材料唤醒到意识中的过程。回忆障碍通常伴有储存障碍。再生指将回忆的记忆材料应用于其他认知活动中。例如,思维、语言和书写等。

(2)语言障碍。

阿尔茨海默病程度较轻的患者尽管有明显的记忆障碍,但一般性的社会交往性语言能力相对保持。当深入交谈后就会发现患者的语言功能损害,主要表现为语言内容空洞、重复和累赘。语言功能损害可分为3个方面,即找词能力、句法知识和论说能力。询问患者物品的名字即命名测验可以反映找词能力,患者可能以物品的用途指代名字。语言词汇在语句中的相互关系及排列次序与句法知识有关,句法知识一般不容易受损,如有损害说明阿尔茨海默病程度较重。当程度较轻时,可能会发现患者的语言和写作的句法比较简单。论说能力指将要说的句子进行有机地组合。阿尔茨海默病患者论说能力的损害通常比较明显,他们可能过多地使用代词,而且指代关系不明确,交谈时语言重复较多。

除了上述表达性语言损害外,阿尔茨海默病患者通常还有对语言的理解困难,包括词汇、语句的理解,此时称皮质性失语症(aphasia)。

(3)视觉空间感知障碍。

指非优势侧大脑半球的额顶叶损害所致的认知功能损害,表现为对空间结构的辨别障碍。有许多简单的神经心理测验可揭示视觉空间感知障碍。例如,画钟测验、简易精神状态量表(MMSE)中的描图测验等。

(4)失认症。

失认症(agnosia)指在大脑皮质水平难以识别或辨别各种感官的刺激。这种识别困难不是由于外周感觉器官的损害如视力减退所致。失认症可分为视觉失认、听觉失认和体感觉失认。

(5)失用症。

失用症指感觉、肌力和协调性运动正常,但不能进行有目的性的运动,可分为观念性失用症(ideational apraxia)、观念运动性失用症(ideomotor apraxia)和运动性失用症(motor apraxia)。

(6)执行功能障碍。

执行功能障碍是阿尔茨海默病的常见表现,与额叶或有关的皮质下通路功能障碍有关。执行功能包括动机、抽象思维、复杂行为的计划和组织等高级认知功能。执行功能障碍表现为日常工作和学习能力下降，组织、计划和管理能力减退。分析事物的异同、连续减法、词汇流畅性测验和连线测验等神经心理测验可反映执行功能的受损情况。

2. 非认知性精神症状

(1)妄想。

阿尔茨海默病患者由于容易忘记物品的放置位置，因此认为物品被窃或被藏匿是最常见的妄想。严重时确信有人入室偷窃，并倾听或与偷窃者对话。阿尔茨海默病患者的妄想往往不系统、结构不严密，时有时无，故按传统的精神病学的妄想分类常有一定困难。

(2)幻觉。

各种幻觉都可出现，但以视幻觉多见。常见的视幻觉是看见偷窃者或入侵者，看见死去的亲人等。

(3)情感障碍。

大约1/3的阿尔茨海默病患者伴有抑郁。在阿尔茨海默病的早期可能主要是反应性抑郁。抑郁可分为抑郁症状和抑郁发作。尽管阿尔茨海默病患者抑郁症状比较常见，但真正符合抑郁发作标准的患者很少，尤其是中重度阿尔茨海默病患者。轻度阿尔茨海默病时，焦虑比较常见，患者可能担心自己的工作能力和生活能力，还可能担心自己的钱财、生命等。血管性阿尔茨海默病患者可见情绪不稳、失禁和激惹等情感障碍。阿尔茨海默病较重时，情感平淡或淡漠日趋明显(García-Alberca et al，2010)。

(4)攻击行为。

攻击行为包括语言攻击和身体攻击两类。阿尔茨海默病患者最常见的攻击行为是抗拒为其料理生活，如洗澡、穿衣等。常见的躯体攻击行为有咬、抓、踢等。虽然阿尔茨海默病患者可出现多种攻击行为，但造成严重伤害的事件极少见。

(5)活动异常。

阿尔茨海默病患者因认知功能下降，可出现多种无目的的或重复的活动，如反复搬移物品，反复收拾衣物，将贵重物品收藏在不恰当的地方。

(6)饮食障碍。

主要表现为饮食减少、体重减轻。约50%住院的阿尔茨海默病患者有营养不良的情况。也有一些患者饮食不知饱足，饮食过多，导致体重增加。还有极少数患者出现嗜异食，吃一些通常不吃的东西。

(7)生物节律改变。

正常老年人睡眠时间会减少，慢波睡眠减少和白天疲劳。对于阿尔茨海默病患者，这些变化特别明显，表现为晚上觉醒次数增加。随着阿尔茨海默病的进展，快动眼睡眠减少，白天睡眠增加，最后睡眠节律完全打乱。患者的行为异常在傍晚时更明显，称为日落综合征(sundown syndrome)。

(8)性功能障碍。

男性阿尔茨海默病患者常出现性功能减退，偶尔患者可有不适当的性行为和性攻击。

(9)其他行为障碍。

少数患者有尖叫、扯衣服和怪异行为。怪异行为有时与患者的病前职业或业余爱好有关。

(二)阿尔茨海默病的诱发因素

病因至今仍不清楚,目前有多种学说,一般认为与神经递质系统功能障碍、遗传因素和环境因素有关。阿尔茨海默病的风险因素与保护因素如图 6.3 所示。

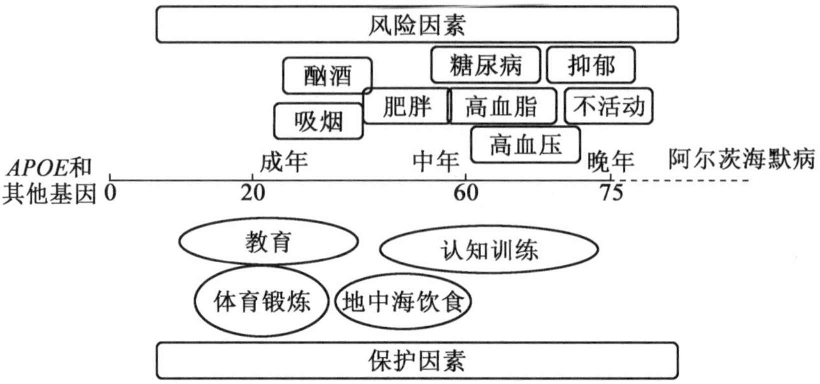

图 6.3　阿尔茨海默病的风险因素与保护因素

(1)神经递质系统功能障碍。

神经递质的合成和转运障碍导致阿尔茨海默病,从而引起脑功能紊乱,系统机能减退,神经中枢的抑制过程减弱,形成条件反射的潜伏期延长且极易消失,大脑工作能力降低,记忆力减退,反应迟钝等,使大脑活动受到限制,引起大脑细胞的萎缩和破坏,不能胜任调节细胞和器官的机能活动,而使机体发生硬化和萎缩的衰老现象。

(2)遗传因素。

阿尔茨海默病与遗传有关是比较肯定的。绝大部分的流行病学研究都提示,痴呆家族史是阿尔茨海默病的危险因素。家族性阿尔茨海默病为常染色体显性遗传,为多基因遗传病,具有遗传异质性,迄今为止发现与阿尔茨海默病相关的染色体有 1、14、19、21 号染色体,染色体上的基因突变引起阿尔茨海默病或改变阿尔茨海默病的易感性,如淀粉样前体蛋白(*APP*)基因、早老素 1(*PPRESENILIN*1、*PS*1)基因、早老素 2(*PRESENILIN*2、*PS*2)基因、载脂蛋白 $E\varepsilon$-4(*APOE*4)基因等。

(3)铝中毒。

曾经作为阿尔茨海默病危险因素研究的化学物质有重金属盐、有机溶剂、杀虫剂和药品等。铝的作用一直令人关注,动物试验显示,铝盐对学习和记忆有影响;在实验室,铝可导致神经生化改变;流行病学研究提示,阿尔茨海默病的患病率与饮水中铝的含量有关(Blain et al,1998)。

(4)低教育水平。

低教育水平与阿尔茨海默病的病因联系仍不太清楚,可能的解释是早年的教育训练促进了皮质突触的发育,使突触数量增加和“脑储备(brain reserve)”增加,因而推迟了阿尔茨海默病的诊断时间。

(5)脑外伤。

脑外伤作为阿尔茨海默病危险因素已有较多报道,特别是最近的一项严重脑外伤的随访研究报道,更加引起了人们的兴趣。临床和流行病学研究提示,严重脑外伤可能是阿尔茨海默病的病因之一。

(6)其他。

阿尔茨海默病还可能与炎症反应、神经毒性损伤、氧化应激(Blass et al,1991)、自由基损伤、血小板活化、雌激素水平低下和免疫功能缺陷等有关(Ashraf et al,2019)。然而以上任一种说法都不能完全解释阿尔茨海默病所有的临床表现,说明阿尔茨海默病是多种原因引起的。

(三)阿尔茨海默病的诊疗策略

1. 检查

(1)影像学检查。

①结构性脑成像检查。结构性脑成像检查主要包括 MRI 和 CT 检查。MRI 和 CT 检查能提供 2 类信息,即解剖结构的大小形状和密度的信息,对这些信息可进行定性和定量分析。

②功能性脑成像检查。功能性脑成像检查是用放射性标记物来分析大脑糖代谢或脑血流,从而间接反映神经元的活动。

(2)脑脊液。

阿尔茨海默病患者的脑脊液常规检查一般没有异常,但如果要与慢性或亚急性的脑部炎性疾病鉴别的话,脑脊液检查是有必要的。脑脊液中 TAU 蛋白和 β 淀粉样蛋白(amyloid β-protein,Aβ)水平显著增高,Aβ-42 清除率下降,有望作为生化诊断指标之一。

(3)神经心理学测验。

神经心理学测验可发现认知功能损害,常用量表有 MMSE、长谷川痴呆量表(HDS)、韦氏成人智力量表(WAIS)、HACHINSKI 缺血积分(HIS)和临床痴呆评定量表(CDR)。在阿尔茨海默病中,记忆功能受损最严重,而短期记忆又比某些长期记忆容易受损(Beata et al,2023)。智力测验发现,操作智商对阿尔茨海默病最敏感。

(4)脑电图检查。

阿尔茨海默病的常规脑电图检查可显示与年龄相关的脑电减弱的表现,即对称性的枕部 α 波优势节律减慢,波幅降低,在晚期 θ 波和 δ 波增加。比较早期的阿尔茨海默病可有以下改变:脑电波 EEG 的平均频率有轻度减慢;枕部 α 节律变慢,α 波与 θ 波的比值降低;θ 波功率的相对值和绝对值都增加,光反射受损。有研究显示,相对 θ 波功率是鉴别正常衰老与痴呆的敏感指标,而枕叶与额叶 α 波的比值有助于鉴别阿尔茨海默病和血管性痴呆。

2. 诊断

一般依据是隐袭性起病,进行性智能衰退,记忆障碍、认知障碍与精神症状明显,神经功能缺失症状轻微和典型影像学改变。目前,阿尔茨海默病的诊断仍然依靠排除法,即先根据临床表现做出痴呆的诊断,然后对病史、病程、体格检查和辅助检查的资料进行综合分析,排除特殊原因引起的痴呆后才能得出阿尔茨海默病的临床诊断。确诊阿尔茨海默病有赖于脑组织病理检查。阿尔茨海默病诊断标准如下:

(1)症状标准。

①符合器质性精神障碍的诊断标准。

②全面性智能性损害。

③无突然的卒中样发作,疾病早期无局灶性神经系统损害的体征。

④无临床或特殊检查提示智能损害是由其他躯体或脑的疾病所致。

⑤下列特征可支持诊断但非必备条件:高级皮层功能受损,可有失语、失认和失用。淡漠、缺乏主动性活动,或易激惹和社交行为失控。晚期重症病例可能出现帕金森病症状和癫痫发作。影像学检查证明有脑萎缩。

⑥神经病理学检查有助于确诊。

(2)严重标准。

日常生活和社会功能明显受损。

(3)病程标准。

起病缓慢,病情发展虽可暂停,但难以逆转。

(4)排除标准。

排除脑血管病等其他脑器质性病变引起的智能损害、抑郁症等精神障碍导致的假性痴呆、精神发育迟滞或老年人良性健忘症。

3. 鉴别诊断

(1)脑血管性痴呆。

脑血管性痴呆起病急,偶可亚急性甚至慢性起病,症状波动性进展或阶梯性恶化,有神经系统定位体征,既往有高血压或动脉粥样硬化或糖尿病病史,可能有多次卒中史,影像学可发现多发的脑血管性病灶。越来越多的循证医学证据表明此类痴呆可能是阿尔茨海默病的重要原因。

(2)皮克病(PICK)。

早期出现人格、精神障碍,遗忘则出现较晚,影像学检查显示额叶和颞叶脑萎缩,与阿尔茨海默病弥漫性脑萎缩不同,故又称为额颞叶痴呆。病理表现在新皮质和海马的神经细胞内出现银染的胞质内包涵体——PICK 小体。

(3)路易体痴呆。

表现为波动性认知功能障碍、反复发生的视幻觉和自发性锥体外系功能障碍 3 个主征,患者一般对镇静药异常敏感。

(4)抑郁症等精神障碍所致的假性痴呆。

由抑郁症等精神障碍所致的假性痴呆有明显的抑郁倾向,抗抑郁治疗有效。

(5)正常颅压脑积水。

表现为痴呆、步态不稳、尿失禁三联征。

(6)克雅氏病(Creutzfeldt-Jakob disease,CJD)。

急性或亚急性起病,迅速进行性智力丧失伴肌阵挛,脑电图在慢波背景上出现广泛双侧同步双相或三相周期性尖-慢复合波。

(四)治疗方案

阿尔茨海默病的治疗原则包括早发现、早诊断、早治疗,阿尔茨海默病是慢性进展性疾病,早期发现可以及早给予相应的治疗,早期治疗能在很大程度上提高患者的生活质量,并且一旦开始治疗之后,不可半途而废,需要终身进行管理。如果能够在临床前期采用单克隆抗体靶向药,或可阻断病程,将阿尔茨海默病从不治之症转变为像糖尿病一样可防可控的慢病。对于伴有情绪障碍的患者,同时要给予相应的药物及心理治疗。虽然阿尔茨海默病目前并不能逆转,中晚期才开始用药,效果不显著,但患者不能放弃,药物能一定程度上控制疾病发展,应长期规律服药。常用的药物有胆碱酯酶抑制剂(Giacobini et al,2000)、*N*

-甲基-*D*-天冬氨酸（NMDA）受体拮抗剂，此外还可依据实际情况及医生建议选择抗氧化剂、免疫制剂、中药（Li,2008）等。如果患者病情进展到痴呆阶段，有明显的精神行为异常，此时非药物干预治疗为首选，抗痴呆治疗是基本，可以酌情使用抗精神病药物。但此类药物会有明显的不良反应，应定期评估使用效果及不良反应，避免长期使用。晚期主要是防治并发症，阿尔茨海默病患者晚期会有明显的躯体症状，可能会出现肺部感染及尿路感染，还可能会出现压疮、四肢肌肉萎缩、瘫痪等情况，甚至会危及患者生命。要注意患者卫生情况，避免感染，勤翻身避免压疮，进行功能锻炼避免肌肉萎缩等。如果出现相应的症状，要积极对症治疗。除了药物治疗之外，还要对患者进行宣教，提高患者的信心，稳定患者的情绪。患者家属也要细心、耐心地照顾患者，要给予患者足够的尊重。

目前无特效治疗方法，主要是支持、对症治疗，在综合治疗的基础上针对主要病因进行重点治疗，采取综合性治疗策略。

1. 一般支持治疗

一般支持治疗包括改善脑血液供应、神经营养和抗氧化等治疗。

2. 心理社会治疗

心理社会治疗是对药物治疗的补充。对轻症患者应加强心理支持与行为指导，对重症患者应加强护理。基本的护理原则有：对患者提问和回答患者的问题要尽可能简单明了，以免使患者疑惑；患者生气和发怒时不必争执；如果患者吵闹应冷静坚定地予以劝阻；不要经常变换对待患者的方式；功能明显减退或出现新症状时应及时找医师诊治，尽可能提供有利于患者定向和记忆的提示或线索，如使用日历，使用物品标注名称，厕所、卧室给予适当的提示。

3. 药物治疗

（1）认知功能缺损的治疗。

阿尔茨海默病目前没有可以治愈的药物，但有一些药物可以缓解症状和改善患者的生活质量。这些药物主要通过增加或维护大脑神经细胞之间的信号传递来减轻一些认知和行为症状。以下是一些常用的治疗药物：

①胆碱酯酶抑制剂。胆碱酯酶抑制剂包括多巴胺合成酶抑制剂（如多巴胺），可以增加大脑中的乙酰胆碱水平，改善认知功能（Kihara et al,2004）。一些常见的药物有多奈哌齐、加拉汀和环唑。

②*N*-甲基-*D*-天冬酰胺酶抑制剂。*N*-甲基-*D*-天冬酰胺酶抑制剂通过调整谷氨酸信号传递来减轻阿尔茨海默病的症状。它通常与胆碱酯酶抑制剂联合使用，以改善认知和行为功能。

③抗抑郁药。抗抑郁药可用来处理与阿尔茨海默病相关的抑郁和焦虑症状（Mizukami et al,2013）。

④抗精神病药。对于某些行为症状，如幻觉、妄想或激动，医生可能会考虑使用抗精神病药物。

（2）精神症状的治疗。

治疗精神行为症状的目的是希望减轻症状，增加患者、家属或照料者的舒适感和安全感。抗精神病药物主要用于治疗精神病性症状，如幻觉、妄想和冲动攻击行为等。由于目前的治疗方法都不能有效遏制阿尔茨海默病的进展，即使治疗病情仍会逐渐进展，通常病程为5~10年,有报道显示可能更长。患者多死于并发症,如肺部感染、压疮和深静脉血栓形成等,所以加强护理对阿尔茨海默病患者的治疗尤为重要。

二、阿尔茨海默病的发病机理

阿尔茨海默病的病理学特征是患者脑内存在老年斑(senile plaque,SP)、神经原纤维缠结(neurofibrillary tangles)、选择性神经元死亡。受影响的区域主要有大脑皮层、海马、杏仁核、基底前脑胆碱能神经系统、脑干单胺类神经核团。阿尔兹海默病的发病机理如图6.4所示。

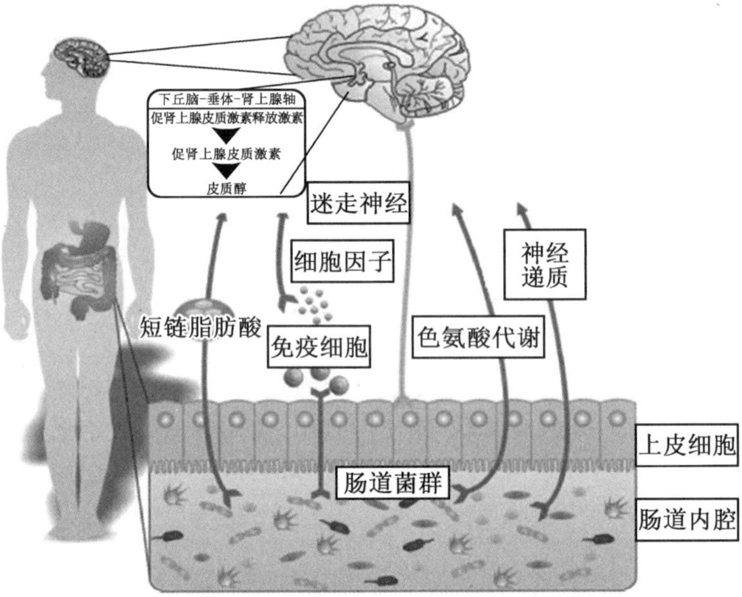

图6.4 阿尔兹海默病的发病机理

老年斑的核心成分是由Aβ异常沉积并最终形成淀粉样蛋白核中的Aβ(Duyckaerts et al,2009)。Aβ由细胞分泌,在细胞基质沉淀聚积后具有很强的神经毒性作用,是阿尔茨海默病患者脑内老年斑周边神经元变性和死亡的主要原因。众所周知,蛋白质是参与组成人体一切细胞和组织的物质基础,是生命活动的主要承担者,“没有蛋白质就没有生命”。但是只有具备正确的三维结构的蛋白质才能在机体内正确表达并发挥其正常的功能。多肽链首先在核糖体(ribosome)合成,然后进入内质网(endoplasmic reticulum,ER),是经过修饰并且在分子伴侣和折叠酶的帮助下正确折叠的蛋白质,可以经囊泡(vescle)分泌,运输到高尔基体(Golgi apparatus),而错误折叠的肽链则被运送至泛素蛋白酶系统进行识别和降解。蛋白质折叠在内质网中的调控(Dobson et al,2003)如图6.5所示。

但是,大量的研究数据表明,病理情况下,异常折叠的蛋白质会在神经细胞膜上积累(包括低聚物、纤维和斑块,特别是低聚物)。以阿尔茨海默病为例,在正常情况下,Aβ的前体蛋白(APP)经β泌肽酶和γ泌肽酶相继酶切后产生Aβ,Aβ可恒定地被分解去除,在脑中仅以可溶状态微量存在。但是,在阿尔茨海默病患者脑中,由于病理原因使Aβ的代谢平衡遭到破坏,Aβ过量表达,自发形成寡聚体并且沉积形成老年斑(Allen,2016)。

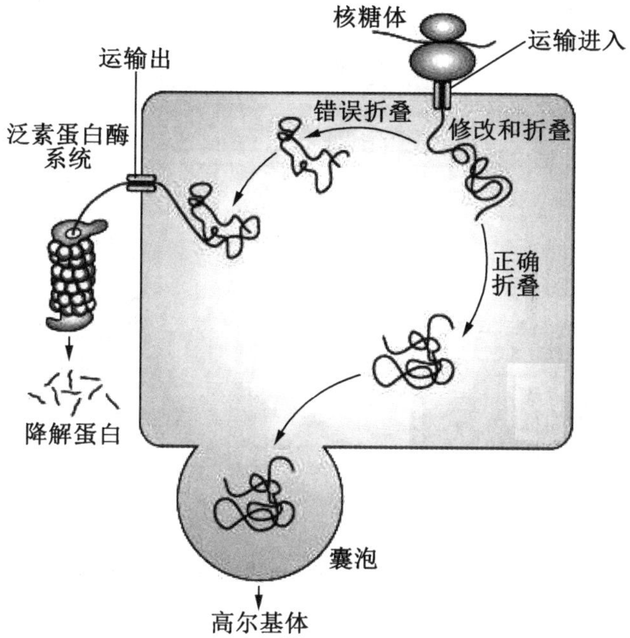

图 6.5 蛋白质折叠在内质网中的调控(Dobson et al,2003)

蛋白质错误折叠形成纤维的具体过程如图 6.6 所示。

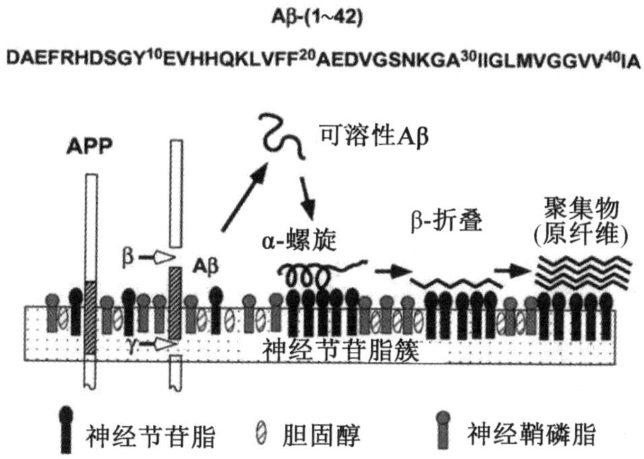

图 6.6 蛋白质错误折叠形成纤维的具体过程

错误折叠蛋白质积聚机制示意图如图 6.7 所示。淀粉样蛋白纤维化形成的第一阶段:未折叠或者部分未折叠的淀粉样蛋白中间体相互形成小的无定形的早期积聚体(d);第二阶段:早期积聚体进一步组装成原纤维或者原丝(a),最后形成成熟纤维(b),进而积聚形成斑块(c)。

理想的错误折叠蛋白质积聚动力学曲线(图 6.8)中,处于迟滞期的蛋白质仍然是可溶的,成核之后就会迅速积聚形成纤维,在这一积聚的过程中就会产生毒性。这里忽略可能存在的亚稳态,如不易察觉的、小的前核寡聚体。

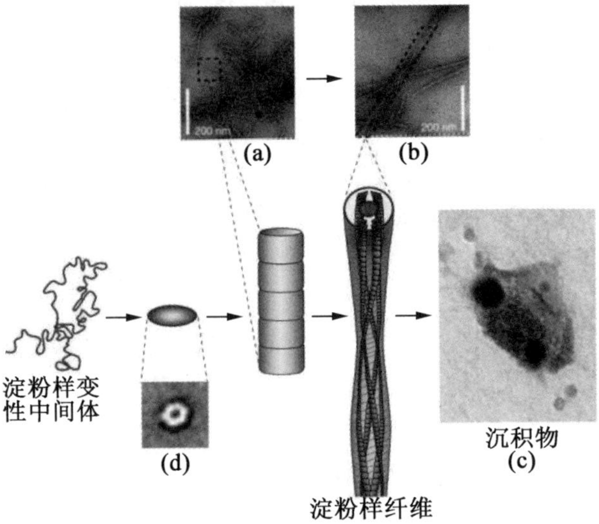

图 6.7　错误折叠蛋白质积聚机制示意图

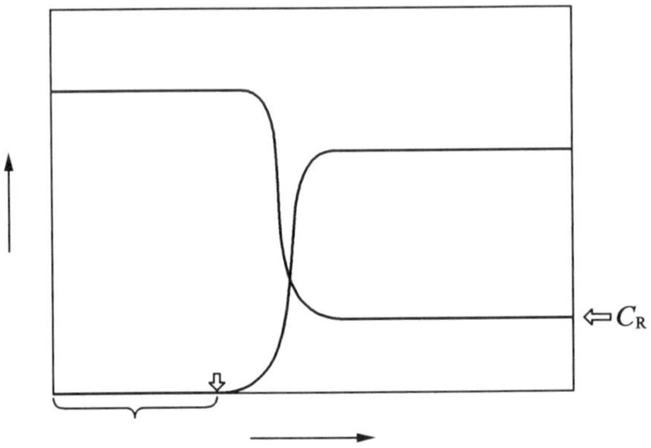

图 6.8　理想的错误折叠蛋白质积聚动力学曲线

三、阿尔茨海默病的健康防护

阿尔茨海默病患者在饮食方面可以吃低糖低盐的食物，也可以吃富含蛋白质及卵磷脂胆碱的食物。

①低糖低盐的食物。阿尔茨海默病的患者在生活中每日摄取的盐不能超过 5 g，需要少吃钠盐高的食物，也需要控糖，可以适当吃些油麦菜、菠菜、白菜等食物，这在一定程度上能够调节体内的血糖及血脂水平。

②富含蛋白质的食物。日常生活中要多吃一些富含蛋白质的食物，比如鸡肉、鸡蛋、牛奶等，可以有效地提高机体的免疫力，减少疾病的发生。

③富含卵磷脂胆碱的食物。日常生活中还要多吃一些富含卵磷脂胆碱的食物，如坚果、黄豆、动物肝脏等，能够改善机体神经功能障碍，增强记忆力，还能预防心血管疾病。

在生活中，可以有效预防阿尔茨海默病的食物如下：核桃仁中含有大量不饱和脂肪酸（亚油酸），进入人体后能转变成脑细胞重要组成成分；五味子富含有机酸、维生素、类黄酮、植物固醇及有强效复原作用的木酚素，具有补益精、气、神的作用，还能益气强肝、增进细胞排除废物的效率、供应更多氧气、营造和运用能量、提高记忆力；桂圆具有健脑益智，安神定志，补气养血之功效，富含果糖、蔗糖、蛋白质、矿物质、维生素等多种成分，营养价值高，其中富含丰富的烟酸，经常食用可改善因烟酸缺乏引起的痴呆；葡萄富含花青素等抗氧化物质，有助于逆转随着年龄增长而出现的认知下降，减少阿尔茨海默病的患病率；松子含有多种营养成分（大量不饱和脂肪酸、矿物质），这些营养成分对大脑和神经都有很好的补益作用，可以有效预防阿尔茨海默病；山楂具有行气散瘀、化浊降脂的作用，能很好地改善“三高”状态，间接预防阿尔茨海默病；鱼类含丰富的不饱和脂肪酸、维生素 A 及二十二碳六烯酸（DHA）；海藻类食品中含有丰富的钙质和大量的多糖类物质，长期食用有助于延缓大脑萎缩，改善记忆力减退的；豆类食品富含蛋白质、卵磷脂、不饱和脂肪酸、微量元素、维生素 A、维生素 B、谷氨酸（Myhrer，1998）等大脑必需的营养物质，适量地食用，不仅可以增强记忆力，还能够预防阿尔茨海默病等。

除此以外，阿尔茨海默病的患者平时还可以多吃一些五谷杂粮、深海鱼类、豆制品等，不要吃油腻、难消化的食物，也不要吃辛辣刺激性强的食物，否则可能会产生不良反应，加重病情。饮食以清淡为宜，防止过于油腻而影响脾胃功能。选用补品时不可过于温燥，以防伤阴助热，加重病情。

参考文献

[1] SCHAPIRA A H V. Dopamine agonists and neuroprotection in Parkinson's disease[J]. Eur J Neurol, 2002, 9(Suppl 3):7-14.

[2] LINAZASORO G. The apomorphine test in gait disorders associated with Parkinsonism[J]. Clin Neuropharmacol, 1996, 19(2):171-176.

[3] TITRUD L A. Chemopallidectomy and chemothalamectomy in the treatment of Parkinsonism[J]. J Lancet, 1961, 81:54-57.

[4] GARCÍA-GOMAR M G, CONCHA L, SOTO-ABRAHAM J, et al. Long-term improvement of Parkinson disease motor symptoms derived from lesions of prelemniscal fiber tract components[J]. Oper Neurosurg (Hagerstown), 2020, 19(5):539-550.

[5] STERN M A, ISBAINE F, QIU D, et al. Radiofrequency ablation through previously effective deep brain stimulation leads for Parkinson disease: a retrospective series[J]. World Neurosurg, 2020, 144:e750-765.

[6] KIM J H, KWON T H, KOH S B, et al. Parkinsonism-hyperpyrexia syndrome after deep brain stimulation surgery: case report[J]. Neurosurgery, 2010, 66(5):E1029.

[7] FUENTES R, PETERSSON P, SIESSER W B, et al. Spinal cord stimulation restores locomotion in animal models of Parkinson's disease[J]. Science, 2009, 323(5921):1578-1582.

[8] THEVATHASAN W, MAZZONE P, JHA A, et al. Spinal cord stimulation failed to relieve akinesia or restore locomotion in Parkinson disease[J]. Neurology, 2010, 74(16):1325-1327.

[9] BENAZZOUZ A,PIALLAT B,NI Z G,et al. Implication of the subthalamic nucleus in the pathophysiology and pathogenesis of Parkinson's disease[J]. Cell Transplant,2000,9(2):215-221.

[10] PRASUHN J,BRÜGGEMANN N. Gene therapeutic approaches for thc treatment of mitochondrial dysfunction in Parkinson's disease[J]. Genes,2021,12(11):1840.

[11] KUMARAN R,COOKSON M R. Pathways to Parkinsonism redux:convergent pathobiological mechanisms in genetics of Parkinson's disease[J]. Hum Mol Genet,2015,24(R1):R32-R44.

[12] SHVACHIY L,GERALDES V,OUTEIRO T F. Uncovering the molecular link between lead toxicity and Parkinson's disease[J]. Antioxid Redox Signal,2023,39(4/5/6):321-335.

[13] PILSL A,WINKLHOFER K F. Parkin,PINK1 and mitochondrial integrity:emerging concepts of mitochondrial dysfunction in Parkinson's disease[J]. Acta Neuropathol,2012,123(2):173-188.

[14] FISKUM G,STARKOV A,POLSTER B M,et al. Mitochondrial mechanisms of neural cell death and neuroprotective interventions in Parkinson's disease[J]. Ann N Y Acad Sci,2003,991:111-119.

[15] DAWSON T M,DAWSON V L. Molecular pathways of neurodegeneration in Parkinson's disease[J]. Science,2003,302(5646):819-822.

[16] FENG Y S,YANG S D,TAN Z X,et al. The benefits and mechanisms of exercise training for Parkinson's disease[J]. Life Sci,2020,245:117345.

[17] PAK M E,AHN S M,JUNG D H,et al. Electroacupuncture therapy ameliorates motor dysfunction via brain-derived neurotrophic factor and glial cell line-derived neurotrophic factor in a mouse model of Parkinson's disease[J]. J Gerontol A Biol Sci Med Sci,2020,75(4):712-721.

[18] GARCÍA-ALBERCA J M,LARA MUÑOZ J P,BERTHIER T M. Neuropsychiatric and behavioral symptomatology in Alzheimer disease[J]. Actas Esp Psiquiatr,2010,38(4):212-222.

[19] BLAIN H, JEANDEL C. Alzheimer's disease - Epidemiology, genetics and pathogenic hypotheses[J]. La Presse Médicale,1998,27(15):725-730.

[20] BLASS J P,GIBSON G E. The role of oxidative abnormalities in the pathophysiology of Alzheimer's disease[J]. Rev Neurol (Paris),1991,147(6/7):513-525.

[21] ASHRAF G M,TARASOV V V,MAKHMUTOVA A,et al. The possibility of an infectious etiology of alzheimer disease[J]. Mol Neurobiol,2019,56(6):4479-4491.

[22] BEATA B K,WOJCIECH J,JOHANNES K,et al. Alzheimer's disease-biochemical and psychological background for diagnosis and treatment[J]. Int J Mol Sci,2023,24(2):1059.

[23] GIACOBINI E. Cholinesterase inhibitors stabilize alzheimer disease[J]. Neurochem Res,2000,25(9):1185-1190.

[24] LI H. Interventional effects of traditional Chinese medicine on Alzheimer disease[J]. Zhongguo Zhong Yao Za Zhi,2008,33(21):2449-2453.

[25] KIHARA T,SHIMOHAMA S. Alzheimer's disease and acetylcholine receptors[J]. Acta Neurobiol Exp (Wars),2004,64(1):99-105.

[26] MIZUKAMI K. Alzheimer's disease and depression[J]. Seishin Shinkeigaku Zasshi, 2013,115(11):1122-1126.

[27] DUYCKAERTS C,PANCHAL M,DELATOUR B,et al. Morphologic and molecular neuropathology of Alzheimer's disease[J]. Ann Pharm Fr,2009,67(2):127-135.

[28] ALLEN H B. Alzheimer's disease:assessing the role of spirochetes,biofilms,the immune system,and amyloid-β with regard to potential treatment and prevention[J]. J Alzheimers Dis,2016,53(4):1271-1276.

[29] MYHRER T. Adverse psychological impact,glutamatergic dysfunction,and risk factors for Alzheimer's disease[J]. Neurosci Biobehav Rev,1998,23(1):131-139.

第七章　肿瘤的发病机理与健康防护

导读

- 掌握肿瘤的发病机理与健康预防；
- 熟悉良性肿瘤与恶性肿瘤诱发因素与健康防护；
- 了解良性肿瘤与恶性肿瘤的症状诊断与治疗策略。

随着医学的不断发展，已证明大多数恶性肿瘤的发生和发展是一个缓慢的过程，并且多数肿瘤具有可预防性和治疗性，许多恶性肿瘤已经可以得到根治，还有很多肿瘤患者能够长期“带瘤”生存，所以肿瘤已不再是“不治之症”，已成为慢病的一员。2006 年世界卫生组织（WHO）正式将肿瘤列入慢病的范畴。这个共识彻底颠覆了肿瘤“绝症”的形象，使肿瘤正式加入到高血压、糖尿病等慢病的行列。

本章节将深入研究肿瘤的发病机理，探究肿瘤形成的关键过程和相关机制。肿瘤包括良性肿瘤与恶性肿瘤，良性肿瘤是指细胞在一定范围内生长并形成肿块，但不具有侵犯周围组织或扩散到其他部位的能力，这类肿瘤通常生长较缓慢，细胞结构相对正常，不会对身体造成严重危害；恶性肿瘤则是指细胞失去正常生长控制，能够侵犯周围组织并扩散到其他部位，形成转移，这类肿瘤通常生长迅速，细胞结构异常，对身体造成严重威胁。本章节将详细解析细胞生长、分裂和调控失衡，以及致癌基因和抑癌基因的异常变化如何导致良性、恶性肿瘤的发展。同时，本章将重点关注肿瘤的健康防护内容，探讨当前的预防策略、早期筛查手段及最新的治疗进展。通过系统性研究，旨在使读者深入了解肿瘤发病机理的复杂性，并为个体健康提供科学可行的预防和保健建议。

第一节　良性脑肿瘤

肿瘤（tumour）是指机体在各种致瘤因子作用下，局部组织细胞增生所形成的新生物，因为这种新生物多呈占位性块状突起，也称赘生物（neoplasm）。

研究发现，肿瘤细胞会出现不同于正常细胞的代谢变化，同时肿瘤细胞自身可通过糖酵解和氧化磷酸化之间的转换来适应代谢环境的改变。2019 年，*Cancer Cell* 最新刊登了一篇文章，研究人员发现在禁食状态下使用二甲双胍可以显著抑制肿瘤生长，并提出 PP2A-GSK3β-MCL-1 通路可能是肿瘤治疗的新靶点。

根据新生物的细胞特性及对机体的危害性程度，又将肿瘤分为良性肿瘤和恶性肿瘤两大类。恶性肿瘤可分为癌和肉瘤，癌是指来源于上皮组织的恶性肿瘤；肉瘤是指间叶组织，包括纤维结缔组织、脂肪、肌肉、脉管、骨和软骨组织等。发生的恶性肿瘤，如由大肠黏膜上皮形成的恶性肿瘤称为大肠黏膜上皮癌，简称大肠癌；如由皮肤上皮形成的称皮肤上皮癌，简称皮肤癌等等。所以，若医生说某某人患的是癌症，即表明患者长的是恶性肿瘤；若说某某人患的是胃癌,意思是患者的胃黏膜上皮形成的癌症,若说患者得的是胃肉瘤,则表明这种恶性肿瘤不是由黏膜上皮细胞所形成的,可能由平滑肌细胞恶性病变引起,或是属于胃的恶性淋巴瘤等,但也可笼统地说他罹患了癌症。恶性肿瘤与良性肿瘤的主要区别见表7.1。

表7.1　恶性肿瘤与良性肿瘤的主要区别

恶性肿瘤(癌)	良性肿瘤
生长迅速	生长缓慢
侵袭性生长,与周围组织粘连	有包膜,膨胀性生长,摸之有滑动
摸之不能移动	边界清楚
边界不清	不转移,预后一般良好
易发生转移,治疗后易复发	有局部压迫症状,一般无全身症状
早期即可能有低热、食欲差、体重下降等,晚期可出现严重消瘦、贫血、发热等	通常不会引起患者死亡
如不及时治疗,常导致死亡	

良性脑肿瘤是指不具有侵袭性的脑部肿瘤,通常不会扩散到周围组织或其他部位。血脑屏障用于控制重要物质如营养物质的运输和激素进入大脑,同时阻止血脑屏障进入有害物质,如毒素、病原体和某些药物。这种物质运动的选择性调节有助于保护中枢神经系统免受潜在损害。

一、良性脑肿瘤的症状诊断、诱发因素与治疗策略

(一)良性脑肿瘤的症状诊断

良性脑肿瘤的症状有头痛、头晕、呕吐、痴呆、抽搐、共济失调等。

①颅内压升高症状。发生在脑鞍区的良性肿瘤会引起颅内压升高,患者可以出现头痛、恶心、呕吐、视力下降、眼底水肿、视盘水肿等症状。如果肿瘤体积较大,可能会压迫到脑室系统,导致脑脊液循环受阻,患者可能会出现脑积水。

②头痛。只有头痛症状时就应该引起高度注意。

③头晕。头晕、头鸣和听力下降,这是良性肿瘤的早期症状。

④呕吐。良性脑瘤的早期症状中,成年人呕吐常在头痛加重时出现,小儿常以反复发作的呕吐为其症状。

⑤痴呆。肿瘤压迫神经时可出现记忆力减退的痴呆现象。

⑥抽搐。在无其他疾病的基础上出现一侧面部或肢体抽搐,这也是脑瘤的早期症状表现。

⑦共济失调。逐渐出现走路不稳、手脚不灵活、言语不清、呕吐等症状。

⑧神经功能缺损症状。发生在脑桥、小脑部位的良性肿瘤会引起神经功能缺损症状,可能会出现听力下降、面瘫、复视、语言功能障碍、饮水呛咳等症状。

⑨眼部症状。发生在脑叶部位的良性肿瘤可能会影响视神经,导致患者出现视力障碍、眼球震颤等症状。

(二)诱发因素

良性脑肿瘤是由于物理因素、化学因素、生物学因素、先天性及遗传因素影响所形成的。

良性脑肿瘤是生长缓慢,包膜较完整,不浸润周围组织及分化良好,生长在颅内某一部位且多能根治的肿瘤,如脑膜瘤、垂体腺瘤、胚胎残余性肿瘤及血管肿瘤等,其形成原因主要有以下几点:

(1)物理因素。

放射线可诱发良性脑肿瘤。脑肿瘤放射治疗数年后,在照射区会发生其他性质的肿瘤。

(2)化学因素。

甲基胆蒽、二苯蒽、苯并芘及*N*-亚硝酸类化合物(如亚硝基哌啶、二亚硝基哌嗪、甲基亚硝脲等)均可诱发良性脑肿瘤。

(3)生物学因素。

病毒插入细胞的染色体上,改变了染色体基因的特性,使细胞原有增殖的特性发生改变,可诱发良性脑肿瘤。

(4)先天性及遗传因素。

胚胎发育过程中有些细胞或组织可停止生长而残留脑内,因具有分化的潜力可发展为良性脑肿瘤。

(三)诊疗策略

脑肿瘤的诊断可通过MRI或CT、脊椎抽液、生物活检等方法。患者初次癫痫发作或出现典型临床表现时,医生即应考虑存在脑肿瘤的可能。虽然体格检查可以发现脑功能异常,但其他检查对脑肿瘤的诊断也是必要的。MRI是确定脑肿瘤的最佳方法。CT扫描也是不错的选择,它可确定大多数脑肿瘤。在这些测试之前,将一种使肿瘤更容易看到的物质(MRI造影剂或CT不透射线造影剂)注入静脉。这些检查可以详细显示肿瘤的大小和准确部位。当检测到脑肿瘤时,需要利用更多的诊断方法以确定特定的类型。有时进行脊椎穿刺(腰椎穿刺)采集脑脊液,以便在显微镜下检查。此方法用于医生怀疑肿瘤是否侵入脑表面的组织层(脑膜),这时肿瘤可能会阻止脑脊液的吸收。当诊断不明或肿瘤类型不清时,该检查对诊断有帮助,因为脑脊液中可能含有癌细胞。但肿瘤过大、颅内压太高时,不宜进行腰穿。因为腰穿时,脑脊液外流可致肿瘤移位,诱发脑疝。有时其他检查可帮助诊断。例如,可进行血液和脑脊液检测,以检查肿瘤分泌的物质(称作肿瘤标志物)和具有某些肿瘤特征的基因异常。确定某些基因异常可帮助预测最有效的治疗方法。当MRI和其他检查的结果无法确定肿瘤类型及是否为癌性肿瘤时,可进行肿瘤活检(取肿瘤样本在显微镜下检查)。在完全切除或部分切除肿瘤的手术中可进行活检,如果难以触及肿瘤可进行立体定向活检。施行此方法时,会将一个框架连接到颅脑,该框架可在MRI或CT扫描时提供识别的参考点,这些参考点可引导医生将活检针准确插入肿瘤。

诊断后可通过以下几种方法进行治疗:

(1)手术。

手术是切除肿瘤的主要方法之一。良性脑肿瘤大多可以通过手术治愈,对于手术不能完全清除的肿瘤，可采用其他治疗方法延缓复发的效果。对于体积小或者局限性不大的肿瘤，手术可以做到完全清除，当肿瘤不能被完全消灭时可以选择放化疗，进一步控制肿瘤生长。

良性脑瘤如果比较小，直径要小于 1 cm，可以观察。如果直径大于 1 cm，有压迫神经的症状，这时选择手术彻底治疗。手术分两类：

a. 完整切除，比如脑膜瘤、听神经瘤，有的显微神经外科手术做得比较好的医疗机构，能够做到 95%以上的肿瘤全切率，以及 3%以下的肿瘤复发率。

b. 少数良性的脑瘤，比如脊索瘤，手术很难做到彻底切除，所以术后还需要辅助放疗或者辅助其他治疗。但绝大多数脑瘤，特别是良性脑瘤，通过现在规范的显微神经外科手术治疗后，跟正常人一样，预期生命并不受影响。

(2) 放疗。

适用于转移瘤或者原发瘤等的术后治疗，例如生殖细胞肿瘤、神经胶质瘤都适合采用这种方法。手术并不能彻底消除肿瘤，所以就需要通过术后放疗减少肿瘤的复发。这项技术对于转移瘤的治疗很有效果，不仅可以减轻症状，还能延长生命时间。如果发现手术治疗肿瘤比较困难，可以首选进行放射治疗。

(3) 化疗。

对于清除不完全的胶质母细胞瘤等，为了提高肿瘤的治疗效果，延缓肿瘤的复发，减轻症状，可以选择用化学药物进行治疗，就是人们俗称的“化疗”。化疗适用于复发频繁的良性肿瘤，对于大脑内部深层对放疗无效的肿瘤，可以选择化疗进行治疗。化疗后都有一定的不良反应，患者要谨遵医嘱，将风险降到较低。

(4) 伽玛刀。

若肿瘤处在很重要的功能部位，肿瘤又很小，可以选择伽玛刀治疗，只针对肿瘤非常小，同时对医生操作需严格要求。

(5) 中医药。

如果患者年龄偏大，建议采取中医保守治疗；不过也需找对针对肿瘤方面非常权威与丰富临床经验中医专业人士进行诊疗，以免耽误病情。

二、良性脑肿瘤的发病机理

脑肿瘤是大脑内部或周围细胞的 DNA 发生变化。当健康细胞作为自然生命周期的一部分而死亡的时候，DNA 的变化则会命令细胞快速生长并继续存活，这会在大脑中产生大量额外细胞，这些细胞形成一个生长物，即肿瘤。

导致 DNA 变化并引发脑肿瘤的原因尚不清楚。对于许多脑肿瘤的患者来说，其病因尚未可知。有时父母会将 DNA 变化传递给孩子，DNA 变化会增加患脑肿瘤的风险，这种遗传性脑肿瘤罕见。如果有脑肿瘤家族病史，请咨询医务人员，可以考虑向接受过遗传学培训的医务人员进行咨询，以了解家族病史是否会增加患脑肿瘤的风险。

良性脑肿瘤的发病机理目前还没有完全明确，但有研究表明可能与以下因素有关：

(1) 物理因素。

放射线可诱发良性脑肿瘤。脑肿瘤放射治疗数年后，在照射区可能发生其他性质的肿瘤。

(2)化学因素。

长期接触电离辐射、化学物质和某些有害环境因素可能会增加罹患脑肿瘤的风险。例如甲基胆蒽、二苯蒽、苯并芘及 N-亚硝酸类化合物(如亚硝基哌啶、二亚硝基哌嗪、甲基亚硝脲等)可诱发良性脑肿瘤。

(3)生物学因素。

病毒插入细胞的染色体上,改变了染色体基因的特性,使细胞原有增殖的特性发生改变,可诱发良性脑肿瘤。

(4)先天性及遗传因素。

胚胎发育过程中有些细胞或组织可停止生长而残留脑内,因具有分化的潜力可发展为良性脑肿瘤。一些遗传突变可能会增加罹患脑肿瘤的风险。

(5)年龄和性别。

脑肿瘤的发生率随年龄增长逐渐增加,同时男性罹患脑肿瘤的风险也略高于女性。

(6)免疫系统。

免疫系统异常可能会增加罹患脑肿瘤的风险。

在脑肿瘤患者中,男性比女性稍多。仅脑膜瘤(通常为非癌性)更常见于女性。脑肿瘤可发生在任何年龄段。最严重的脑肿瘤是胶质母细胞瘤,并且随着人口的老龄化这种肿瘤在老年人中越来越常见。

每种类型的脑肿瘤都是严重的,因为颅骨坚硬,无法提供任何空间给肿瘤生长。此外,如果肿瘤在脑控制重要功能部位的附近发展,可能会引起如虚弱、行走困难、失去平衡、部分或完全失明、理解或使用言语困难及记忆问题。脑肿瘤通过以下途径产生症状:

①直接侵入和破坏脑组织。

②直接压迫附近组织。

③增加颅骨内的压力(颅内压),因为肿瘤会占据一些间隙,但颅骨不能扩大以容纳肿瘤。

④脑脊液在脑内积聚。

⑤阻断脑脊液流经脑内间隙的正常循环,从而使这些间隙扩大。

⑥颅内出血。

三、良性脑肿瘤的健康防护

减少接触致癌物质,例如化学品和电离辐射等;均衡饮食,增加新鲜水果和蔬菜的摄入,减少高脂肪、高糖和高盐饮食;定期进行体检和健康筛查,及时发现和治疗可能存在的健康问题;防止头部受到损伤或外力打击,避免鼻喉部感染或急性感染引起的颅内炎等疾病;改善生活方式,保持良好的睡眠和心理状态,适当运动,减轻压力和焦虑感;术后饮食结构调整。具体如下:

①手术后。手术后患者多表现为气血亏、食欲下降,这时应注意调理脾胃功能以助气血恢复,除了多吃高蛋白、高纤维食物外,还要多吃一些具有补益作用的食物。如大枣、糯米、桂圆等,忌食油腻或过冷、过热的食物。

②放疗期。放疗期常有阴津不足之口干咽燥等表现,宜多吃一些滋润清淡、甘寒生津、凉血清热的食物,如荸荠、枇杷、鲜藕、西瓜、丝瓜、绿豆、绿茶等。忌烟酒及辛辣的葱、蒜、辣

椒、桂皮等。

③化疗期。日常饮食要定时、定量、少食多餐，多吃含维生素 A、维生素 C、维生素 E 的绿色蔬菜和水果，吃富含硒的食品可以明显地减轻化疗药物所致的胃肠道反应，主食应选用粗粮促进消化，烹调方法最好是蒸、煮、炖，还可以吃南瓜粥、山楂、萝卜、金橘、酸梅汁等促进消化。

另外，化疗期间患者应多喝水，既有利于纠正水电解质紊乱，又可加快体内化疗药物的排出，但心肾功能不全者应控制水和钠的摄入。化疗药物多会耗伤人体的阳气，可以多食茴香菜、荜澄茄、胡椒粉等温性食物。发热、腹泻或出汗时要适当补充食盐，而便秘患者要多吃富含纤维素的食物及每天喝一些蜂蜜。

肿瘤患者饮食，还应遵循以下五大原则：

①注意膳食平衡。对于存在营养不良等情况的患者应进行个体化的营养治疗。

②食物多样、搭配合理。可按照中国居民平衡膳食宝塔展示的五大类食物的比例进行搭配。

③少量多餐，多吃清淡易消化的食物。对于放疗、化疗及手术后的患者，少食多餐可以在增加食物摄入量的同时，减轻消化道负担。

④多吃新鲜蔬菜与水果类食物。如石刁柏、胡萝卜、菠菜、番茄、薯类、猕猴桃、大豆及其制品类、食用菌、坚果、海藻类食物。

⑤不宜过多忌口。忌口应根据病情和不同患者的个体特点来决定，但是油炸、烧烤、辛辣、油腻的食物都需限制或禁忌。

第二节　良性乳腺肿瘤

良性乳腺肿瘤多发于青年妇女，大多为无痛性肿物，多在无意中发现。初期较小，但生长较快，呈圆形或卵圆形，边界清晰，多较隆突，扁平者较少，表面不甚光滑，细触之为小结节状，有些呈明显分叶状，中度硬度，多无压痛，可自由推动。良性乳腺肿瘤主要可以分为乳腺纤维腺瘤、乳腺导管内乳头状瘤、乳腺脂肪瘤、乳腺平滑肌瘤、乳腺错构瘤、乳腺神经纤维瘤和乳腺血管瘤等。

乳腺肿块是最常见的乳腺疾病，主要由导管或小叶组织增生引起的异常局限性隆起或结节状病变，随着人们健康意识的提高和影像学的发展，患者经常自我检查或者体检时发现乳腺肿块，绝经前女性新发结节中 90% 是良性。青年女性中代表性新发肿块是纤维腺瘤，中年女性新发结节多为纤维腺瘤、增生、囊肿，而中老年女性结节有可能是增生、囊肿、原位癌和浸润性癌。

一、良性乳腺肿瘤的症状诊断、诱发因素与治疗策略

（一）症状诊断

患者常在无意中发现自己乳房内有无痛性肿块，可以单侧或双侧发生，一侧乳房可以有单个或多个肿块，不痛或仅有轻微的胀痛、钝痛，这种疼痛和大小与月经周期无关。乳腺纤维腺瘤多见于青年女性。普通型的纤维腺瘤一般生长较缓慢，大多数长到一定大小后会停止生长，直径一般不超过 3 cm。肿瘤外形多为圆形或椭圆形，结节状，质地韧实，表面光

滑，大多数边界清楚，活动度良好，触诊有滑动感，也有少数肿瘤与周围组织分界不很清楚，活动受限。切除后的大体标本上常伴有包膜。乳腺纤维腺瘤一般与皮肤和深部组织不粘连。在妊娠、哺乳期，随着体内激素水平的变化，肿瘤可出现导管增殖和形成腺泡，导致瘤体迅速增大，甚至有乳汁产生。在绝经后乳腺纤维腺瘤可与周围腺体一样退化萎缩。

（二）诱发因素

良性乳腺肿瘤可能由遗传因素、情绪因素、饮食因素、辐射因素、激素水平、纤维腺瘤致瘤因子等引起，可导致乳房部位出现肿块，需要及时进行治疗。

（1）遗传因素。

主要是因为乳腺肿瘤具有一定的遗传倾向，如果父母双方或一方患有乳腺肿瘤，则遗传给下一代的概率比较大，可导致下一代乳腺中出现良性肿瘤。

（2）情绪因素。

如果长期情绪不稳定，比如长期暴躁、焦虑、抑郁等，会导致体内内分泌紊乱，导致乳腺组织出现异常增生，从而诱发良性乳腺肿瘤。

（3）饮食因素。

如果长期进食含有激素的肉类或零食，会导致体内雌激素水平升高，也可能会诱发良性乳腺肿瘤。

（4）辐射因素。

如果经常接触一些有辐射的区域，比如化工厂附近、垃圾场附近等，会导致身体受到有害物质的侵害，从而诱发基因突变，也可能导致乳腺细胞异常增生，从而形成良性乳腺肿瘤。

（5）激素水平。

常见于40岁以上的女性，通常是因为体内激素水平失衡而引起，可导致乳房出现肿块，需要及时到医院进行检查，必要时采取手术切除。

（6）纤维腺瘤致瘤因子。

纤维细胞对雌激素异常敏感，可导致乳房出现纤维瘤，属于良性病变。

除此之外，长期不良生活习惯，比如长期吸烟、喝酒等，都可能会诱发良性乳腺肿瘤。因此，如果胸部出现肿块或者其他不适症状，需要及时到医院就诊，明确具体病因后进行针对性治疗。

（三）治疗策略

随着技术的发展，除手术治疗外，治疗乳腺肿瘤的方法越来越多，这些治疗方法包括射频消融、激光消融、冷冻消融、聚焦超声、微波消融等。消融治疗方法具有更小的创伤，增加了美容效果（Cserni，2000）。美容效果对于患者和医生来说同样重要，手术尽量微创，保留正常组织或者进行自体组织填充。这些微创消融治疗方法具有创伤较小、并发症较少等优点，并能缩短住院时间，给那些有严重基础病不适合手术或全身麻醉的患者提供了一种治疗选择。然而，消融治疗也具有一些缺点，治疗后缺少最终病理学研究可能造成病情低估，消融后肿瘤和瘤床的保留可能会增加某些患者的心理负担。

乳腺肿瘤消融疗法中除了冷冻消融外绝大部分是消融热疗，包括微波消融、射频消融、聚焦超声和激光消融，其热疗机制主要建立在41～42 ℃的高温具有直接杀死肿瘤细胞作用,即高温攻击细胞靶结构,如细胞膜结构、细胞骨架、蛋白质等生物大分子的合成、DNA 修复等。当热疗导致肿瘤组织温度上升至 45~50 ℃并且超过 3 min,细胞膜脂质双分子层的蛋白质变性、溶解导致了直接的细胞死亡;当温度提高至 60~100 ℃,肿瘤细胞迅速发生蛋白质凝固,以及细胞质和线粒体酶不可逆性的损伤。完全微波消融的两种类型如图 7.1 所示。

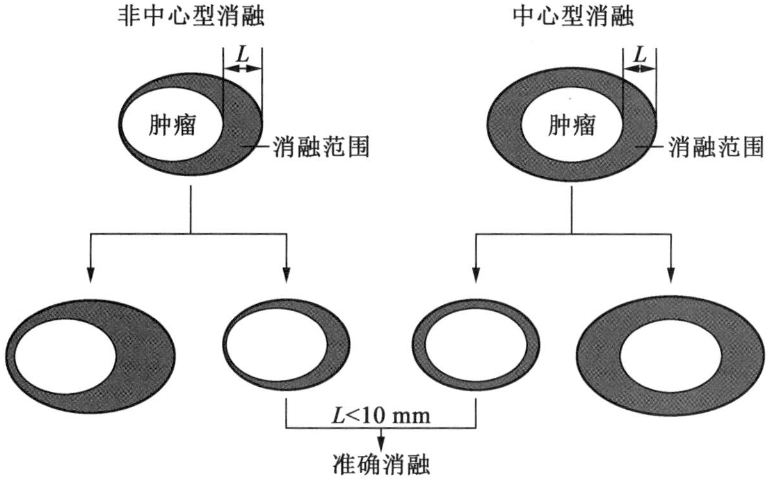

图 7.1　完全微波消融的两种类型

1. 手术治疗

对明确诊断的普通型纤维腺瘤可不行手术治疗,但需要严密观察,定期复查。提高乳腺纤维腺瘤诊断的准确性是减少手术的关键。

手术是乳腺纤维腺瘤最有效的治疗手段,无论是普通型纤维腺瘤还是幼年型纤维腺瘤,以及巨纤维腺瘤等特殊型纤维腺瘤,只要完整切除都可使其治愈。单发性乳腺纤维腺瘤的手术治疗容易,但多发性乳腺纤维腺瘤手术治疗相对困难。对于散在分布的多发性乳腺纤维腺瘤,如果全部切除,乳腺上布满切口。可考虑选择较大的肿瘤或者有怀疑的肿块予以切除,而对那些典型纤维腺瘤肿块予以观察,在观察过程中如发现肿块增大或不能排除是恶性肿瘤,可及时再行手术治疗。

部分患者完整切除后仍在原手术部位或乳房其他部位甚至对侧乳腺再出现新的肿瘤,这并不是原来肿瘤的真正复发,而是第二原发肿瘤的缘故。所谓"切除了乳腺纤维腺瘤会导致另外肿瘤的发生"的说法是没有任何依据。

(1)手术时机。

①对未婚女性,诊断基本明确者可在严密随访下,根据患者的意愿考虑婚前或婚后择期手术切除。

②对婚后拟妊娠生育的患者,多建议在计划妊娠前手术切除,有助于避免妊娠哺乳期手术,因妊娠和哺乳均可使肿瘤生长加快。

③妊娠后发现肿瘤者,宜在妊娠 4~6 个月行手术切除。

④对于无妊娠、哺乳、外伤等促使肿瘤生长的情况时,肿瘤短期内突然生长加快,应及时手术。

⑤手术时间最好避开月经前期及月经期。

(2)手术方式。

①传统手术切除。根据美学和手术完整切除的便利性选择手术皮肤切口,沿乳晕边缘的弧形切口,愈合后瘢痕小且在视觉上不那么明显,多发者可考虑行乳腺下缘折褶处切口。手术时要贯彻分层切开的原则,皮肤及皮下层可顺皮纹方向,而乳腺腺体层需行以乳头为中心的放射状切开以减少乳腺导管的损伤。手术要完整切除整个肿瘤。传统手术的缺点是会留下皮肤切口瘢痕,影响乳房美观。对于肿瘤大切除范围较大影响乳房美容效果者,可以酌情考虑合并行乳房成形重建术。

②微创手术切除。一般选择乳腺纤维腺瘤诊断明确者。在腋下或乳晕等隐蔽的地方戳孔(直径约 3 mm),在超声或钼靶引导下应用麦默通或埃可乳腺肿瘤真空辅助旋切系统将肿物旋切出来,一次进针多次切割,痛苦小,术后只留下一个 3 mm 左右的孔痕,恢复快,切口不需缝合所以不用拆线。可以通过一个切口一次性同时切除多个肿瘤,临床摸不到的微小肿瘤特别适合采用这种手术。缺点是费用较高,易出现局部出血、皮下瘀斑,有时不能保证完全切除。

因为存在临床误诊、漏诊的可能性,所以手术切除的标本应进行常规性病理检查。根据病理检查的结果给予相应的恰当处理。对于传统手术切除的标本也可以先行术中冰冻快速切片病理检查。

乳腺纤维腺瘤术后,乳房其他部位依然有相似概率再生长纤维腺瘤,因此术后依然要重视定期体检和影像学检查。

2. 药物治疗

一般不能使已有的乳腺纤维腺瘤消失,但可以抑制肿瘤的生长及新发肿瘤的产生。可考虑中医药治疗,中医治疗原则是疏肝解郁、化痰散结。可用于小的基本确诊的患者或多发性乳腺纤维腺瘤患者选择性切除术后。一般不建议使用内分泌药物进行治疗。

二、良性乳腺肿瘤的发病机理

良性乳腺肿瘤多发于孕龄人群,主要由患者体内激素紊乱引起,包括纤维腺瘤、乳腺纤维结节、乳腺囊性增生。临床早期表现为无痛性肿物,肿块较小,形状多为圆形、椭圆形,边界清晰,表面光滑,部分肿瘤生长速度较快。临床发现良性乳腺肿瘤多为体检时无意发现,若不及时治疗可严重影响患者生活质量及健康,甚至有一定的恶性病变风险。

乳腺纤维腺瘤可以分为 3 类:

①普通型纤维腺瘤。此型最多见,瘤体小,一般小于 3 cm,生长较为缓慢。

②青春型纤维腺瘤。又称为幼年型纤维腺瘤。较少见,月经初潮前后发生者较多,也可见于青年女性,肿瘤生长速度快,瘤体大多在 5 cm 以上,甚至 20 cm 以上导致乳房外观改变,但肿瘤的界限仍然很清楚。病理学上有一定的特征。

③巨纤维腺瘤。中年妇女多见,可见于妊娠、哺乳、绝经前后妇女,肿瘤生长速度快,短时间内可达到 5 cm 以上,甚至达 10 cm 或更大,因其细胞数量较多,又称为多细胞性纤维腺瘤。

乳腺纤维腺瘤的发病原因可能与体内内分泌激素紊乱有关,总体来说有两种机制:

①雌激素分泌失衡。雌激素水平相对或绝对升高,雌激素的过度刺激可导致乳腺导管上皮和间质成分异常增生,形成肿瘤(Giani et al,1986)。

②局部乳腺组织对雌激素过度敏感。乳腺不同部位的腺体组织对雌激素敏感性不一，敏感性较高的乳腺组织易发生纤维腺瘤。不同女性乳腺组织对雌激素刺激的敏感性不同，易感女性得病概率大大增加。饮食及身体因素，如高脂肪和高热量饮食、肥胖、肝功能障碍等，以及精神抑郁或脾气暴躁等都通过上述两种机制增加乳腺纤维腺瘤的发病风险。

③遗传倾向。20%~30%的乳腺纤维腺瘤患者存在基因异常。

三、良性乳腺肿瘤的健康防护

1. 乳腺肿瘤的预防措施

饮食要有规律，少吃油炸和油腻的食物、反季节蔬果、快速催熟的禽畜；控制饮食，保持适量的运动以避免肥胖；慎用含雌激素类的保健品、美容化妆品、丰乳产品，少用一次性塑料制品；保持良好的心态和健康的生活节奏；少穿束胸或紧身衣，选用型号合适、柔软、透气、吸水性强的棉制文胸，睡眠时可去除文胸；适度规律的性生活能促进乳房的血液循环，有利于女性乳房的健康；进入青春期后，建议女性坚持每月正确的乳房自查；建议 30 岁以上的女性每年到乳腺专科进行一次体检，40 岁以上的女性每半年请专科医生体检一次，有必要时可定期做乳腺 B 超和 X 线摄片检查，未绝经的女性朋友在月经干净后 3~4 d 检查效果最佳；正确对待乳腺疾病，发现乳房有肿块等问题时应及时就诊，以利于早期诊断、早期治疗。

2. 预防乳腺癌的食物

(1)芒果。

美国最新的营养学研究发现，芒果不仅具有抗氧化的美容养颜效果，更具有预防和抑制乳腺癌的神奇功效。营养专家研究表明，芒果中带有苦味的生物活性成分丹宁是一种多酚，它能对癌细胞的分裂周期产生抑制作用，但同时又不会影响正常细胞的代谢。因此，营养专家建议女性最好每天都食用一个芒果，以达到预防乳腺癌的功效。可以直接食用，也可以将芒果制作成芒果汁，但直接食用能保留更多的植物纤维，能提供更好的饱腹感。

(2)白菜。

一项美国纽约州立大学对 600 多名女性进行的健康研究发现，那些在一日三餐中经常食用白菜的女性，比不吃或很少吃白菜的女性，乳腺癌的发病率要低 54%。营养专家还分析发现，中国女性的乳腺癌发病率只有美国女性的 5%左右，这与中国女性食用白菜较多有直接的关系。这是因为白菜中含有一种叫吲哚-3-甲醇的化合物，它可以在人体内转化成一种叫作“甲醇酶”的分解酶，该分解酶能够分解女性体内过剩的雌激素，以达到预防乳腺肿瘤的功效。每 100 g 白菜中就含有 1%的甲醇酶，所以只要每天吃 50 g 白菜，就能获得 500 mg 甲醇酶，从而会使体内的甲醇酶含量达到有效浓度，发挥预防乳腺肿瘤的功效。

(3)香菇。

香菇是一种常见的食用菌，富含 B 族维生素和多种矿物质，对乳腺肿瘤有不错的预防效果。香菇中可分离出一种名为香菇多糖的物质，它具有抗病毒、抗肿瘤、增强人体免疫力等多种功能，已被广泛用于乳腺癌、胃癌、结肠癌等癌症的辅助治疗。吃香菇时，不要过度浸泡和清洗，以免其中的水溶性营养成分大量流失。在泡发前应将香菇晒一晒，提高其维生素 D 含量，增强身体对钙质的吸收。

(4)番茄。

番茄含有丰富的番茄红素、维生素 C 等营养物质,能够有效清除自由基,起到防癌、抗癌的作用。番茄所含的番茄红素可以保护细胞免遭氧化剂侵蚀,减缓或阻止乳腺肿瘤的癌变进程。为了提高番茄红素的吸收率,番茄应尽量熟吃。空腹吃番茄可能会引发胃部不适,而且未成熟的番茄有一定毒性。因此,最好选用成熟的番茄,用油烹饪后再食用。

(5)豆浆。

豆浆中富含植物激素成分大豆异黄酮,能够产生选择性雌激素受体调节剂作用,进而预防乳腺肿瘤的发生。大豆异黄酮的分子结构与人体雌激素相似,具有雌激素的活性。女性进入围绝经期后,适当食用豆制品可弥补因绝经减少的雌激素,从而减轻或避免更年期综合征。建议每天喝 800~1 200 mL 的豆浆即可。

(6)海带。

海带不但含有丰富的维生素 E 和食物纤维,还含有微量元素碘,有助于预防乳腺肿瘤。有研究表明,海带对缓解乳腺增生有好处。这是因为碘可以刺激垂体,使女性体内雌激素水平降低,恢复卵巢的正常机能,纠正内分泌失调,降低乳腺增生的风险。

(7)茶叶。

茶叶是中国人最为独特的饮食元素,也是世界公认的最健康饮料之一。据分析,茶叶中含有 300 多种化学成分,如蛋白质、脂肪、氨基酸、碳水化合物、维生素、茶多酚、茶素、芳香油、脂多糖等等,都是人体不可缺少和各具功效的重要营养及药用物质。现已基本弄清,茶叶中的抗肿瘤成分主要是儿茶素,这种成分在绿茶中的质量分数为 15%~20%。此外,茶叶中所含的维生素 C 和维生素 E 也具有一定的辅助抗肿瘤效果。

(8)低脂酸奶。

来自荷兰癌症基金会的最新研究显示,女性每天都饮用富含优质乳酸菌的低脂酸奶,可以有效降低患乳腺肿瘤的概率。低脂酸奶中含有活性很高的乳酸菌和嗜热链球菌,它们在人体内被消化、吸收后生成的产物可以改善人体内的肝肠循环,而肝肠循环影响着人体对脂肪的吸收。只要肝肠循环得到改善,消化系统对脂肪的吸收就会减少,就能降低乳腺肿瘤的发病率。

3. 术后初期饮食指导

局麻术后当天/全麻术后 6 h 应按照少量多餐的原则,多以清淡、易消化的流食/半流食为主。加速食物的消化、吸收及有效利用,保护胃肠道功能,缓解胃肠道负担。同时需避免过热、生冷、辛辣的食物,推荐食用牛奶、豆浆、米汤、肉汤、蛋花汤、豆浆、稀饭、小米粥、米粉等。术后 1~2 d 以半流食为主,推荐食用牛奶、豆浆、米汤、麦片粥、米粥肉末、芝麻糊小菜、面条菜汤等。

4. 术后康复阶段饮食指导

术后 3~4 d 可进软食、少渣食品,注意补充膳食纤维、维生素 A 和维生素 C 等,如鸡蛋羹、肉泥烂面条,少食油腻、多脂肪食物。术后 1 周,高蛋白低脂饮食,推荐食用鸡肉、鱼虾、瘦肉、豆腐等。可适当食用促进伤口愈合的食物,推荐食用黑鱼、鲫鱼、泥鳅、橘子。

第三节　良性前列腺增生

良性前列腺增生（BPH）是中老年男性常见疾病之一，随全球人口老龄化发病日渐增多。良性前列腺增生的发病率随年龄增长而递增，但有增生病变时不一定有临床症状。城镇发病率高于乡村，而且种族差异也影响增生程度。良性前列腺增生的发病率在60岁时可达到50%，在85岁时可达到近90%。对于50多岁的男性，良性前列腺增生的患病率约为50%，而对于80多岁的男性，其患病率达到80%。

一、良性前列腺增生的症状诊断、诱发因素和治疗策略

（一）症状诊断

良性前列腺增生患者由于为老年患者常合并有其他慢病。诊断时应重视患者全身情况，进行详细问诊、体检、化验，注意心脏、肺脏、肝脏、肾脏功能。根据排尿困难症状并结合诸项检查，可明确诊断。

（1）国际前列腺症状评分体系。

1995年国际泌尿外科学会（SIU）推出了国际前列腺症状（IPSS）评分体系，旨在将症状学量化便于比较和协助诊断，也可作为治疗后评价标准。该体系通过6个问题确定分数，最高达35分，目前认为7分以下为轻度，7～18分中度，18分以上为重度，需外科处理。IPSS评分是目前国际公认的判断良性前列腺增生患者症状严重程度的最佳手段，但主要是良性前列腺增生患者下尿路症状严重程度的主观反映，与最大尿流率、残余尿量及前列腺体积无明显相关性，在临床工作中可采取此评分体系协助诊疗。

（2）问病史。

①下尿路症状的特点、持续时间及其伴随症状。

②手术史、外伤史，尤其是盆腔手术或外伤史。

③了解既往史，包括性传播疾病、糖尿病、神经系统疾病、可能与糖尿病有关的心脏病病史。

④用药史，了解患者目前或近期是否服用影响膀胱出口功能或导致下尿路症状的药物。

⑤患者的一般状况。

（3）鉴别诊断。

①膀胱颈挛缩。患者有下尿路梗阻症状，直肠指诊未发现前列腺明显增大，除可能系增大腺叶突向膀胱外，还应考虑膀胱颈挛缩的可能，一般认为是膀胱颈挛缩继发于炎症病变。膀胱颈部平滑肌被结缔组织所代替，可伴有炎症。膀胱颈挛缩患者有较长的下尿路梗阻病史。膀胱镜检查时，膀胱颈抬高，后尿道与膀胱三角区收缩变短。膀胱镜下见前列腺段尿道无挤压变形，尿道内口缩小。而单纯的良性前列腺增生腺叶突向膀胱颈部时，被柔软黏膜覆盖，膀胱三角区下陷，后尿道延长。

膀胱颈挛缩可同时伴有良性前列腺增生，由于增生腺体与外科包膜之间分界不清，摘除术常较困难，且腺体较直肠指诊或B超预测者明显小。如摘除腺体后不同时处理挛缩的膀胱颈，下尿路梗阻难以解除。

治疗可使用α-受体阻滞剂。如症状严重，反复发作尿路感染，或尿流动力学检查异常时，可考虑行经尿道电切，耻骨上经膀胱颈楔形切除或膀胱颈 Y-V 成形术。

②前列腺癌。前列腺癌尤其是导管癌类型可能以下尿路梗阻为首发症状。部分患者则是在良性前列腺增生的同时伴发前列腺癌，血清前列腺特异性抗原（PSA）质量浓度升高，多大于 10.0 ng/mL。直肠指检前列腺表面不光滑，岩石样感觉。需进行直肠活检，B 超引导更佳，病理检查后可明确诊断。

③神经性膀胱、逼尿肌-括约肌协同失调。神经性膀胱、逼尿肌-括约肌协同失调常表现为下尿路排尿异常、尿失禁等。需详细询问有无外伤史，检查有无提肛反射，应依靠尿流动力学检查加以排除，如充盈性膀胱测压、尿道压力图、压力/流率同步检测。

④无力性膀胱。无力性膀胱（膀胱壁老化）表现为尿潴留、下尿路排尿异常。因有大量残留尿应与良性前列腺增生相鉴别，排除损伤、炎症、糖尿病等因素，主要通过尿流动力学检查。可通过尿道压力图、压力/流率同步检测加以鉴别。膀胱压图显示膀胱压力低，无收缩压力波形等。

（二）诱发因素

良性前列腺增生一般指前列腺增生，其发病的主要因素有如下几种：

（1）年龄。

随着年龄增长，大多数人的前列腺腺体会出现组织增生，从 40 岁开始，组织增生会越来越明显，而到 60 岁时 50%~60%的人会出现前列腺增生的反应，而针对更大年龄发生的比例就会更高。

（2）前列腺炎症。

炎症也会刺激前列腺增生，有大量数据显示，前列腺随着反复的炎症刺激会使其腺体增大，相对于对比人群增多。

（3）睾酮水平。

随着年龄的增长，睾丸的功能下降，睾酮水平的变化也会引起前列腺增生的发生或者发展。

（4）其他因素。

包括性生活频率、日常生活状态（Kristal et al，2007）。

总体来说，前列腺增生是老年性退行性改变，因此治疗不单独针对前列腺增生，主要针对前列腺增生带来的相关 LUTS 症状，也叫下尿路症状，针对症状进行改善。

（三）治疗策略

良性前列腺增生的危害性在于引起下尿路梗阻后所产生的病理改变，其病理改变的个体差异性很大，而且不都呈进行性发展。一部分病变至一定程度即不再发展，所以即便出现轻度梗阻症状也并非所有患者都需要接受手术治疗。

（1）观察等待。

对症状轻微，IPSS 评分 7 分以下可观察，无须治疗。

（2）药物治疗。

良性前列腺增生的严重程度根据 IPSS 评分可以分为轻度（IPSS<7 分）、中度（7 分<IPSS<20 分）、重度（20 分<IPSS<35 分）3 种，对良性前列腺增生的治疗则主要通过其严重

程度及对患者生活质量影响的程度进行，中度或重度良性前列腺增生患者，往往需要采取药物治疗的方式，常见的药物治疗根据其作用方式的不同主要分为以下几种：

①5α-还原酶抑制剂。5α-还原酶抑制剂适用于治疗前列腺体积增大且同时伴有中度、重度下尿路症状的良性前列腺增生患者，主要包含甾体类抑制剂和非甾体类抑制剂，其中甾体类抑制剂包括非那雄胺、度他雄胺等，非甾体类抑制剂则主要为一些模拟甾体抑制剂结构的氮杂类药物等。研究表明，5α-还原酶是睾酮向双氢睾酮转变的重要酶，双氢睾酮在良性前列腺增生中有一定的作用，因此5α-还原酶抑制剂可以通过抑制5α-还原酶的活性来减少血清及前列腺组织中二氢睾酮（dihydrotestosterone，DHT）的产生，进而阻断雄激素信号，达到治疗良性前列腺增生的效果（Kim et al，2016）。

②α1受体阻滞剂。α1受体阻滞剂适用于有中度、重度下尿路症状的良性前列腺增生患者，如坦索罗辛、特拉唑嗪、多沙唑嗪等，临床研究表明，它们均可以有效改善排尿困难、尿潴留等症状，并且起效较快。α1受体阻滞剂能够选择性地与α1肾上腺素能受体（α1-AR）相结合，抑制神经递质与α1-AR结合，从而起到阻滞α1-AR的效果，扩张前列腺组织小动脉，降低平滑肌的张力，进而减少尿道阻力。α1-AR的三维结构示意图如图7.2所示。

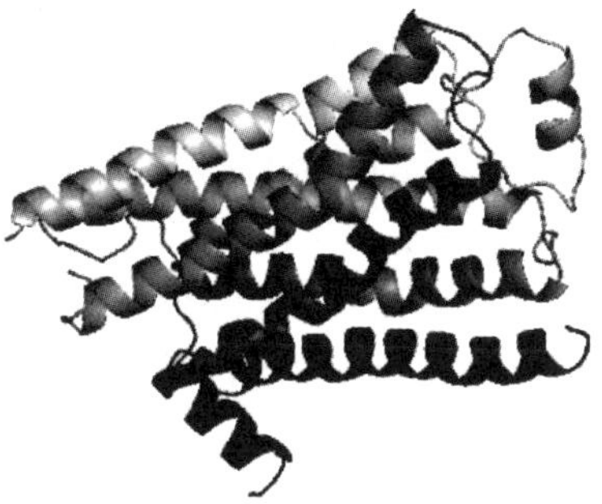

图7.2　α1-AR的三维结构示意图

③M受体拮抗剂。M受体拮抗剂可以通过阻断分布于膀胱上的M受体，对逼尿肌过度收缩产生缓解作用，从而降低膀胱的敏感度，对储尿期的下尿路症状达到治疗的效果。常见的用来治疗良性前列腺增生的M受体拮抗剂主要有非那霉素、非索替罗定等。

④天然产物制剂。一些植物制剂也可以用于下尿路症状的治疗，主要为南非星草、非洲白杨、亚麻籽等植物的提取物，目前普遍认为对相关症状有缓解作用的活性成分为β-谷甾醇、植物甾醇、凝集素和脂肪酸等。相关体外研究表明，这些植物提取物具有抗炎、抗雄激素或雌激素、抑制前列腺组织细胞的增殖、缓解逼尿肌过度收缩等作用，然而其确切的作用机制尚不明确（Bechis et al，2014）。

（3）手术治疗。

手术仍为良性前列腺增生的重要治疗方法，适用于具有中度、重度下尿路症状并已明显影响生活质量的良性前列腺增生患者。经典的外科手术方法有经尿道前列腺电切术（transurethral resection of the prostate，TURP）、经尿道前列腺切开术（transurethral incision of prostate，TUIP）及开放性前列腺摘除术（Langan，2019）。目前TURP仍是治疗良性前列腺增生的“金标准”。

手术适应证包括：有下尿路梗阻症状，尿流动力学检查已明显改变，或残余尿量在

60 mL 以上；不稳定膀胱症状严重；已引起上尿路梗阻及肾功能损害；多次发作急性尿潴留、尿路感染、肉眼血尿；并发膀胱结石者；合并腹股沟疝、严重的痔疮或脱肛，临床判断不解除下尿路梗阻难以达到治疗效果者；对有长期尿路梗阻，肾功能已有明显损害，严重尿路感染或已发生急性尿潴留的患者，应先留置导尿管解除梗阻，待感染得到控制，肾功能恢复后再行手术。如插入导尿管困难或插管时间长已引起尿道炎时，可改行耻骨上膀胱穿刺造瘘。应严格掌握急诊前列腺切除手术的适应证。

（4）微创治疗。

①经尿道前列腺汽化术（TUVP）适用于凝血功能较差的和前列腺体积较小的良性前列腺增生患者，是 TUIP 或 TURP 的另外一种选择。主要是电极金属材料学创新，使其生物学热效应不同于前者。由于热转化快，可产生 400 ℃高温，迅速造成组织汽化，或产生凝固性坏死，其止血特点极其显著，因此临床应用显示：

a. 适应证增加。60 g 以上的腺体可施行。

b. 术野清晰。由于止血效果显著，冲洗液清晰，便于手术。

c. 手术时间减少。由于减少了止血步骤，故手术切除加快，缩短了手术时间。

d. 并发症减少。不易产生水中毒（凝固层厚），清晰术野减少了误伤，不易产生括约肌及包膜损伤。

e. 术后恢复快。冲洗时间缩短。

②经尿道前列腺等离子双极电切术（TUPKP）和经尿道等离子前列腺剜除术（TUKEP）是使用等离子双极电切系统，并以与单极 TURP 相似的手术方式进行经尿道前列腺切除手术。TUPKP 的主要优点包括术中、术后出血少，降低输血率和缩短术后导尿和住院时间；TUKEP 将前列腺于包膜内切除，更加符合前列腺解剖结构，具有切除前列腺增生组织更完整、术后复发率低、术中出血少等特点。

③微波治疗适用于药物治疗无效（或不愿意长期服药）而又不愿意接受手术的患者，以及伴反复尿潴留而又不能接受外科手术的高危患者。系利用微波对生物组织的热凝固原理以达到治疗目的。微波放射极的放置可通过直肠超声波定位，或经尿道镜直视下定位。后者可准确地避开尿道外括约肌，减少尿失禁的并发症。

④激光治疗手术的特点是术中出血相对较少，尤其适于高危患者，如高龄、贫血、重要脏器功能减退等。利用激光热效应凝固汽化或切除前列腺组织，方法类似经尿道腔内操作。有表面照射，有插入热疗，也有利用激光束切除腺体。疗效肯定的是用激光剜除腺体，从膀胱将组织粉碎吸出，远期疗效和价格性能比有待观察。

（5）其他。

①经尿道针刺消融术（transurethral needle ablation，TUNA）是一种简单安全的治疗方法，适用于前列腺体积小于 75 mL，不能接受外科手术的高危患者，对一般患者不推荐作为一线治疗方法。

②前列腺支架（stents）是通过内镜放置在前列腺部尿道的金属（或聚亚氨脂）装置（Te，2019）。以缓解良性前列腺增生所导致的下尿路症状。仅适用于伴反复尿潴留又不能接受外科手术的高危患者，作为导尿的一种替代治疗方法。常见并发症有支架移位、钙化、闭塞及感染、慢性疼痛等。

二、良性前列腺增生的发病机理

有关良性前列腺增生发病机理的研究颇多,但病因至今仍未能阐明。可能是由于上皮和间质细胞增殖和细胞凋亡的平衡遭到破坏,其他相关因素还有雄激素及其与雌激素的相互作用、前列腺间质与腺上皮细胞的相互作用、生长因子、炎症细胞、神经递质及遗传因素等。目前已知良性前列腺增生必须具备有功能的睾丸及年龄增长两个条件。近年来也注意到吸烟、肥胖、酗酒、家族史、人种及地理环境与良性前列腺增生发生的关系。良性前列腺增生是一种组织学疾病,其发病机理主要有体内雌雄激素平衡的紊乱、生长因子和调节因子的作用、前列腺组织的局部炎症症状、尿道周围基质细胞体积的增加而相对数量减少等(Lee et al,2004)。

(1)性激素的作用。

前列腺细胞可以将约 90%的睾酮通过 5α-还原酶转化为双氢睾酮,睾酮和双氢睾酮均对管腔上皮细胞内的雄激素受体具有较高的亲和力,其中双氢睾酮与雄激素受体的亲和力更高。当双氢睾酮与雄激素受体结合后,雄激素受体可以与细胞核内特定的 DNA 结合位点结合,从而导致雄激素依赖性基因的转录增加,刺激蛋白质的合成、分化及前列腺细胞的生长。在前列腺组织中,前列腺基质和上皮细胞之间的相互作用可以将睾酮转化为双氢睾酮,由此产生的许多生长因子及相关受体的表达也受到雄激素的调节,并对雄激素的分泌也产生刺激作用,因此前列腺组织中的睾酮和双氢睾酮的作用可以通过自分泌和旁分泌介导。由于前列腺组织对雄激素高度的反应能力,当雄激素过量时,前列腺细胞则会过度生长,表现出增生的现象。男性前列腺基质细胞内雌激素受体-α 可以由雌二醇激活,其激活会使得前列腺出现不同程度的炎症反应,促进前列腺细胞的增殖。而男性体内有约 20%的雌二醇是由睾丸间质细胞分泌产生的,同时代谢功能障碍的男性体内脂肪组织中的芳香化酶可以将雄激素转化为雌激素,这两种途径所产生的雌激素均会对雌激素受体-α 的激活产生一定影响,不但可以对基质细胞增殖产生促进作用,还可以通过旁分泌对邻近的上皮细胞产生影响。

(2)生长因子的作用。

生长因子是可以对机体生长和代谢起到调节作用的小肽分子,可以与细胞表面上的特异性受体结合,使得多种细胞内和跨膜信号转导机制发挥作用。生长因子和类固醇激素之间的相互作用会打破细胞增殖与死亡的平衡,从而导致前列腺出现增生的现象。研究表明,部分成纤维细胞生长因子(fibroblast growth factor,FGF)在前列腺组织中高度存在,可以促进前列腺细胞的增殖,主要包括 bFGF(FGF-2)、FGF-7、FGF-1、FGF-3 等,均与前列腺增生密切相关。其中 FGF-2 和 FGF-7 由前列腺间质细胞分泌,具有促进细胞有丝分裂的作用,可以刺激前列腺上皮细胞分裂、增殖。在表皮生长因子存在的条件下,转化生长因子-β 可以通过改变成纤维细胞贴壁生长的特性来有效抑制正常上皮细胞的增殖。由此可见,生长因子的影响是前列腺增生的主要发病机理之一。

(3)炎症反应。

随着年龄的增长,机体内促炎细胞因子也逐渐升高。研究表明,前列腺增生组织中普遍存在炎症浸润,炎症会增加体内氧化应激水平,与前列腺增生密切相关。体外研究表明,巨噬细胞迁移抑制因子可以通过上调环氧合酶-2(COX-2)来对细胞增殖产生促进作用。

同时，由巨噬细胞分泌的胶质细胞源性神经营养因子（GDNF）、巨噬细胞集落刺激因子（M-CSF）和巨噬细胞炎性蛋白 1-α（CCL3）等细胞因子均会对前列腺上皮细胞的增生起到推动作用。

三、良性前列腺增生的健康防护

预防前列腺增生的方法包括保持健康的生活方式、规律性的体检、健康的饮食习惯等。

（1）保持健康的生活方式。

保持健康的生活方式是预防前列腺增生的重要方法。这包括多运动、减少饮酒、戒烟等。这些生活方式的改变将有助于减少前列腺增生的风险。

（2）规律性的体检。

规律性的体检是预防前列腺增生的重要手段之一。男性可以每年至少进行一次身体检查，以掌握自己的身体状况。这将有助于及早发现有关前列腺的问题，并采取适当的治疗措施。

（3）保持健康的饮食习惯。

保持健康的饮食习惯也是预防前列腺增生的重要方法。男性应该采取低脂、高纤维的饮食，饮食应该多样化，以保证摄入足够的营养。此外，男性应该避免食用过多的红肉及高糖和高脂肪的食品。推荐的食物如下：

①番茄。番茄中主要的营养就是维生素，其中含量最高的为番茄红素。研究证实，番茄红素具有独特的抗氧化能力，可以清除人体内导致衰老和疾病的自由基，预防心血管疾病的发生；阻止前列腺增生、癌变进程，是前列腺最好的保健品。成人每天食用 100～200 g 番茄就能满足身体对番茄红素的需要。

②葱和蒜。许多临床资料统计证明，经常吃生葱和生蒜能降低老年男性前列腺增生的发病率。科学家推断：含大蒜成分的食物能够抑制胆固醇及脂肪酸在合成过程中所需的某种酶的生成，从而抑制了前列腺组织细胞增殖的活性。

③黄豆制品。黄豆具有“豆中之王”的美称，具有提升免疫、抗氧化、增强器官功能、降低血脂、辅助降压、聪明大脑、补充精力等作用。

④维生素 C 丰富的食物。含有维生素 C 的食物具有良好的预防前列腺增生作用，被称为前列腺绿色保健食品，如柠檬、樱桃、大枣、石榴、苹果、梨、红薯等。

⑤黑芝麻。黑芝麻具有补肾、益精血、活血化瘀、疏通前列腺腺管等作用，是男性保护泌尿生殖系统不可缺少的食物。

⑥鱼肉。研究表明，从不吃鱼的人患前列腺病变的危险程度比经常吃鱼的人高 2～3 倍。

⑦蔬菜。蔬菜中含有丰富的纤维素、维生素，可以促进身体的代谢功能；其次，蔬菜中的纤维素能增加咀嚼，使人有饱食感，减少食物的摄入量，减少热量摄取，达到控制体重的目的。

第四节　良性子宫肌瘤

子宫肌瘤（uterine leiomyoma，UL）是女性生殖系统中最常见的良性肿瘤，50岁以前的发病率高达70%以上。典型的病理表现为子宫平滑肌细胞的良性增生。其发病机理尚不十分清楚，遗传易感性、干细胞功能紊乱、雌激素水平增高、初潮年龄小、未生育及肥胖等都是高危因素。子宫肌瘤因位置、大小及数量等的不同，其临床表现也不尽相同。可表现为异常子宫出血，如月经量增多、经期延长和周期缩短；膀胱、输尿管或直肠的压迫症状；浆膜下子宫肌瘤突发蒂部扭转引起的急腹症；孕期子宫肌瘤红色变性引起的腹痛伴发热，甚至是流产或早产；还可能通过影响宫腔的正常形态、阻塞输卵管开口或使输卵管受压致扭曲变形而影响女性生育能力。研究表明，不孕女性中5%～10%合并子宫肌瘤，并且与不良妊娠结局相关。对于有症状及肌瘤直径为24 cm且计划妊娠的女性患者，需要进行手术治疗主要的手术方式包括子宫肌瘤剔除术和子宫切除术。

目前子宫肌瘤病因及机制都不明确，雌孕激素受体拮抗剂的运用可显著抑制肌瘤的生长，改善患者的临床症状，故大多研究认为肌瘤组织中雌孕激素受体的过表达对瘤体的生长有促进作用。国内有研究分析了雌孕激素受体表达与子宫肌瘤剔除术术后复发率的相关性，提示雌孕激素受体的高表达与子宫肌瘤复发成正相关。

一、良性子宫肌瘤的症状诊断、诱发因素及治疗策略

（一）症状诊断

（1）良性子宫肌瘤的常见症状。

这种疾病发生以后患者一般都会出现月经紊乱的症状，大多数患者都会出现月经量增多，经期延长等现象，有些患者在经期过后还会出现阶段性的阴道出血的症状，这些都是良性子宫肌瘤的常见症状表现。对于良性子宫肌瘤的患者来说，在发病的早期患者自身会有白带异常的现象出现，正常情况下女性所出现的白带为乳白色或无色透明的，患者的白带则有腐样，还会伴随有异味产生，这些症状出现以后女性要提高警惕。

腹痛也是良性子宫肌瘤的一种典型症状表现，患者在发病的早期因为肌瘤比较小，因而对身体的影响不大，但是随着肌瘤的增大就会导致子宫发生变形，这个时期患者就会出现下腹疼痛的症状，而且这种疼痛感持续的时间也比较长。

（2）B超检查。

目前国内B超检查较普遍。鉴别肌瘤准确率可达93.1%，它可显示子宫增大，形状不规则，肌瘤数量、部位、大小及肌瘤内是否均匀或液化囊变等，以及周围是否有压迫其他脏器等表现。由于肌瘤结节中肿瘤细胞单位体积内细胞密集，结缔组织支架结构的含量及肿瘤、细胞排列不同，而使肌瘤结节于扫描时表现为弱回声、等回声和强回声3种基本改变。弱回声型是细胞密度大，弹力纤维含量多，肿瘤细胞以巢状排列为主，血管相对丰富；强回声型是胶原纤维含量较多，肿瘤细胞以束状排列为主；等回声型介于两者之间。后壁肌瘤，有时显示不清。肌瘤愈硬衰减表现愈重，良性衰减比恶性明显。肌瘤变性时，声学穿透性增强。恶性病变时坏死区增大，其内回声紊乱。故B超检查既有助于诊断肌瘤，区别肌瘤是否变性或恶性变，又有助于卵巢肿瘤或其他盆腔肿块的鉴别。

(3)探测宫腔。

壁间肌瘤或黏膜下肌瘤常使子宫腔增大及变形,故可用子宫探针探测宫腔的大小及方向,对照双合诊所见,有助于确定包块性质,同时可了解腔内有无包块及其所在部位。但必须注意子宫腔往往迂回弯曲,或被黏膜下肌瘤阻挡,使探针不能完全探入,或为浆膜下肌瘤,宫腔往往不增大,反而造成误诊。

(4)X 线检查。

肌瘤钙化时,X 线检查可见散在一致斑点,或壳样钙化包膜,或边缘粗糙及波浪状的蜂窝样。

(5)诊断性刮宫。

小的黏膜下肌瘤、功能失调性子宫出血、子宫内膜息肉不易被双合诊查出,可用刮宫术协助诊断。如为黏膜下肌瘤,刮匙在宫腔内可触及局部隆起或凹凸感,部分病例出现“滑脱征”(刮匙从瘤体表面滑落)。但刮宫可刮破瘤面引起出血、感染、坏死,甚至感染性并发症,应严格无菌操作,动作轻柔,刮出物应送病理检查。疑为黏膜下肌瘤而诊刮仍不能明确者,可采用子宫腔镜检查。

(6)子宫输卵管造影。

理想的子宫造影不但可显示黏膜下肌瘤的数量、大小且能定位。因此,对黏膜下肌瘤的早期诊断有很大帮助,而且方法简单。有肌瘤处造影摄片显示宫腔内有充盈残缺。

(二)诱发因素

子宫肌瘤的病因不是非常明确,可能与遗传、雌孕激素有关,也可能与其他诱发因素有关。

(1)遗传。

一般子宫肌瘤与遗传有关,子宫肌瘤患者的女儿患子宫肌瘤的风险比较大。如果母亲患有子宫肌瘤,女儿的患病概率是比较大的。通常会出现月经异常的情况,比如月经量增多或者是每次持续的时间过长,也有可能会出现阴道分泌物异常或者是下腹部有不适症状。

(2)雌孕激素。

子宫肌瘤多见于性激素分泌旺盛的生育年龄妇女,青春期之前比较少见,绝经之后大多数子宫肌瘤会萎缩或者消退,妊娠的时候雌孕激素分泌量比较大,此时子宫肌瘤有可能增大。子宫肌瘤一般发生于年纪偏大的女性,在绝经前体内伴随激素水平变化,从而会形成肿瘤。

(3)其他因素。

例如未生育、晚生育、肥胖、多囊卵巢综合征,或者接受性激素补充治疗的患者。还与不良的生活习惯有很大的关系,比如平时精神压力过大或者是作息时间不规律都有可能会引起肌肉组织异常,从而会形成子宫肌瘤(Tinelli et al,2021)。女性在生育年龄期和围绝经期前后患上子宫肌瘤的风险较高。随着年龄的增长,患病的可能性也会增加。

(三)治疗策略

良性子宫肌瘤疾病的治疗原则是根据患者的年龄、症状有无,肌瘤的部位、体积大小、生长速度、数量,造成子宫的变形情况,是否保留生育功能及患者的意愿等因素来确定如何治疗子宫肌瘤。

良性子宫肌瘤的治疗策略有一般治疗、药物治疗、手术治疗等，手术后一定要加强局部护理。

（1）一般治疗。

子宫肌瘤是一种比较常见的妇科疾病，如果瘤体比较小，患者并没有出现身体不适，保持良好的生活习惯即可，还要遵医嘱定期检查。

（2）药物治疗。

如果患者的月经量明显增多，对手术不耐受，也可以在医生的指导下服用米非司酮片（Tristan et al，2012）、桂枝茯苓胶囊、左炔诺孕酮片等药物缓解症状。

（3）手术治疗。

如果患者的症状比较严重，子宫肌瘤的瘤体比较大，可以通过子宫肌瘤切除术、子宫切除术等进行治疗，能够使病情得到缓解（Tristan et al，2017）。

（4）子宫肌瘤放射治疗。

用于药物治疗无效而有手术治疗禁忌或拒绝手术治疗者，但也有一定的禁忌证。40 岁以下患者一般避免使用放疗，以免过早引起绝经症状。基底部宽的黏膜下肌瘤可行 X 射线治疗，但在镭疗后易发生坏死，而引起严重的宫腔盆腔感染。

除了以上方法外，也可以通过高能聚焦超声进行治疗（Ivanova et al，2022），在治疗期间，患者一定要保持良好的生活习惯，保证充足的睡眠时间，不要熬夜，还要以清淡易消化的饮食为主，对病情恢复有一定作用。

二、子宫肌瘤的良性变性机理

（1）透明变性。

由于肌瘤的生长速度较快，会造成供血不足，使部分组织水肿变软、旋涡状结构消失，代之以均匀的透明样物质。

（2）囊性变。

囊性变为透明变性进一步发展所致，在透明变性的基础上供血不足，使变性区域内组织液化，形成内含胶冻样或透明液体的囊腔，整个肌瘤质软如囊肿。

（3）坏死。

由瘤蒂扭转或重度感染而形成，肌瘤中央部位距供血较远，最易发生坏死。

（4）感染。

多见于黏膜下肌瘤突入阴道者，供血受阻，发生坏死，继续感染，也有少数患者因盆腔有感染病灶，多累及子宫肌瘤。

（5）脂肪变性。

脂肪变性常在透明变性后期或坏死后发生，也可能系肌瘤间质化生而形成脂肪组织。

（6）红色样变。

红色样变是一种特殊类型的肌瘤坏死，常发生于妊娠或产褥期，可能与局部组织缺血、淤血、梗死、血栓阻塞而导致局部组织出血、溶血有关，使血液渗入瘤体，肉眼见肌瘤呈红色，似生牛肉状，完全失去原旋涡状结构。

三、良性子宫肌瘤的健康防护

(1)生活中避免接触激素含量较高的食物。

激素是发生子宫肌瘤的主要因素,一旦饮食或环境中的激素含量较高就会刺激子宫肌瘤生长,平时生活中不能吃鱼、虾丸、蟹黄等食物。饮食应定时定量,不能暴饮暴食,坚持低脂肪饮食,尽量少吃动物脂肪含量较高的食物。多吃蔬菜水果,这类食物中含有丰富的维生素及矿物质,有利于提高机体的抗病力,可以帮助患者恢复身体状况,能够起到辅助治疗子宫肌瘤的作用(Islam et al,2014)。

①调整心态,子宫肌瘤属良性肿瘤,基本不会危害生命,不必过分紧张。

②适当进食蔬菜和水果,避免服用含有激素的补品。

③加强体育锻炼,适当提高机体免疫功能。

④保持良好生活习惯,避免熬夜,以免影响内分泌功能,导致肿瘤生长。

⑤子宫肌瘤患者务必保持半年 1 次定期随访,进行 B 超检查。

(2)补充维生素 D(Baird et al,2013)。

维生素 D 是子宫肌瘤克星,长期吸收维生素 D 可以使子宫肌瘤不再生长,可以从牛奶、乳制品、香菇等维生素 D 含量高的食物中摄取,晒太阳也可以补充维生素 D。

(3)选择护肝的食物。

女性的肝脏一旦受到创伤,体内雌激素的代谢就会受到严重影响,子宫肌瘤就有可能出现增生的情况,所以女性应该多吃一些富含蛋白质的食物,维生素 B 也是保护肝脏的重要元素。

(4)适量地饮用豆浆。

目前没有文献特别指出子宫肌瘤患者不能喝豆浆或食用豆制品,黄豆的营养价值很高,且可以为人们提供所需要的许多营养物质。

第五节　罕见良性肾脏肿瘤

罕见肾脏良性肿瘤在术前易被误诊为肾癌,而肾脏良恶性肿瘤的治疗方法及预后完全不同,因此术前准确鉴别肾脏肿瘤的良恶性至关重要。

(1)后肾腺瘤。

后肾腺瘤是一种起源于后肾胚基的罕见良性肾脏肿瘤,任何年龄均可发病,但发病高峰年龄为 50~60 岁,以女性多见。后肾腺瘤通常无明显临床症状,多为偶然发现,部分患者可出现腹痛及血尿等症状,少数患者可出现相对特征性的红细胞增多症。

(2)嗜酸性腺瘤。

嗜酸性腺瘤是一种起源于肾集合管上皮细胞的少见良性肿瘤;发病年龄多在 60 岁以上,男性较女性多见;通常无临床症状,少数患者可表现为有腰痛、血尿或腹部包块;嗜酸性腺瘤约 95%为单发,5%为多发,少数可合并血管平滑肌脂肪瘤、肾癌等其他肿瘤。嗜酸性腺瘤大体标本边界清楚,切面呈红褐色或褐色。光镜下肿瘤由大量形态一致的细胞构成,瘤细胞具有丰富的嗜酸性颗粒,核分裂相罕见,肿瘤细胞呈巢状或实片状。

(3)平滑肌瘤。

平滑肌瘤是一种罕见的肾脏良性肿瘤,占所有肾脏肿瘤的0.18%,好发于女性,发病年龄为40~45岁。平滑肌瘤起源于肾脏内含有平滑肌组织细胞的部位,但有研究报道肾包膜下来源约占53%,包膜来源约占37%,肾盂来源约占10%;患者多无临床症状,偶见瘤体较大时可触及包块且有腰痛、血尿等症状。

(4)囊性肾病。

囊性肾病是一种少见的肾脏良性囊肿性病变,占原发性肾脏肿瘤的2.4%(图7.3),目前多认为是由肾集合小管先天性发育不全和肾小管囊性扩张所致。该病以40~60岁女性多见。临床多无特异性症状,多数是在常规体检中发现或出现泌尿系统感染、血尿等症状就诊。囊性肾病切面呈单发多房囊性肿块,有局限性完整包膜,多个大小不一、互不相通的囊腔聚集;囊壁薄,局部壁可稍厚;囊内含浆液性液体;囊内间隔厚薄较一致,为成熟的纤维组织,纤维间隔成分类似于卵巢间质。

呈水肿或黏液样囊性肾病的CT主要表现如下:

①发生于单侧肾脏,肿块多位于肾上极,平扫为边界清楚的多房囊性肿块,囊壁及分隔厚度较均匀、光滑完整,未见壁结节。

②少数囊性肾病患者的肿块可有钙化。

③有文献报道,囊性肾病的囊壁及分隔均呈轻度至中度强化,随着时间的延迟强化程度逐渐增加,而囊性部分始终无强化。

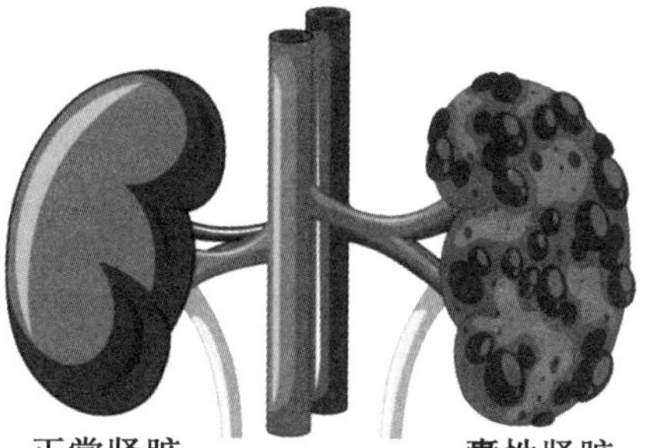

图7.3 囊性肾病示意图

(5)孤立性纤维瘤。

孤立性纤维瘤(SFT)是一种罕见的梭形细胞肿瘤,起源于一种CD34阳性的树突状间叶细胞,生物学特征为良性或低度恶性。孤立性纤维瘤可发生于任何年龄,发病高峰年龄为40~60岁,无明显性别差异。发生于肾脏的孤立性纤维瘤缺乏特异性临床表现,肿瘤较大时以腰痛伴肉眼血尿多见(Davanzo et al,2018)。

综上所述,罕见良性肾脏肿瘤有一些特征性的CT、MRI表现,术前需认真分析影像资料以帮助临床医生选择合适的手术方式,从而避免不必要的肾脏根治性切除。

一、罕见良性肾脏肿瘤的症状诊断、诱发因素及治疗策略

(一)症状诊断

良性肾脏肿瘤通常无明显症状。当肿瘤体积增大,压迫或损伤周围组织时,可表现为

腰痛、血尿、肿块、高血压、腹部包块等症状。出现上述症状后，建议尽早就医进行检查与治疗。

(1)腰痛。

良性肾脏肿瘤容易引起腰部疼痛，可能是由于肿瘤体积增大压迫周围组织所引起，严重时还可引起肾盂积水。

(2)血尿。

当良性肾脏肿瘤持续增大压迫肾实质时，可能会造成肾脏内小血管破裂，进而出现血尿。在排尿时，还可发现尿液浑浊。

(3)肿块。

由于良性肾脏肿瘤持续增大，还可能会导致患侧腰部出现肿块，并伴有明显的压痛感。若肿块持续增大，还可引起高血压症状。

(4)高血压。

部分良性肾脏肿瘤的体积增大后，可压迫肾脏血管，造成肾脏缺血，进而导致肾功能下降，引起高血压，主要表现为头晕、恶心等症状。

(5)腹部包块。

当良性肾脏肿瘤逐渐增大时，还可牵拉肾脏包膜，引起腹部出现包块，并伴有腹胀等症状。

除了上述常见症状外，当良性肾脏肿瘤破裂后，还可引起患者出现休克症状，严重时可能会危及生命。建议确诊后及时进行手术治疗，避免危及生命。日常生活中还需注意休息，避免过度劳累等。

(二)诱发因素

(1)肥胖和高血压。

一项前瞻性研究结果表明，高体质指数(BMI)和高血压是与男性肾脏肿瘤危险性升高相关的两个独立因素。

(2)遗传。

一些家族性肾脏肿瘤是在进行染色体检查时发现的。肾脏肿瘤高发生率的人中第三对染色体上有缺陷。多数家族性肾脏肿瘤发病年龄比较早，趋于多病灶和双侧性。有一种罕见的遗传性疾病——遗传性斑痣性错构瘤(VHP)病的患者发生肾脏肿瘤的比例达28%~45%。

(3)吸烟。

大量的前瞻性观察发现，吸烟与肾脏肿瘤的发病成正相关。吸烟者发生肾脏肿瘤的相对危险因素(RR)值=2，且吸烟30年以上、吸无过滤嘴香烟的人患肾脏肿瘤的风险上升。

(4)食品和药物。

调查发现，高摄入乳制品、动物蛋白、脂肪，低摄入水果、蔬菜是肾脏肿瘤的危险因素。咖啡可能会增加患肾脏肿瘤的风险，但与咖啡用量无关。在动物试验中，因雌激素原因而致肾脏肿瘤已得到证明，但在人体尚无直接的证据。滥用解热镇痛药尤其是含非那西丁的药物可增加患肾腺肿瘤的风险。利尿剂也可能是促进肾脏肿瘤发生的因素。通过动物试验得出红藤草(又名“千根”)可能会诱发肾脏肿瘤的结论，韩国食品医药安全厅已要求国内企业停止生产红藤草食品添加剂。

(5)职业。

金属铺工人、报业印刷工人、焦炭工人、干洗业和石油化工产品工作者患肾脏肿瘤和死亡的风险增加。

(6)放射。

据统计,一种弱的 α 颗粒辐射源导致的 124 例肿瘤中有 26 例局限在肾脏,但是未见放射工作者和原子弹爆炸受害者的放射暴露与肾脏肿瘤相关的报道。

(7)其他疾病。

在进行长期维持性血液透析的患者中,萎缩的肾脏内既发生囊性变(获得性囊性病)又有肾脏肿瘤的病例呈增多的趋势。因此透析超过 3 年者应每年 B 超检查肾脏。据报道,糖尿病患者更容易发生肾脏肿瘤。肾脏肿瘤患者中有 14%患有糖尿病,是正常人群患糖尿病的 5 倍。

(三)临床诊疗策略

(1)临床表现判断。

①症状。多数患者无症状,少数患者可因肿瘤内出血或破裂引起肉眼血尿、腹痛等。

②体检。偶尔触及肾区肿块。

(2)检查。

①尿液常规检查多在正常范围内。

②肾功能、肌酐、尿素氮的测定。

③尿路 X 线检查和静脉尿路造影,了解肿瘤与肾盂、肾盏的关系,显示肿瘤的位置和阴影大小,以及双侧肾功能和形态情况。

④逆行肾盂造影检查。在静脉尿路造影显示不满意时,可采用逆行尿路造影检查。

⑤B 超和 CT、MRI 检查对确定良性肾脏肿瘤、恶性肾脏肿瘤有重要意义。

(3)治疗。

①错构瘤小于 4 cm 可不予处理,错构瘤较大者可行剜除术或部分肾切除术,瘤体较大、肾结构被破坏、功能丧失者可以考虑行肾切除术。

②各类肾恶性肿瘤于确诊后均应早期施行根治性肾切除术。各类肾恶性肿瘤包括肾周围脂肪组织、腹主动脉旁淋巴结、大部输尿管及周围组织、受累的肾上腺,如肾静脉内瘤栓已延及腔静脉则应将其一并摘除,然后再修复腔静脉。

③放射治疗。肾母细胞瘤的瘤体过大者可在术前先行放疗,待瘤体缩小后再行根治性肾切除术。放疗对肾盂癌及肾细胞癌的疗效较差。

④化学药物治疗。肾母细胞瘤应常规应用,对肾盂癌及肾细胞癌可酌情应用,可选用丝裂霉素、氟尿嘧啶等,肾癌术后患者可酌情选用。生物治疗有 γ 干扰素、IL-2 等。

⑤患肾动脉栓塞术。确诊肾肿瘤须行切除治疗时,可在选择性肾动脉造影同时行患肾动脉栓塞术,以减少术中出血及癌细胞转移。

⑥姑息性肾动脉栓塞,辅以放疗和化疗。肿瘤累及范围广、邻近器官已受累而不能切除时,可行姑息性肾动脉栓塞,辅以放疗和化疗。

⑦胸部摄片、B 超和全身骨扫描(SPECT)随访检查。肾肿瘤手术后需定期(3~6 个月)作胸部摄片、B 超和全身骨扫描(SPECT)随访检查,以便发现肾蒂复发和转移。每 3~6 个月随访 1 次,特别注意腹部及肺转移。

二、罕见良性肾脏肿瘤的发病机理

肾癌的发病机理尚未完全阐明。根据目前的研究，肾脏肿瘤具有独特的发病机理，且机制极为复杂。其发病的分子机制涉及林岛综合征(VHL)肿瘤抑制复合物，由于基因突变导致其功能丧失，使下游缺氧诱导因子(HIF1α、HIF2α)积聚，致使血管内皮生长因子(VEGF)、血小板衍生生长因子(PDGF)等蛋白质过表达。在分别与相应受体结合后，VEGF作用于血管内皮细胞导致血管通透性增加，PDGF作用于外膜细胞、成纤维细胞或血管平滑肌细胞导致血管形成，二者均可促进细胞的存活、增殖和迁移，最终形成肿瘤并在转移性肾癌(mRCC)的发病和进展中起重要作用。

三、罕见良性肾脏肿瘤的健康防护

肾脏肿瘤一般可以通过养成良好的生活习惯、定期体检、保持健康的饮食等方式来预防。

(1)养成良好的生活习惯。

建议患者在日常生活中要注意规律作息，避免熬夜，保证充足的睡眠，避免过度劳累。患者要保持积极乐观的心态，避免紧张、焦虑等不良情绪。

(2)定期体检。

建议患者在日常生活中要定期体检，可以及时了解自己的身体状况，及时发现疾病，并且积极配合医生进行治疗。患者也应注意定期复查，可以及时发现肾脏病变。

(3)保持健康的饮食。

建议患者在日常生活中要注意饮食健康，避免食用辛辣刺激性食物，如辣椒、芥末等，同时还应注意避免食用含有亚硝酸盐的食物，如泡菜、腊肉等。患者可以多吃新鲜的蔬菜和水果，如菠菜、苹果等。除此之外，还可以通过戒烟、戒酒、保持健康的生活方式等来预防肾脏肿瘤。

(4)术后防护。

术后当天应卧床休息，第二天待血压平稳后可尽早进行床上活动，如翻身等，并逐步下床活动；行肾癌根治术加腹膜后淋巴清扫的患者，手术范围大，应卧床休息5~7 d，避免活动过早引起手术部位出血，应做好肢体的被动活动；行肾脏部分切除术的患者，指导绝对卧床休息2~4周，注意保护伤口，逐步恢复正常活动。

妥善固定各引流管，防止导管扭曲受压，定时挤捏，密切观察引流液的颜色、性质、量的变化，如果引流液大于200 mL/h持续3 h并不减少，色鲜红可能出现出血，应及时通知医生。保持伤口敷料清洁干燥，如被渗出液浸湿应及时报告医生更换敷料。术后肠蠕动未恢复应禁食水，待肠蠕动恢复后拔除胃管，可由流食逐渐过渡到半流食和普食，术后以食高蛋白、高热量、易消化、富含多种维生素的食物为主，每餐进食应适量，避免进食过量而产生不良后果。保持会阴部清洁卫生，注意无菌操作，防止逆行感染，鼓励患者自主咳嗽咳痰，将痰液咳出。做好安全护理，如悬挂高危跌倒标记，告知家属，做好健康教育；锁好床的轮子，穿防滑鞋，改变体位应遵守“三部曲”，确保安全；床边使用护栏，要求家属陪护，呼叫器放于患者易取位置等。定时进行巡视，勤翻身，保持床单清洁、干燥，尾骶部垫水垫，骨隆突部位局部减压，并指导家属及时按摩受压部位，以防压疮形成。做好疼痛护理，伤口疼痛明显时更换体位，保持舒适的卧位，放松情绪，可通过与家人聊天、看书、听音乐等方式转移对疼痛的注意力，从而有效地缓解疼痛。

第六节　白　血　病

一、白血病的症状诊断、诱发因素及治疗策略

白细胞、红细胞和血小板为血液的3种成分。白血病是一种因造血系统异常而形成的恶性肿瘤，其发病机理复杂，是可导致死亡的癌症之一。白血病通常在造血干细胞谱系出现功能障碍后发生。白血病有多种形式，主要分为急性白血病和慢性白血病两种。急性白血病又包括急性髓系白血病和急性淋巴细胞白血病。慢性白血病包括慢性粒细胞白血病及慢性淋巴细胞白血病。骨髓和血液中异常高水平的白细胞被称为白血病的一类恶性疾病特征。

（一）症状诊断

儿童及青少年急性白血病多起病急骤。常见的首发症状包括发热、进行性贫血、显著的出血倾向或骨关节疼痛等。起病缓慢者以老年及部分青年患者居多，病情逐渐进展。此外，少数患者可以抽搐、失明、牙痛、牙龈肿胀、心包积液、双下肢截瘫等为首发症状。

（1）发热。

发热是白血病最常见的症状之一，表现为不同程度的发热和热型。发热的主要原因是感染，其中以咽峡炎、口腔炎、肛周感染最常见，肺炎、扁桃体炎、齿龈炎、肛周脓肿等也较常见。耳部发炎、肠炎、痈、肾盂肾炎等也可见到，严重者可发生败血症、脓毒血症等。发热也可以是急性白血病本身的症状，而不伴有任何感染迹象。

（2）感染。

病原体以细菌多见，疾病后期，由于长期粒细胞低于正常和广谱抗生素的使用，真菌感染的可能性逐渐增加。病毒感染虽少见但凶险，须加以注意。

（3）出血。

出血部位可遍及全身，以皮肤、牙龈、鼻腔出血最常见，也可有视网膜、耳内出血和颅内、消化道、呼吸道等内脏大出血。女性月经过多也较常见，可能是首发症状。

（4）贫血。

早期即可出现贫血，少数病例可在确诊前数月或数年先出现骨髓增生异常综合征（MDS），以后再发展成白血病。患者往往伴有乏力、面色苍白、心悸、气短、下肢水肿等症状。贫血可见于各类型的白血病，老年患者更多见。

（5）骨和关节疼痛。

骨和骨膜的白血病浸润引起骨痛，可为肢体或背部弥漫性疼痛，亦可局限于关节痛，常导致行动困难。逾1/3患者有胸骨压痛，此征有助于该病诊断。

（6）肝脾和淋巴结肿大。

以轻度、中度肝脾肿大为多见。急性淋巴细胞白血病（ALL）比急性髓细胞性白血病（AML）肝脾肿大的发生率高，慢性比急性白血病脾大更为常见，程度也更明显。淋巴结肿大ALL也比AML多见，可累及浅表或深部如纵隔、肠系膜、腹膜后等淋巴结（Löffler et al,

1994)。

(7)中枢神经系统白血病。

中枢神经系统白血病(CNSL)系急性白血病严重并发症,常见于 ALL 和 AML 中的急性粒单核细胞白血病(M4)型和急性单核细胞白血病(M5)型,但其他类型也可见到。由于常用化疗药物难以透过血脑屏障,因此成为现代急性白血病治疗的盲点和难点。浸润部位多发生在蛛网膜、硬脑膜,其次为脑实质、脉络膜或脑神经。重症者有头痛、呕吐、项强、视乳头水肿,甚至抽搐、昏迷等颅内压增高的典型表现,可类似颅内出血,轻者仅有轻微头痛、头晕。脑神经(以第Ⅵ、Ⅶ对脑神经为主)受累可出现视力障碍和面瘫等。

(8)其他组织和器官浸润。

ALL 皮肤浸润比 AML 少见,但睾丸浸润较多见。睾丸白血病也常出现在缓解期 ALL,表现为单侧或双侧睾丸的无痛性肿大,质地坚硬无触痛,是仅次于 CNSL 的白血病髓外复发根源。白血病浸润还可累及肺、胸膜、肾、消化道、心、脑、子宫、卵巢、乳房、腮腺和眼部等各种组织和器官,并表现相应脏器的功能障碍。

(9)慢性粒细胞白血病的症状。

起病缓慢,早期常无自觉症状,多因健康检查或其他疾病就医时才发现血常规异常或脾肿大而确诊。随着病情发展,可出现乏力、低热、多汗或盗汗、体重减轻等陈代谢亢进的表现。由于脾肿大而感到左上腹坠胀、食后饱胀等症状。检查时最为突出的是脾肿大,往往就医时已达脐平面。病情可稳定 1~4 年,之后进入加速期,迅速出现贫血及更多症状,然后很快进入急变期,可以急变为 AML 或者 ALL,临床表现与急性白血病完全一样,治疗效果和预后则比原发性急性白血病更差,通常迅速死亡。

(二)诱发因素

(1)病毒因素。

RNA 病毒对鼠、猫、鸡和牛等动物的致白血病作用已经得到证实,这类病毒所致的白血病多属于 T 淋巴细胞型。

(2)化学因素。

一些化学物质有致白血病的作用。接触苯及其衍生物的人群白血病发生率高于一般人群。亦有亚硝胺类物质、保泰松及其衍生物、氯霉素等诱发白血病的报道。某些抗肿瘤药物,如氮芥、环磷酰胺、丙卡巴肼、依托泊苷(VP16)、替尼泊苷(VM26)等都有致白血病作用。

(3)放射因素。

有证据显示,各种电离辐射可以引起人类白血病。白血病的发生取决于人体吸收辐射的剂量,整个身体或部分躯体受到中等剂量或大剂量辐射后都可诱发白血病。小剂量辐射能否引起白血病仍不确定。经常接触放射线物质(如钴-60)者白血病发病率明显增加。大剂量放射线诊断和治疗可使白血病发生率增高。

(4)遗传因素。

有染色体畸变的人群白血病发病率高于正常人。

(三)治疗策略

随着现代医学的不断进步,白血病的治疗方法也在不断发展,其中包括化疗、放疗、造血干细胞移植等。具体治疗方案应根据患者所处疾病阶段、年龄、健康状况做出调整。

（1）化疗。

现阶段的白血病化疗方案通常是采用多种药物联合应用。化疗旨在通过破坏白血病细胞的DNA以抑制其增殖和分裂，以达到杀灭白血病细胞的目的。虽然化疗可以有效控制白血病细胞的生长和扩散，但由于化疗药物具有恶心、呕吐、毛发脱落等不良反应，因此在治疗过程中需要加强患者的营养支持和身体抵抗力。

（2）放疗。

对于局灶性的白血病，放疗可能会被用于病变区域的白血病细胞，并减少白血病的负荷（Weinmann et al，2001）。由于放疗也会带来一些不良反应，例如恶心、呕吐及喉咙痛等，因此同样需要密切注意治疗后的营养补充。

（3）造血干细胞移植。

这是一种可以治愈白血病和改善患者预后的手段，其原理是重建骨髓和免疫系统，以促进新的健康细胞生长（Ashfaq et al，2010）。该治疗方法实际上是在用干细胞重新造血细胞，再把新细胞移植回患者体内。

（4）淋巴细胞输注。

供者淋巴细胞输注在预防或治疗白血病复发方面的有限功效和显著风险，以及基于抗体的靶向治疗的成功，使该领域开始探索使用抗原靶向淋巴细胞输注作为过继细胞治疗的一种形式（Brivio et al，2022）。血液恶性肿瘤是抗原靶向过继细胞疗法的理想治疗靶点，因为它们对免疫攻击的敏感性（移植物抗白血病效应（GVL））；循环中免疫细胞和恶性细胞的接近，允许持续的免疫监视；使用外周血和骨髓样品的非侵入性疾病监测和免疫监测相对容易。重要的是，这些相同的特征导致血液恶性肿瘤异常逃避免疫监视，需要有效的策略来克服免疫逃避机制。供者淋巴细胞输注与靶向细胞疗法的比较如图7.4所示。

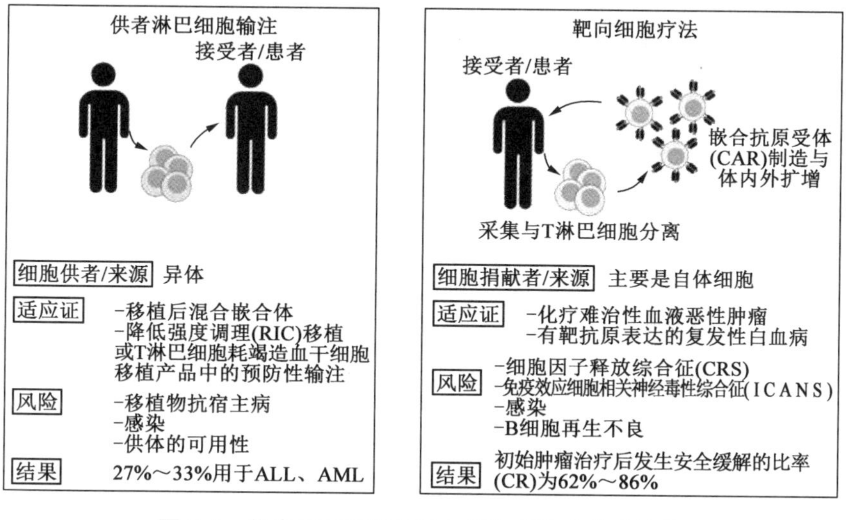

图7.4　供者淋巴细胞输注与靶向细胞疗法的比较

二、白血病的发病机理

慢性粒细胞白血病和急性髓系白血病约占全世界所有新诊断的白血病的一半。慢性粒细胞白血病是一种克隆性骨髓增生性疾病，白细胞和粒细胞增多，造血干细胞水平受到影响。大多数慢性粒细胞白血病患者在良性慢性期开始治疗，如果不治疗，病情将恶化并发展到髓样或淋巴母细胞期，与急性白血病相同。急性髓系白血病是一种造血系统恶性肿瘤，未成熟白细胞的异常增殖特征是异质性的。急性髓系白血病是最常见的急性白血病类型之一，在临床和分子光谱上处于另一个极端，具有更具攻击性的生物学行为和不良预后。白血病中异常白细胞增殖的特征，除了表现为造血功能受抑制（骨髓中对细胞生长抑制剂没有反应的正常造血细胞）和白血病细胞自身持续增殖之外，还包括血小板减少症和中性粒细胞减少症。未成熟白细胞也可以在不同区域积累，如髓外部位，特别是脑膜、肝脏、淋巴结、胸腺、性腺和脾脏。

遗传变异是白血病发病的重要因素之一。在白血病患者中，许多病例与染色体异常、基因缺失等遗传变异相关。近年来，随着生物技术发展，遗传变异的研究不断深入，为白血病的防治提供了重要的理论基础。

遗传变异导致基因表达量的改变，进而影响基因功能，从而导致细胞的异常增生和分化，引起白血病的发病（Zeeb et al，1998）。例如，*BCR-ABL* 基因的重排是慢性髓性白血病的重要原因。*BCR-ABL* 基因重排后，其产物 BCR-ABL 蛋白具有持续激活酪氨酸激酶活性的能力，进而影响细胞的增殖和分化，导致白血病的发病。

另一方面，DNA 修复的遗传变异也可能导致白血病的发生。DNA 损伤修复的紊乱可导致 DNA 修复基因的失调，从而导致基因突变和染色体异常，影响白细胞的正常生长和发育，诱发发病。

白血病的基因突变是白血病发展的另一个重要因素。基因突变主要是指基因序列的改变，包括点突变、插入突变和缺失突变等，这些突变可以影响白细胞的增殖和分化。白血病患者中常见的基因突变包括 *TP53*、*RUNX1*、*WT1*、*EZH2*、*JAK2* 等。这些基因的突变导致它们的功能发生改变，进而直接或间接影响其他基因的表达和调控，引起细胞的异常增生和分化，从而导致白血病的发病。例如，*RUNX1* 基因的突变是急性髓性白血病的主要原因之一。RUNX1 是一个关键的转录因子，其对造血细胞的分化和发育起着重要的调控作用。*RUNX1* 基因的突变使其失去了对其他基因的正常调控作用，从而导致细胞的增殖和分化异常，引起白血病的发病。

除了遗传变异和基因突变外，白血病发生与发展还受到许多其他分子机制的影响。例如，表观遗传调控是一种重要的细胞调控机制，该机制可以调控基因的表达，影响细胞的增殖和分化。在白血病患者中，许多表观遗传调控相关的基因异常表达，这也可以导致白血病的发病。

此外，信号转导通路也是白血病发展的关键因素之一。信号转导通路是一种重要的细胞内调控机制，它可以调控细胞的增殖、分化、凋亡等过程。在白血病患者中，许多信号转导通路相关的基因表达异常，从而导致细胞增殖、分化异常，引起白血病的发病。

总之，白血病的发生与发展受到许多分子机制的影响，其中最为突出的是遗传变异和基因突变（Whiteley et al，2021）。了解这些机制有助于今后更好地理解白血病的病理生理过程，从而为白血病的防治提供理论基础和新的治疗策略。

三、白血病的健康防护

（1）加强自我保护。

白血病患者因为免疫系统受损，易感染其他细菌、病毒和真菌，在处理食品及公共场所活动时要尽可能减少接触感染源。

(2)学会如何控制压力。

尽可能地减轻压力有助于保持身体免疫系统的功能,并对白血病患者的预后产生积极影响。

(3)保证健康卫生。

尽量在低污染的地方居住、保持良好的卫生环境,并注意维持个人卫生以预防感染疾病。

(4)定期检查。

由于白血病症状不典型,患者可能需要定期检查及采取其他预防措施,以便及早发现和治疗。

(5)饮食原则。

①少食多餐,容易消化。白血病患者,尤其在治疗过程中,消化系统往往会出现诸多反应,如恶心、呕吐、腹胀、腹泻等症状,此时可采取少食多餐的进食方法,或在三餐之外,增加一些体积小、热量高、营养丰富的食品,如糕点、巧克力、面包、猕猴桃、鲜蔬汁等。消化系统出现不良反应时,患者要多摄入碱性食物,以减轻消化道的不适。

②根据病情对症调理饮食。患者如果出现食纳不佳、消化不良时,可供给半流食或软饭,如二米粥、蒸蛋羹、酸奶、豆腐脑、小笼包子等,同时可佐以山楂、萝卜等消导性食物。

总之,白血病患者由于机体代谢亢进,免疫力低下,需给予高热量、高蛋白、富含维生素和矿物质且易消化的饮食,以补充体内热量及各种营养物质的消耗。尤其是进行化疗期间患者常有食欲不振、腹胀、腹泻、恶心、呕吐等消化道反应,应注意菜肴的色、香、味、形,以引起患者的食欲。白血病的治疗需要根据患者所处的具体情况制订方案。此外,加强健康防护以减少感染风险、积极控制生活和心理压力,可对白血病患者的身体恢复和预后产生积极的影响。

第七节　淋　巴　瘤

恶性淋巴瘤是一大组复杂的淋巴造血系统恶性肿瘤的总称。淋巴瘤是原发于淋巴结和淋巴组织的恶性肿瘤。根据病理组织学类型可将淋巴瘤分为霍奇金病(HD)和非霍奇金淋巴瘤(NHL)两大类。霍奇金病是一种相对罕见的淋巴疾病,其病理生理学尚不十分清楚。然而,已知免疫抑制会增加霍奇金病发生的风险。

一、淋巴瘤的症状诊断、诱发因素及治疗策略

(一)症状诊断

恶性淋巴瘤是具有相当异质性的一类肿瘤,虽然好发于淋巴结,但是由于淋巴系统的分布特点,使得淋巴瘤属于全身性疾病,几乎可以侵犯到全身任何组织和器官。因此,恶性淋巴瘤的临床表现既具有一定的共同特点,同时按照不同的病理类型、受侵部位和范围又存在着很大的差异。

(1)局部表现。

①浅表及深部淋巴结肿大。多为无痛性、表面光滑、活动,扪之质韧、饱满、均匀;早期

活动，孤立或散在于颈部、腋下、腹股沟等处；晚期则互相融合，与皮肤粘连，不活动，或形成溃疡。

②咽淋巴环病变。口咽、舌根、扁桃体和鼻咽部的黏膜和黏膜下具有丰富的淋巴组织，组成咽淋巴环，又称韦氏环，是恶性淋巴瘤的好发部位。

③鼻腔病变。原发鼻腔的淋巴瘤绝大多数为非霍奇金淋巴瘤（NHL），主要的病理类型包括鼻腔 NK/T 细胞淋巴瘤和弥漫大 B 细胞淋巴瘤。

④胸部病变。纵隔淋巴结是恶性淋巴瘤的好发部位，多见于霍奇金淋巴瘤（HL）和 NHL 中的原发纵隔的弥漫大 B 细胞淋巴瘤和前体 T 细胞型淋巴瘤。胸部 X 线片上有圆形或类圆形或分叶状阴影，病变进展可压迫支气管致肺不张，有时肿瘤中央坏死形成空洞。

⑤肺部病变。有的肺部病变表现为弥漫性间质性改变，此时临床症状明显，常有咳嗽、咳痰、气短、呼吸困难，继发感染可有发热。

⑥心脏病变。恶性淋巴瘤可侵犯心肌和心包，表现为心包积液，淋巴瘤侵犯心肌表现为心肌病变，可有心律不齐，心电图异常等表现。

⑦腹部表现。脾是 HL 最常见的膈下受侵部位。胃肠道则是 NHL 最常见的结果病变部位。肠系膜、腹膜后及髂窝淋巴结等亦是淋巴瘤常见侵犯部位。

⑧皮肤表现。恶性淋巴瘤可原发或继发皮肤侵犯，多见于 NHL。

⑨骨髓恶性淋巴瘤的骨髓侵犯表现为骨髓受侵或合并白血病，多属疾病晚期表现之一，绝大多数为 NHL。

⑩神经系统表现。如进行性多灶性脑白质病、亚急性坏死性脊髓病、感觉或运动性周围神经病变及多发性肌病等其他表现。

⑪恶性淋巴瘤还可以原发或继发于脑、硬脊膜外、睾丸、卵巢、阴道、宫颈、乳腺、甲状腺、肾上腺、眼眶球后组织、喉、骨骼及肌肉软组织等，临床表现复杂多样，应注意鉴别。

（2）全身表现。

恶性淋巴瘤在发现淋巴结肿大前或同时可出现发热、瘙痒、盗汗及消瘦等全身症状。恶性淋巴瘤诊断时 10%～20%可有贫血，部分患者可有白细胞计数、血小板增多，血沉增快，个别患者可有类白血病反应，中性粒细胞数量明显增多。乳酸脱氢酶活性的升高与肿瘤负荷有关。部分患者，尤其晚期患者表现为免疫功能异常，在 B 淋巴细胞 NHL 中，部分患者的血清中可以检测到多少不等的单克隆免疫球蛋白。恶性淋巴瘤患者可有一系列非特异性皮肤表现，皮肤损害呈多形性，出现红斑、水疱、糜烂等，晚期恶性淋巴瘤患者免疫功能低下，皮肤感染常经久破溃、渗液，形成全身性散在的皮肤增厚、脱屑。

（二）诱发因素

淋巴瘤可原发于淋巴结和结外淋巴组织，是人类较为常见的恶性肿瘤，占所有恶性肿瘤的 3%～4%，位于我国各种恶性肿瘤发病的第 11 位。导致淋巴瘤的原因很多，包括感染、免疫缺陷或抑制、职业暴露和环境因素、遗传因素等。

（1）病毒和细菌感染。

病毒和细菌感染，尤其是人类疱疹病毒 4 型（EB）病毒感染，与恶性淋巴瘤的发生关系密切，在霍奇金淋巴瘤病例中 EB 病毒检出率可高达 75%；鼻型 NK/T 细胞淋巴瘤 EB 病毒检测阳性率可达 90%～100%；非洲地方性 Burkitt 淋巴瘤，几乎都存在 EB 病毒潜伏感染。体外试验证实，EB 病毒能使人类正常 B 淋巴细胞发生转化。

（2）免疫缺陷或抑制。

恶性淋巴瘤是免疫系统的恶性肿瘤，机体免疫功能低下是恶性淋巴瘤的重要原因和发病条件。很多原发性免疫缺陷及获得性免疫功能障碍的患者，容易发生淋巴瘤，如共济失调性毛细血管扩张症、X 染色体连锁的淋巴组织增生症、人类免疫缺陷病毒（HIV）感染者、系统性红斑狼疮、类风湿关节炎、桥本甲状腺炎，以及某些需要长期使用免疫抑制药物治疗的患者等，淋巴瘤的发病概率明显高于常人。

（3）职业暴露和环境因素。

长期接触溶剂、皮革染料、杀虫剂和除草剂等暴露因素会增加患淋巴瘤的风险。木工行业，木尘苯的暴露史与霍奇金淋巴瘤的发病率高度相关。医院放射科和核电厂工人等接触放射线的人群，浆细胞骨髓瘤的发病率也有所增加。

（4）遗传因素。

淋巴瘤有时呈现明显的家族聚集性，如慢性淋巴细胞性白血病、小淋巴细胞淋巴瘤等，其一级亲属中发生淋巴瘤的风险增加 2～7 倍。浆细胞骨髓瘤患者直系亲属的患病率是普通人的 3.7 倍以上。某些类型的淋巴瘤常存在重现性的染色体缺失或扩增、易位和基因突变等遗传学异常（Bailey et al，2020）。这些遗传学改变可引起癌基因的激活和（或）瘤抑制基因的失活，造成淋巴细胞恶性增殖，形成淋巴瘤。

（三）临床诊疗策略

（1）诊断方法。

①血常规及血涂片。血常规一般正常，可合并慢病贫血；HL 可以出现血小板（PLT）、白细胞（WBC）、嗜酸性粒细胞数量增多；侵袭性 NHL 侵犯骨髓可出现贫血及白细胞、血小板数量减少，外周血可出现淋巴瘤细胞。

②骨髓涂片及活检。HL 罕见骨髓受累。NHL 侵犯骨髓，骨髓涂片可见淋巴瘤细胞，细胞体积较大，染色质丰富，呈灰蓝色，形态明显异常，可见“拖尾现象”；淋巴瘤细胞数不小于 20%为淋巴瘤白血病；骨髓活检可见淋巴瘤细胞聚集浸润。部分患者骨髓涂片可见噬血细胞数量增多及噬血现象，多见于 T 淋巴细胞 NHL。

③血生化。乳酸脱氢酶（LDH）活性增高与肿瘤负荷有关，为预后不良的指标。HL 可有红细胞沉降率（ESR）增快，碱性磷酸酶（ALP）活性升高。

④脑脊液检查。中高度侵袭性 NHL 临床Ⅲ/Ⅳ期患者可能出现中枢神经系统受累，或有中枢神经系统症状者，需行脑脊液检查，表现为脑脊液压力增高，生化蛋白量增加，常规细胞数量增多，单核为主，病理检查或流式细胞术检查可发现淋巴瘤细胞。

⑤组织病理检查。HL 的基本病理形态学改变是在以多种炎症细胞的混合增生背景中见到诊断性的 R-S 细胞及其变异型细胞。NHL 淋巴结或组织病理可见正常淋巴结或组织结构破坏，肿瘤细胞散在或弥漫浸润，根据不同的病理类型有各自独特的病理表现和免疫表型。

⑥*TCR* 或 *IgH* 基因重排检测呈阳性。

（2）治疗方法。

①放疗。某些类型的淋巴瘤早期可以单纯放疗，放疗还可用于化疗后巩固治疗及移植时辅助治疗（Girinsky et al，2005）。

②化疗。淋巴瘤化疗多采用联合化疗，可以结合靶向治疗药物和生物制剂。近年来，

淋巴瘤的化疗方案得到了很大改进,很多类型淋巴瘤的生存期都得到了很大提高(Ansell et al,2020)。

③骨髓移植。对60岁以下患者及能耐受大剂量化疗的中高危患者,可考虑进行自体造血干细胞移植。部分复发或骨髓侵犯的年轻患者还可考虑异基因造血干细胞移植(Ayala et al,2011)。

④手术治疗。仅限于活组织检查或并发症处理;合并脾机能亢进而无禁忌证,有切脾指征者可以切脾,以改善血常规,为以后化疗创造有利条件。

二、淋巴瘤的发病机理

一般认为,淋巴瘤的发病可能和基因突变、病毒及其他病原体感染、放射线、化学药物、合并自身免疫病等有关。

淋巴系统肿瘤的分子机制是目前研究的热点之一。据现有研究结果表明,这类肿瘤的发生与多种基因的异常变异及炎症反应等因素有关。其中,遗传元件从外部与环境因素相互作用,导致系列信号传递通路对异质性表达等级和功能的调节失控,从而影响淋巴细胞的增殖、合成等过程。同时该过程还涉及某些细胞因子、炎症介质的过度释放,这些物质进一步提高了细胞增殖的速度,导致了癌细胞的大量积聚,从而诱发了淋巴系统的肿瘤。

淋巴瘤的发病机理是多因素作用的结果,以下是常见的几种影响淋巴瘤发生的因素:

(1)遗传因素。

遗传突变在淋巴瘤的形成和进展中扮演了重要角色。有些家族性淋巴瘤的患者存在特定的基因突变,例如 *BRCA*1、*BRCA*2 和 *TP*53 等基因的改变,会增加罹患淋巴瘤的风险。

(2)免疫功能异常。

免疫系统异常会增加淋巴细胞的异常增殖,因此易于形成淋巴瘤。如某些先天免疫缺陷病、器官移植后长期应用免疫抑制剂及感染病毒等一些影响免疫系统的因素均会提高淋巴瘤的发生风险(Viala,2006)。

(3)感染。

某些病原体感染也与淋巴瘤的发生有关,如 EB 病毒、幽门螺杆菌、口腔衣原体和乙肝病毒等(Seifert et al,2013)。

(4)其他因素。

长期接触化学物质也会增加淋巴瘤的发生风险,例如农药、某些溶剂及染料等。此外,年龄、性别、生活环境等因素都可能对淋巴瘤的发生有一定影响。

综上所述,虽然淋巴瘤的发病机理很复杂,但通常要根据患者的具体情况以适当的方法进行治疗。

三、淋巴瘤的健康防护

目前没有确定的方法能够预防淋巴瘤。大多数导致淋巴瘤的风险因素都是难以被人为改变的。但的确有一些措施能够起到一定的预防作用,包括:预防与淋巴瘤发生相关的人类疱疹病毒第四型(EBV)、人类嗜T淋巴细胞病毒一型(HTLV-1)、幽门螺杆菌、HIV 等感染,能降低淋巴瘤的发生风险。在过去,某些非霍奇金淋巴瘤是由放疗引发的。目前在癌症的治疗中,医生已经开始注重平衡治疗收益和不良反应,采用更先进的放疗技术,避免诱发非霍奇金淋巴瘤。超重和肥胖的人群患淋巴瘤的风险会有所增加,高脂饮食也可能增加患淋巴瘤的风险,因此减重并维持健康体重、健康饮食具有一定的预防作用。

(1)日常生活。

①要有良好的生活习惯,如戒烟、戒酒,烟和酒与淋巴瘤的发生有一定关系,世界卫生组织曾经预言,如果人们都不再吸烟,5 年之后世界上的癌症将减少 1/3。

②要远离污染的食物,减少接触已变质的食物,因为变质的食物会加重患者的病情,不要吃太多咸而辣的食物,不要吃太热、太冷、过期、变质的食物,年老体弱或某种疾病遗传基因者适当吃癌症预防食品。

③要保持一个积极向上的乐观心态,早睡早起减少压力,避免身心的过度疲劳,因为淋巴瘤是一种容易受到外界多方面影响的疾病,中医认为压力、过劳、体虚、免疫功能下降、内分泌失调、体内代谢紊乱均可诱发癌症,需要保持良好心情,重视工作和休息的结合,不要过度疲劳。

④要注意休息,不熬夜、锻炼、饮食均衡以增强免疫力,多在阳光下锻炼,避免辐射,最后要定期体检,及时了解身体的情况,及时治疗和预防。

淋巴瘤患者应对症下药,呼吸困难时给予高流量氧气吸入,半卧位,适量安静剂;发热时按照发热护理常规执行;骨骼浸润时减少活动,防止外伤,发生病理性骨折时应根据骨折部位进行处理。

(2)饮食。

淋巴瘤患者的生活护理的关键在于饮食。患者放疗和化疗后经常会出现厌食、恶心、呕吐、口干、胃不适、腹胀等症状。此时,根据营养师的建议,制作多种食谱,尽量使颜色、香味、味道、形状变好。给予高热量、高蛋白、高维生素、清淡易消化、低渣、无刺激的食物。

①高热量食物。部分淋巴瘤患者需要接受放疗和化疗来抑制癌细胞。这个时候身体的热量消耗比较大,要尽早补充热量,适当摄入一些猪肉、牛肉、鸡肉、鱼肉可以补充身体的热量。

②高蛋白食物。奶制品、鸡蛋等高蛋白食物可以补充能量,提高体质。

③高维生素食物。新鲜蔬菜、水果富含维生素,可以满足淋巴瘤患者的营养需求。

④清淡易消化的食物。可以吃小米粥、米汤、豆浆等流质食物,容易咀嚼和消化。

⑤低残留、无刺激性食物。出现腹泻症状时,饮食应改为低残留、无刺激性饮食,减少胃肠饮食;平时要避免吃辛辣刺激的食物。

第八节 肺 癌

肺癌是临床常见的恶性肿瘤,2022 年全球癌症统计数据显示,肺癌的发病率和死亡率均居首位,分别为 12.4%和 18.7%,是全球男性和女性癌症死亡的主要原因。肺癌的病因至今未完全明确,长期吸烟是导致肺癌的主要原因,此外职业暴露、空气污染、电离辐射、饮食、遗传、肺部病史等均可诱发肺癌。肺癌包括两种主要病理分型:非小细胞肺癌(NSCLC)和小细胞肺癌(SCLC)。NSCLC 占所有病例的 80%~85%,可进一步分为腺癌、鳞状细胞癌和大细胞(未分化)癌 3 种病理学亚型,其中腺癌占 45%~55%,鳞癌占 25%~30%,大细胞癌约占 10%,SCLC 仅占所有肺癌的 10%~15%,据统计仅 16%的肺癌能被早期诊断,生存率约为 60%，而诊断延误导致肺癌患者总体的 5 年生存率低于 20%。深入肺癌的发生进展机制，挖掘早期诊断的生物预测标志物，是提高诊断率及改善预后的重要措施。

一、肺癌的症状诊断、诱发因素及治疗策略

(一) 症状诊断

肺癌的临床表现比较复杂，症状和体征的有无、轻重及出现的早晚，取决于肿瘤发生部位、病理类型、有无转移、有无并发症，以及患者的反应程度和耐受性的差异。肺癌早期症状常较轻微，甚至可无任何不适。中央型肺癌症状出现早且重，周围型肺癌症状出现晚且较轻，甚至无症状，常在体检时被发现。肺癌的症状大致分为：局部症状、全身症状、肺外症状、浸润和转移症状。

1. 局部症状

局部症状是指由肿瘤本身在局部生长时刺激、阻塞、浸润和压迫组织所引起的症状。

(1) 咳嗽。

咳嗽是最常见的症状，以咳嗽为首发症状者占 35%~75%。肺癌所致的咳嗽可能与支气管黏液分泌的改变、阻塞性肺炎、胸膜侵犯、肺不张及其他胸内合并症有关。肿瘤生长于管径较大、对外来刺激敏感的段以上支气管黏膜时，可产生类似异物样刺激引起的咳嗽，典型的表现为阵发性、刺激性干咳，一般止咳药常不易控制。肿瘤生长在段以下较细小支气管黏膜时，咳嗽多不明显，甚至无咳嗽。对于吸烟或患慢支气管炎的患者，如咳嗽程度加重，次数变频，咳嗽性质改变，如呈高音调金属音时，尤其是老年人，要高度警惕肺癌的可能性。

(2) 痰中带血或咯血。

痰中带血或咯血亦是肺癌的常见症状，以此为首发症状者约占 30%。由于肿瘤组织血供丰富，质地脆，剧咳时血管破裂而致出血，咯血亦可能由肿瘤局部坏死或血管炎引起。肺癌咯血的特征为间断性或持续性、反复少量的痰中带血丝，或少量咯血，偶因较大血管破裂、大的空洞形成或肿瘤破溃入支气管与肺血管而导致难以控制的大咯血。

(3) 胸痛。

以胸痛为首发症状者约占 25%。常表现为胸部不规则的隐痛或钝痛。大多数情况下，周围型肺癌侵犯壁层胸膜或胸壁，可引起尖锐而断续的胸膜性疼痛，若继续发展，则演变为恒定的钻痛。难以定位的轻度的胸部不适有时与中央型肺癌侵犯纵隔或累及血管、支气管周围神经有关，而有 25%的恶性胸腔积液患者主诉胸部钝痛。持续尖锐剧烈、不易被药物控制的胸痛，则常提示已有广泛的胸膜或胸壁侵犯。肩部或胸背部持续性疼痛提示肺叶内侧近纵隔部位有肿瘤外侵可能。

(4) 胸闷、气急。

约有 10%的患者以此为首发症状，多见于中央型肺癌，特别是肺功能较差的患者。引起呼吸困难的原因主要包括：

①肺癌晚期，纵隔淋巴结广泛转移，压迫气管、隆突或主支气管时可出现气急，甚至窒息症状。

②大量胸腔积液时压迫肺组织并使纵隔严重移位，或有心包积液时也可出现胸闷、气急、呼吸困难，但抽液后症状可缓解。

③弥漫性细支气管肺泡癌和支气管播散性腺癌，使呼吸面积减少，气体弥散功能障碍，导致严重的通气/血流比值失调，引起呼吸困难逐渐加重，常伴有发绀。

④其他。包括阻塞性肺炎、肺不张、淋巴管炎性肺癌、肿瘤微栓塞、上气道阻塞、自发性气胸及合并慢性肺疾病如慢性阻塞性肺疾病。

(5)声音嘶哑。

有5%~18%的肺癌患者以声嘶为第一主诉，通常伴随有咳嗽。声嘶一般提示直接的纵隔侵犯或淋巴结长大累及同侧喉返神经而致左侧声带麻痹。声带麻痹亦可引起程度不同的上气道梗阻。

2. 全身症状

(1)发热。

以发热为首发症状者占20%~30%。肺癌所致的发热原因有两种：一为炎性发热，中央型肺癌肿瘤生长时常先阻塞肺段或支气管开口，引起相应的肺叶或肺段阻塞性肺炎或不张而出现发热，但多在38 ℃左右，很少超过39 ℃，抗生素治疗可能奏效，阴影可能吸收，但因分泌物引流不畅常反复发作，约1/3的患者可在短时间内反复在同一部位发生肺炎。周围型肺癌多在晚期因肿瘤压迫邻近肺组织引起炎症时而发热。二为癌性发热，多由肿瘤坏死组织被机体吸收所致，此种发热抗炎药物治疗无效，激素类或吲哚类药物有一定疗效。

(2)消瘦和恶病质。

肺癌晚期由于感染、疼痛导致食欲减退；肿瘤生长和毒素引起消耗增加；体内TNF、瘦素(leptin)等细胞因子水平增高，可引起严重的消瘦、贫血、恶病质。

3. 肺外症状

由于肺癌所产生的某些特殊活性物质(包括激素、抗原、酶等)，患者可出现一种或多种肺外症状，常出现在其他症状之前，并且可随肿瘤的消长而消退或出现，临床上以肺源性骨关节增生症较多见。

(1)肺源性骨关节增生症。

肺源性骨关节增生症临床上主要表现为杵状指(趾)，长骨远端滑膜增生，新骨形成，受累关节肿胀、疼痛和触痛。长骨以胫腓骨、肱骨和掌骨较多见，关节以膝、踝、腕等大关节较多见。杵状指(趾)发生率约为29%，主要见于鳞癌；增生性骨关节病发生率为1%~10%，主要见于腺癌，小细胞癌很少有此种表现。确切的病因尚不完全清楚，可能与雌激素、生长激素或神经功能有关，手术切除癌肿后可得到缓解或消退，复发时又可出现。

(2)与肿瘤有关的异位激素分泌综合征。

约10%患者可出现异位激素分泌综合征，可作为首发症状出现。另有一些患者虽无临床症状，但可检测出一种或几种血浆异位激素增高。此类症状多见于小细胞肺癌。

①异位促肾上腺皮质激素(ACTH)分泌综合征。由于肿瘤分泌ACTH或类肾上腺皮质激素释放因子活性物质，使血浆皮质醇增高。临床症状与柯兴氏综合征大致相似，可有进行性肌无力、周围性水肿、高血压、糖尿病、低钾性碱中毒等，其特点为病程进展快，可出现严重的精神障碍，伴有皮肤色素沉着，而向心性肥胖、多血质、紫纹多不明显。该综合征多见于肺腺癌及小细胞肺癌。

②异位促性腺激素分泌综合征。异位促性腺激素分泌综合征是由肿瘤自主性分泌促黄体生成素(LH)及人绒毛膜促性腺激素(HCG)而刺激性腺类固醇分泌所致，多表现为男

性双侧或单侧乳腺发育,可发生于各种细胞类型的肺癌,以未分化癌和小细胞癌多见。偶可见阴茎异常勃起,除与激素异常分泌有关外,也可能因阴茎血管栓塞所致。

③异位甲状旁腺激素分泌综合征。异位甲状旁腺激素分泌综合征是由肿瘤分泌甲状旁腺激素或一种溶骨物质(多肽)所致,临床上以高血钙、低血磷为特点,症状有食欲减退、恶心、呕吐、腹痛、烦渴、体重下降、心动过速、心律不齐、烦躁不安和精神错乱等。多见于鳞癌。

④异位胰岛素分泌综合征。异位胰岛素分泌综合征临床上表现为亚急性低血糖症候群,如精神错乱、幻觉、头痛等,其原因可能与肿瘤大量消耗葡萄糖、分泌类似胰岛素活性的体液物质或分泌胰岛素释放多肽等有关。

⑤类癌综合征。类癌综合征是由肿瘤分泌5-羟色胺所致,表现为支气管痉挛性哮喘、皮肤潮红、阵发性心动过速和水样腹泻等。多见于腺癌和小细胞肺癌。

⑥神经肌肉综合征,又称类重症肌无力综合征。由于运动神经末梢乙酰胆碱的释放减少,使神经肌肉传导障碍。多数伴发于恶性肿瘤,以小细胞型肺癌最多见,其他尚有周围性神经病、脊根节细胞与神经退行性变、亚急性小脑变性、皮质变性、多发性肌炎等,可出现肢端疼痛无力、眩晕、眼球震颤、共济失调、步履困难及痴呆。

⑦异位生长激素综合征。异位生长激素综合征表现为肥大性骨关节病,多见于腺癌和未分化癌。

⑧抗利尿激素分泌异常综合征。抗利尿激素分泌异常综合征是由癌组织分泌大量的血浆抗利尿激素(ADH)或具有抗利尿作用的多肽物质所致,其主要临床特点为低钠血症,伴有血清和细胞外液低渗透压(小于270 mOsm/L)、肾脏持续排纳、尿渗透压大于血浆渗透压(尿比重大于1.200)和水中毒。多见于小细胞肺癌。

(3)其他表现。

①皮肤病变。黑棘皮病和皮肤炎多见于腺癌,皮肤色素沉着是由于肿瘤分泌黑色素细胞刺激素(MSH)所致,多见于小细胞癌。其他尚有硬皮病、掌跖皮肤过度角化症等。

②心血管系统。各种类型的肺癌均可引起凝血机制异常,出现游走性静脉栓塞、静脉炎和非细菌性栓塞性心内膜炎,可在肺癌确诊前数月出现。

③血液学系统。血液学系统可有慢性贫血、紫癜、红细胞增多、类白血病样反应。可能为铁质吸收减少、红细胞生成障碍寿命缩短、毛细血管性渗血性贫血等原因所致。此外,各种细胞类型的肺癌均可出现弥漫性血管内凝血(DIC),可能与肿瘤释放促凝血因子有关。肺鳞癌患者可伴有紫癜。

④外侵和转移症状。具体包括:

a. 淋巴结转移。最常见的是纵隔淋巴结和锁骨上淋巴结,多在病灶同侧,少数可在对侧,多为较坚硬,单个或多个结节,有时可为首发的主诉而就诊。气管旁或隆突下淋巴结肿大可压迫气道,出现胸闷;气急甚至窒息;压迫食管可出现吞咽困难。

b. 胸膜受侵和(或)转移。胸膜是肺癌常见的侵犯和转移部位,包括直接侵犯和种植性转移。临床表现因有无胸腔积液及胸腔积液的多少而有所差异,胸腔积液的成因除直接侵犯和转移外,还包括淋巴结的阻塞及伴发的阻塞性肺炎和肺不张。常见的症状有呼吸困难、咳嗽、胸闷与胸痛等,亦可完全无任何症状;查体时可见肋间饱满、肋间增宽、呼吸音减低、语颤减低、叩诊实音、纵隔移位等,胸腔积液可为浆液性、浆液血性或血性,多数为渗出液，恶性胸腔积液的特点为增长速度快，多呈血性。极为罕见的肺癌可发生自发性气胸，其机制为胸膜的直接侵犯和阻塞性肺气肿破裂，多见于鳞癌，预后不良。

c. 上腔静脉综合征（SVCS）。肿瘤直接侵犯或纵隔淋巴结转移压迫上腔静脉，或腔内的栓塞，使其狭窄或闭塞，造成血液回流障碍，出现一系列症状和体征，如头痛、颜面部浮肿、颈胸部静脉曲张、压力增高、呼吸困难、咳嗽、胸痛及吞咽困难，亦常有弯腰时晕厥或眩晕等。前胸部和上腹部静脉可代偿性曲张，反映上腔静脉阻塞的时间和阻塞的解剖位置。上腔静脉阻塞的症状和体征与其部位有关。若一侧头臂静脉阻塞，头面、颈部的血流可通过对侧头臂静脉回流心脏，临床症状较轻。若上腔静脉阻塞发生在奇静脉入口以下部位，除了上述静脉扩张外，尚有腹部静脉怒张，血液以此途径流入下腔静脉。若阻塞发展迅速，可出现脑水肿而有头痛、嗜睡、激惹和意识状态的改变。

d. 肾脏转移。死于肺癌的患者约 35%发现有肾脏转移，亦是肺癌手术切除后 1 月内死亡患者的最常见转移部位。大多数肾脏转移无临床症状，有时可表现为腰痛及肾功能不全。

e. 消化道转移。肝脏转移可表现为食欲减退、肝区疼痛，有时伴有恶心，血清 γ-谷氨酰转肽酶（γ-GT）常呈阳性，碱性磷酸酶（AKP）呈进行性增高，查体时可发现肝脏肿大、质硬、结节感。小细胞肺癌诱发胰腺转移，可出现胰腺炎症状或阻塞性黄疸。各种细胞类型的肺癌都可转移到肝脏、胃肠道、肾上腺和腹膜后淋巴结，临床多无症状，常在查体时被发现。

f. 骨转移。肺癌骨转移的常见部位有肋骨、椎骨、髂骨、股骨等，但以同侧肋骨和椎骨较多见，表现为局部疼痛并有定点压痛、叩痛。脊柱转移可压迫椎管导致阻塞或压迫症状。关节受累可出现关节腔积液，穿刺可能查到癌细胞。

g. 中枢神经系统症状。脑、脑膜和脊髓转移，发生率约为 10%，其症状可因转移部位不同而异。常见的症状为颅内压增高表现，如头痛、恶心、呕吐及精神状态的改变等，少见的症状有癫痫发作、脑神经受累、偏瘫、共济失调、失语和突然昏厥等。脑膜转移不如脑转移常见，常发生于小细胞肺癌患者中，其症状与脑转移相似。

h. 脑病和小脑皮质变性。脑病的主要表现为痴呆、精神病和器质性病变，小脑皮质变性表现为急性或亚急性肢体功能障碍，四肢行动困难、动作震颤、发音困难、眩晕等。有研究显示，肿瘤切除后上述症状可缓解。

i. 心脏受侵和转移。肺癌累及心脏并不少见，尤多见于中央型肺癌。肿瘤可通过直接蔓延侵及心脏，亦可以经淋巴管逆行播散，阻塞心脏的引流淋巴管引起心包积液，发展较慢者可无症状，或仅有心前区、肋弓下或上腹部疼痛；发展较快者可呈典型的心脏压塞症状，如心急、心悸、颈面部静脉怒张、心界扩大、心音低远、肝大、腹水等。

j. 周围神经系统症状。癌肿压迫或侵犯颈交感神经引起 Horner 氏综合征，其特点为病侧瞳孔缩小，上睑下垂、眼球内陷和颜面部无汗等。压迫或侵犯臂丛神经时引起臂丛神经压迫症，表现为同侧上肢烧灼样放射性疼痛、局部感觉异常和营养性萎缩。肿瘤侵犯膈神经时，可造成膈肌麻痹，出现胸闷、气急，X 射线透视下可见膈肌矛盾运动。压迫或侵犯喉返神经时，可致声带麻痹出现声音嘶哑。肺尖部肿瘤（肺上沟瘤）侵犯颈 8 和胸 1 神经、臂丛神经、交感神经节及邻近的肋骨时，可引起剧烈肩臂疼痛、感觉异常，一侧臂轻瘫或无力、肌肉萎缩，即所谓 pancoast 综合征。

(二)诱发因素

引发肺癌的原因通常有吸烟、职业和环境接触、慢病等。

(1)吸烟。

吸烟是肺癌死亡率进行性增加的首要原因(Bade et al,2020)。吸烟与不吸烟的人群相比,吸烟人群的肺癌发生率风险高出15~30倍。在生活和工作环境中吸入二手烟,也是肺癌的危险因素。

(2)职业和环境接触。

肺癌是职业癌中较为重要的一种。估计约10%的肺癌患者有环境和职业接触史,如铝制品的副产品、砷、石棉、铬化合物、焦炭炉、芥子气、含镍的杂质、氯乙烯等。而长期接触铍、硅、福尔马林等物质也会增加肺癌的发病率,空气污染,特别是工业废气均可能引发肺癌。

(3)电离辐射。

肺脏是对放射线较为敏感的器官。电离辐射致肺癌的最初证据来自Schneeberg-joakimov矿山的资料,该矿内空气中氡及其子体浓度高,诱发的多是支气管的小细胞癌。美国曾有报道开采放射性矿石的矿工70%~80%死于放射引起的职业性肺癌,以鳞癌为主,从开始接触到发病时间为10~45年,平均时间为25年,平均发病年龄为38岁。氡及其子体的受量积累超过120工作水平日(WLM)时发病率开始增高,而超过1 800 WLM则更显著增加达20~30倍。将小鼠暴露于这些矿山的气体和粉尘中,可诱发肺肿瘤。日本原子弹爆炸幸存者中患肺癌者显著增加。Beebe在对广岛原子弹爆炸幸存者终身随访时发现,距爆心小于1 400 m的幸存者与距爆心1 400~1 900 m和2 000 m以外的幸存者相比,其死于肺癌者明显增加。

(4)既往肺部慢性感染。

如肺结核、支气管扩张症等患者,支气管上皮在慢性感染过程中可能化生为鳞状上皮致使癌变,但较为少见。

(5)遗传。

家族聚集、遗传易感性、免疫功能降低、代谢和内分泌功能失调等可能在肺癌的发生中起重要作用(Piperi et al,2008)。许多研究证明,遗传因素可能在对环境致癌物易感的人群和(或)个体中起重要作用。

(6)大气污染。

发达国家肺癌的发病率高,主要原因是在工业和交通发达地区,石油、煤、内燃机等燃烧后和沥青公路尘埃产生的含有苯并芘致癌烃等有害物质污染大气。大气污染与吸烟对肺癌的发病可能互相促进,起协同作用。

(三)临床诊疗策略

目前非小细胞肺癌的治疗方式有手术、放疗、化疗、分子靶向治疗、免疫治疗、中医中药治疗和局部介入治疗等。由于早期难以诊断,大约75%的非小细胞肺癌患者发现时已处于中晚期或者出现转移,错过了最佳手术治疗时期,只有少数非小细胞肺癌患者有手术治疗的机会。化疗则成为主要的治疗手段,但是由于肿瘤细胞对化疗不断产生耐药性,使得化疗治疗方式不容乐观。晚期非小细胞肺癌患者的预后也较差,5年生存率极低。如何提高非小细胞患者的早期诊断率及化疗或放疗的敏感性是非小细胞肺癌研究领域亟待解决的关键问题。目前对非小细胞肺癌的病因已有一定的阐明，但非小细胞肺癌发展的分子机制尚不完全明确。

1. 鉴别诊断

典型的肺癌容易识别，但对于某些疾病，肺癌易与其混淆。

（1）肺结核。

肺结核尤其是肺结核瘤（球）应与周围型肺癌相鉴别。肺结核瘤（球）较多见于青年患者，病程较长，少见痰带血，痰中有结核菌。影像学上多呈圆形，见于上叶尖或后段，体积较小，直径不超过 5 cm，边界光滑，密度不匀可见钙化。肺结核瘤（球）的周围常有散在的结核病灶，称为卫星灶。周围型肺癌多见于 40 岁以上患者，痰带血较多见，痰中癌细胞阳性者达 40%～50%。X 线胸片可见肿瘤常呈分叶状，边缘不整齐，有小毛刺影及胸膜皱缩，生长较快。对一些慢性肺结核病例，可在肺结核基础上发生肺癌，必须进一步做痰液细胞学和支气管镜检查，必要时施行剖胸探查术。

（2）肺部感染。

肺部感染有时难与肺癌阻塞支气管引起的阻塞性肺炎相鉴别。但如肺炎多次发作在同一部位，则应提高警惕，应高度怀疑有肿瘤堵塞所致，应取患者痰液做细胞学检查和进行纤维束支气管镜检查，在有些病例，肺部炎症部分吸收，剩余炎症被纤维组织包裹形成结节或炎性假瘤时，很难与周围型肺癌鉴别，对可疑病例应施行剖胸探查术。

（3）肺部良性肿瘤。

肺部良性肿瘤，如结构瘤、软骨瘤、纤维瘤等都较少见，但都须与周围型肺癌相鉴别，良性肿瘤病程较长，临床上大多无症状，X 线胸片上常呈圆形块影，边缘整齐，没有毛刺，也不呈分叶状。支气管腺瘤是一种低度恶性的肿瘤，常发生在年轻妇女，因此临床上常有肺部感染和咯血等症状，经纤维支气管镜检查常能做出诊断。

（4）纵隔恶性淋巴瘤（淋巴肉瘤及霍奇金病）。

临床上常有咳嗽、发热等症状，影像学显示纵隔影增宽，且呈分叶状，有时难以与中央型肺癌相鉴别。如果有锁骨上或腋窝下淋巴结肿大，应做活体组织明确诊断。淋巴肉瘤对放射治疗特别敏感，对可疑病例进行小剂量放射治疗可使肿块明显缩小。这种试验性治疗有助于淋巴肉瘤诊断。

2. 治疗方法

（1）化疗。

化疗是肺癌的主要治疗方法，90%以上的肺癌需要接受化疗治疗。化疗对小细胞肺癌的疗效无论早期或晚期均较肯定，甚至有约 1%的早期小细胞肺癌通过化疗治愈。化疗也是治疗非小细胞肺癌的主要手段，化疗治疗非小细胞肺癌的肿瘤缓解率为 40%～50%。化疗一般不能治愈非小细胞肺癌，只能延长患者生存和改善生活质量。化疗分为治疗性化疗和辅助性化疗。化疗需根据肺癌组织学类型的不同选用不同的化疗药物和不同的化疗方案。化疗除能杀死肿瘤细胞外，对人体正常细胞也有损害，因此化疗需要在肿瘤专科医生指导下进行。近年来化疗在肺癌中的作用已不再限于不能手术的晚期肺癌患者，而常作为全身治疗列入肺癌的综合治疗方案。化疗会抑制骨髓造血系统，主要是白细胞和血小板的下降，可以应用粒细胞集落刺激因子和血小板刺激因子治疗。

(2)放疗。

放疗对小细胞肺癌的疗效最佳,鳞状细胞癌次之,腺癌最差。肺癌放疗照射野应包括原发灶、淋巴结转移的纵隔区。同时要辅以药物治疗。鳞状细胞癌对射线有中等度的敏感性,病变以局部侵犯为主,转移相对较慢,故多用根治治疗。腺癌对射线敏感性差,且容易血道转移,故较少采用单纯放疗。放疗是一种局部治疗,常常需要联合化疗。放疗与化疗的联合可以视患者的情况不同采取同步放化疗或交替放化疗的方法。

(3)外科治疗。

外科治疗是肺癌首选和最主要的治疗方法,也是唯一使肺癌治愈的治疗方法。外科手术治疗肺癌的目的是:完全切除肺癌原发病灶及转移淋巴结,达到临床治愈;切除肿瘤的绝大部分,为其他治疗创造有利条件,即减瘤手术。减状手术适合于少数患者,如难治性胸膜腔和心包积液,通过切除部分心包和胸膜,治愈或缓解心包和胸膜腔积液导致的临床症状,延长生命或改善生活质量。减状手术需同时作局部和全身化疗。外科手术治疗常常需在术前或术后做辅助化疗、放疗治疗,以提高外科手术的治愈率和患者的生存率。肺癌外科治疗的 5 年生存率为 30%~44%,外科手术治疗的死亡率为 1%~2%。

①肺癌外科手术术式的选择。手术切除的原则为:彻底切除原发灶和胸腔内有可能转移的淋巴结,且尽可能保留正常的肺组织,全肺切除术宜慎重。

a. 肺楔形及局部切除术。肺楔形及局部切除术是指楔形癌块切除及部分肺段切除。主要适合于体积较小、年老体弱、肺功能差或癌分化恶性度较低的早期肺癌。

b. 肺段切除术。肺段切除术是解剖肺段的切除术。主要适合于老年、心肺功能较差的周围型孤立性早期肺癌,或病变局限的位于肺癌根部的部分中心型肺癌。

c. 肺叶切除术。肺叶切除术适合于肺癌局限于一个肺叶内的周围型和部分中心型肺癌,中心型肺癌必须保证支气管残端无癌残留。如果肺癌累及两叶或中间支气管可行上中叶或下中叶两叶肺切除术。

d. 支气管袖状成形肺叶切除术。支气管袖状成形肺叶切除术主要适合于肺癌位于肺叶支气管或中间支气管开口的中心型肺癌。该术式的好处是既达到了肺癌的完全切除,又保留了健康的肺组织。

e. 支气管肺动脉袖状成形肺叶切除术。支气管肺动脉双袖状肺叶切除术主要适合于肺癌位于肺叶支气管或中间支气管开口、肺癌同时侵犯肺动脉干的中心型肺癌。手术除需要进行支气管切除重建外,还需要同时进行肺动脉干的切除重建。该术式的好处是既达到了肺癌的完全切除,又保留了健康的肺组织。

f. 气管隆突切除重建术。肿瘤超过主支气管累及隆突或气管侧壁但未超过 2 cm 时,可作气管隆突切除重建术或袖式全肺切除,若还保留一叶肺叶时,应力争保留肺叶的气管隆突切除重建术。

g. 全肺切除术。全肺切除术是指一侧全肺,即右侧或左侧全肺切除术,主要适合于心肺功能良好、病变较为广泛、年龄较轻、不适合于肺叶或袖式肺叶切除术的肺癌。全肺切除术的并发症发生率和死亡率均较高,患者的远期生存率和生活质量均不如肺叶切除术,故需严格把握手术适应证(Hoy et al,2019)。

②复发性肺癌的外科治疗。复发性肺癌包括外科手术后局部残留癌的复发和肺部新发生的第二个原发性肺癌。对于支气管残端残留癌复发,应争取再手术,施行支气管袖状

成形肺叶切除术切除残留癌。对于肺癌完全切除术后发生的第二个原发性肺癌，只要肺癌适合于外科治疗，患者内脏功能能耐受再手术治疗，同时也不存在外科技术上的问题，就应该考虑再施行开胸手术切除复发性肺癌。

（4）新方法

2019 年 9 月，英国研究人员开发出一种结合血液检测和 CT 的新型检测技术，可更早、更准确地检测出肺癌，有助于患者尽早开始治疗。英国格拉斯哥大学等机构研究人员开展了一个大型肺癌早期诊断临床试验项目，有超过 1.2 万名志愿者参加，他们年龄在 50～75 岁之间，从各方面因素评估为两年内患肺癌风险较高的人群。研究人员联合使用了新开发的血液检测结合 CT 检测的技术，发现能以较高的准确度检测出肺癌早期的患者。研究人员说，新技术的一个优势是，由于结合了血液检测信息，做 CT 检测时所需的成像数量仅约为正常数量的 1/3，这意味着患者会接受较少的辐射。

二、肺癌的发病机理

肺癌的发生和发展涉及遗传、表观遗传和环境因素之间的复杂相互作用，环境因素是主要诱因。目前公认吸烟是肺癌的主要致病因素，但仅 15%的肺癌与吸烟有关。尽管吸烟人群的比例下降，但非吸烟患者中肺腺癌的发病率与死亡率不断上升，提示除吸烟之外，还存在其他关键的环境因素影响肺腺癌的发生和发展。传染病是全球癌症的第三大病因，其中与包括病毒、细菌在内的病原微生物相关的癌症占比达 16.1%。在肺癌中，慢性阻塞性肺疾病、肺气肿是独立危险因素，它们进展过程中都容易合并急慢性感染，说明肺部感染疾病与肺癌具有重叠的致病途径。肺部感染反过来又成为 COPD 或肺癌患者的主要死因，提示肺部菌群紊乱是影响病情进展的关键因素。

（1）DNA 损伤和修复。

DNA 损伤和修复是肺癌形成的重要因素。在暴露于致癌物质（如烟草）后，人体细胞的 DNA 会受到损伤。这种 DNA 损伤可以导致基因突变，使正常的细胞变异成癌细胞，并促进肿瘤的生长和扩散，DNA 修复途径包括核苷酸切除修复、错配修复和同源重组修复等。但是某些肺癌细胞会出现 DNA 修复途径的异常，导致 DNA 的修复质量下降，从而使肿瘤的发展更加恶化。

（2）致癌基因和抑癌基因。

肺癌发生的另一个重要机制是致癌基因和抑癌基因的异常表达。致癌基因有促进细胞增殖、抑制细胞凋亡和增强肿瘤血管生成等作用。而抑癌基因主要是调节正常细胞生长和分裂，并抑制肿瘤细胞的生长和扩散。

许多基因突变（如 *EGFR*、*ALK*、*KRAS* 等）会导致肿瘤细胞的命运发生改变，并使肿瘤的发展更加恶化。此外，某些肺癌患者抑癌基因的失活也会导致肺癌的发生。例如，*TP*53 基因突变可能会导致细胞凋亡的抑制和肿瘤的生长和扩散。

（3）表观遗传学变化。

表观遗传学变化是肺癌形成的另一个重要因素。表观遗传学指的是对基因组的调控而不涉及基因本身的变化。包括 DNA 甲基化、组蛋白修饰和非编码 RNA 等。

DNA 甲基化是 DNA 上的化学修饰，这种修饰可以压制基因的表达。组蛋白修饰可以改变染色质的结构和功能，从而影响基因的表达。非编码 RNA 可以直接或间接地调控基因的表达，肺癌中的表观遗传学变化主要包括DNA甲基化水平的变化和组蛋白修饰模式的改变。这些变化导致许多基因的表达异常，从而促进肺癌的发生和发展。

（4）细胞周期调控和凋亡。

细胞周期是细胞的一种固有的生长和分裂模式。细胞周期的正常调控对于细胞的正常生长和维护至关重要。许多致癌物质可以干扰胞周期，并使细胞向不受控制的增殖模式进化。与此同时，调控细胞凋亡也是细胞生长和修复的重要机制。肺癌患者通常会出现对细胞凋亡的抑制，导致肿瘤细胞的生长和扩散。

三、肺癌的健康防护

（1）良好的生活习惯。

戒烟需要有决心和毅力。烟叶中含有尼古丁使吸烟者成瘾，对于长期大量吸烟者来说，大脑和身体对香烟产生了严重的依赖性，因此戒烟不是一件容易的事情。戒烟时会出现烦躁不安、头昏脑胀、失眠焦虑等不适感。市面上虽然有一些药剂和方法可以帮助戒烟，但更重要的是吸烟者的决心和毅力。

面对雾霾危机，注意自身防护，当遇到浓雾天气，要尽量减少外出，避免雾天晨练，如果不得不出门时，最好戴上口罩；尽量远离马路；上下班高峰期和晚上大型汽车进入市区这些时间段，污染物浓度最高；雾霾天气尽量减少去人多的地方，一些地方空气流通差易造成呼吸系统疾病交叉感染（Kabir et al，2007）。

（2）科学合理饮食。

肺癌与人们的生活方式，尤其是饮食习惯有着密切的关系。因此科学合理地调整饮食结构，把营养丰富的滋补食物融入日常的饮食中，特别是防肺癌效果最佳的富含类胡萝卜素的蔬果，在不知不觉中养就一个健康强壮的肺，是预防肺癌的有效方法。

①增加蛋白质摄入。蛋白质有助于修复和增强组织，对肺癌患者的康复非常重要。优选高质量的蛋白质，如鱼、禽肉、豆类、乳制品和坚果。

②多摄入新鲜水果和蔬菜。水果和蔬菜富含抗氧化物质、维生素和矿物质，有助于提高免疫力和身体抵抗力。建议选择深色和鲜艳的水果和蔬菜，如番茄、红椒、菠菜、蓝莓等。

③控制饮食中的动物脂肪。高脂肪饮食可能会增加肺癌患者的炎症反应，因此建议减少红肉、黄油、奶酪等高脂肪食物的摄入量。优选植物油、鱼油和坚果作为良好的脂肪来源。

④避免刺激性食物。刺激性食物如辛辣调料、浓咖啡、烈酒等可能加重肺癌患者的呼吸不适和消化问题，因此建议避免或限制这些食物的摄入。

⑤维持水分摄入。足够的水分有助于预防脱水和维持身体正常功能。建议肺癌患者每天饮用足够的水，并在需要时饮用清洁卫生的流质或半流质食物，如汤、果汁和奶昔等。

（3）坚持锻炼控制体重。

运动时吸入大量的氧气进入呼吸系统，充分提高并强化肺部细胞的运作功能。运动时排汗增多，汗水有助于把人体内锶、铅、铍等致癌物质带出体表，排泄出去。如打太极拳、作五禽戏、晒太阳、骑自行车、跑步、上下楼梯等。

第九节　乳　腺　癌

乳腺癌是目前全球新增病例最多的癌症。在我国女性人群中，乳腺癌的发病率和病死率呈逐年上升的趋势。尽管针对不同的患者采取个性化治疗可以延长生存期，但仍存在较高的复发率和转移率。因此，控制乳腺癌的发生与发展，成为治疗乳腺癌亟待解决的问题。

一、乳腺癌的症状诊断、诱发因素及治疗策略

（一）症状诊断

（1）乳腺肿块。

乳腺肿块是乳腺癌最常见的症状，约 90%的患者是因该症状前来就诊的。随着肿瘤知识的普及，防癌普查的开展，这一比例或许还会增加。若乳腺出现肿块，应从以下几个方面加以了解。

（2）乳腺癌检查。

①部位。乳腺以乳头为中心，做一十字交叉，可将乳腺分为内上、外上、内下、外下及中央（乳晕部）5 个区。而乳腺癌以外上多见，其次是内上，内下、外下较少见。

②数量。乳腺癌以单侧乳腺的单发肿块为多见，单侧多发肿块及原发双侧乳腺癌临床上并不多见。但随着肿瘤防治水平的提高，患者生存期不断延长，一侧乳腺癌术后，对侧乳腺发生第二个原发癌肿的机会将增多。

③大小。早期乳腺癌的肿块一般较小，有时与小叶增生或一些良性病变不易区分。但即使很小的肿块有时也会累及乳腺悬韧带，而引起局部皮肤的凹陷或乳头回缩等症状，较易早期发现。以往因医疗保健水平较差，来就诊时肿块往往较大。现今，随着乳腺自我检查的普及和普查工作的开展，临床上早期乳腺癌有所增多。

④形态和边界。乳腺癌绝大多数呈浸润性生长，边界欠清。有的可呈扁平状，表面不光滑，有结节感。但需注意的是，肿块越小上述症状越不明显，而且少数特殊类型的乳腺癌可因浸润较轻呈膨胀性生长，表现为光滑、活动、边界清楚，与良性肿瘤不易区别。

⑤硬度。乳腺癌肿块质地较硬，但富于细胞的髓样癌可稍软，个别也可呈囊性，如囊性乳头状癌。少数肿块周围有较多脂肪组织包裹，触诊时有柔韧感。

⑥活动度。肿块较小时，活动度较大，但这种活动是肿块与其周围组织一起活动，与纤维腺瘤活动度不同。若肿瘤侵犯胸大肌筋膜，则活动度减弱；肿瘤进一步侵犯胸大肌，则活动消失。让患者双手叉腰挺胸使胸肌收缩，可见两侧乳腺明显不对称。晚期乳腺癌可侵及胸壁，则完全固定，肿瘤周围淋巴结受侵，皮肤水肿可以呈橘皮状，称“橘皮征”，肿瘤周围皮下出现结节称“卫星结节”。

（3）乳腺疼痛。

乳腺疼痛虽可见于多种乳腺疾病，但疼痛并不是乳腺肿瘤的常见症状，不论良性或恶性乳腺肿瘤通常总是无痛的。在早期乳腺癌中，偶有以疼痛为症状，可为钝痛或牵拉感，侧卧时尤甚。有研究显示，绝经后女性出现乳腺疼痛并伴有腺体增厚者，乳腺癌检出率将增高。当然，肿瘤伴有炎症时可以有胀痛或压痛。晚期肿瘤若侵及神经或腋淋巴结，肿大压迫或侵犯臂丛神经时可有肩部胀痛。

(4)乳头溢液。

乳头溢液有生理性和病理性之分。生理性乳头溢液主要见于妊娠和哺乳期女性。病理性乳头溢液是指非生理状态下的乳腺导管泌液。乳头溢液可由多种乳腺疾病引起,也较易被患者注意,是临床上约10%的患者前来就诊的主要原因之一,在各种乳腺疾病的症状中,其发生率仅次于乳腺肿块和乳腺疼痛。

乳头溢液按其物理性状可分为:血性、血清样、浆液性、水样、脓性、乳汁样等。其中浆液性、水样和乳汁样溢液较为常见,血性溢液只占溢液病例的10%。病变位于大导管时,溢液多呈血性;位于较小导管时,可为淡血性或浆液性;如血液在导管内停留过久,可呈暗褐色;导管内有炎症合并感染时,可混有脓汁,液化坏死组织可呈水样、乳汁样或棕色液;乳腺导管扩张症液体常为浆液性。血性溢液大多由良性病变引起,有少数乳腺癌亦可呈血性。生理性乳头溢液多为双侧性,其溢液常呈乳汁样或水样。

(5)乳腺癌早期症状。

①乳头糜烂。有一种乳腺Paget病的典型表现常伴瘙痒,约2/3患者可伴有乳晕或乳房其他部位的肿块。起始时只有乳头脱屑或乳头小裂隙。乳头脱屑常伴有少量分泌物并结痂,揭去痂皮可见鲜红糜烂面,经久不愈。当整个乳头受累后,可进一步侵及周围组织,随着病变的进展,乳头可整个消失。部分患者也可先出现乳腺肿块,然后出现乳头病变。

②乳头回缩。当肿瘤侵及乳头或乳晕下区时,乳腺的纤维组织和导管系统可缩短,牵拉乳头,使其凹陷,偏向,甚至完全缩入乳晕后方。可能发生于早期乳腺癌,但有时也是晚期体征,主要取决于肿瘤的生长部位。当肿瘤在乳头下或附近时,早期即可出现;若肿瘤位于乳腺深部组织中,距乳头较远时,出现这一体征通常已是晚期。当然,乳头回缩、凹陷并非均是恶性病变,部分可因先天发育不良造成或慢性炎症引起,此时乳头可用手指牵出,非固定。

(6)皮肤改变。

①皮肤粘连。乳腺位于深浅两筋膜之间,浅筋膜的浅层与皮肤相连,深层附于胸大肌浅面。浅筋膜在乳腺组织内形成小叶间隔,即乳房悬韧带。当肿瘤侵及这些韧带时,可使之收缩,变短,牵拉皮肤形成凹陷,状如酒窝,故称"酒窝征"。当肿瘤较小时,可引起极轻微的皮肤粘连,不易察觉。此时,需在较好的采光条件下,轻托患乳使其表面张力增大,在移动乳房时多可见肿瘤表面皮肤有轻微牵拉、凹陷等现象。如有此症状者应警惕乳腺癌的可能性,良性肿瘤很少有此症状。

②皮肤浅表静脉曲张。肿瘤体积较大或生长较快时,可使其表面皮肤变薄,其下浅表静脉常曲张。在液晶热图和红外线扫描时更为清晰,常见于乳腺巨纤维腺瘤和分叶状囊肉瘤。在急性炎症期、妊娠期、哺乳期的肿瘤也常有浅表静脉曲张。

③皮肤发红。急、慢性乳腺炎时,乳腺皮肤可有红肿。但在乳腺癌中,主要见于炎性乳腺癌。由于其皮下淋巴管全被癌栓所占可引起癌性淋巴管炎,此时皮肤颜色由淡红到深红,开始比较局限,不久扩展至大部分乳房皮肤,同时伴皮肤水肿、增厚、温度升高等。

④皮肤水肿。由于乳腺皮下淋巴管被肿瘤细胞阻塞或乳腺中央区被肿瘤细胞浸润,使乳腺淋巴管回流受阻,淋巴管内淋巴液积聚,皮肤变厚,毛囊口扩大、深陷而显示"橘皮样改变"。下垂的乳房常见其外下方有轻度皮肤水肿,如双侧对称,乃因局部循环障碍所致;如为单侧,则要慎重,提防癌瘤的可能性。

此外，晚期乳腺癌尚可直接侵犯皮肤引起溃疡，若合并细菌感染，气味难闻。癌细胞若浸润到皮内并生长，可在主病灶的周围皮肤形成散在的硬质结节，即“皮肤卫星结节”。

（7）腋窝淋巴结肿大。

乳腺癌逐步发展，可侵及淋巴管，向其局部淋巴引流区转移。其中，最常见的淋巴转移部位是同侧腋窝淋巴结。淋巴结常由小逐步增大，淋巴结数量由少逐步增多，起初肿大的淋巴结可以推动，最后相互融合、固定。肿大的淋巴结如果侵犯、压迫腋静脉常可使同侧上肢水肿；如侵犯臂丛神经时可引起肩部酸痛。检查腋窝淋巴结时，应使患侧上肢尽量放松，这样才可触诊腋窝顶部淋巴结。若能触及肿大淋巴结尚需注意淋巴结的数量、大小、质地、活动度及其表面情况，以和炎症、结核相鉴别。

如果乳房内未触及肿块，而以腋窝淋巴结肿大为第一症状来就诊的情况比较少，当腋窝淋巴结肿大，病理证实是转移癌时，除仔细检查其淋巴引流区外，尚要排除肺和消化道的肿瘤。若病理提示是转移性腺癌，要注意“隐匿性乳腺癌”的可能性。此时，若未能发现乳房病灶，钼靶摄片或许有助于诊断。淋巴结行激素受体测定，若阳性，即使各项检查都未能发现乳房内病灶，仍然要考虑乳腺来源的肿瘤。

乳腺癌可向同侧腋窝淋巴结转移，还可通过前胸壁和内乳淋巴网的相互交通，向对侧腋窝淋巴结转移，发生率约为5%。此外，晚期乳腺癌尚可有同侧锁骨上淋巴结转移，甚至对侧锁骨上淋巴结转移。

从理论上说，乳腺癌的发生是由于乳房细胞内出现恶性肿瘤组织。男性也具备乳腺组织，所以同样也可能导致乳腺癌（Avila et al，2023）。只是由于生理结构的差异，女性罹患乳腺癌的概率远远大于男性。虽然男性和女性乳腺癌之间具有很多相似点，但两性之间还是存在差异的。两者之间最大的差异在于乳房的大小。由于男性的乳房组织小得多，当他们的乳房出现小的异物时，更容易被觉察到；但另一方面，由于男性的乳房组织太小，肿瘤也不需要太长时间就能够扩散到乳房的皮肤和肌肉组织。癌细胞的扩散速度是影响确诊后治疗状况的一个最重要的因素。

男性乳腺癌的临床症状表现通常被患者自己发现的第一个症状是无痛性肿块，一般位于乳晕的下面，正好是男性乳腺组织集中的地方，肿块生长较快。当患者求医时，肿块并不是仅有的症状。乳头溢液更易发生于男性乳腺癌。此外，乳头回缩、皮肤改变等也较女性乳腺癌更为常见。此外还发现初诊的男性乳腺癌患者，约有半数腋窝淋巴结可以触及。

一般来说，男性乳腺癌多为单侧性，常位于左侧乳房，而双侧性乳腺癌亦可发生。男性患者的年龄在确诊时往往比女性患者年龄大，并且在明确诊断时亦常常较女性患者晚。

（二）诱发因素

乳腺癌的病因尚不清楚，到目前为止科学家还未找到乳腺癌的确切致癌原因，但已经发现诸多与乳腺癌发病有关的高危因素。随着乳腺癌高危因素不断积聚，其患病风险就会增大。

（1）生理生育。

月经初潮早和绝经晚会使女性终生雌激素负荷增加。雌激素在乳腺癌的发生中起着关键的作用（Santen et al，2022年）。月经紊乱，如月经提前、延迟、行经时间长及月经量异常等，出现这些情况时性激素的改变也可能是乳腺癌发病的风险因素之一。绝经期的女性使用雌激素代替治疗心血管疾病和骨质疏松的同时也会增加乳腺癌的风险因素。

(2)乳腺增生。

乳腺囊性增生是乳腺癌发病的一个重要危险因素。乳腺增生和乳腺癌有密切的关系，它们的发病机理有同源性，都与雌激素水平过高、靶器官长期受到雌激素的刺激有关。患有乳腺良性疾病的女性可能具有患乳腺癌的易感性和风险因素。

(3)生育。

女性患乳腺癌的风险与生育因素有关，不生育、生育过晚及不哺乳的女性有较高的发病率。而且其危险性随初产年龄的推迟而逐渐增加，所以女性要在正常年龄阶段生育，并且提倡母乳喂养，这些措施都有助于预防乳腺癌。

(4)遗传。

遗传因素也是乳腺癌发病的高危因素。一级亲属(如父母、子女及兄弟姐妹)中有乳腺癌病史者，发病风险是普通人群的2~3倍。一些基因突变也会增加乳腺癌的患病风险。另外，某些物理因素，如儿童时期接受胸部放射线治疗，也是乳腺癌的致病因素。

(三)治疗策略

目前乳腺癌的综合治疗手段主要包括手术、化疗、放疗、内分泌治疗和靶向治疗等，这些治疗手段往往会带来不同程度的不良反应，甚至有部分患者因无法耐受而中断治疗，进而影响预后和患者的生活质量。中医药已逐渐成为全身综合治疗中至关重要的治疗手段之一。对于三阴性乳腺癌，手术和化疗仍是其主要的治疗方法，缺乏特定靶向治疗的药物，因此发挥中医药的治疗作用，探寻其内在作用机理，具有重要意义。

多数乳腺癌患者早期症状不明显，很容易被忽视而没有及时就医。因此，高危人群应重视乳腺癌的筛查工作，定期进行乳房自我检查及临床体检，一旦发现乳房有肿块、乳头溢液、腋窝淋巴结肿大等异常迹象时，应引起重视，须请专业医生做进一步判断。

大多数人以乳房肿块为首发症状就医，常规诊断流程如下：首先，医生会根据患者的个人情况做病史的采集，可能包括何时出现肿块、肿块生长的速度、是否疼痛、其他伴随症状等。随后，医生会对患者进行体格检查，此时如果医生发现异常迹象，会让患者做进一步辅助检查，例如乳腺超声、乳腺X线检查等。最后，医生会结合患者的临床表现、体格检查、影像学检查、组织病理学检查等进行乳腺癌的诊断和鉴别诊断。当患者确诊为乳腺癌后，医生会根据组织病理检查结果判断疾病的类型，并综合其他辅助检查手段对乳腺癌进行分期，指导后期治疗。医生一般是根据TNM肿瘤分期系统对乳腺癌进行分期。TNM系统对于预测肿瘤的复发转移有很高的临床价值，也是较为成熟的风险评估指标。

乳腺癌应采用精准化及综合性的治疗原则，根据肿瘤的生物学行为和患者的身体状况，联合运用多种治疗手段，兼顾局部治疗和全身治疗，以期提高疗效和改善患者的生活质量。

(1)健康宣教。

医生应积极与乳腺癌患者交谈，让患者了解乳腺癌的基本知识，帮助患者建立积极乐观情绪。

(2)心理支持。

通过构建良好的家庭和社会支持体系，使患者体会到家庭和社会的关爱，有效地缓解其负性情绪，有利于患者的康复和预后(Schuler et al,2010)。

(3)生理支持。

乳腺癌患者可在诊治过程中出现不良生理反应，包括恶心、呕吐、疼痛、潮热等。患者应保持平稳的情绪,积极采取药物或物理干预措施。根据药物作用机制的不同,将药物治疗分为化学药物治疗、内分泌治疗(激素治疗)及靶向治疗。

(4)化疗。

化疗是通过使用细胞毒性药物杀灭癌细胞的全身治疗手段,可分为辅助化疗和新辅助化疗。辅助化疗指在手术后所做的全身化疗,目的在于杀灭手术无法清除的微小病灶,减少癌灶转移复发,提高患者生存率,适用于浸润性乳腺癌伴腋窝淋巴结转移者。对于腋窝淋巴结阴性而有高危复发因素者,也适合应用术后辅助化疗。新辅助化疗指在实施局部治疗方法(如手术或放疗)前所做的全身化疗,以期先通过化疗使肿瘤缩小,再通过手术或放疗等治疗方法治愈肿瘤,适用于肿块较大(大于 5 cm)、腋窝淋巴结转移、有保乳意愿但肿瘤大小与乳房体积比例大难以保乳等患者。治疗乳腺癌的化疗药物一般都是通过改变或抑制癌细胞的生化代谢过程,从而干扰癌细胞的繁殖,以蒽环类和紫杉醇类为主。蒽环类药物:常见药物包括多柔比星、表柔比星、吡柔比星等,常见不良反应包括心脏毒性(多柔比星最严重)、骨髓抑制、消化道反应等。紫杉类药物:常见药物包括紫杉醇、多西他赛等,常见不良反应包括骨髓抑制、过敏反应、皮肤反应(红斑)、胃肠道反应等。其他:临床常用药物包括环磷酰胺、5-氟尿嘧啶、卡培他滨等。

(5)乳腺癌内分泌治疗。

通过去除或阻断激素的作用,以阻止癌细胞生长。与化疗相比,内分泌治疗具有疗效确切、毒性小、使用方便、无须住院、患者易于接受等优点,虽起效慢,但缓解期长,特别适合于激素受体(ER/PR)阳性的各期乳腺癌患者。抗雌激素药物:常见药物包括三苯氧胺(又名他莫昔芬)、托瑞米芬等,可降低乳腺癌术后复发及转移,减少对侧乳腺癌的发生率。临床上适用于绝经前后妇女,常见不良反应包括潮热、恶心、呕吐、静脉血栓形成、眼部不良反应、阴道干燥或分泌物增多。芳香化酶抑制剂:常见药物包括来曲唑、阿那曲唑、依西美坦等,可降低雌二醇,达到治疗乳腺癌的目的。临床上适用于绝经后妇女,治疗效果优于他莫昔芬,常见不良反应以骨性病变为主,如骨质疏松、关节疼痛等。其他:临床常用内分泌药物还包括黄体生成素释放激素类似物戈舍瑞林和亮丙瑞林,雌激素灭活剂氟维司群等。

(6)乳腺癌靶向治疗。

靶向治疗是通过特异性干扰阻断肿瘤生长的治疗手段。与化疗相比,其对正常细胞的影响较小,治疗过程中患者的耐受性较好,适用于人表皮生长因子受体 2(HER2)阳性的乳腺癌患者。主要药物有曲妥珠单抗、帕妥珠单抗、恩美曲妥珠单抗(T-DM1)、拉帕替尼、吡咯替尼等。根据病情不同,可分别与化疗联合或序贯,用于新辅助、辅助和晚期乳腺癌的治疗。有时也可与内分泌药物联合使用。

(7)手术治疗。

手术治疗仍是乳腺癌患者的首选治疗方案,全身情况差、主要脏器有严重疾病、老年体弱不能耐受等患者禁忌进行手术治疗。手术方式的选择应综合评估乳腺癌分期和患者身体情况。

①保留乳房手术。手术切除范围为肿瘤及肿瘤周围 1~2 cm 的组织。适用于早期乳腺癌,且有保乳需求的患者,一般适用于Ⅱ期,肿瘤最大径不大于 3 cm,且术后能够保留适宜的乳房体积和良好的乳房外形的患者。Ⅲ期(炎性乳腺癌除外)经新辅助化疗降期达到保乳标准的患者也可以慎重考虑。

②全乳房切除术。手术切除范围为整个乳房，包括腋尾部及胸大肌筋膜。适用于原位癌、微小癌及年迈体弱不宜做根治术的患者。

③根治术和扩大根治术。根治术切除范围包括整个乳房、胸大肌、胸小肌、腋窝所有淋巴结。扩大根治术除上述范围外，还须切除胸廓内动静脉及周围的淋巴结。因切除范围太大，现已少用。

④改良根治术。相对于根治术，区别在于是否切除胸大肌和（或）胸小肌，因手术保留了胸肌，术后外观效果较好，是目前常用的手术方式。

（8）放疗。

放疗是通过辐射线杀灭癌细胞的局部治疗手段，常与外科手术或化疗搭配使用，以减少肿瘤转移及复发，提高患者生存率。对晚期乳腺癌患者，有时也可考虑姑息性放疗。

（9）中医治疗。

中医治疗可作为乳腺癌的辅助治疗手段，帮助减轻放疗、化疗、内分泌治疗的不良反应，调节患者免疫功能和体质状况。中医认为，乳腺癌的病因是内伤情志、痰瘀互结、正气亏虚，其相应的治法是疏肝解郁、化痰散瘀、调补气血、滋补肝肾。目前，中医治疗乳腺癌的主要方式是采用中药汤剂，如调神攻坚汤、紫根牡蛎汤、芪苡汤等。

二、乳腺癌的发病机理

从分子生物学的角度，恶性肿瘤可视为基因的疾病，是某些染色体上的 DNA 损伤致使基因突变的结果。控制细胞生长的基因序贯的突变、积累导致细胞的生长失控、缺乏分化而异常增生。基因的序贯突变和选择过程称为克隆性演变，这个过程常积累一系列的基因突变，涉及不同染色体上多种基因的变化，包括癌基因、肿瘤抑制基因、细胞周期调节基因、细胞凋亡基因及维持细胞基因组稳定性的基因（如 DNA 修复、复制基因及染色体分离基因）等。这些基因的变化，有的是干细胞由遗传得来，有的则是体细胞由环境因素引起而后天获得，故癌症有遗传性和散发性之别。在试验性研究的基础上，加上对人类癌症的流行病学研究，学者将致癌过程分为 3 个阶段：启动期、促进期和进展期。

研究证实，乳腺癌的发生是由大量个体遗传突变积累，共同改变细胞内在信号系统复杂元素的结果。当这些异常的基因改变在单个乳腺细胞内组合时，可破坏控制系统致使细胞功能处于不稳定和无规则状态。一个已破坏细胞的不断复制导致异常细胞克隆的形成，继续积累其他的异常突变，最终启动癌症。

多年来，突变究竟是由什么原因引起的这个问题一直是讨论的热点。因为涉及很多基因变化，目前的共识是单一因素不可能启动所有的基因改变。染色体不稳定概念框架揭示了染色体畸变与癌症发生的关系。染色体结构和数量的不稳定，因乳腺癌易感基因 *BRCA*1 和 *BRCA*2 的灭活而引起，*BRCA*1 和 *BRCA*2 在维持基因组的稳定性方面起着关键的作用。研究证明，*BRCA*1 通过细胞周期调控点发挥肿瘤抑制功能和 DNA 损伤修复作用。此外，近来的蛋白质组学和遗传研究已揭示在体内存在的 BRCA1 合成物，管理 DNA 损伤的特殊细胞反应。因此，*BRCA*1 是基因组主要的调节子，通过发挥它的能力执行和协调 DNA 多方面的损伤反应。

根据 2022 年全球癌症研究的最新数据，女性恶性肿瘤中乳腺癌的发病率位于第 1 位（占女性恶性肿瘤的 31%），位于第 2 位（占女性恶性肿瘤病例的 15%）。依据雌激素受体

(ER)、孕激素受体(PR)、HER2 和肿瘤增殖相关抗原(Ki67)的免疫组化结果，将乳腺癌分为 4 种类型：LuminalA 型、LuminalB 型、HER2 过表达型及 Basal-like 型。三阴性乳腺癌(TNBC)是乳腺癌中的一个特殊分子亚型，其特征为乳腺癌组织中 ER、PR 和 HER2 均为阴性表达，分子分型主要表现为 Basal-like 型，占所有乳腺癌的 10%～20%，具有显著的异质性。

三阴性乳腺癌在年轻患者中发生的频率更高，肿瘤通常更大，分级更高，诊断时更有可能显示淋巴结受累，在生物学上更具侵袭性。

目前，乳腺癌的治疗手段主要包括手术、化疗、放疗、内分泌治疗、靶向治疗和免疫治疗等。不同分子亚型的乳腺癌，其预后差异显著。Luminal 型乳腺癌的预后一般较好，其属于 ER 阳性，雌激素内分泌治疗等方法能够使此类患者达到很好的获益；HER2 过表达型和 Basal-like 型的乳腺癌预后较差，不过 HER2 过表达型患者使用赫赛汀靶向治疗等可以延长生存期。与其他亚型女性乳腺癌患者相比，早期三阴性乳腺癌无转移的情况复发率较高，5 年预后差。由于三阴性乳腺癌缺乏 ER、PR 和 HER2 表达，内分泌治疗药物及分子靶向药物对三阴性乳腺癌均不敏感，所以在乳腺癌治疗规范和指南中，仍然将化疗作为手术后三阴性乳腺癌的主要治疗方式，但全身辅助化疗仅能够使一部分对化疗敏感的三阴性乳腺癌患者获益，然而 3 年后的复发转移仍居高不下。同时，三阴性乳腺癌对常用的紫杉烷类化疗药物(包括紫杉醇、多西他赛)等的耐药问题也一直是其临床治疗过程中待解决的问题，严重危害着患者的生存。综上所述，与其他亚型相比，三阴性乳腺癌具有恶性程度高、侵袭潜能强、总生存期短等特点，易发生局部复发和远处转移，且无法从内分泌治疗及抗 HER2 靶向治疗中获益，治疗手段有限，这也导致了其预后差、病死率高的现状还无法得到进一步改善。

最近的一项研究提出，Hedgehog 信号通路是一个新的乳腺癌候选治疗靶标。Hedgehog 信号通路主要成员有 *Shh*、*Ptch*1 和 *Gli*1。另外，*cyclin D*1 是一个细胞周期调控子，在人类几种肿瘤包括乳腺肿瘤中过表达。雌激素和孕激素均能激活 *cyclin D*1 的表达，抗雌激素处理能降低其表达水平。*cyclin D*1 过表达与分化完全、ER 阳性的肿瘤有较大关系。同时 *cyclin D*1 是 Hedgehog 信号通路的一个靶基因。

三、乳腺癌的健康防护

乳腺癌预防和保护的方法一般有合理用药、正确穿戴内衣、定期检查乳腺、饮食调整、合理生育和哺乳、预防性治疗。但患乳腺癌后也不用过于紧张，遵医嘱进行针对性治疗(Dydjow-Bendek et al,2019)。

(1)合理用药。

没有绝对适应证时，避免随意使用尼尔雌醇片、结合雌激素片等雌激素类药物，避免药物对乳腺组织产生刺激，引起乳腺细胞异常增殖。

(2)正确穿戴内衣。

日常要穿大小适宜、宽松舒适的内衣，避免压迫乳腺组织，影响乳腺的血液循环。

(3)定期检查乳腺。

35 岁及以上的女性，建议定期做乳腺钼靶或超声检查，及时发现可疑病变。

(4)饮食调整。

注意合理膳食,不吃过油、过甜的食物,保持正常体重,戒除饮酒、吸烟等不良嗜好,注意保持心情愉悦。

(5)合理生育和哺乳。

没有生育、不进行母乳喂养等,有可能会使乳腺癌的发病率增加,建议合理生育、哺乳,在一定程度上可降低乳腺癌的发病率。

(6)预防性治疗。

有乳腺癌高危因素的人群,必要时可考虑遵医嘱进行预防性治疗,包括服用枸橼酸他莫昔芬片、阿那曲唑片等药物,以及慎重选择预防性乳腺切除术。

第十节　肠　　癌

肠癌是严重威胁人类健康的恶性疾病之一,包括结肠癌与直肠癌。根据世界卫生组织统计,大肠癌是世界上第三大最常见的癌症,也是第二大致命的癌症。传统的治疗方法以手术治疗为主,结合放疗、化疗等辅助治疗。

一、肠癌的症状诊断、诱发因素及治疗策略

(一)症状诊断

肠癌早期无症状,或症状不明显,仅感不适、消化不良、大便隐血等。随着癌肿发展,症状逐渐出现,表现为大便习惯改变、腹痛、便血、腹部包块、肠梗阻等,伴或不伴贫血、发热和消瘦等全身症状。肿瘤因转移、浸润可引起受累器官的改变。大肠癌因其发病部位不同而表现出不同的临床症状及体征。

(1)右半结肠癌。

右半结肠的主要临床症状为食欲不振、恶心、呕吐、贫血、疲劳、腹痛。右半结肠癌导致缺铁性贫血,表现疲劳、乏力、气短等症状。右半结肠因肠腔宽大,肿瘤生长至一定体积才会出现腹部症状,这也是肿瘤确诊时分期较晚的主要原因之一。

(2)左半结肠癌。

左半结肠肠腔较右半结肠肠腔窄,左半结肠癌更容易引起完全或部分性肠梗阻。肠阻塞导致大便习惯改变,出现便秘、便血、腹泻、腹痛、腹部痉挛、腹胀等。带有新鲜出血的大便表明肿瘤位于左半结肠末端或直肠。病期的确诊常早于右半结肠癌。

(3)直肠癌。

直肠癌的主要临床症状为便血、排便习惯的改变及梗阻。癌肿部位较低、粪块较硬者,易受粪块摩擦引起出血,多为鲜红或暗红色,不与成形粪便混合或附于粪柱表面,被误诊为“痔”出血。病灶刺激和肿块溃疡的继发性感染,不断引起排便反射,易被误诊为“肠炎”或“菌痢”。肿瘤环状生长者,导致肠腔缩窄,早期表现为粪柱变形、变细,晚期表现为不全性梗阻。

(4)肿瘤浸润及转移。

肠癌最常见的浸润形式是局部侵犯,肿瘤侵及周围组织或器官,造成相应的临床症状。肛门失禁、下腹及腰骶部持续疼痛是直肠癌侵及骶神经丛所致。肿瘤细胞种植转移到腹盆

腔,形成相应的症状和体征,直肠指检可在膀胱直肠窝或子宫直肠窝内扪及块物,肿瘤在腹盆腔内广泛种植转移,形成腹水。大肠癌的远处转移主要有两种方式:淋巴转移和血行转移。肿瘤细胞通过淋巴管转移至淋巴结,也可通过血行转移至肝脏、肺脏、骨等部位。

(二)诱发因素

肠癌为结肠癌和直肠癌的总称,一般来说,结肠癌和直肠癌的发病因素是饮食致癌物质、遗传因素、癌前病变等。

(1)饮食致癌物质。

据统计,结肠癌和直肠癌发病率高的国家,人均动物蛋白的消耗量非常大。食物纤维与结肠癌或直肠癌的发病率也有密切的关系。

(2)遗传。

此疾病是遗传学背景比较突出的恶性肿瘤,20%的结肠癌和直肠癌与遗传因素都有联系,因此有遗传家族史的患者要注意(Ma et al,2018)。

(3)癌前病变。

绒毛状的腺瘤一般比较容易癌变,需要体检以便及早发现肿瘤。结肠或者直肠的慢性炎症,如溃疡性结肠炎、血吸虫病等,容易使肠黏膜反复破坏,也会增加患结肠癌和直肠癌的风险。

(三)临床诊疗策略

1. 检查

(1)实验室检查。

血常规、生化全项(肝肾功能+血清铁)、大便常规+便隐血等化验检查,有助于了解患者有无缺铁性贫血、肝肾功能等基本情况。进行血肿瘤标志物癌胚抗原(CEA)检测,有助于肿瘤的诊断。在大肠癌患者中,CEA 水平高并不表示均存在远处转移,有少数转移瘤患者的 CEA 并不增高。

(2)内镜检查。

结肠镜检查是将纤维结肠镜伸入到结肠起始部位回盲部,检查结肠和直肠肠腔,并在检查过程中进行活检和治疗。结肠镜检查比钡剂灌肠 X 射线更准确,尤其对结肠小息肉,通过结肠镜摘除并行病理学确诊。良性息肉摘除可预防其转变为结直肠癌,癌性息肉有助于明确诊断和治疗。

(3)活体组织检查。

活体组织检查对大肠癌,尤其是早期癌和息肉癌变的确诊,以及对病变进行鉴别诊断有决定性意义,可明确肿瘤的性质、组织学类型、恶性程度、判断预后和指导临床治疗。

(4)脱落细胞学检查。

脱落细胞学检查准确性高,取材烦琐,不易获得满意的标本,临床应用少。

2. 筛查方式

传统的肠癌早筛方式有两种,一是粪便隐血试验,二是肠镜。粪便 DNA 肠癌检测是一种新型的筛查手段,对整体肠癌的检测敏感性高达 84.22%,特异性高达 97.85%。可以检测出直径在 1 cm 以上进展期腺瘤和肠癌病灶,及时发现早期肠癌基因突变。

在结直肠癌防治方面，消化科在常规开展结直肠腺瘤性息肉筛查及内镜下治疗基础上，开展了粪便 DNA 检测技术，通过检测患者大便中的脱落细胞基因突变，来筛查大肠癌及其癌前病变，对大肠癌高危人群进行结肠镜检查、超声肠镜等检查，提高早期结肠癌的诊治率。

3. 治疗

临床治疗方面，原位及部分早期的大肠癌患者采用内镜下治疗即可达到根治的效果。大部分早期大肠癌患者的治疗以外科手术为主，绝大多数可达到根治效果。中晚期大肠癌患者的治疗采取外科手术加术后辅助化疗、靶向治疗及放疗等方法。对于不能做手术的中晚期大肠癌患者多采用化疗、靶向治疗及放疗等方法。复发或转移性的大肠癌患者，也多采用化疗、靶向治疗及放疗等方法，手术治疗对部分患者的病情可能有所缓解。总体来说，肿瘤分期越早，治疗方案相对越简单，治疗效果越好。手术方式从最早的开腹手术逐渐向微创方面发展，包括腹腔镜手术、达芬奇机器人手术等。化疗是多数结肠癌患者无法避免的治疗之一，常用的化疗药物包括 5-氟尿嘧啶、亚叶酸钙、卡培他滨、奥沙利铂、伊立替康(Weekes et al，2009)等，常用的化疗方案包括 5-氟尿嘧啶+亚叶酸钙+奥沙利铂的 FOLFOX 方案、5-氟尿嘧啶+亚叶酸钙+伊立替康的 FOLFIRI 方案、奥沙利铂+卡培他滨的 XELOX 方案等。根据术后病理情况，可酌情应用靶向药物治疗，目前主要的靶向药物为贝伐珠单抗及西妥昔单抗。在过去的几十年里，许多国家大肠癌患者的预后缓慢且稳步改善。在高收入国家，如澳大利亚、加拿大、美国和一些欧洲国家，5 年相对生存率已达到近 65%，但在低收入国家仍低于 50%。

(1)手术治疗。

治疗结肠癌的方案是以手术切除为主的综合治疗方案。Ⅰ、Ⅱ和Ⅲ期患者常采用根治性的切除+区域淋巴结清扫，根据癌肿所在部位确定根治切除范围及其手术方式。Ⅳ期患者若出现肠梗阻、严重肠出血时，暂不做根治手术，可行姑息性切除，以缓解症状和改善患者生活质量。直肠癌根治性治疗的基础是手术。直肠手术较结肠困难。常见手术方式有：经肛门切除术(极早期近肛缘)、直肠全系膜切除术、低位前切术、经腹肛门括约肌腹会阴联合切除术。对于Ⅱ、Ⅲ期直肠癌，建议术前行放射、化学治疗，缩小肿瘤，降低局部肿瘤级别，再行根治性手术治疗。

(2)综合治疗。

奥沙利铂联合氟尿嘧啶类药物(5-氟尿嘧啶)的方案是Ⅲ期结直肠癌和部分具有高危因素结直肠癌患者的标准治疗方案，治疗时间为 6 个月。适用于术前未接受新辅助放疗的直肠癌患者，术后需要进行辅助放疗者。

(3)Ⅳ期结直肠癌的治疗。

Ⅳ期结直肠癌的治疗主要是以化疗为主的综合治疗方案，化疗药物包括 5-氟尿嘧啶、卡培他滨、奥沙利铂、伊立替康、贝伐单抗、西妥希单抗、帕尼单抗等多种药物，常用化疗方案有：FOLFOX、XELOX、FOLFIRI 等，在化疗基础上酌情联合靶向药物治疗(贝伐单抗、西妥希单抗、帕尼单抗)。

(4)放疗。

效果较好、研究较多的是外科和放疗的综合治疗，包括术前放疗、术中放疗、术后放疗、“三明治”式放疗等，各有其特点。对晚期直肠癌患者、局部肿瘤浸润者、有外科禁忌证者，应用姑息性放疗,以缓解症状,减轻痛苦。

二、肠癌的发病机理

大肠癌的病因目前尚不明确,其大多数病例都没有单一的风险因素。除年龄和性别外,流行病学研究还发现并确定了下列危险因素,它们往往同时发生和相互作用,包括肠癌家族史、炎性肠病、吸烟、过度饮酒、大量食用红肉和加工肉类、肥胖、糖尿病等。直系亲属中有大肠癌和炎症性肠病的病史者具有患病风险。进一步的证据表明,感染幽门螺杆菌、梭杆菌和其他潜在的感染因子也可能增加结肠癌的患病可能。已确定的结肠癌预防因素包括体育活动、使用激素替代疗法、阿司匹林(Grancher et al,2018)和内镜下切除癌前病变等。一些数据表明,饮食中富含水果、蔬菜、谷类纤维、奶制品和鱼类,还有他汀类药物治疗,可能对人体产生一定的保护作用。流行病学研究表明,血清维生素 D 浓度和大肠癌风险之间成负相关,但这种相关性是否在何种程度上呈因果关系还有待确定。

(1)遗传变异与大肠癌。

多数大肠癌是由腺瘤样息肉演变而来,涉及增生、腺瘤、癌变等阶段及相应的染色体改变,有多种基因参与此过程。在近年来的研究中,研究人员分析了 468 个结直肠肿瘤中与人类癌症相关的 1 321 个基因。在大肠癌中发现 17 个突变频率相似的基因亚群。按照突变率由高到低依次为:*KRAS*、*TP53*、*APC*、*SMAD4*、*FBXW7*、*BRAF*、*TCF7L2*、*PIK3CA*、*GNAS*、*CBX4*、*ADAMTS18*、*TAF1L*、*FAM123B*、*CSMD3*、*ITGB4*、*LRP1B*、*SYNE1* 基因。其中 6 个基因被归类为大肠癌驱动基因,它们是 *APC*、*KRAS*、*BRAF*、*PIK3CA*、*SMAD4* 与 *TP53*。*APC*、*KRAS* 和 *BRAF* 突变是正常上皮向腺瘤转变的早期事件。由于突变或表观遗传沉默,*PIK3CA* 突变和 *SMAD4* 和 *TP53* 的缺失是晚期事件,使肿瘤细胞能够侵入周围组织并转移,从而将腺瘤转化为癌。通过基因编辑技术,将 *APC*、*SMAD4*、*TP53*、*KRAS* 和 *PIK3CA* 的突变引入正常人类肠道上皮的体外类器官模型,结果在小鼠模型中大肠癌肿瘤细胞存活,提示这些驱动突变在大肠癌的肿瘤发展中发挥重要作用。*APC*、*TP53* 和 *KRAS* 的突变,以及 *SMAD4* 在较小程度上与转移成正相关,与微卫星不稳定性成强烈负相关。尽管 *KRAS* 突变是大肠癌发生的早期事件,但在近 4 万例大肠癌患者中,*KRAS* 和 *TP53* 突变与远处转移显著相关,*SMAD4* 与远处转移的相关性较弱,*APC*、*BRAF* 和 *IK3CA* 与远处转移无相关性。

①Wnt 信号通路。Wnt 信号通路是研究遗传变异与大肠癌关系时最常见、最重要的通路。在正常细胞中,Wnt 信号通路起到维持肠道组织稳态和调控干细胞增殖的作用。然而,由于突变或过表达型 *Wnt* 基因,在大肠癌中该通路常常被激活,导致癌细胞增殖和转移能力增强。

②突变体 *KRAS/BRAF*。*KRAS* 和 *BRAF* 基因编码的蛋白质在正常情况下参与了维持细胞的正常生长和分化。然而,它们出现突变时将会引发大肠癌。特别是 *KRAS* 基因突变涉及 RAS-MAPK 信号通路,其突变与耐受抗表皮生长因子受体(EGFR)治疗相关。

(2)表观遗传调控与大肠癌。

①DNA 甲基化修饰。DNA 甲基化修饰是一种表观遗传调控机制,可通过以 *S*-腺苷酰甲硫氨酸(SAM)为底物去转移甲基,在 DNA 分子中附加上甲基来影响基因的表达水平。在大肠癌中,DNA 甲基化失调会导致某些重要抑癌基因启动子区域的高度甲基化和乙酰化程度下降,从而促进恶性转化。

②非编码 RNA 调控。非编码 RNA 在大肠癌的发生和发展过程中起到了关键作用。miRNA、lncRNA 等非编码 RNA 通过不同机制参与细胞周期调控、增殖和凋亡等多个重要生物学过程。例如某些 miRNA 在大肠癌中被上调表达,从而抑制抑癌基因的表达并促进恶性细胞增殖和迁移。

(3)细胞周期异常与大肠癌。

细胞周期异常是大肠癌发生的重要机制之一。在正常情况下,细胞周期的调控过程能够保证细胞的有序增殖和凋亡。然而,在大肠癌中,多个细胞周期调控相关分子发生异常表达或突变,导致了细胞的无序增殖和抗凋亡能力提高。

(4)信号通路紊乱与大肠癌。

①PI3K/Akt/mTOR 信号通路。PI3K/Akt/mTOR 信号通路在大肠癌的发生和发展中扮演着重要角色。当这条信号通路过度激活时,会促进肿瘤细胞的生长、增殖和提高侵袭能力,并且可以逃避免疫系统对癌细胞的监测。

②Hedgehog 信号通路。Hedgehog(Hh)信号通路在正常情况下参与组织器官形成和早期发育,在大肠癌中起到了促进恶性转化和推动肿瘤发展的作用。该信号通路在大肠癌中过度激活,并且相关蛋白高表达与预后不良有关。

③CD47-SIRPα 信号轴。近年来,越来越多的数据表明,CD47-SIRPα 信号轴(图 7.5)是包括血液恶性肿瘤在内的各种癌症的关键免疫检查点,类似于实体肿瘤的 PD-1/PD-L1 检查点。继 PD-1/PD-L1 之后,CD47/SIRPα 阻断已成为多种恶性肿瘤中下一代免疫检查点阻断策略。许多 CD47 单克隆抗体不仅阻止 CD47 与 SIRPα 的结合,而且还能与巨噬细胞上激活的 Fcγ 受体结合。它们一起向巨噬细胞传递一种强有力的吞噬信号。

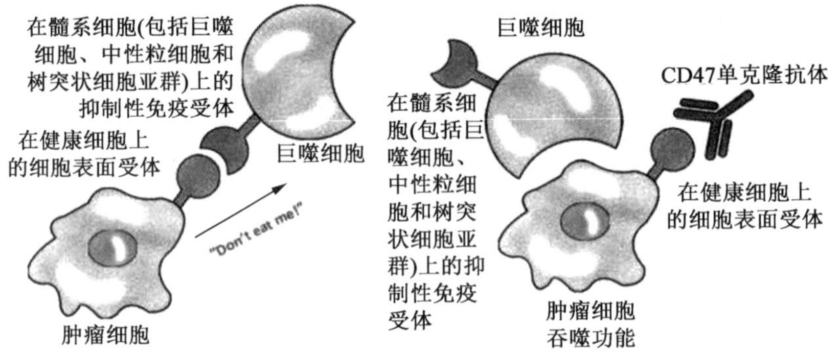

图 7.5　CD47-SIRPα 信号轴

三、肠癌的健康防护

(1)养成良好的生活习惯。

患者在平时的生活中,要戒烟酒,烟酒不仅会引起大肠癌这种疾病的发生,而且还有可能影响其他癌症的发生。

(2)饮食要注意。

大肠癌现在有呈年轻化的趋势,跟患者不良的饮食习惯也有着很大的关系。所以想要预防大肠癌的发生,在平时生活中,就要少吃含脂肪比较高的食物、油腻食物及腌制食物,可以多吃一点膳食纤维食物,养成良好的饮食习惯。

①容易消化的食物。大肠癌患者的消化能力都是比较薄弱的，所以在饮食方面应该尽量吃一些好消化、易吸收的食物，如果大肠癌患者的症状已比较严重，此时需要吃半流质饮食，而且饮食要营养丰富，也可以吃一些滋补流质的药膳，这样可以缓解患者的症状。

②抗癌作用的食物。如果患上了大肠癌，患者可以多吃一些具有抗癌作用的食物，如核桃、无花果、胡萝卜、甲鱼等等，这些食物的抗癌能力都是很不错的，所以可以多吃一些。

③增强免疫力的食物。当患上大肠癌后，患者的免疫能力通常都是比较低下的，非常容易受到病毒的侵袭，对于患者来说是非常痛苦的，所以在饮食方面，患者应该多补充一些增强免疫力的食物，如蜂蜜、芦笋、山药、黄鱼、龙虾、香菇、黑木耳、番茄等等。

④多吃水果、蔬菜。大肠癌患者多吃水果、蔬菜对于缓解病情是有很好作用的，而且蔬菜、水果中的纤维素可以让患者的大便量增多，这样一来就可以稀释大肠中的致癌剂，从而就可以缓解大肠癌所引发的一些痛苦症状。

⑤排脓作用的食物可以多吃。大肠癌患者病灶部位的排脓也要引起重视，可以在平时生活中多吃一些有这类功效的食物，如根芥菜、芥菜、猪腰子、丝瓜等等，多吃这些食物可以让大肠癌的病情得到很好的缓解，如果病症比较轻微的话，还有一定的治疗作用。

(3)坚持运动。

在平时生活中，坚持运动，不仅可以控制体重，而且还可以促进肠胃的蠕动，降低发生大肠癌的概率。

(4)多喝水。

众所周知，水是人体必需的微量元素，多补充水分，可以提高人们的自身免疫力，水还能分解糖类、脂肪、蛋白质等物质，从而减少大肠癌的发生。

(5)保持大便通畅。

在平时生活中，要养成良好的排便习惯，可以多吃一点润肠通便的食物，以减轻肠胃的压力。

(6)定期检查。

要定期进行检查，尤其是患有肠道疾病的人，只有定期检查才能及时发现问题，以免因为治疗不及时耽误了病情。

第十一节　前列腺癌

一、前列腺癌的症状诊断、诱发因素及治疗策略

前列腺癌(prostate cancer，PCa)是指发生于前列腺上皮的恶性肿瘤，目前是世界第二大常见的男性恶性肿瘤，也是导致男性癌症患者死亡的主要原因之一。前列腺癌的潜伏期比较长，因早期没有明显症状容易被忽视，致使早期检测有效率较低，大部分患者在确诊时病情已经较为严重，患者治愈率低。此外，前列腺癌易发生转移，可转移至骨、淋巴结、大脑、肝脏、肺等部位，其中骨转移和淋巴结转移是最常见的转移方式。数据显示，约60%的患者在首次确诊时已经发生远处转移，70%以上的晚期前列腺癌患者会伴有骨转移，而肝转移的患者整体存活率最低，平均存活时间为17.5个月。尽管早期局部前列腺癌可以通过手术切除和放疗得到良好的控制，5年生存率可达到98%以上，但是转移性前列腺癌的5年生存率

只有 31%,并且经过治疗后出现复发或转移的晚期前列腺癌会逐渐发展为目前无法治愈的转移型去势治疗抵抗性前列腺癌(metastatic castration-resistant prostate cancer,mCRPC)。前列腺癌的发病机理如图 7.6 所示。

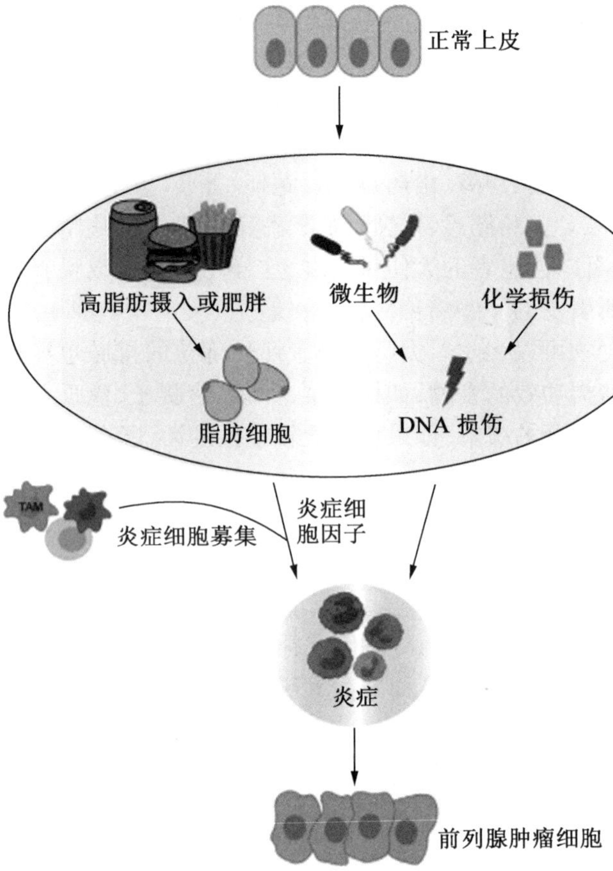

图 7.6　前列腺癌的发病机理

(一)症状诊断

前列腺癌早期常无症状,随着肿瘤的发展,前列腺癌引起的症状可概括为两大类:

(1)压迫症状。

逐渐增大的前列腺腺体压迫尿道可引起进行性排尿困难,表现为尿线细、射程短、尿流缓慢、尿流中断、尿后滴沥、排尿不尽、排尿费力,此外还有尿频、尿急、夜尿增多,甚至尿失禁等。肿瘤压迫直肠可引起大便困难或肠梗阻,也可压迫输精管引起射精缺乏,压迫神经引起会阴部疼痛,并可向坐骨神经放射。

(2)转移症状。

前列腺癌可侵及膀胱、精囊、血管神经束,引起血尿、血精、阳痿。盆腔淋巴结转移可引起双下肢水肿。前列腺癌常易发生骨转移,引起骨痛或病理性骨折、截瘫。前列腺癌也可侵及骨髓引起贫血。

临床诊断前列腺癌主要依靠直肠指诊、前列腺特异性血清标志物(PSA)、经直肠前列腺超声和盆腔 MRI 检查,CT 对诊断早期前列腺癌的敏感性低于 MRI。因前列腺癌骨转移率较高，在决定治疗方案前通常还要进行核素骨扫描检查。确诊前列腺癌需要通过前列腺穿刺活检进行病理检查。

前列腺癌的恶性程度可通过组织学分级进行评估，最常用的是 Gleason 评分系统，依据前列腺癌组织中主要结构区和次要结构区的评分之和对前列腺癌的恶性程度进行划分，分化最好的是 1+1=2 分，最差的是 5+5=10 分。

(二)诱发因素

(1)年龄。

年龄是前列腺癌的最大危险因素。在白人男性中，前列腺癌患病风险在 50 岁以后显著增加，在黑人男性中前列腺癌患病风险在 40 岁以后显著增加。患者年龄越大，通常表现出的侵袭性越小，尤其是 70 岁以上时。

(2)遗传。

父亲或兄弟患前列腺癌，则该男性患病风险增加 1 倍以上，并且兄弟患病可能比父亲患病更能增加男性的患病风险。家庭成员中若有多个前列腺癌患者，则该男性患前列腺癌的风险则更高，这类男性应在 40 岁之前就接受前列腺癌的筛查。

(3)种族与地域。

非裔美国男性前列腺癌的发病率比美国白人男性高 60%，并且确诊时更有可能发展到晚期。然而生活在本土的日本和非洲男性患前列腺癌的概率较低，当这些群体移民到美国后，他们的发病率急剧上升。非裔美国人应该在 50 岁时开始进行前列腺癌筛查。

(4)基因改变。

乳腺癌家族史或者非息肉性结直肠癌家族史会增加男性患者患前列腺癌的风险，这可能与基因改变有关。

(三)治疗策略

早期(肿瘤仅位于前列腺包膜以内)前列腺癌患者可以通过根治性手术或者根治性放疗等方式，达到良好的治疗效果，甚至得以治愈。由于肿瘤本身生长缓慢，部分低危、高龄患者也可以根据具体情况选择主动监测，待病情进展再进一步治疗。

局部进展(肿瘤突破前列腺包膜但未发生转移)和转移性前列腺癌，一般选择雄激素去除治疗，以期延长患者生存期，改善生活质量；部分患者可选择手术切除，或在放疗基础上进行多手段综合性治疗。

目前针对前列腺癌的治疗方法主要包括：手术治疗、雄激素剥夺治疗(ADT)、新型雄激素受体靶向剂治疗、放疗、化疗、免疫治疗等。对于未发生转移的局部肿瘤，一般采用前列腺切除术或放疗进行治疗。而对于出现转移且雄激素敏感的前列腺癌，主要采用传统的雄激素剥夺治疗，其中包括促性腺激素释放激素激动剂和雄激素受体拮抗剂。虽然大部分患者早期对雄激素剥夺治疗反应很好，但患者会逐渐产生耐受，肿瘤细胞中雄激素受体(androgen receptor，AR)表达量升高，转变为去势抵抗性前列腺癌(castration-resistant prostate cancer，CRPC)。目前，CRPC 可通过抗雄激素疗法、化疗、靶向治疗、免疫疗法、放疗等方法进行治疗。

二、前列腺癌的发病机理

目前已知的可以导致前列腺癌的关键基因突变主要包括：*TMPRSS2* 和 *ETS* 家族基因融

合、原癌基因 *MYC* 扩增、*PTEN* 和 *TP*53 基因的缺失或突变，以及在晚期前列腺癌中 *AR* 基因发生扩增或突变等。染色体重排造成的基因融合是肿瘤中最常见的基因改变方式，而在前列腺癌中，雄激素应答基因 *TMPRSS*2 和原癌转录因子 *ETS* 家族基因所形成的基因融合非常常见，其中大约 50%接受自控镇痛的前列腺癌患者存在 *TMPRSS*2 基因与 *ERG* 基因的融合，是促进前列腺癌发生和发展的关键因素。*PTEN* 和 *TP*53 基因可以应答 DNA 损伤或过分增殖带来的细胞压力，将细胞周期阻滞在 G1 期，抑制细胞进一步分裂增殖。而 *PTEN* 和 *TP*53 基因的缺失或突变可导致异常的细胞周期循环无法被有效阻止，并通过活化 PI3K/Akt 通路抑制细胞凋亡，通过下游 FRAP 和 mTOR 通路诱导 cyclin D 蛋白表达，促进损伤细胞继续进入周期循环，诱发细胞癌变。有研究表明，30%～39%的转移性前列腺癌患者存在 *PTEN* 基因缺失，而近 50%的 CRPC 患者有 *PTEN* 基因部分或完全缺失；另一项报道证实，*PTEN* 缺失的前列腺癌细胞可以促进转录因子 Runx2 信号通路活化，诱导固醇类基因 *CYP*11*A*1、*CYP*17*A*1 表达并在瘤内合成雄性激素，促进肿瘤进展。*AR* 异常也是导致前列腺癌发生和发展的一个重要分子机制，*AR* 在结合了睾酮或二氢睾酮（DHT）后能够二聚化并增加转录活性，促进前列腺上皮细胞增殖，而 *AR* 的获能性突变可导致肿瘤细胞内雄激素信号通路持续激活。很多试验证实，*AR* 突变也是 CRPC 对雄激素剥夺治疗产生耐药的最主要机制，其中以 *AR-V*7 为代表的 *AR* 剪接变异体（AR splice variants，AR-Vs）缺少配体结合结构域，但仍保留转录因子的功能，可以持续活化下游基因和 AR 信号通路，导致抗雄激素受体的治疗方案失效，是 PCa 出现去势治疗抵抗并成为 CRPC 的一个重要因素。

三、前列腺癌的健康防护

（1）健康饮食。

平时在饮食中要注意减少高脂肪食物的摄入，如煎炸食品、肥肉，还有动物内脏、奶油制品、红肉、加工肉等，应尽量少吃。多吃有抗癌作用的新鲜蔬菜和水果，前列腺癌患者可以多吃一些白萝卜、胡萝卜、花椰菜、包心菜、芦笋、大蒜、番茄等新鲜蔬菜。水果可以多吃香蕉、猕猴桃、草莓、山楂、苹果等，以上食物不仅富含维生素及多种微量元素，还含有皂苷及黄酮类物质，有很好的抗癌作用。此外，患者还可以在牛奶及益生菌酸奶中加入少许蜂蜜饮用，帮助增强身体的免疫力，预防贫血；多吃菌藻类食物海带、金针菇、香菇及其他海藻类食物能够防癌、提高人体免疫力，这些食物中含有的干扰素具有抑制癌细胞扩散的作用，在日常饮食中可以加入这些食物；选择高蛋白质食物，前列腺癌患者的饮食应尽量选择高蛋白质、低胆固醇、低脂肪的食物，如鱼、虾等，可利用鱼、虾等食材烹调一些易于消化的菜肴。海参也有较好的抗癌作用，可以煮粥食用。每天应吃 1～2 枚鸡蛋，也可以吃鹌鹑蛋和鸭蛋等。患者还可以吃一些炖排骨或者用瘦肉制作的丸子。动物肝脏含有丰富的蛋白质，可适当食用，但高血脂的患者应限制食用，在食用时应搭配绿叶蔬菜；五谷杂粮可提供能量，平时可以用新鲜的五谷杂粮、豆类代替主食，不但可提供充足的能量，同时黑米、燕麦、全麦面粉、薏仁及玉米等都有抗癌作用。可以将五谷杂粮煮粥食用，还可以加入桂圆、莲子、百合、山药、姜黄、人参、枸杞、大枣、黄芪等煮成药粥食用，可提高免疫力，促进疾病的恢复。

（2）做好筛查工作。

对于前列腺癌的高危人群，应注意筛查，尤其是 50 岁以上的男性，要定期做前列腺的筛查，建议最好是每年做 1 次。

(3)性生活要规律。

前列腺的健康和性生活有一定的关系，如性生活过度，易引起前列腺充血，从而导致前列腺出现各种问题。

(4)养成良好的生活方式。

肥胖对前列腺健康防护不利，因此男性肥胖者应注意积极减肥，适当运动，同时要养成健康的生活方式，避免久坐不动或是长时间进行一些可能压迫到前列腺的行为，如骑车等。

(5)其他预防方法。

前列腺炎的发生有可能会增加患前列腺癌的概率，所以前列腺有慢性炎症的男性应及时治疗。另外，平时可多吃一些有利于前列腺健康的食物，如鱼肉和鸡肉等，还有口服番茄红素，对前列腺也有健康防护作用。

第十二节　胃　　癌

胃癌(gastric cancer，GC)是我国常见的胃肠道恶性肿瘤。全球数据显示，在所有恶性肿瘤中胃癌的发病率排第五位，死亡率排第四位。环境因素和生活方式是胃癌的关键病因。虽然在过去的几十年里，胃癌的诊断和治疗取得了巨大的进展，发达国家的胃癌发病率已经逐渐降低，但在发展中国家，胃癌仍然是威胁人类健康的主要疾病。中国是胃癌的高发国家之一，其发病率居恶性肿瘤的第二位，死亡率居恶性肿瘤的第三位。我国每年与胃癌相关的死亡病例有 37 万例，这个数字甚至超过了全世界所有与胃癌相关的死亡的一半。由于癌症筛查技术的落后，导致大部分胃癌患者诊断时已为晚期，伴有局部浸润、远处转移和侵袭，这些都与预后差和高死亡率密切相关。目前，胃切除术仍是胃癌患者的首选治疗方法，但对于存在广泛浸润或淋巴转移的胃癌患者，单纯胃切除术可能是不可行的，晚期胃癌患者在接受全身治疗后 5 年生存率仍低于 5%。虽然全球研究学者对胃癌发病机理的研究不断深入，但其确切的分子机制仍不清楚。

一、胃癌的症状诊断、诱发因素及治疗策略

(一)症状诊断

多数早期胃癌患者无明显症状，少数患者有恶心、呕吐或是类似溃疡病的上消化道症状，难以引起足够的重视。随着肿瘤的生长，影响胃功能时才出现较明显的症状，但均缺乏特异性。

疼痛与体重减轻是进展期胃癌最常见的临床症状。患者常有较明确的上消化道症状，如上腹不适、进食后饱胀，随着病情进展上腹疼痛加重，食欲下降和乏力。根据肿瘤的部位不同，也有其特殊表现。贲门胃底癌可有胸骨后疼痛和进行性吞咽困难；幽门附近的胃癌有幽门梗阻表现。

当肿瘤破坏血管后，可有呕血、黑便等消化道出血症状；如肿瘤侵犯胰腺被膜，可出现向腰背部放射的持续性疼痛；如肿瘤溃疡穿孔则可引起剧烈疼痛，甚至腹膜刺激征象；肿瘤出现肝门淋巴结转移或压迫胆总管时，可出现黄疸；远处淋巴结转移时，可在左锁骨上触及肿大的淋巴结。

晚期胃癌患者常可出现贫血、消瘦、营养不良，甚至恶病质等表现。

（二）诱发因素

（1）地域环境及饮食生活因素。

胃癌发病有明显的地域性差别，在我国西北与东部沿海地区胃癌发病率明显比南方地区高。长期食用熏烤、盐腌食品的人群中胃远端癌发病率高，与食品中亚硝酸盐、真菌毒素、多环芳烃化合物等致癌物或前致癌物含量高有关；吸烟者的胃癌发病危险较不吸烟者高 50%。

（2）幽门螺杆菌感染。

我国胃癌高发区成人幽门螺杆菌感染率在 60%以上。幽门螺杆菌能促使硝酸盐转化成亚硝酸盐及亚硝胺而致癌（Tsukamoto et al，2017）；幽门螺杆菌感染引起胃黏膜慢性炎症，加上环境致病因素可加速黏膜上皮细胞的过度增殖，导致畸变致癌；幽门螺杆菌的毒性产物细胞毒素相关蛋白 A（CagA）、空泡毒素相关蛋白（VacA）可能具有促癌作用，胃癌患者中抗 CagA 抗体检出率较一般人群明显升高。

（3）癌前病变。

胃疾病包括胃息肉、慢性萎缩性胃炎及胃部分切除后的残胃，这些病变都可能伴有不同程度的慢性炎症过程、胃黏膜肠上皮化生或非典型增生，有可能转变为癌。癌前病变系指容易癌变的胃黏膜病理组织学发生改变，是从良性上皮组织转变成癌过程中的交界性病理变化。胃黏膜上皮的异型增生属于癌前病变，根据细胞的异型程度可分为轻、中、重三度，重度异型增生与分化较好的早期胃癌有时很难区分。

（4）遗传和基因。

遗传与分子生物学研究表明，与胃癌患者有血缘关系的亲属的胃癌发病率较对照组高 4 倍。胃癌的癌变是一个多因素、多步骤、多阶段发展过程，涉及癌基因、抑癌基因、凋亡相关基因与转移相关基因等的改变，而基因改变的形式也是多种多样的。

（三）临床诊疗策略

1. 检查

（1）数字化 X 线胃肠造影检查。

数字化 X 线胃肠造影技术的应用仍为诊断胃癌的常用方法。常采用气钡双重造影，通过观察黏膜相和充盈相做出诊断。早期胃癌的主要改变为黏膜相异常，进展期胃癌的形态与胃癌大体分型基本一致。

（2）纤维胃镜检查。

直接观察胃黏膜病变的部位和范围，并可获取病变组织作病理学检查，是诊断胃癌的最有效方法。采用带超声探头的纤维胃镜对病变区域进行超声探测成像，有助于了解肿瘤浸润深度，以及周围脏器和淋巴结有无侵犯和转移。

（3）腹部超声。

在胃癌诊断中，腹部超声主要用于观察胃的邻近脏器（特别是肝脏、胰腺）受浸润及淋巴结转移的情况。

（4）多排螺旋 CT 与正电子发射型计算机断层显像检查。

多排螺旋 CT 扫描结合三维立体重建和模拟内腔镜技术，是一种新型无创检查手段，有助于胃癌的诊断和术前临床分期。利用胃癌组织对于氟代脱氧葡萄糖（FDG）的亲和性，采用正电子发射型计算机断层显像(PET)可以判断淋巴结与远处转移病灶的情况,准确性较高。

(5)肿瘤标志物。

血清 CEA、CA50、CA72-4、CA19-9 等肿瘤相关抗原可升高,但敏感性和特异性均不高,有助于判别肿瘤的预后及化疗的疗效。

2. 诊断

病史、体格检查及实验室检查符合胃癌特点,且 X 线气钡双重造影或内镜发现占位性病变,即可临床诊断胃癌,但最终确诊胃癌还须根据活组织检查或细胞学检查结果。凡有下列情况者,及时进行全面检查:

①胃溃疡患者经严格内科治疗而症状仍无好转者。

②40 岁以后出现中上腹不适或疼痛,无明显节律性并伴有明显食欲缺乏和消瘦者。

③年龄在 40 岁以上,既往有慢性萎缩性胃炎或不典型增生,近期症状加重者。

④既往有慢性胃病史,大便隐血检查发现阳性,持续 2 周以上者。

⑤胃息肉大于 2 cm 者。

经胃镜检查及活检获得胃癌定性诊断后,还需通过一系列影像学检查进行胃癌的分期诊断(TNM 分期)。准确的分期对制订合理的治疗方案、判断预后、评价疗效甚为重要。TNM 分期主要通过描述原发胃癌病灶的浸润深度(T)、淋巴结转移(N)、远处转移(M)状况,再根据 T、N、M 的不同分期的组合来确定总分期(0,Ⅰ~Ⅳ期),分期越高,病情越严重、生存期越短。

3. 治疗

(1)手术治疗。

①根治性手术。原则为整块切除,包括癌灶和可能受浸润胃壁在内的胃的部分或全部,按临床分期标准整块清除胃周围的淋巴结,重建消化道。

②姑息性手术。原发灶无法切除,为了减轻由于梗阻、穿孔、出血等并发症引起的症状而进行的手术,如胃空肠吻合术、空肠造口、穿孔修补术等。

(2)化疗。

用于根治性手术的术前、术中和术后,延长生存期。晚期胃癌患者采用适量化疗,能减缓肿瘤的发展速度,改善症状,有一定的近期效果(Wöll et al,2008)。早期胃癌根治术后原则上不必辅助化疗,有下列情况者应行辅助化疗:病理类型恶性程度高;癌灶面积大于 5 cm;多发癌灶;年龄低于 40 岁。进展期胃癌根治性手术后、姑息性手术后、根治性手术后复发者需要化疗。

常用的胃癌化疗给药途径有口服给药、静脉给药、腹膜腔给药、动脉插管区域灌注给药等。常用的口服化疗药有替加氟、优福定、去氧氟尿苷等。常用的静脉化疗药有氟尿嘧啶、丝裂霉素、顺铂、阿霉、依托泊苷、亚叶酸钙等。近年来出现了新的用于治疗胃癌的化疗药物,如紫杉醇、草酸铂、拓扑酶抑制剂、希罗达等。

(3)靶向治疗。

靶向治疗可针对性地损伤癌细胞,减轻正常细胞损害。胃癌靶向治疗药物种类及作用均有限。靶向治疗药物主要有表皮生长因子受体抑制剂、血管生成抑制剂、细胞周期抑制剂、细胞凋亡促进剂、基质金属蛋白酶抑制剂(Smyth et al,2020)等。

(4)其他治疗。

胃癌的免疫治疗包括非特异性生物反应调节剂,如卡介苗、香菇多糖等;细胞因子,如白细胞介素、干扰素、肿瘤坏死因子等;过继性免疫治疗,如淋巴细胞激活后杀伤细胞(LAK)、肿瘤浸润淋巴细胞(TIL)等。抗血管形成基因是研究较多的基因治疗方法,可能在胃癌的治疗中发挥作用。

(5)支持治疗。

支持治疗旨在减轻患者痛苦,改善生活质量,延长生存期,包括镇痛、纠正贫血、改善食欲、改善营养状态、缓解梗阻、控制腹水、心理治疗等。

二、胃癌的发病机理

(1)基因突变。

基因突变是胃癌发生的主要原因之一。目前已知的与胃癌发病相关的基因突变包括 *TP*53、*CDH*1、*CTNNB*1、*PIK*3*CA*、*KRAS* 等。其中,*TP*53 是目前已知最重要的胃癌抑制基因,它能控制细胞周期和 DNA 损伤后的修复,并可识别和消灭早期肿瘤细胞,因此一旦出现突变就会导致胃癌的发生和发展。

(2)病毒与细菌感染。

病毒与细菌感染可能是导致胃癌发生的重要原因之一。其中,幽门螺杆菌是导致胃癌发生的主要病原体。研究表明,幽门螺杆菌感染可导致宿主胃黏膜炎症反应,并在长期作用下逐渐导致细胞损伤、基因突变和 DNA 甲基化等过程,进而促进肿瘤的发生和发展。

(3)DNA 甲基化。

DNA 甲基化是一种广泛存在于肿瘤细胞中的表观遗传变化,其作用是通过添加甲基分子改变 DNA 的结构和功能,进而影响基因表达和细胞生命过程。目前,研究表明丝氨酸蛋白酶 HTRA1 的亚甲基化和 MIR129-2 表达量降低,可能参与胃癌的发生和发展。

(4)细胞周期调控失衡。

细胞周期是细胞生命周期中的一个阶段,其正常调控是维持细胞健康的重要因素之一。研究表明,细胞周期调控失衡会加速胃癌的发生和发展。目前已发现在胃癌发生过程中,细胞周期调控分子 CDK2 和 CDK4 的表达量升高,同时抑制分子 P21 和 P16 的表达,则会导致细胞周期加速,从而促进肿瘤的发生和发展。

总之,胃癌的发生和发展在分子机制方面是一个复杂的过程,其中基因突变、病毒与细菌感染(Wu et al,2002)、DNA 甲基化和细胞周期调控失衡等因素均可影响胃癌的发生和发展。因此,针对这些分子机制的研究,有望帮助提高胃癌的早期诊断率和治疗效果。同时,对于癌症的预防和治疗,早期诊断和治疗仍然是当前重要的研究方向。

三、胃癌的健康防护

(1)饮食方面。

纠正不良饮食习惯,注意饮食卫生,胃癌患者宜多吃能增强免疫力、有抗胃癌效果的食物,这类食物有很多,如山药、扁豆、薏米、猕猴桃、无花果、苹果等;一些有营养的食物,如沙丁鱼、鸽蛋、牛奶、猴头菌、鲍鱼、乌贼、甲鱼等对胃癌的防治也有一定的辅助效果,平时胃癌患者也可多吃这些食物。胃癌患者宜多吃一些高营养食物,如常见的乌骨鸡、鸽子、豆腐、鲢鱼、鲩鱼、乌贼等，还有泥鳅、虾、淡菜等。胃癌患者如出现恶心、呕吐等现象时，可以选择吃一些莼菜、柚子、枇杷、粟米、核桃、无花果、乌梅、莲子等。胃癌患者有贫血时，可多吃一些补血、补气的食物，如淡菜、马兰头、金针菜、猴头菌、橄榄、乌梅、木耳、羊血、柿饼、豆腐渣等食物。有的胃癌患者会出现腹泻现象，这时可选择扁豆、石榴、莲子、芡实、金橘、卷心菜、黄芽菜、芋头花等。多数胃癌需要化疗，为减少不良反应，可吃一些防止不良反应的食物，如猕猴桃、芦笋、鲫鱼、鹅血、薏米、泥螺、甲鱼、无花果等。

其他食物：大蒜有抗癌作用；洋葱可降低胃中亚硝酸盐含量，洋葱中含有槲皮素，也是一种抗癌物质。另外，还有菌菇类、番茄、花椰菜、茶叶等，这些食物都具有抗癌作用。胃癌患者在饮食调理上可以适当选择食用以上这些食物，对病情有利。

(2)戒烟戒酒。

吸烟时间越长，每日吸烟量越多，开始吸烟的年龄越小，患病的机会就越大，尤以青少年时期开始吸烟的危险性最大。如果饮酒再加上吸烟，两者有协同作用，则患胃癌的危险性更大。因此，戒除不良嗜好，是降低胃癌发生的重要措施之一。

(3)避免幽门螺杆菌感染。

患者日常生活中注意卫生，定期进行幽门螺杆菌检查，早期行抗幽门螺杆菌治疗，可降低胃癌风险。

(4)保持精神愉快。

精神因素是胃癌中不可忽视的危险因素，长期精神压抑、重大精神创伤史、家庭不和谐、情绪调节差等高级神经活动障碍，通过影响植物神经、免疫功能对胃癌发生和发展起重要作用。

(5)定期胃癌筛查。

我国建议 40 岁以上或有胃癌家族史者需进行胃癌筛查。

第十三节　肝　　癌

肝脏恶性肿瘤可以是原发性的(来自肝脏)或继发性的(来自远处原发性肿瘤的转移)。临床症状是非特异性的，增强 CT、MRI、肝胆造影都是评估这些肿瘤的极好的成像方式。肝细胞癌是最常见的原发性肿瘤，通常以肝硬化为背景。肿瘤的大小、肝硬化的程度和患者的表现状况决定了治疗方案。手术切除、消融和肝移植是某些患者的治疗选择。然而，非根治性治疗如动脉化疗栓塞，可以延长不适合根治性治疗的患者的生存期。胆管癌是一种预后较差的不太常见的胆管上皮恶性肿瘤。为了治愈，通常需要进行扩大的肝切除和胆道重建，但是术后发病率高，长期存活时间通常短。目前，肝移植是恶性肝肿瘤治疗中较为有效的手段，并且还在持续研究中。

一、肝癌的症状诊断、诱发因素及治疗策略

(一)症状诊断

(1)原发性肝癌。

①症状。早期肝癌常无特异性症状，中晚期肝癌的症状则较多，常见的临床表现有肝区疼痛、腹胀、纳差、乏力、消瘦，进行性肝大或上腹部包块等；部分患者有低热、黄疸、腹泻、上消化道出血；肝癌破裂后出现急腹症表现等；也有症状不明显或仅表现为转移灶的症状。

②体征。早期肝癌常无明显阳性体征或仅类似肝硬化体征。中晚期肝癌通常出现肝脏肿大、黄疸、腹水等体征。此外，合并肝硬化者常有肝掌、蜘蛛痣、男性乳腺增大、下肢水肿等。发生肝外转移时可出现各转移部位相应的体征。常见的并发症有上消化道出血、肝癌破裂出血、肝肾衰竭等。

(2)继发性肝癌。

①原发肿瘤的临床表现。主要见于无肝病病史的患者，肝脏转移尚属早期，未出现相应症状，而原发肿瘤症状明显多属于中晚期。此类患者的继发性肝癌多在原发治疗的检查、随访中发现。

②继发性肝癌的临床表现。患者多主诉上腹或肝区闷胀不适或隐痛，随着病情发展，患者出现乏力、食欲差、消瘦或发热等。体检时在中上腹部可扪及肿大的肝脏，或质地坚硬有触痛的硬结节，晚期患者可出现贫血、黄疸和腹水等。此类患者的临床表现类似于原发性肝癌，但一般发展相对缓慢，程度也相对较轻，多在进行肝脏各种检查时怀疑有转移的可能，进一步检查或在手术探查时发现原发肿瘤。部分患者经多种检查无法找到原发癌灶。

③既有原发肿瘤，也有继发性肝癌的临床表现。主要见于原发肿瘤及肝脏转移癌，均已非早期，患者除肝脏的类似于原发性肝癌的症状、体征外，同时有原发肿瘤引起的临床表现，如结直肠癌肝转移时可同时伴有排便习惯、粪便性状的改变及便血等。

(二)诱发因素

(1)酒精性肝炎。

酒精进入肝脏后分解代谢。产生代谢物质，促进肝纤维化，进而促进肝癌的发生和进展。

(2)病毒性肝炎和肝硬化。

原发性肝癌患者中有30%的人都有病毒性肝炎病史，最常见的是慢性乙肝和慢性丙肝。乙肝病毒携带者及乙肝患者患上肝癌风险会比一般人高出数倍。乙型和丙型病毒性肝炎及肝硬化会引起肝细胞反复损害和增生，从而对各种致癌基因敏感，诱发肝癌。

(3)饮食。

长期进食霉变食物、含亚硝胺食物会促发肝癌。长期食用腌制、煎炸及熏烤的食物，这些食物中含有大量致癌物质，会增加肝癌的发病率。很多人存在不良饮食习惯，喜欢吃各种腌制食物、煎炸类食物及熏烤食物。这些食物中含有大量亚硝胺及苯并芘，这些物质是很常见的致癌物质，常吃会增加肝癌等癌症发病率。

(4)长期接触化学致癌物质。

若长期接触某些化学致癌物质，最常见的是*N*-亚硝基化合物，如亚硝酰胺、亚硝胺等。这些化学物质通常存在于农药、酒精及黄樟素中，尽量避免长期接触，以免诱发肝癌。

超过80%诊断为肝细胞癌的患者有慢性肝病伴肝硬化的背景。肝病病因的识别很重要，因为这在管理和预后中起着重要作用。乙型肝炎病毒或丙型肝炎病毒的慢性感染是肝细胞癌的最常见原因，占全球病例的80%以上。随着非酒精性脂肪性肝病在西方国家患病率的增加，这已经慢慢成为西方肝细胞癌的一个重要危险因素。肝细胞癌的其他危险因素包括酒精性脂肪性肝炎、血色沉着病、血糖控制不佳、肥胖、黄曲霉毒素暴露和遗传性酪氨酸血症Ⅰ型。在大多数情况下，所有这些多重风险因素的结合会导致肝细胞性肝癌(HCC)的发展。

（三）临床诊疗策略

1. 检查

（1）原发性肝癌实验室检查。

肝癌血清标志物检测包括：

①血清甲胎蛋白（AFP）测定。对诊断肝癌有相对的特异性。放射免疫法测定持续血清 AFP≥400 μg/L（质量浓度），并能排除妊娠、活动性肝病等，即可考虑肝癌的诊断。临床上约 30%的肝癌患者 AFP 为阴性。如同时检测 AFP 异质体，可使阳性率明显提高。

②血液酶学及其他肿瘤标志物检查。肝癌患者血清中 γ-谷氨酰转肽酶及其同工酶、异常凝血酶原、碱性磷酸酶、乳酸脱氢酶同工酶可高于正常，但缺乏特异性。

（2）影像学检查。

①超声检查。超声检查可显示肿瘤的大小、形态、所在部位，以及肝静脉或门静脉内有无癌栓，其诊断符合率可达 90%。

②CT 检查。CT 检查具有较高的分辨率，对肝癌的诊断符合率可达 90%以上，可检出直径为 1.0 cm 左右的微小癌灶。

③MRI 检查。MRI 检查的诊断价值与 CT 相仿，对良、恶性肝内占位病变，特别与血管瘤的鉴别优于 CT。

④选择性腹腔动脉或肝动脉造影检查。对于血管丰富的癌肿，选择性腹腔动脉或肝动脉造影检查的分辨率底限约为 1.0 cm，对小于 2.0 cm 的小肝癌的阳性率可达 90%。

⑤细针穿刺检查。在 B 型超声导引下行细针穿刺，有助于提高阳性率。

（3）继发性肝癌。

大多数继发性肝癌患者肿瘤标志物在正常范围内，但少数来自胃、食管、胰腺及卵巢的肝转移癌则可有 AFP 的升高。有症状者多伴有碱性磷酸酶（ALP）、细胞角蛋白片段 19（CGA）升高。癌胚抗原（CEA）升高有助于肝转移癌的诊断，结直肠癌肝转移时 CEA 阳性率高达 60%～70%。选择性肝血管造影可发现直径为 1 cm 的病灶。选择性腹腔或肝动脉造影多显示为少血管型肿瘤；CT 表现为混合不匀等密度或低密度占位，典型的呈现“牛眼”征；MRI 检查肝转移癌常显示信号强度均匀、边缘清晰、多发，少数有“靶”征或“亮环”征。

2. 治疗

肝癌的治疗包括手术、放疗、化疗、介入、靶向药物、免疫治疗等多种手段。根据肝癌的不同阶段酌情进行个体化综合治疗，是提高疗效的关键；治疗方法包括手术、肝动脉结扎、肝动脉化疗栓塞、射频、冷冻、激光、微波、化疗和放疗等方法，此外生物治疗、中医中药治疗也多有应用。

（1）手术治疗。

手术是治疗肝癌的首选，也是最有效的方法。手术方法有：根治性肝切除、姑息性肝切除等。对不能切除的肝癌可根据具体情况，采用术中肝动脉结扎、肝动脉化疗栓塞、射频、冷冻、激光、微波等进行治疗，有一定的疗效。原发性肝癌也是行肝移植手术的指征之一。

（2）化疗。

经剖腹探查发现癌肿不能切除，或作为肿瘤姑息切除的后续治疗者，可采用肝动脉和（或）门静脉置泵（皮下埋藏灌注装置）作区域化疗栓塞；对手术不能切除者，也可行放射介入治疗，经股动脉作选择性插管至肝动脉，注入栓塞剂（如碘化油）和抗癌药行化疗栓塞，部分患者可因此获得手术切除的机会。

(3)放疗。

对一般情况较好,肝功能尚好,不伴有肝硬化,无黄疸、腹水、无脾功能亢进和食管静脉曲张,癌肿较局限,尚无远处转移而又不适于手术切除或手术后复发者,可采用放射为主的综合治疗。放疗分为外放射治疗和内放射治疗。外放射治疗包括立体定向放疗(SBRT)、三维适形放疗(3D-CRT)、调强放疗(IMRT)、图像引导放疗(IGRT)。内放射治疗包括钇 90 微球选择性内放射治疗、^{131}I 单克隆抗体、放射性碘化油、^{125}I 粒子植入等。

(4)生物治疗。

生物治疗常用的药物有免疫核糖核酸、干扰素、IL-2、胸腺肽等,可与化疗联合应用。

(5)中药治疗。

中药治疗采取辨证施治、攻补兼施的方法,常与其他疗法配合应用,以提高机体抗病力,改善全身状况和症状,减轻化疗、放疗的不良反应。

二、肝癌的发病机理

(1)肝癌相关基因。

肝癌中存在大量的基因异常和突变,这些异常和突变会影响基因的表达和功能,从而造成肝细胞的异常增殖和癌变。在肝癌相关基因的研究中发现了多种与肝癌相关的基因,如:*Myc*、*TP*53、*Rb*、*TGF-β*、*PI3K* 等。

Myc 是肝癌发生的关键基因之一,其位于染色体 8q24.1 区域,上调 *Myc* 基因会促进肝细胞的异常增殖和癌变。*TP*53 是一个重要的抑癌基因,其功能异常或缺失会导致癌细胞易于分裂和生长。*Rb* 是一种肿瘤抑制基因,它通过调节细胞周期来抑制肿瘤的发生和发展。*TGF-β* 是一种内源性细胞生长因子,在正常肝细胞中可以促进细胞增殖,但过度分泌会导致癌变。*PI3K* 是广泛存在于细胞膜上的一种磷酸酶,可以促进肝细胞的异常增殖和癌变。

(2)信号通路。

在肝癌发生的过程中,有多个信号通路发生异常,导致肝细胞的恶性转化。研究肝癌相关信号通路,可以为肝癌的治疗提供新的思路和方向。目前,最常见的肝癌信号通路包括 Wnt/β-catenin、MAPK、AKT、PI3K 等。

Wnt 信号通路作为一种重要的肝癌信号通路,该信号通路的激活常常伴随着肝癌细胞生长和增殖的明显增加,这进一步导致肝癌的病理生理特征。MAPK 信号通路参与调节肝细胞的增殖和分化,过度激活该信号通路可能导致癌细胞的增殖和侵袭。AKT 信号通路参与肝细胞凋亡的调节,失活会影响细胞的凋亡和程序性死亡。PI3K 信号通路可以促进肝细胞的增殖和癌变,研究表明过度激活 PI3K 信号通路与多种癌症的发生和发展直接相关。

(3)非编码 RNA。

近年来,对非编码 RNA 的研究在肝癌中也愈发重要。非编码 RNA 是指不编码蛋白质的 RNA,包括 microRNA 和长链非编码 RNA 等。研究发现,非编码 RNA 参与调节了肝癌的生长、增殖、侵袭和转移等多种生理过程。

通过对 microRNA 的研究发现,多种肝相关 microRNA 的表达在肝癌中明显降低,例如 miR-195、miR-29、miR-122 等。这些 microRNA 控制了肝癌的分化、生长和侵袭等多种病理生理特征;长链非编码 RNA 参与调节肝癌细胞的侵袭和转移,特别是 *MALAT*1 被认为是加速肝癌细胞侵袭和转移的重要分子调节器。

总结来看,肝癌发病机理的分子生物学研究目前主要集中在肝癌相关基因、信号通路和非编码 RNA 的研究中。这些研究为肝癌的治疗和防治提供了新的思路和方法,同时也为肝癌的分子诊断和分子靶向治疗提供了技术和理论基础。

三、肝癌的健康防护

由于慢性肝病是肝细胞癌的主要原因,减少慢性肝病的措施可降低肝细胞癌的发生。在我国台湾地区,1984 年全国引入了新生儿乙型肝炎病毒疫苗接种计划,使 30 岁以下人群的肝细胞癌发病率降低了 35.9%。乙型肝炎病毒疫苗接种和有效的抗病毒治疗是降低肝细胞癌发病率的有效策略。2017 年对多项病例对照研究的荟萃分析表明,咖啡消费与慢性肝病患者肝细胞癌发病率降低有关。基于这些数据,欧洲肝病研究协会(EASL)指南强烈推荐饮用咖啡作为慢性肝病患者的化学预防策略。化学预防措施,如低剂量阿司匹林治疗慢性肝病也提示具有预防潜力。

肝癌是一种威胁生命健康的恶性肿瘤,可以通过一些健康的生活方式来降低患肝癌的风险。日常生活中采取一些预防措施可以帮助机体远离肝癌的威胁,具体如下:

(1)控制饮酒。

酗酒是肝癌的主要风险因素之一,长期过量饮酒会给肝脏造成严重损害,增加了患肝癌的风险。为了预防肝癌,建议限制饮酒量,男性每天不超过 2 杯,女性每天不超过 1 杯。

(2)预防乙肝和丙肝。

乙肝病毒和丙肝病毒是导致肝癌的主要病因之一,接种乙肝疫苗、避免与乙肝、丙肝患者共用注射器、避免性行为传播病毒等都是预防肝癌的重要措施。

(3)饮食。

健康饮食对预防肝癌至关重要,多摄取富含维生素、矿物质、纤维和抗氧化物质的食物,如水果、蔬菜、全谷物和蛋白质食物,同时减少高盐、高糖和高脂肪食物的摄入。

(4)维持健康体重。

肥胖与发生肝癌的风险密切相关,保持健康的体重可以降低患肝癌的概率。通过合理饮食和适量运动控制体重在正常范围内。

(5)戒烟。

吸烟不仅会增加肺癌的风险,还与肝癌的发生有关,戒烟不仅对肺部健康有益,还有助于降低患肝癌的风险。

(6)避免有害化学物质。

长期接触有害化学物质会增加患肝癌的风险,在工作和生活中要尽量避免与有害物质接触,同时遵循安全操作规范。

(7)定期体检。

定期体检可以早期发现肝癌或其他健康问题,提高治疗成功率。特别是对于有肝病家族史或其他危险因素的人群,定期体检尤为重要。

(8)合理用药。

长期滥用药物,特别是对肝脏有损害的药物,会增加患肝癌的风险。在用药时要遵医嘱,不随意滥用药物。

预防肝癌需要在日常生活中采取积极的健康行为,包括适度饮酒、健康饮食、戒烟、保持健康体重等。同时及早发现和治疗乙肝、丙肝等肝病,定期体检也是预防肝癌的重要手段。

第十四节 胰 腺 癌

胰腺癌患者的总体 5 年生存率仅为 11%,且大多数患者一经发现就处于晚期,化疗是晚期胰腺癌患者重要治疗手段,但胰腺癌对目前标准化疗方案响应率很低,主要原因之一是胰腺癌的肿瘤微环境中活化的胰腺星状细胞产生大量致密的细胞外基质,显著降低了药物的肿瘤内部递送和渗透效率。研究表明,直接消除活化的胰腺星状细胞反而可能增加胰腺癌进展、侵袭和转移的风险。因此,恢复活化的胰腺星状细胞生理静息状态,进而重塑胰腺癌的肿瘤微环境,成为一种安全有效的治疗策略。然而,在胰腺癌进展过程中,胰腺癌细胞和胰腺星状细胞之间双向串扰形成恶性循环,使胰腺星状细胞恢复静息状态,成为一项巨大的挑战。

一、胰腺癌的症状诊断、诱发因素及治疗策略

(一)症状诊断

胰腺癌临床表现取决于癌的部位、病程早晚、有无转移及邻近器官累及的情况。其临床特点是整个病程短、病情发展快和迅速恶化,最多见的是上腹部饱胀不适、疼痛。虽然有自觉痛,但并不是所有患者都有压痛,如果有压痛则和自觉痛的部位是一致的。

(1)腹痛。

疼痛是胰腺癌的主要症状,不管癌位于胰腺头部或胰尾部均有疼痛。除中腹或左上腹、右上腹部疼痛外,少数病例主诉为左右下腹、脐周或全腹痛,甚至有睾丸痛,易与其他疾病相混淆。当癌累及内脏包膜、腹膜或腹膜后组织时,在相应部位可有压痛。

(2)黄疸。

黄疸是胰腺癌,特别是胰头癌的重要症状。黄疸属于梗阻性,伴有小便深黄及陶土样大便,是由于胆总管下端受侵犯或被压所致。黄疸为进行性,虽可以有轻微波动,但不可能完全消退。黄疸症状的暂时减轻,在早期与壶腹周围的炎症消退有关,晚期则由于侵入胆总管下端的肿瘤溃烂腐脱,壶腹肿瘤所产生的黄疸比较容易出现波动。胰体尾癌在波及胰头时才出现黄疸。有些胰腺癌患者晚期出现黄疸是由于肝转移所致。约 1/4 的患者合并顽固性的皮肤瘙痒,往往为进行性。

(3)消化道症状。

最多见的为食欲不振,其次有恶心、呕吐,可有腹泻或便秘甚至黑便,腹泻常常为脂肪泻。食欲不振和胆总管下端及胰腺导管被肿瘤阻塞,胆汁和胰液不能进入十二指肠有关。胰腺的梗阻性慢性胰腺炎导致胰腺外分泌功能不良,也必然会影响食欲。少数患者出现梗阻性呕吐。约 10% 患者有严重便秘。由于胰腺外分泌功能不良而致腹泻,脂肪泻为晚期的表现,但较罕见。胰腺癌也可发生上消化道出血,表现为呕血、黑便。脾静脉或门静脉因肿瘤侵犯而栓塞,继发门静脉高压症,也偶见食管胃底静脉曲张破裂大出血。

(4)消瘦、乏力。

胰腺癌和其他癌不同,常在初期即有消瘦、乏力。

(5)腹部包块。

胰腺深处于后腹部难摸到,腹部包块系癌肿本身发展的结果,位于病变所在处,如已摸到肿块,多属进行期或晚期。慢性胰腺炎也可摸到包块,与胰腺癌不易鉴别。

(6)症状性糖尿病。

少数患者起病的最初表现为糖尿病的症状,即在胰腺癌的主要症状如腹痛、黄疸等出现以前,先患糖尿病,以至伴随的消瘦和体重下降被误认为是糖尿病的表现,而不去考虑胰腺癌;也可表现为长期患糖尿病的患者近来病情加重,或原来长期能控制病情的治疗措施变为无效,说明有可能在原有糖尿病的基础上又发生了胰腺癌。

(7)血栓性静脉炎。

晚期胰腺癌患者出现游走性血栓性静脉炎或动脉血栓形成。

(8)精神症状。

部分胰腺癌患者可表现焦虑、急躁、抑郁、个性改变等精神症状。

(9)腹水。

腹水一般出现在胰腺癌的晚期,多为癌的腹膜浸润、扩散所致。腹水可能为血性或浆液性,晚期恶病质的低蛋白血症也可引起腹水。

(10)其他。

此外,患者常诉发热、明显乏力。可有高热甚至寒战等类似胆管炎的症状,故易与胆石症、胆管炎相混淆。当然有胆道梗阻合并感染时,亦可有寒战、高热。部分患者尚可有小关节红、肿、痛、热、关节周围皮下脂肪坏死及原因不明的睾丸痛等。锁骨上、腋下或腹股沟淋巴结也可因胰腺癌转移而肿大、发硬。

(二)诱发因素

胰腺癌的病因尚不十分清楚。其发生与吸烟、饮酒、高脂肪和高蛋白饮食、过量饮用咖啡、环境污染及遗传因素有关。近年来的调查报告发现,糖尿病人群中胰腺癌的发病率明显高于普通人群。也有人注意到慢性胰腺炎患者与胰腺癌的发病存在一定关系,发现慢性胰腺炎患者发生胰腺癌的比例明显增高;另外还有许多因素与此病的发生有一定关系,如职业、环境、地理等(Klein,2021)。

(三)临床诊疗策略

胰腺癌发病具有隐匿性,早期无明显症状,首发症状常为腰背疼痛、上腹不适、消化不良、腹泻和梗阻性黄疸等。当胰腺癌患者出现明显症状的时候,往往病情已经发展到了中晚期阶段,出现局部侵袭或远端转移。尽管手术切除是胰腺癌患者获得治愈机会和长期生存的唯一有效方法,80%以上的患者诊断为胰腺癌时已经失去了根治性切除的机会。此外,由于胰腺癌恶性程度较高,即使手术干预也极易复发,胰腺癌根治术后患者的5年生存率仅为1.5%~2.0%,放疗和免疫治疗对晚期胰腺癌的治疗效果还存在争议,还没有被写入胰腺癌的临床治疗方案。因此,提高胰腺癌患者的临床疗效、改善预后,很大程度上仍依赖于化疗。

1. 检查与鉴别

出现顽固性上腹痛，疼痛放射至腰背部，夜间明显，仰卧时加重，而蜷曲或前倾坐位可使疼痛减轻等，则高度提示胰腺癌，需进一步进行实验室及其他辅助检查。

B 超、CT、MRI、ERCP、PTCD、血管造影、腹腔镜检查、肿瘤标志物测定、癌基因分析等，对胰腺癌确定诊断和判断能否手术切除有相当大的帮助。一般情况下 B 超、CA19-9、CEA 可作为筛选性检查，一旦怀疑胰腺癌，CT 检查是必要的。患者有黄疸而且比较严重，经 CT 检查后不能确定诊断时，可选择 ERCP 和 PTCD 检查。如置管引流成功，对严重黄疸患者可延迟手术 1~2 周。MRI 对胰腺癌的诊断价值并不优于 CT。对已确诊为胰腺癌但又无法判断能否手术切除时，选择血管造影和(或)腹腔镜检查是有临床意义的。

对不能手术切除，也没有姑息手术指征的胰腺癌或壶腹周围癌患者，拟行化疗和放疗时，行细针穿刺获取细胞学检查是必要的。对有手术切除可能的患者一般不行此检查。因为细针穿刺有可能导致癌细胞在腹腔内的播散。

胰腺癌应与胃部疾病、黄疸型肝炎、胆石症、胆囊炎、原发性肝癌、急性胰腺炎、壶腹癌、胆囊癌等病进行鉴别。

2. 治疗

目前基本的治疗原则仍然是以外科手术治疗为主，结合放疗和化疗等综合治疗。

(1)外科治疗。

手术是唯一可能根治的方法。手术方式包括胰头十二指肠切除术、扩大胰头十二指肠切除术、保留幽门的胰十二指肠切除术、全胰腺切除术等。但因胰腺癌的早期诊断困难，手术切除率低，术后 5 年生存率也低。

对梗阻性黄疸又不能切除的胰腺癌，可选择胆囊或胆管空肠吻合术，以减轻黄疸症状，提高患者的生存质量；也可在内镜下放置支架，缓解梗阻。

(2)姑息治疗。

对于不适合做根治性手术的病例，常常需要解除梗阻性黄疸，一般采用胆囊空肠吻合术，无条件者可做外瘘(胆囊造瘘或胆管外引流)减黄手术，多数患者能够短期内减轻症状，改善全身状态，一般生存时间在 6 个月左右。

(3)综合治疗。

胰腺癌由于恶性程度高，手术切除率低，预后不良。尽管手术仍然是首要的治疗方法，但由于胰腺癌常常发现较晚，而丧失根治的机会，因此需要对胰腺癌进行综合治疗。迄今同大多数肿瘤一样，还没有一种高效和可完全应用的综合治疗方案。现在的综合治疗仍然是以外科治疗为主，放疗、化疗为辅，并探讨结合免疫和分子等生物治疗的新方法。

①放疗。胰腺癌是对放疗敏感性较低的肿瘤。

②化疗。对不能手术切除的胰腺癌，或者为预防术后复发，均可进行化学治疗。对胰腺癌进行化疗是期望能降低术后癌的复发与转移的发生率。

③生物治疗。包括免疫与分子治疗。随着免疫与分子生物学研究的飞速发展，这将是最具有挑战性的研究，因为像胰腺癌这种难治肿瘤，必须发展一些全新的方法来治疗：

a. 基因治疗。该方法多数仍然停留在临床前期，少有进入临床Ⅰ期或Ⅱ期试验。

b. 免疫治疗。应用免疫制剂，增强机体的免疫功能，是综合治疗的一部分。

(4)其他疗法。

胰腺癌属于对放疗和化疗敏感性低的低氧性肿瘤，但对热敏感性增高。近年来由于技术上的改进，使得温热疗法得到了应用。常用的温度是 44 ℃，但还需对加温和测温方法加以改进。

(5)对症支持治疗。

胰腺癌晚期，因胰腺外分泌功能不全，出现脂肪泻者，可于餐中服用胰酶制剂以帮助消化；对顽固性腹痛，给予镇痛药，包括阿片类镇痛剂；必要时用 50%~75%乙醇行腹腔神经丛注射或交感神经切除术。放疗可使部分患者疼痛缓解。还应加强营养支持，改善营养状况。

二、胰腺癌的发病机理

人类基因组测序计划的完成为研究恶性肿瘤相关分子机制提供了基础。基因组学的数据显示，胰腺导管腺癌中有 90%存在 *KRAS* 基因的突变，*KRAS* 通过上调葡萄糖转运体 GLUT1 和己糖激酶来促进细胞外的葡萄糖摄取。此外，胰腺癌的缺氧环境促进了转录因子缺氧诱导因子 1 的稳定性，诱导癌细胞对缺氧条件的适应，从而导致胰腺癌患者的不良预后。胰腺癌中涉及微胞饮作用的代谢机制可以预测治疗效果，同时在胰腺癌中还存在 *TP*53、*CDKN*16 和 *SMAD*4 基因的失活或突变。另外，Jones 等还发现某些高频突变基因在胰腺癌的发生和发展过程中起到重要作用。

目前认为，胰腺癌的发病主要是环境因素和遗传因素共同作用的结果。胰腺癌存在多基因突变，其发生、发展是多因素参与的多步骤复杂的过程。目前已知的胰腺癌相关癌基因，包括 *KRAS* 和 *HER*2，以及抑癌基因 *TP*53、*SMAD*4 和 *BRCA*2。分子生物学检测发现，90%以上的胰腺癌患者中，*KRAS* 第 12 密码子存在突变，50%的病例有 *TP*53 基因突变，95%的病例有 *P*16 失活，这些基因突变或失活导致胰腺癌的发生。

三、胰腺癌的健康防护

养成良好的生活习惯，戒烟限酒。

不要过多地吃咸而辣的食物，不吃过热、过冷、过期及变质的食物。年老体弱或携带某种疾病遗传基因者酌情吃一些防癌食品，保持良好的精神状态。

有良好的应对压力的心态，劳逸结合，不要过度疲劳。压力是重要的癌症诱因，中医认为压力可导致过劳体虚，从而引起免疫功能下降、内分泌失调、体内代谢紊乱。

加强体育锻炼，增强体质，多在阳光下运动。

生活规律，防止过劳。不规律的生活或劳累过度，加上得不到及时调整，会造成机体抗病力下降，从而产生许多疾病。

不要食用被污染的食物，如被污染的水、农作物、家禽、鱼、蛋、发霉的食品等，要吃一些绿色有机食品，要防止病从口入。

第十五节 卵 巢 癌

2020 年,全球有约 31.4 万例卵巢癌新发病例,20.7 万例卵巢癌死亡病例。仅在我国,2014 年卵巢癌新发病例就高达 5.2 万例,而卵巢癌死亡病例达到 2.2 万例。大多数卵巢癌女性在晚年确诊,中位诊断年龄为 63 岁。大多数女性在就诊时已有临床症状,并有腹水(腹膜腔内液体)和胃肠道功能障碍(如便秘或肠梗阻、腹泻、恶心、呕吐和胃肠道反流)。初次就诊时的其他症状包括腹部胀气、腹部或盆腔疼痛、疲乏和呼吸急促。广泛的腹腔内腹水引起膈肌压力、胸腔积液和肺栓塞,进而引发呼吸道症状。

但近年来,卵巢癌患者呈现出越来越年轻化的趋势。同时,绝经期的妇女也容易发生卵巢癌。卵巢癌发病率位于妇科肿瘤第三位,仅次于宫颈癌和子宫内膜癌,致死率高居妇科肿瘤之首。卵巢属于腹膜内位器官,位于腹腔内。卵巢癌的症状主要表现为疲劳、异常子宫出血、腹胀、肠胃不适或者腹部隐痛等,早期症状不明显,容易被患者忽略,通常可能被误诊为其他疾病。当患者表现出典型的临床症状时,通常卵巢癌患者病情已发展至癌症晚期(Ⅲ期或Ⅳ期)。此时患者的临床症状表现为广泛的腹膜转移癌、腹水和累及肠道的症状。当女性出现上述较严重的临床症状时,医生需要对具有上述症状的女性进行更进一步的诊断,以确认这些症状与卵巢肿瘤有关。上述典型的临床症状通常表现在高级别浆液性腺癌患者中。相反,透明细胞癌和小细胞癌患者,可在卵巢癌早期阶段出现上述症状。例如,高钙血症可能是透明细胞癌或小细胞癌的最初临床特征。这些卵巢癌患者的临床表现与晚期高级别浆液性腺癌患者的临床症状相同,如腹胀、盆腔受压或疼痛,以及卵巢肿块对肠道或泌尿道器官的挤压等。大多数透明细胞癌患者在早期可能出现盆腔受压等症状。

同时,由于早期诊断手段的缺乏,难以与其他疾病相区别,导致患者错过最佳的诊断和治疗时机。卵巢癌的诊断手段通常是 CT、MRI 或者 PET-CT 联合检查,或者经阴道超声检查。卵巢癌血清检查的生物标志物主要包括 CA125 和 HE4。临床实践表明,这些诊断方法都有一定的局限性。卵巢癌的主要治疗手段包括手术、放疗、化疗等。然而,卵巢癌容易复发和转移,并且容易产生耐药性,因此手术、放疗、化疗和靶向治疗随着卵巢癌患者病程进展,治疗效果将受到影响。

卵巢癌早期确诊率低是卵巢癌病死率高的重要原因。70%的卵巢癌患者确诊时肿瘤细胞已经发生转移,导致手术治疗等手段受到限制,卵巢癌患者 5 年生存率仅为 47%。Ⅰ期卵巢癌患者的 5 年生存率高达 90%,Ⅳ期卵巢癌患者的 5 年生存率不到 20%。因此,早确诊早治疗对卵巢癌患者特别关键。然而,临床上卵巢癌的早期诊断比例只有 23%左右。由于卵巢癌早期诊断方法不够完善,并且现有的卵巢癌药物治疗效果有限,寻找特异且灵敏的生物标志物和治疗靶点蛋白成为卵巢癌诊疗领域亟待解决的问题。

很多学者研究发现,各种卵巢癌细胞系中过度表达 Notch 信号通路的关键参与者,包括 Notch 受体、配体和 Notch 细胞内结构域(NICD)。Notch 信号通路通过细胞与细胞间的接触发挥作用,在细胞的增殖、分化和凋亡等过程中发挥重要调节作用(图 7.7)。

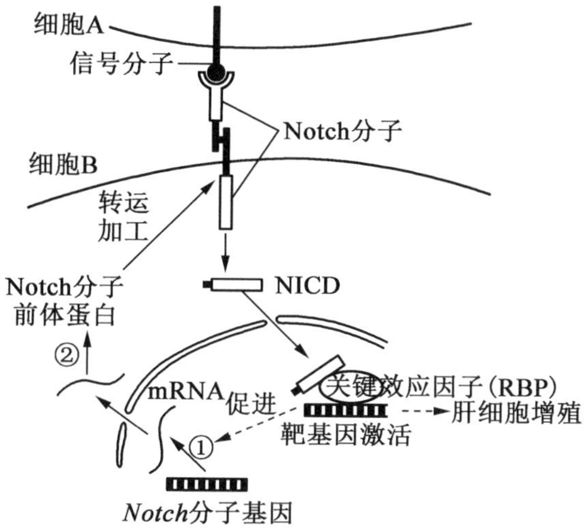

图 7.7　细胞间相互作用激活 Notch 信号通路

一、卵巢癌的症状诊断、诱发因素及治疗策略

(一)症状诊断

最初常无症状,部分患者无意中摸到下腹部包块或妇科检查时偶然发现。可常感下腹部不适,一般无明显腹痛。当出现并发症如蒂扭转、破裂、感染时可出现下腹部疼痛。部分患者可出现月经失调或闭经。如肿瘤嵌顿于盆腔,可引起尿频、便秘。巨大卵巢肿瘤压迫膈肌或有胸腹水时可出现呼吸困难、心悸。如为恶性肿瘤,患者常出现食欲不振、消化不良等消化道症状,有腹水时可出现腹胀,部分患者因此会到消化内科就诊。另外,随着肿瘤的增大和出现腹水,有些患者可感腰围增大,甚至自认为是肥胖而减肥。卵巢癌晚期可出现乏力、消瘦、贫血等表现。

①临床检查。腹部检查肿瘤增大时可见下腹部隆起,并于下腹部摸到肿物。肿物可活动,也可固定不动,质地软硬不一,有的会压痛。

②妇科检查。妇科医生做检查时可摸到子宫以外的包块。如肿物为单侧,表面光滑,活动,囊性,则良性肿瘤或早期癌的可能性大;如为双侧,表面不规则,实性或囊实性,活动差,甚至后陷凹可触及大小不等的实性结节则恶性肿瘤的可能性大。

(二)诱发因素

卵巢癌发病的相关因素尚未完全明确,目前已知的危险因素有以下几种:

(1)遗传因素。

流行病学研究结果显示,*BRCA*1 和 *BRCA*2 基因突变携带者发生卵巢癌的风险分别达 54%和 23%,是卵巢癌的高危人群。此外,部分遗传性肿瘤综合征与卵巢癌相关,如林奇综合征、利-弗劳梅尼综合征、遗传性乳腺癌-卵巢癌综合征等。这些综合征的共同点包括:为常染色体显性遗传,平均发病年龄更早,患多种原发肿瘤的风险增加。

(2)激素原因。

有研究结果表明,雌激素和雄激素可能对卵巢上皮细胞有刺激作用,增加患癌风险。

(3)生育因素。

终生未生育女性罹患卵巢上皮性癌的风险是已生育女性的2倍,不孕症也是发生卵巢上皮性癌的危险因素。

(4)子宫内膜异位症。

子宫内膜异位症可能与透明细胞癌、子宫内膜样癌、低级别浆液性癌发生风险增加有关。

(5)环境和生活因素。

吸烟、高脂饮食、肥胖等因素可能与卵巢癌的发生有关

(三)临床诊疗策略

1. 检查

根据病史及检查,卵巢肿瘤一般不难诊断,但良恶性的诊断有时并不容易,还有可能与其他疾病混淆,需进一步行下列辅助检查:

(1)B超检查。

B超检查可明确肿瘤的大小、位置、形态、内部结构、来源等,其诊断符合率可达90%,阴道彩色血流多普勒超声的应用使诊断的准确率进一步提高。

(2)细胞学检查。

腹腔或后穹隆穿刺及术中取腹水或腹腔洗液的细胞学检查有助于卵巢恶性肿瘤的诊断、鉴别诊断和临床分期。腹水细胞学检查的阳性率为60%~70%。经阴道或腹部细针穿刺包块吸取细胞检查对卵巢肿瘤诊断的准确率可达90%~95%,但有引起囊液外溢及癌细胞扩散的可能,一般在诊断困难且不具备手术条件时作为最后的诊断手段。一般囊性包块不宜做穿刺检查。

(3)腹腔镜检查。

可直接窥视盆腹腔脏器,明确有无肿瘤及肿瘤的具体情况,有无转移及转移部位,结合活检组织病理检查具有确诊价值,并可临床分期。

(4)肿瘤标志物测定。

在有些卵巢肿瘤患者的血液中,有些肿瘤标志物可以升高,对肿瘤的诊断及良性与恶性的鉴别有意义。CA125是卵巢上皮性癌的理想标志物,在浆液性癌中其阳性检测率可达到70%~90%。约50%卵巢黏液性囊腺瘤患者血清中癌胚抗原(CEA)为阳性。甲胎蛋白(AFP)在几乎所有的内胚窦瘤中明显升高,在部分未成熟畸胎瘤、混有卵黄囊成分的其他生殖细胞肿瘤中也升高。卵巢绒癌患者血清中人绒毛膜促性腺激素(hCG)可升高。颗粒细胞瘤、卵泡膜细胞瘤可分泌雌激素,睾丸母细胞瘤可分泌性激素,激素水平检查可发现升高。

(5)放射学诊断。

腹部平片检查对卵巢成熟性畸胎瘤可显示牙齿及骨质。如发现盆腔有孤立钙化灶,提示曾有盆腔淋巴结结核,可作为卵巢癌与结核进一步鉴别诊断的依据。消化道造影及胃镜肠镜检查可了解盆腔肿物是否为消化道转移癌。淋巴造影可判断有无淋巴结转移。

(6)其他。

CT和MRI检查能清楚显示肿物的图像及各脏器、盆腔淋巴结有无转移,对卵巢肿瘤的

诊断、协助分期、随访时观察残余瘤的变化和肿瘤有无复发起一定作用。PET 对肿瘤良恶性的鉴别及复发癌的诊断有帮助，PET-CT 具有正电子发射型计算机断层显像和计算机体层扫描的双重作用，其应用正越来越广泛，但因费用昂贵，尚不能常规采用。

2. 治疗方法

（1）良性肿瘤的治疗。

卵巢肿瘤一经确诊，应及早手术治疗，手术范围依患者年龄、有无生育要求及双侧卵巢情况而定。对生育期年龄的单侧肿瘤患者，应尽可能行卵巢肿瘤剥除术。绝经期前后妇女一般行全子宫及双附件切除术。术中应尽量避免肿瘤破裂，仔细区分肿瘤性质，除恶性可能外，必要时送冰冻切片病理检查。手术可开腹或经腹腔镜取出肿瘤，现对良性肿瘤以腹腔镜手术为主；对巨大肿瘤，腹腔镜下取出肿瘤较困难者以开腹为宜。

（2）卵巢癌的治疗。

以手术治疗为主，辅以化疗、放疗、免疫治疗等。

①手术治疗。手术不仅是最有效的治疗，而且是确定诊断、明确分期的必要手段。一旦怀疑为卵巢恶性肿瘤，即应及早手术。对早期癌行分期手术，包括切除肿瘤及明确分期。手术范围原则上做全子宫及双附件切除术、大网膜切除术，以及盆腔和腹主动脉淋巴结清除。对晚期癌行肿瘤细胞减灭术，尽可能切除原发肿瘤及所有的转移灶，使瘤细胞数减少到最低限度。对年轻有生育要求者，符合条件者可行保守性手术以保留生育功能。对上皮性癌患者，符合下列条件者可考虑保留生育功能：ⅠA 期；细胞分化良好；交界性或低度恶性肿瘤；术中剖视对侧卵巢未发现肿瘤；术后有条件严密随访。但对卵巢生殖细胞肿瘤，保留生育功能的指征可放宽。即使期别不早，但如果子宫和对侧卵巢正常，也可考虑保留生育功能。此类手术需医患双方充分沟通。如果第一次手术很不彻底，只做了活检或部分切除，或考虑肿瘤期别太晚，手术不能达到满意的肿瘤细胞减灭，应化疗 1~3 个疗程后再行手术。术后残余瘤小于 2 cm，特别是小于 1 cm 者预后明显改善。对复发癌是否再次手术尚存争议，应视患者的具体情况综合考虑。

②化疗。化疗是卵巢癌的主要辅助治疗手段，不仅可以姑息病情，而且有可能使癌灶完全消退，患者生存期明显延长（Orr et al，2018）。化疗多用在术后，用于杀灭手术难以切除干净的残余病灶癌细胞。除部分ⅠA、ⅠB 期的恶性肿瘤及交界性肿瘤术后可不化疗外，其他患者均应加化疗。大多数卵巢癌对化疗比较敏感。上皮性癌常用的为紫杉醇加卡铂或顺铂（TP）方案，生殖细胞肿瘤和特异性性腺间质细胞肿瘤为博来霉素+依托泊苷+顺铂（BEP）方案和长春新碱+顺铂+博来霉素（VPB）方案。

因卵巢癌多为腹腔内扩散，除常规的静脉途径给药外，也可能行腹腔给药化疗。免疫治疗尚处于研究摸索阶段，目的是提高宿主免疫功能，阻止肿瘤生长，杀伤、清除肿瘤细胞。免疫治疗的种类很多，近年来用于临床的有干扰素、IL-2、胸腺肽等（Zsiros et al，2014）。

二、卵巢癌的发病机理

许多遗传因素与卵巢癌的发病风险增加相关。*BRCA*1 和 *BRCA*2 突变是卵巢癌最明显的遗传风险因素，大约 17%的卵巢癌患者中出现这两种突变。此外，科学家对这些基因的遗传进行深入研究后发现，*BRCA* 突变可增加其他癌症的患病风险，如乳腺癌、胰腺癌、前列腺癌、黑色素瘤和浆液性子宫内膜癌等。大多数上皮性卵巢癌亚型与生殖系统 *BRCA* 突变相关,但高级别浆液性卵巢癌最常见,黏液性卵巢癌很少相关。与携带 *BRCA*1 和 *BRCA*2 野生型的卵巢癌女性相比,携带生殖系统 *BRCA* 突变的卵巢癌女性的生存期延长。与生殖系统 *BRCA*1 突变相比,生殖系统 *BRCA*2 突变与较长的总生存期相关,可能是因为 *BRCA*2 突变导致肿瘤细胞对铂类药物敏感性增强,从而比 *BRCA*1 突变的癌细胞更易被杀死。*BRCA* 突变在基因内的位置和突变类型也可能影响发生卵巢癌的风险;在生殖系统 *BRCA*1 或 *BRCA*2 突变患者中,发生乳腺癌或卵巢癌的风险及诊断时的中位年龄可能因突变类型、核苷酸位置和突变的功能结果而异。除 *BRCA*1 和 *BRCA*2 外,参与 DNA 修复的基因突变可增加卵巢癌的发病风险,包括范科尼贫血-*BRCA* 通路的部分基因,如 *RAD*51*C*、*RAD*51*D*、*BRIP*1、*BARD*1 和 *PALB*2。参与 DNA 修复的其他基因的遗传性突变,如 *CHEK*2、*MRE*11*A*、*RAD*50、*ATM* 和 *TP*53,也可能会增加发生卵巢癌的风险。

(1)基因变异与卵巢癌。

基因变异是指生物体基因内部或相互之间的序列发生了变化。在卵巢癌中,有一些关键基因的变异能够促进癌细胞的生长、分裂和迁移。近年来,科研人员对卵巢癌的基因变异进行了广泛研究,揭示了多种与卵巢癌相关的基因变异。例如:*BRCA*1 和 *BRCA*2 基因突变。*BRCA*1 和 *BRCA*2 基因都是卵巢癌的重要易感基因,*BRCA*1 和 *BRCA*2 基因发生突变后可能导致 DNA 修复能力降低,进而促进卵巢肿瘤的发生。

*TP*53 基因是肿瘤抑制基因,它的突变会导致肿瘤细胞的免疫修复能力下降,从而使卵巢癌的治疗难度增加。

其他与卵巢癌相关的基因突变还包括 *PTEN*、*BRIP*1、*NF*1、*ARID*1*A*、*GABRA*6 等。

(2)微环境与卵巢癌。

癌细胞不仅自身存在基因变异,它们还能够改变周围的微环境,进而促进自身的生长和扩散。在卵巢癌中,微环境的变化同样发挥着重要作用。

①肿瘤血管新生。肿瘤细胞需要大量养分和氧气,因此它们会通过血供途径来获取这些资源。肿瘤血管的形成促进了卵巢癌的生长和恶化(Yu et al,2023)。

②免疫细胞浸润。免疫细胞可以对抗肿瘤细胞,但在卵巢癌中,免疫细胞的浸润量却往往与预后差有关。研究表明,卵巢癌细胞能够利用免疫细胞为其提供生长环境,从而实现肿瘤的生长和扩散。

其他与卵巢癌微环境相关的分子生物学要素还包括肿瘤相关巨噬细胞、基质细胞、细胞外基质(ECM)等。

三、卵巢癌的健康防护

由于许多卵巢癌患者输卵管中存在前体病变,因此输卵管切除术成为一种预防卵巢癌的重要手段。但是,到目前为止,科学家尚未进行随机前瞻性研究,从而获得输卵管切除术后卵巢癌风险降低的直接证据。

《卵巢癌诊疗指南》指出,所有侵袭性卵巢癌患者均应接受基因检测和遗传咨询。基因检测的目的是评估女性是否存在增加个体及其家庭成员患病风险的高风险基因,而这些高风险基因能影响治疗效果。《卵巢癌诊疗指南》对 35~40 岁的妇女进行能降低风险的双侧输卵管卵巢切除术，这些妇女体内基因使罹患卵巢癌的风险增加（即高风险基因存在种系突变）。此外《卵巢癌诊疗指南》规定，建议对高风险女性进行双侧输卵管卵巢切除术后，对整个卵巢和输卵管进行显微镜检查，以排除早期侵袭性卵巢癌。

评估生殖系统 *BRCA* 突变的特定年龄罹患卵巢癌的风险，可以帮助医生和患者选择进行双侧输卵管卵巢切除术的适当时机。在一项研究中，输卵管卵巢切除术使携带 *BRCA* 突变的女性患卵巢癌的风险降低了 80%。双侧输卵管卵巢切除术的时机选择很重要，因为年龄小于 45 岁女性进行手术治疗与心血管疾病、骨质疏松和骨质流失的风险增加相关；此类患者应考虑雌激素替代治疗，尽管雌激素治疗的获益和风险及最佳治疗持续时间尚需最终确定。

（1）保持生殖器清洁卫生

保持生殖器的清洁卫生是预防卵巢癌疾病的一个重要因素，在生活中由于一些女性的性伴侣不固定，还有的女性有过多次的人流，就容易导致卵巢遭受病毒的侵袭，从而为卵巢癌的发生提供了条件，所以女性在平时一定要做到保持生殖器卫生。

（2）健康饮食与运动。

倡导健康饮食习惯，同时还要多进行运动锻炼，以提高个人抗病毒能力，降低卵巢癌疾病的发生概率。

（3）科学作息。

有的女性长期从事一些体力工作，或者是经常性地加班熬夜，这样时间长了就会导致女性内分泌出现失调，进而影响到卵巢的正常功能，一旦卵巢出现了健康问题，那么不仅仅会影响卵巢正常排卵，也非常容易造成女性卵巢癌疾病的发生，所以女性在平时一定要合理安排作息时间，注意放松休息。

第十六节　子宫颈癌

一、子宫颈癌的症状诊断、诱发因素及治疗策略

（一）症状诊断

子宫颈癌前病变即宫颈上皮内瘤变（cervical intraepithelial neoplasia，CIN）和早期子宫颈癌可以没有任何症状，随着病变严重程度的增加，会出现接触性阴道出血，异常白带（如血性白带、白带增多），不规则阴道出血或绝经后阴道出血。晚期子宫颈癌还可出现阴道大量出血，可合并有水样甚至米汤样白带。另外，可能出现由于肿瘤侵犯其他器官所导致的相应症状，如侵犯膀胱可出现血尿，侵犯直肠可出现血便，肿瘤浸透膀胱、直肠可出现瘘，侵犯宫旁压迫输尿管导致肾盂积水可能出现腰疼，肺转移可能导致咳嗽、咯血等相关症状，肿瘤合并感染可出现发热症状，也可有肾功能衰竭及恶病质情况。

（1）宫颈/阴道细胞学涂片检查及人乳头瘤病毒检测。

宫颈/阴道细胞学涂片检查及人乳头瘤病毒（human papilloma virus，HPV）检测是现阶段发现早期子宫颈癌及癌前病变的初筛手段，特别是对临床体征不明显的早期病变的诊断。取材应在宫颈上皮的移行带处，即新旧鳞-柱上皮交界间的区域。目前，主要采用宫颈

液基薄层细胞学检查(thinprep cytology test,TCT)。HPV 检测可以作为 TCT 的有效补充,二者联合有利于提高筛查效率。对于 HPV16 型及 HPV18 型阳性的患者建议直接转诊阴道镜,进行组织学活检。

(2)阴道镜检查。

阴道镜检查对发现子宫颈癌前病变、早期子宫颈癌、确定病变部位有重要作用,可提高活检的阳性率。在不具备阴道镜的医疗单位,也可以应用 3%或 5%醋酸后或碘溶液涂抹宫颈后肉眼观察,在有醋白上皮或碘不着色处取活检,送病理检查。阴道镜活检的同时应注意宫颈管刮术的重要性,特别是当阴道镜检查发现鳞状上皮内病变自转化区延伸至宫颈管内、细胞学筛查提示有非典型腺细胞及阴道镜下未见鳞-柱转化区等情况时,只有专业的阴道镜医师才能决定可以省略宫颈管刮术,否则所有接受阴道镜活检的患者均要做宫颈管刮术。

(3)妇科检查。

妇科检查是临床分期的最重要手段,临床分期需要 2 名副高以上职称妇科医生决定,分期一旦确定, 治疗后不能改变分期。

①视诊。应在充足照明条件下进行,直接观察外阴和通过阴道窥器观察阴道及宫颈。除一般观察外应注意癌浸润范围,宫颈肿瘤的位置、范围、形状、体积及与周围组织的关系。

②触诊。肿瘤的质地、浸润范围及其与周围的关系等必须通过触诊来确定。有些黏膜下及宫颈管内浸润,触诊比视诊更准确。三合诊检查可了解阴道旁、宫颈旁及子宫旁有无浸润,肿瘤与盆壁关系,子宫骶骨韧带、子宫直肠陷凹、直肠本身及周围情况等。

(4)病理诊断。

阴道镜或直视下的宫颈组织学活检病理检查是最终确诊的金标准。对于少见或疑难病理类型(如腺癌或小细胞癌等),应行免疫组化检查协助鉴别和诊断。对于多次咬取活检仍不能确诊者,需进一步采取较深部组织时可用切取法。当宫颈表面活检阴性、阴道细胞学涂片检查阳性或影像检查不能排除宫颈管癌时,可行宫颈锥形切除送病理检查。由于宫颈活检组织较小,无法完全确定宫颈病变的浸润深度和范围,故对于ⅠA1 期和ⅠA2 期的宫颈早期浸润癌的确诊,必须通过宫颈锥切术的术后病理才能最终确诊宫颈病变范围是否为早期浸润癌。

(5)影像学检查。

由于解剖部位表浅,绝大多数子宫颈癌经妇科检查及细胞病理学检查即可被确诊。在子宫颈癌诊断中影像学检查的价值主要是对肿瘤转移、侵犯范围和程度的了解(包括评价肿瘤局部侵犯的范围、淋巴结转移及远处器官转移等),以指导临床决策并用于疗效评价。用于子宫颈癌的影像检查方法包括:

①腹盆腔超声检查。腹盆腔超声检查主要用于宫颈局部病变的观察,同时可以观察盆腔及腹膜后区淋巴结转移情况,以及腹盆腔其他脏器的转移情况,另外可发现浅表淋巴结的转移情况。由于分辨率的限制,目前对于宫颈局部病变及全身转移情况的评估主要还是依靠 MRI 和 CT 检查。

②盆腔 MRI 检查。盆腔 MRI 检查无辐射,多序列、多参数成像,具有优异的软组织分辨力,是子宫颈癌最佳影像学检查方法。有助于病变的检出和大小、位置的判断,尤其对活检为宫颈上皮内瘤变 3 级(CIN3)患者可用于排除内生性病变;明确病变侵犯范围,提供治疗前分期的重要依据;可显示病变侵犯宫颈基质的深度,判断病变局限于宫颈、侵犯宫旁或是

否侵犯盆壁;能够显示阴道内病变的范围,但有时对病变突入阴道腔内贴邻阴道壁与直接侵犯阴道壁难以鉴别;能够提示膀胱、直肠壁的侵犯,但需结合镜检;同时检出盆腔、腹膜后区及腹股沟区的淋巴结转移。对于非手术治疗的患者,可用于放疗靶区勾画、治疗中疗效监测、治疗末疗效评估及治疗后随诊。

③腹盆腔 CT 检查。CT 检查对软组织分辨力低,平扫病变与正常子宫颈密度相近,尤其对局限于宫颈的早期子宫颈癌观察效果差;增强 CT 扫描对比度优于平扫,但仍有近 1/2 的病变呈等密度而难以明确范围。CT 的优势主要在于显示中晚期病变方面,评价宫颈病变与周围结构(如膀胱、直肠等)的关系,淋巴结转移情况,以及大范围扫描腹盆腔其他器官是否存在转移。对于有 MRI 检查禁忌证的患者可选择 CT 检查。

④胸部射线摄影及 CT 检查。胸部射线摄影及 CT 检查主要目的是排除肺转移和纵隔淋巴结转移,胸片只能排除明显的肺转移,无法评估纵隔淋巴结,所以有条件的医院还是应该行胸部 CT 检查。

⑤核医学影像检查。不推荐使用 PET-CT 评价子宫颈癌的局部浸润情况,但对于下列情况推荐有条件者使用 PET-CT:宫颈癌 FIGO 分期为ⅠB1 期及以上的初诊患者疗前分期(包括ⅠB1 期有保留生育功能需求的患者);因其他原因行单纯子宫切除术意外发现子宫颈癌拟全身评估者;拟行放射治疗需影像辅助勾画靶区;存在高危因素的患者治疗结束 3~6 个月后随访监测;随访过程中疑似出现复发转移的患者,包括出现临床症状或相关肿瘤标志物升高。核素骨扫描仅用于怀疑有骨转移的患者。

⑥腔镜检查。临床上怀疑膀胱或直肠受侵的患者应对其进行相应腔镜检查,没有条件的单位应转上级医院诊治。

(6)肿瘤标志物检查。

肿瘤标志物异常升高可以协助诊断、疗效评价、病情监测和治疗后的随访监测,尤其在随访监测中具有重要作用。鳞癌相关抗原是宫颈鳞状细胞癌的重要标志物,血清鳞癌相关抗原水平超过 1.5 ng/mL 被视为异常。因子宫颈癌以鳞状细胞癌最为常见,所以鳞癌相关抗原是子宫颈癌诊治过程中最常被检测的血清学肿瘤标志物。发生宫颈腺癌时可以有癌胚抗原、糖类抗原(carbohydrate antigen,CA)125 或 CA19-9 的升高。

(二)诱发因素

目前已经明确高危型 HPV 持续感染是子宫颈癌及癌前病变发生的必要因素,即宫颈发生癌变的过程中,HPV 感染是最为关键的环节。在妇女一生中,感染高危型 HPV 的概率在 70%以上,但只有不到 10%的妇女发展成子宫颈癌或宫颈上皮内瘤变,主要原因是 80%妇女的 HPV 感染为一过性。除持续性高危型 HPV 感染的作用外,还需要其他内源性和外源性因子的共同参与和作用,才能造成子宫颈癌的发生。所以可以将引发子宫颈癌的危险因素分为两类:一是生物学因素,即高危型 HPV 持续感染;二是外源性的行为性危险因素。

(1)HPV 感染。

目前已发现和鉴定出 200 多个亚型的 HPV,大约有 54 种可以感染生殖道黏膜。依据各型 HPV 与子宫颈癌发生的危险性不同分为高危型和低危型。高危型(如 HPV16、HPV18、HPV31、HPV33、HPV35、HPV39、HPV45、HPV51、HPV52、HPV、HPV58、HPV59、HPV68 型)与子宫颈癌的发生相关,尤其是 HPV16 型和 HPV18 型与子宫颈癌的关系最密切。低危型 HPV(如 HPV6、HPV11、HPV42、HPV43、HPV44 型)感染则可能引起生殖器及肛周湿疣。目前 HPV 疫苗已在国内上市,可以按照适宜的年龄进行推广接种,以预防子宫颈癌前病变及子宫颈癌。

(2)行为性危险因素。

①由于 HPV 主要是通过性传播,所以一些可能增加 HPV 感染的因素,如初次性生活开始年龄小、多个性伴侣或性伴侣有多个性伙伴、性卫生不良或者有性传播疾病病史会增加 HPV 感染风险,从而增加子宫颈癌的发生风险。

②月经及孕产因素,早婚、早育,多孕多产、经期、产褥期卫生不良。

③吸烟(Mileshkin et al,2014)。

④口服避孕药。

⑤自身免疫性疾病或者长期免疫抑制(如肾移植患者需要长期口服免疫抑制药物)。

⑥营养状况不良,营养失调,如 β 胡萝卜素、叶酸、维生素 A、维生素 C 缺乏及微量元素的失衡等。

(三)治疗策略

1. 子宫颈癌的治疗方式

(1)宫颈镜下浸润癌(微小浸润癌)。

①ⅠA 期。由于ⅠA 期肿瘤的判定是依据显微镜下测量,咬取活检标本不能包含全部病变,无法进行病变范围的测量,故正确诊断需行锥切活检,准确地诊断ⅠA 期子宫颈癌需对切缘阴性的锥切标本进行细致的病理检查。

ⅠA1 期无生育要求者可行筋膜外全子宫切除术(Ⅰ型子宫切除术);如患者有生育要求,可行宫颈锥切术,切缘阴性则定期随访。因ⅠA1 期淋巴结转移率小于 1%,目前认为ⅠA1 期无须行淋巴结切除术。如果淋巴脉管间隙受侵可行宫颈锥切术(切缘阴性)或改良根治性子宫切除术并实施盆腔淋巴结切除术。

②ⅠA2 期。ⅠA2 期子宫颈癌淋巴结转移率为 3%~5%,可行次广泛子宫切除术(Ⅱ型改良根治性子宫切除术)结合盆腔淋巴结切除术。要求保留生育功能者,可选择宫颈锥切术(切缘阴性)或根治性宫颈切除术及盆腔淋巴结切除术(对于有生育要求的患者建议施根治性宫颈切除术)。

(2)宫颈浸润癌。

①ⅠB1、ⅡB2、ⅡA1 期。ⅠB1、ⅡB2、ⅡA1 期采用手术或放疗,预后均良好。手术方式为Ⅲ型根治性子宫切除术和盆腔淋巴结切除术±腹主动脉淋巴结取样术。术后辅助治疗参照放疗。要求保留生育功能者,如宫颈肿瘤直径不超过 2 cm,可选择根治性宫颈切除术和盆腔淋巴结切除术±腹主动脉淋巴结取样术。

②ⅠB3、ⅡA2 期。ⅠB3、ⅡA2 期可选择的治疗方法有:同步放化疗;根治性子宫切除及盆腔淋巴清扫、腹主动脉淋巴结取样、术后个体化辅助治疗;新辅助化疗后手术;同步放化疗后辅助子宫切除术。以上方法首选同步放化疗(Kumar et al,2018)。《宫颈癌临床分期标准(FIGO 2018)》推荐的局部晚期子宫颈癌的治疗还包括另外一种选择,即新辅助化疗后行根治性子宫切除术及淋巴结切除术。目前对于新辅助化疗后再手术对于子宫颈癌患者预后的影响还存在争议,故一般推荐在临床试验中或者无放疗条件的区域,对于放疗相对不敏感的病理类型(如腺癌)尤其适合。

ⅠB 期总的 5 年生存率为 80%~90%,其中宫颈肿瘤直径大于 4 cm,有淋巴结转移、宫旁受侵和(或)切缘阳性等高危因素者5年生存率仅为40%~70%。对部分早期初治子宫颈癌患者选择治疗方法时,应考虑到有高危因素的患者可能选择同步放化疗更为有利。目前认为局部晚期患者的标准治疗仍是同步放化疗。

③ⅡB~ⅣA期。ⅡB~ⅣA期可同步放化疗,具体方案见放疗及增敏化疗。

④ⅣB期。ⅣB期以系统治疗为主,支持治疗相辅助,部分患者可联合局部手术或个体同步放化疗。

2. 外科治疗

手术治疗主要应用于早期子宫颈癌,即ⅠA~ⅡA期。手术包括子宫切除与淋巴结切除两部分。不同的分期所需要切除的范围有所不同。为了更好地描述手术切除范围,有多位学者尝试了多种子宫颈癌手术的分型系统,其中Piver分型和Q-M分型是国内外大多数学者能够接受和采用的子宫颈癌手术分型。

(1)Piver分型。

1974年提出的Piver 5型子宫切除手术分类系统至今仍广泛应用。

①Ⅰ型。筋膜外子宫切除术,适用于ⅠA1期不伴有淋巴血管间隙受侵(lymph-vascular space invasion,LVSI)的患者。

②Ⅱ型。改良根治性子宫切除术,切除范围还包括1/2骶、主韧带和上1/3阴道。适用于ⅠA1期伴有淋巴血管间隙浸润(LVSI)及ⅠA2期患者。

③Ⅲ型。根治性子宫切除术,切除范围包括毗邻盆壁切除主韧带、从骶骨附着处切除骶韧带及切除上1/2阴道。为标准的子宫颈癌根治手术,适用于ⅠB1、ⅠB2,选择性ⅠB3/ⅡA1期患者。

④Ⅳ型。扩大根治性子宫切除术,适用于部分复发患者。

⑤Ⅴ型。盆腔脏器廓清术,适用于部分ⅣA期及复发患者。

(2)Q-M分型。

为了更加准确描述手术范围和采用更好的个体化手术方案,2008年法国专家Querleu和Morrow在参考和咨询了世界各国的解剖学和子宫颈癌手术医生的意见后,综合完成了子宫颈癌根治术的新分型,这种基于三维解剖结构的分型也称Q-M分型。2015年,《美国国立综合癌症网络指南》建议采用Q-M分型 。

Q-M分型包含子宫的手术分型及淋巴结清扫分级两部分。其中手术分型仅与宫旁切除范围有关,宫旁切除范围以固定解剖结构为分界。

手术分型如下:

①A型(子宫颈旁最少切除型)。子宫颈旁组织切除至输尿管内侧,但在子宫颈外侧宫骶韧带及膀胱子宫韧带基本不切除,阴道切除小于1 cm,不切除阴道旁组织。适用于ⅠA1期不伴有LVSI的患者。

②B型(切除子宫颈旁组织达输尿管)。子宫颈旁组织切除达输尿管隧道水平,部分切除宫骶及膀胱子宫韧带,不切除子宫颈旁组织中子宫深静脉下方的骶神经丛,阴道切除至少1 cm(适用于ⅠA1期伴有LVSI患者及ⅠA2期患者)。

a. B1 型。如上描述。

b. B2 型。如上描述,并切除子宫旁淋巴结。

③C 型(切除子宫颈旁组织至与髂内血管系统交界处)。切除膀胱子宫韧带在膀胱水平,切除距肿瘤或子宫颈下缘 1.5~2.0 cm 的阴道及与之相关的阴道旁组织(适用于ⅠB1、ⅠB2 期及选择性ⅠB3/ⅡA1 期患者)

a. C1 型。保留自主神经。

b. C2 型。不保留自主神经。

④D 型(外侧扩大切除)。切除子宫颈旁组织达盆壁,血管达髂内血管系统之上,暴露坐骨神经根使之完全游离。适用于部分ⅣA 期及复发患者。

a. D1 型。切除子宫颈旁组织达盆壁。

b. D2 型。如上描述,并切除下腹下血管及附属筋膜或肌肉组织(盆腔内扩大切除)。

淋巴结清扫分级(腹膜后淋巴结切除的范围以动脉为解剖标志分为 4 级,闭孔淋巴结默认为常规切除)如下:

①1 级。切除髂内外动脉周围淋巴结,与 2 级分界标志为髂内、外动脉分叉处。

②2 级。切除髂总动脉周围淋巴结,与 3 级分界标志为腹主动脉分叉处。

③3 级。切除腹主动脉旁淋巴结至肠系膜下动脉水平。

④4 级。淋巴结切除至腹主动脉左肾静脉下水平。

由于根治性子宫切除术对盆腔自主神经的损伤导致患者术后发生膀胱功能异常、结直肠蠕动功能异常及性功能异常,保留神经的根治性子宫切除术(nerve-sparing radical hysterectomy,NSRH)不断得到研究和推广,NSRH 手术属于 Q-M 分型的 C1 型根治,NSRH 手术可通过开腹、腹腔镜及机器人腹腔镜途径完成。

筋膜外子宫切除术(I 型或 A 型)可采取经阴道或开腹或微创(腹腔镜及机器人腹腔镜)途径完成。目前有前瞻性随机对照试验结果表明,微创根治性子宫切除术与开腹根治性子宫切除术相比,无病生存率和总体生存率均较低。

子宫颈癌手术中淋巴结切除范围涉及盆腔淋巴结及腹主动脉淋巴结。ⅠA1(伴 LVSI)期~ⅡA 期均应行盆腔淋巴结切除术±腹主动脉旁淋巴结取样术。研究结果显示,Ⅰ期和Ⅱ期子宫颈癌患者术后盆腔淋巴结转移率分别为 0~16.0% 和 24.5%~31.0%,因此根据前哨淋巴结转移状况进行选择性淋巴结切除可降低子宫颈癌患者术后并发症的发生率。前哨淋巴结检测应用的示踪剂有生物染料、放射性同位素和荧光染料,可通过肉眼识别、核素探测或红外线探测。系统性淋巴结切除术及前哨淋巴结定位切除均可通过开腹、腹腔镜及机器人腹腔镜途径完成。

Ⅰ期~ⅡA 期宫颈鳞癌卵巢转移率低于 1%,对要求保留卵巢功能的未绝经患者术中可以保留外观正常的卵巢。目前认为,宫颈腺癌发生隐匿性卵巢转移的概率较高,故保留卵巢应慎重。术中可将所保留的卵巢进行移位(如腹腔内或腹膜后结肠旁沟高位处),以避免术后盆腔放疗对卵巢功能的损伤。

近年来对一些渴望生育的早期、无淋巴结转移的年轻子宫颈癌患者施行保留生育功能的手术。ⅠA1 期不伴有 LVSI 的患者可行切缘阴性的宫颈锥切术,如病变范围广可行宫颈切除术；ⅠA1 期伴有 LVSI 及ⅠA2 期患者可行切缘阴性(阴性切缘宽度最好达 3 mm)的宫颈锥切术或宫颈切除术+经腹或腹腔镜下盆腔淋巴结切除术±腹主动脉旁淋巴结取样术，或实施经腹、经阴道或腹腔镜下根治性宫颈切除术+盆腔淋巴结切除术±腹主动脉旁淋巴结取样术；ⅠB1 期(小于 2 cm)采用根治性宫颈切除术+盆腔淋巴结切除术±腹主动脉旁淋巴结取样术。对于ⅠA2 期~ⅠB1 期伴有 LVSI 及ⅠB2 期的患者是否可行保留生育功能的手术目前尚无统一结论，需慎重考虑。

子宫颈癌患者术后需根据复发危险因素选择辅助治疗，以降低复发率，改善预后，详见放疗原则部分。

3. 放疗

适用于各期子宫颈癌。放疗包括体外照射和近距离放疗及二者联合应用。研究结果表明，同步放化疗与单纯放疗比较可提高疗效，降低复发风险。早期子宫颈癌患者手术后病理学检查发现高危因素(手术切缘不净、宫旁受侵、淋巴结转移等)或中危因素(术中或术后如发现肿瘤大、深部间质受侵和(或)脉管间隙受侵)时需补充术后辅助放疗。对于不具备放疗资质的医疗机构应及时将需要放疗的患者转诊到有条件的医疗单位进行治疗；对未装备腔内后装近距离放疗设备的医疗单位，应建议需要腔内后装近距离放疗的子宫颈癌患者在行外照射前到有相应级别的医疗单位会诊咨询，做好双向转诊工作，以避免放疗中断。

(1)放疗的原则。

恶性肿瘤的放疗原则与其他治疗手段一样，要最大限度地杀灭癌细胞，尽最大可能保护正常组织和重要器官，即尽量提高治疗效果，降低并发症。因此，适当的治疗工具、适宜的照射范围、足够的照射剂量、均匀的剂量分布、合理的照射体积、个别对待是放疗的基本要求。

放疗完成的期限是获得最佳疗效的必备因素。放疗时间超过 9 周比少于 7 周的患者有更高的盆腔控制失败率，推荐在 56 d 内完成所有的外照射和近距离放疗。

行根治性放疗时，对肿瘤区域给予根治剂量照射，由于照射范围较大，照射剂量也高，因此在治疗中要重点关注肿瘤附近的正常组织和器官，特别是一些对放射线敏感的组织和器官的防护。姑息性放疗的目的是减轻症状，减少患者痛苦，但不一定能延长患者的生存时间。根治性治疗与姑息性治疗是相对的，在治疗过程中可根据肿瘤及患者情况而互相转换。

在应用放疗联合手术综合治疗时，要根据肿瘤情况及患者条件决定是否术后放疗。术前放疗是计划性的，其目的是通过术前放疗降低癌细胞活力或减少种植和扩散的概率；缩小肿瘤范围，提高手术切除率；杀伤亚临床病灶，降低局部复发率。术后放疗是根据手术后病理检查结果决定的，具有不良预后影响因素，如存有手术切缘不净、宫旁受侵、淋巴结转移任一高危因素，术后需辅助放化疗。术中或术后如发现肿瘤大、深部间质受侵和(或)脉管间隙受侵等中危因素，根据 2015 年《美国国立综合癌症网络临床实践指南》的 Sedlis 标准(表 7.2)，术后需辅助盆腔放疗或放化疗。如淋巴结转移、切缘阳性、宫旁浸润、深间质浸润、宫颈局部肿瘤体积大及脉管瘤栓等，可行术后放疗，术后辅助放疗可降低局部复发，提高疗效，但手术和放疗两种治疗并用也增加了治疗并发症。宫颈癌合并中危因素者术后盆腔放疗指征见表7.2。

表7.2　宫颈癌合并中危因素者术后盆腔放疗指征

LVSI	间质浸润深度	肿瘤直径(临床查体)
+	外1/3	任何大小
+	中1/3	不小于2 cm
+	内1/3	不小于5 cm
–	中1/3及外1/3	不小于4 cm

(2)体外照射。

①常规放疗。即在模拟机或CT模拟机下定位的放疗。

a.靶区。一般应当包括子宫、宫颈、宫旁和上1/2阴道,盆腔淋巴引流区如髂内、闭孔、髂外、髂总淋巴结。ⅢA期患者包括全部阴道。必要时包括腹股沟区。采用四野箱式照射或等中心前后对穿照射。应用高能6~12 MV X射线。

b.界限。上界:腹主分叉(一般在L3下缘到L5上缘之间);下界:闭孔下缘(ⅢA期患者除外),其端点与视野最宽处的连线约通过股骨内1/3;外界:在真骨盆外1.5~2.0 cm处;前界:耻骨联合前缘(据不同肿瘤而定);后界:全部骶骨在照射野内(据不同肿瘤而定)。应用多叶光栅或不规则挡铅屏蔽保护正常组织。

c.剂量。采用常规分割照射,每次剂量为1.8~2.0 Gy,每周5次。总剂量为45~50 Gy,5~6周。

②三维适形放疗及调强适形放疗。以CT或MRI为基础的计划设计和适形遮挡技术是目前外放射治疗的标准治疗方法。对于不能手术的子宫颈癌患者,PET检查有助于确定淋巴结转移的范围,也有助于术后患者是否还有残留阳性淋巴结的诊断。根据妇科检查及影像学情况确定肿瘤靶区(gross target volume,GTV),以子宫颈癌直接扩散和淋巴结转移途径确定临床靶区(clinical target volume,CTV)。外照射的治疗靶区需要包括子宫体、宫颈、宫旁、阴道(下界距离肿瘤至少3 cm)和相应的淋巴引流区。如手术或影像学检查未发现阳性淋巴结,照射范围需包括髂外淋巴结、髂内淋巴结、闭孔淋巴结和骶前淋巴结引流区。如果淋巴结转移的风险较大(如肿瘤体积不小于4 cm或ⅡB期以上或真骨盆内有可疑或确定淋巴结转移),照射范围还要包括髂总淋巴结区。如果已发生髂总或腹主动脉旁淋巴结转移,则需进行盆腔延伸及腹主动脉旁淋巴结照射,上界应达肾血管水平(或根据受累淋巴结的范围调整上界更高水平)。如果病变已侵犯阴道下1/3,双侧腹股沟淋巴结也应包括在照射范围内(Cho et al,2022)。将CTV外放一定距离(0.5~1.5 cm)形成计划靶区(planning target volume,PTV)。放疗剂量:总剂量为45~50 Gy,每次剂量为1.8~2 Gy,5~6周,同时评估危及的器官,如直肠、乙状结肠、膀胱、小肠、骨髓等照射范围内危及的器官。对于不能切除的实体肿瘤或体积局限的肉眼病灶或转移淋巴结,可以采用调强适形放疗技术对病灶进行加量放疗,追加剂量一般为10~20 Gy。

(3)近距离照射。

将密封的放射源直接放入人体的天然管腔内(如子宫腔、阴道等)为腔内照射。放射源直接放入肿瘤组织间进行照射为组织间照射,二者同属于近距离照射。子宫颈癌的腔内放疗有其自然的有利条件,宫颈、宫体及阴道对放射线耐受量高、放射源距肿瘤最近,以较小的照射体积即可取得较大的放疗效果(Miglierini et al,2014)。

①体内照射的放射源。常用的近距离放射源见表 7.3。

表 7.3　常用的近距离放射源

放射源	镭-226	钴-60	铯-137	铱-192
放射比度/($Ci \cdot cm^{-3}$)	2.1 (最高 3.8)	1 900	27.5	9 000
半衰期	1 590 年	5.3 年	33 年	74 d

②传统的腔内照射法。斯德哥尔摩法、巴黎法、曼彻斯特法和北京法等,多使用的是镭、铯放射源,目前已较少使用。

③后装腔内放疗及剂量计算。后装腔内放疗是先将空载的放射容器置于体腔内病变部位,然后在有防护屏蔽的条件下远距离地将放射源通过管道传输到容器内进行治疗。

腔内放疗是子宫颈癌根治性放疗中的重要治疗手段。采用宫腔管联合阴道施源器的腔内治疗方法最常用。根据患者及肿瘤的解剖特点选择不同的阴道施源器与宫腔管联合使用。当联合外放射治疗时,近距离放疗通常在放疗后期进行,这时肿瘤体积已明显缩小,使得施源器放置的部位能够达到近距离治疗的理想剂量几何形状分布。后装腔内治疗机根据其对 A 点放射剂量率的高低可分为 3 类:低剂量率(0.667~3.33 cGy/min)、中剂量率(3.33~20 cGy/min)、高剂量率(在 20 cGy/min 以上)。行根治性调强适形放疗时建议每周行锥形束 CT 验证,第 3 周外照射放疗结束时行影像学评估确定是否需要修改放疗计划。

(4)腔内照射与体外照射的组合。

除极少数早期子宫颈癌只行腔内照射外,均需腔内及体外联合照射,在子宫颈癌的靶区内组成剂量分布较均匀的有效治疗。总的放疗时间尽量限制在 8 周内完成。

(5)放疗并发症。

由于放射源种类、放射方法、照射面积、照射部位、单位剂量、总剂量、总的分割次数及总治疗时间等因素的不同,以及患者对放射线敏感性的差异,放疗并发症的发生概率及严重程度也各不相同。从事放疗的工作者一方面要了解放疗并发症,另一方面要熟悉腹腔、盆腔器官对放射线的耐受剂量,以减少放疗并发症。

①近期并发症。包括治疗中及治疗后不久发生的并发症,如感染、阴道炎、外阴炎、皮肤干湿性反应、骨髓抑制、胃肠反应、直肠反应、膀胱反应和机械损伤等。

②远期并发症。常见的有放射性直肠炎、放射性膀胱炎、皮肤及皮下组织的改变、生殖器官的改变、放射性小肠炎等。最常见的是放射性直肠炎,多发生在放疗后 1~1.5 年。主要表现为大便次数增多、黏液便、便血,严重者可出现直肠阴道瘘;其次常见的是放射性膀

胱炎，多数在 1 年半左右，表现为尿频、尿痛、尿血、排尿不畅，严重者可出现膀胱阴道瘘。

(6)危及器官的耐受剂量。

对子宫颈癌进行放疗的危及器官包括膀胱、直肠、结肠、骨髓、皮肤、小肠、输尿管等，一般用 $TD_{5/5}$ 表示最小放射耐受量，表示在治疗后 5 年内，严重并发症发生率不超过 5%。正常组织的 $TD_{5/5}$ 见表 7.4。

表 7.4 正常组织的 $TD_{5/5}$

器官	表现	$TD_{5/5}$/Gy	照射面积和长度
皮肤	溃疡、严重纤维化	55	100 cm^2
小肠	溃疡、穿孔、出血	50	100 cm^2
结肠	溃疡、狭窄	45	100 cm^2
直肠	溃疡、狭窄	60	100 cm^2
肾脏	急性、慢性肾炎	20	全肾
膀胱	挛缩	60	整个膀胱
输尿管	狭窄	75	5~10 cm
卵巢	永久不育	2~3	整个卵巢
子宫	坏死、穿孔	>100	整个子宫
阴道	溃疡、瘘管	90	全部
成人骨骼	坏死、骨折、硬化	60	整块骨或 10 cm^2
脊髓	梗死、坏死	45	10 cm
成人肌肉	纤维化	60	整块肌肉
骨髓	再生不育	2	全身骨髓
淋巴结及淋巴管	萎缩、硬化	50	整个淋巴结
胎儿	死亡	2	整个胎儿
外周神经	神经炎	60	10 cm^2

4. 化疗

化疗在子宫颈癌治疗中的作用越来越引起重视，主要应用于放疗时单药或联合化疗进行放疗增敏，即同步放化疗。另外，还有术前的新辅助化疗及晚期远处转移、复发患者的姑息治疗等。治疗子宫颈癌的有效药有顺铂、紫杉醇、5-氟尿嘧啶、异环磷酰胺、吉西他滨、拓扑替康等。

(1)同步放化疗。

在放疗的同时进行的化疗也称为增敏化疗。目前《美国国立综合癌症网络临床实践指南》推荐的在放疗期间进行含铂类方案的增敏化疗(Rosa et al,2009)，首选顺铂周疗：30~40 mg/m^2，每周 1 次。对顺铂不耐受可用卡铂替换。临床研究中还有顺铂联合方案的同步化疗方案：顺铂 50~70 mg/m^2，紫杉醇 135~175 mg/m^2，放疗第 1、29 天。顺铂+紫杉醇周疗:顺铂 25~30 mg/m^2,紫杉醇 60~80 mg/m^2,放疗第 1、8、15、22、29、36 天。需根据患者放化疗的不良反应进行剂量调整,总体原则是不影响放疗正常进行。

(2)新辅助化疗。

新辅助化疗是指患者在手术前行 2~3 个疗程的化疗,目的在于缩小肿瘤体积,消灭微转移灶和亚临床病灶,使原来不能手术的患者获得手术机会。一些非随机研究结果显示,新辅助化疗减少了术中播散及术后转移的概率。目前,主要用于局部肿瘤大的早期患者。新辅助化疗方案是以铂类为基础的联合方案,如顺铂+紫杉醇方案、顺铂+长春新碱+博来霉素(PVB 方案)、顺铂+博来霉素+异环磷酰胺+美司钠(BIP 方案)等。给药途径包括静脉全身化疗或动脉插管介入化疗。目前最常用的为顺铂+紫杉醇方案。

(3)系统性化疗。

系统性化疗主要用于既不能手术也不能放疗的复发或转移性子宫颈癌患者。2020 年《美国国立综合癌症网络临床实践指南》推荐的用于复发或转移癌的一线化疗方案有顺铂联合紫杉醇、顺铂联合紫杉醇及贝伐珠单抗、紫杉醇联合拓扑替康及贝伐珠单抗为一类推荐方案,以卡铂联合紫杉醇及贝伐珠单抗作为接受过顺铂治疗的患者首选,除此之外顺铂联合拓扑替康、拓扑替康联合紫杉醇也是备选方案。可供选择的一线单药化疗药物有卡铂、顺铂和紫杉醇。

2018 年《美国国立综合癌症网络临床实践指南》在一线治疗失败后的子宫颈癌二线治疗中,首先推荐帕博利珠单抗用于免疫治疗靶点 PD-L1 阳性或微卫星高度不稳定或错配修复功能缺陷肿瘤,研究显示其单药在二线治疗的客观缓解率为 14.3%,完全缓解率为 2.6%,且有 91%的患者缓解时间超过半年。2021 年在一线治疗的 PD-L1 阳性子宫颈癌患者中,与化疗±贝伐珠单抗相比,帕博利珠单抗联合化疗±贝伐珠单抗将患者死亡风险降低了 36%,显著延长总生存时间和无进展生存时间,基于此 FDA 批准了帕博利珠单抗联合化疗±贝伐珠单抗在 PD-L1 阳性(综合阳性评分(combined positive score,CPS)≥1)的复发或转移性子宫颈癌的一线治疗。二线化疗药物有贝伐单抗、多西紫杉醇、白蛋白结合型紫杉醇、吉西他滨、表柔比星、5-氟尿嘧啶、异环磷腺胺、伊立替康、丝裂霉素、培美曲塞、拓扑替康、长春新碱等。

目前多项免疫检查点抑制剂联合靶向药物、化疗或放疗的研究正处于临床试验过程中,联合使用这类药物仍然需要更多的临床研究数据支持 。鼓励复发性、持续性子宫颈癌患者参加临床试验。

二、子宫颈癌的发病机理

(1)致癌基因激活和抑癌基因失活。

HR-HPV 编码的 E6 癌蛋白与宿主细胞编码的 E6AP 形成的复合体,与肿瘤抑制蛋白 P53 结合,使 P53 失活、降解,丧失与促凋亡 bcl-2 阴性调节区域和抗凋亡的 bax 促进子区域的结合能力,从而抑制凋亡,增加染色体不稳定性,使细胞过度增殖导致肿瘤。E7 能与非磷酸化 pRb 优先结合,使 pRb-E2F 发挥转录因子作用,经过反馈环的增量调节引起 p16INK4A 过度表达,使控制细胞周期的转录脱调节,引起细胞过度增殖。此外,E6 能激活端粒酶活性,E7 能使细胞周期失调、细胞增殖、增加基因组不稳定性并促进染色体异常积累,均可促进上皮细胞转化。

(2)HPV 整合与基因组不稳定性。

基因组不稳定性的发展是 HR-HPV 致癌过程中恶性进展的标志。

HPV 与宿主基因的整合可能是轻度鳞状细胞上皮内瘤变向重度鳞状细胞上皮内瘤变进展的早期事件,因此可能是癌症进展的生物标志物。子宫颈癌中 HPV 整合程度因 HPV 类型而异,与 HPV16 型、HPV18 型和 HPV45 型相比,HPV31 型和 HPV33 型的整合频率较低,约 74%的 HPV16 型相关癌症发生了基因整合,几乎所有 HPV18 相关癌症均发生了基因整合。在 HPV 变异谱系水平上,研究发现不同变异谱系可能因 E6 活性不同,其整合潜力不同。基因整合通常发生于 DNA 损伤后无法修复的染色体脆性位点,DNA 损伤通常由活性氧、活性氮和 HPV 蛋白 E1、E6 和 E7 等诱导。宿主细胞 DNA 损伤后,HPV 癌蛋白通过多种方式对抗细胞的 DNA 损伤应答(DNA damage response,DDR)反应,使 DNA 断点无法修复以利于病毒基因整合。整合导致病毒基因 *E1*、*E2*、*E5* 和 *L2* 被破坏,*E6* 和 *E7* 癌基因缺乏 E2 癌蛋白的抑制作用而过表达。E6 / E7 的过表达导致细胞周期的失调并促发几条致癌途径。

E6 和 E7 通过干扰有丝分裂期间着丝粒的复制和诱导中心体数量异常,直接增加基因组不稳定性,这可能导致大的染色体重排和拷贝数变异。子宫颈癌在癌症基因组网络图谱(TCGA)数据集中平均有 88 个基因拷贝数改变,包括 26 个扩增和 37 个丢失,扩增最常见于 3q(50%的癌症和 25%的 CIN3),该区域含 *PIK3CA* 基因,丢失最常见于 3p(40%的癌症和 10%的 CIN3)。宫颈鳞癌中报道的拷贝数变异多于宫颈腺癌。研究结果表明,HPV 相关的子宫颈癌中,拷贝数变异通常发生在病毒整合位点。

由 E6 和 E7 激活的致癌过程需要宿主基因突变的累积共同发挥作用,不同的 HPV 基因型致癌过程中所需的体细胞突变负荷和类型可能存在差异,迄今,TCGA 已经鉴定了子宫颈癌的 14 个显著突变基因,分别是 *SHKBP1*、*ERBB3*、*CASP8*、*HLA-A*、*TGFBR2*、*PIK3CA*、*EP300*、*FBXW7*、*HLA-B*、*PTEN*、*NFE2L2*、*ARID1A*、*KRAS* 和 *MAPK1*,其中,*HLA-A*、*HLA-B*、*NFE2L2*、*MAPK1*、*CASP8*、*SHKBP1* 和 *TGFBR2* 的突变仅在宫颈鳞癌中发现。

(3)子宫颈癌的表观遗传修饰和 miRNA 表达水平的变化。

表观遗传修饰是子宫颈癌的一个重要特征,HPV 和宿主基因的甲基化通过影响病毒基因的复制、细胞周期的调控、细胞凋亡和 DNA 修复等途径促进肿瘤的发生。HPV 的基因组中的 *LCR* 是 E2 结合位点,具有潜在甲基化的 CpG 位点,其甲基化导致 E2 功能的抑制,使游离状态下的 E6、E7 过表达。有研究发现,HPV16 型 *LCR* 的 CpG 甲基化随着宫颈新生血管的增多而增加。宿主细胞中的凋亡基因 *DcR1* 和 *DcR2* 在侵袭性癌症中高度甲基化。甲基化在侵袭性子宫颈癌和 CIN3 中比在 CIN1~2 中更常见。此外,HPV 和宿主基因的甲基化可能受 HPV 整合和基因型的影响。

miRNA 是非转录 RNA,通过诱导细胞增殖、凋亡和基因组不稳定在子宫颈癌变过程中发挥作用。HPV 癌蛋白及基因整合可以调节 miRNA 的表达水平,从而在肿瘤的进展中发挥作用,例如:E6 癌蛋白降解 P53,导致由 P53 调节的所有 miRNA(miR-23b、miR-34a 和 miR-218 等)的表达下调,E7 通过 E2F1 失活诱导 miR-15/16 的过表达,导致 c-myc 或

c-myb 的下调。miRNA 在正常宫颈组织和宫颈病变组织中的表达水平差异较显著，故其可能作为子宫颈癌诊断和预后的生物标志物，但需更多的研究才能在临床应用中进行验证。

（4）HPV 介导的 APOBEC 突变。

HR-HPV 癌蛋白 E6 和 E7 的另一个目标是载脂蛋白 B mRNA 编辑酶催化多肽样蛋白 3（APOBEC3），有研究结果表明，由于宿主对 HPV 感染的免疫反应引发的载脂蛋白 B mRNA 编辑催化多肽（APOBEC）突变是 HPV 阳性肿瘤主要的突变来源。APOBEC3 是一种胞嘧啶脱氨酶蛋白，APOBEC3 家族由 7 种不同的蛋白质组成，已经发现其成员 APOBEC3A 和 APOBEC3B 受 E6 和 E7 的调节在 HPV 阳性癌症中高表达。机制之一是，HPV16 型 E6 通过 P53 的降解上调 TEAD1/4，导致 APOBEC3B 的转录增加。第二种机制是 HPV16 型 E7 通过 APOBEC3A 上的 Cullin-2 结合基序与 APOBEC3A 结合，该复合物的形成阻止了 APOBEC3A 的降解，但 APOBEC3A 酶的活性不变。APOBEC3A/B 酶的作用机制为在 TCW（T 为胸腺嘧啶，C 为胞嘧啶，W 为腺嘌呤或胸腺嘧啶）基序中使胞嘧啶脱氨基突变为胸腺嘧啶或鸟嘌呤（G），即 TCW→TTW 和 TCW→TGW 突变，统称为“TCW”突变。APOBEC3A 在病毒感染宿主细胞时通过结合并编辑病毒 DNA 限制病毒感染，但 APOBEC3B 在细胞核中表达，在 DNA 修复过程中，APOBEC3B 介导的胞嘧啶脱氨作用可能参与 HPV 致癌过程。TCGA 报道了 228 例原发子宫颈癌的广泛分子特征，观察到其中 192 例 HPV 相关子宫颈癌病例中有 150 例存在 APOBEC 突变。

三、子宫颈癌的健康预防

（1）补充 β-胡萝卜素。

β-胡萝卜素在体内会转化为维生素 A，有助于保护免疫系统免受自由基分子的攻击，并具有明显的免疫增强作用。据科学家观察，子宫颈癌患者血中 β-胡萝卜素低于对照组，β-胡萝卜素摄入量低为子宫颈癌危险因素。含维生素 A 多的动物性食物有动物的肝脏和鸡蛋等，含 β-胡萝卜素丰富的植物性食物有菠菜、油菜、苋菜、莴苣叶和南瓜等。

（2）补充维生素 C。

由病毒引起癌症的例子已越来越多，而维生素 C 可以抑制病毒所造成的伤害。近来科学家已发现维生素 C 有十几种增强免疫的作用，包括对抗体的产生、促进免疫细胞的成熟速度等。另外，维生素 C 也与子宫颈癌发病率有关，有关资料调查表明，维生素 C 摄入量增加时，患子宫颈癌的风险降低。含维生素 C 多的蔬菜有菜花、白萝卜、马铃薯、小白菜、油菜等。

（3）补充微量元素锌和硒。

锌和硒对免疫细胞的产生和功能发挥有着极为重要的作用。研究表明，体内锌和硒的水平过低会引起免疫系统功能低下。现已发现子宫颈癌与微量元素锌和硒有关。这些微量元素的不足导致子宫颈癌、乳腺癌的发病率明显升高。在膳食中补充锌和硒尤其重要。含微量元素锌和硒多的动物性食物有牡蛎、鱼、瘦肉、动物内脏、蛋、牛肾、猪肾、虾等，蛋类中含锌最高。含锌和硒多的植物性食物有食用菌类、紫菜、芝麻、花生、小麦胚粉、坚果类等。

(4)多吃黄豆及其制品。

豆腐、豆浆、豆干、芹菜、花椰菜、毛豆、甜豆等食物可补足植物性雌激素,植物性雌激素内含的异黄酮素、木质素都被科学家认为有抗氧化作用。植物性雌激素可抑制子宫颈腺癌与鳞状表皮细胞癌的生长,抑制细胞分裂,能有效地阻止癌细胞侵犯或转移。

第十七节　骨　肉　瘤

骨肉瘤(OS)是一种源于间充质组织的恶性肿瘤,其中间充质组织由梭形基质细胞组成,能产生类骨组织,主要影响青少年,作为儿童与青少年最常见的原发恶性骨肿瘤,其发病率占肿瘤的0.2%,占低龄恶性肿瘤的4%左右。骨肉瘤的典型体征和症状是局部疼痛,然后是局部肿胀和关节活动受限,而疾病部位的病理性骨折是罕见事件。

一、骨肉瘤的症状诊断、诱发因素及治疗策略

(一)症状诊断

80%~90%的经典型骨肉瘤发生在长管状骨,最常见的发病部位是股骨远端和胫骨近端,其次是肱骨近端,这3个部位大约占所有肢体骨肉瘤的85%,也可发生于扁平骨如骨盆、颅骨、肩胛骨、肋骨和脊柱。

1. 临床表现

骨肉瘤无特异性临床表现,通常表现为原发肿瘤部位的疼痛和肿块。

(1)疼痛。

肿瘤部位的疼痛是骨肉瘤的常见症状,由肿瘤组织侵蚀和破坏骨皮质,刺激骨膜神经末梢引起。疼痛可由早期的间歇性发展为数周后的持续性,程度逐渐增强,下肢疼痛可出现避痛性跛行。

(2)肿块。

随着病情发展,局部可出现肿胀,患处皮温增高,伴明显的压痛。肿块增长迅速者,表面可见静脉怒张。因骨化程度的不同,肿块的硬度各异。肿块的增大,可引起关节活动受限和失用性肌肉萎缩。

(3)全身状况。

部分患者伴有全身症状,表现为发热、体重下降、贫血,严重者器官功能衰竭。个别患者肿瘤增长迅速,早期发生肺转移,致全身状况恶化。与肿瘤相关的病理骨折可使症状更加明显。

2. 骨肉瘤的检查

(1)实验室检查。

①血常规检查。骨肉瘤晚期患者可有血红蛋白和血小板含量降低。

②血生化检查。根据2018年发表的EURO-BOSS临床试验的结果,30%~40%的患者初始状态下碱性磷酸酶活性升高,20%~40%的患者在初始状态下乳酸脱氢酶活性升高。这两个酶升高缺乏特异性。

(2)影像学检查。

①X 线检查。X 线检查包括病灶部位的正侧位平片,特点是骨破坏兼有新骨形成、肿瘤多居长管状骨的干骺端中心部,表现为正常骨小梁缺失而出现境界不清的破坏区,很少会破坏骨骺板和骨骺进入关节腔。在皮质骨穿透区可见反应骨的 Codman 三角,而病损边缘一般无反应骨。病变的其他部位不完全矿化,有不规则的非应力定向瘤性骨。当新生骨与长骨纵轴呈直角时,呈“日光放射线”状,但“日光放射线”并不是骨肉瘤的特有表现。

②CT 检查。CT 检查可显示骨皮质破坏状况、骨髓内浸润、骨内外出现不规则高密度瘤骨。强化后可显示肿瘤的血运状况、肿瘤与血管的关系、在骨与软组织中的范围。增强 CT 可以显示皮质破坏的界限及三维的解剖情况。肺是骨肉瘤最常见的转移部位,也是影响患者预后的重要因素,因此肺部 CT 是分期核心依据。

③MRI 检查。MRI 检查在显示肿瘤的软组织侵犯方面更具优势,能提示肿瘤的反应区范围,与邻近肌肉、皮下脂肪、关节及主要神经血管束的关系。另外,MRI 可较好地显示病变远近端的髓腔情况,以及发现有无跳跃转移灶。

④B 超检查。骨肉瘤的区域淋巴结转移很少见,但淋巴结也可受到骨肉瘤的侵犯,因此区域淋巴结 B 超检查是必要的。

⑤骨扫描检查。骨扫描检查可显示全身其他部位骨骼的病灶,有助于诊断多中心骨肉瘤或跳跃转移病灶,对于判断化疗效果也有指导意义。

⑥PET/CT 检查。PET/CT 检查全身其他部位病灶情况,了解有无转移病灶。协助诊断分期及疗效评估判定。

(3)活体组织检查。

当患者临床和影像学表现均提示为典型骨肉瘤时,常用穿刺活体组织检查确诊。活体组织检查的位置应考虑后期的保肢和重建,穿刺点必须位于最终手术的切口线部位,以便于最终手术时连同肿瘤组织一并切除。

(二)诱发因素

①童年与青春期。

②以前接受过放疗。

③其他骨骼疾病,例如佩吉特骨病(Hansen et al,2006)和纤维性结构不良。

④某些遗传疾病,包括遗传性视网膜母细胞瘤、布卢姆综合征(Bloom syndrome)、李弗劳明综合征(Li-Fraumeni syndrome)、罗特穆德-汤普森综合征(Rothmund-thompson syndrome)和维尔纳综合征(Werner syndrome)。

(三)治疗策略

骨肉瘤治疗通常涉及手术和化疗。在某些情况下,放疗可能也是一种选择。

(1)外科手术。

手术的目的是清除所有癌细胞。但是,手术计划还需要考虑对患者日常生活能力的影响。骨肉瘤的手术程度取决于多个因素,例如肿瘤大小及其位置。

用于治疗骨肉瘤的手术包括:

①仅切除癌症病灶的手术(保肢手术)。大多数骨肉瘤手术可以切除所有的癌症病灶而保留肢体以维持其功能。这种手术是否可行,在一定程度上取决于癌症的程度及需要切除多少肌肉和组织。

如果切除一部分骨,外科医生将进行骨重建。重建方法取决于患者的具体情况,可选方案包括金属假体或骨移植。

②手术切除患肢(截肢术)。随着保肢手术的进步,截肢术(切除整个或部分肢体)的需求多年来已大幅度减少。如果有必要截肢,假肢关节的进步可以显著改善治疗结局和肢体功能。

③切除下肢部分的手术(旋转成形术)。这种手术有时用于仍在生长的儿童,外科医生将切除癌症和周围区域,包括膝关节;然后旋转脚和脚踝,让脚踝起到膝盖的作用,假体用于小腿和足部。手术结果一般可以使患者在身体活动、运动和日常生活中行动自如。

(2)化疗。

化疗是利用药物来杀死癌细胞。化疗通常联合使用两种或两种以上药物,给药方式包括静脉输液或口服药片,也可两种方法同时使用。

对于骨肉瘤,往往建议在手术前进行化疗(新辅助化疗)(Kalifa et al,2006)。医生会监测化疗对癌细胞有多少效果,以便制订下一步治疗计划。

如果骨肉瘤在化疗后缩小,也许有可能进行保肢手术。

如果化疗对骨肉瘤无效,则可能说明这种癌症具有高度侵袭性,医生可能建议不同的化疗药物组合,或建议做更具侵入性的手术,确保切除全部癌组织。

术后也可采用化疗来杀死可能残留的癌细胞。

如果骨肉瘤术后复发或扩散到身体其他部位,可能建议做化疗,以减缓疾病发展进程。

(3)放疗。

放疗是使用高能量射束(例如,X 射线和质子)来杀死癌细胞。在某些情况下,比如无法手术或外科医生无法在手术中切除所有癌组织时,放射可能是一种选择。

在放疗中,当患者躺在治疗台上时,围绕患者转动的机器会发出能量束。医生会小心地将能量束引导至骨肉瘤部位,以减少对周围健康细胞造成损害的风险。

二、骨肉瘤的发病机理

(1)染色体异常。

一系列的染色体遗传综合征都和骨肉瘤发生有关,例如布卢姆综合征、罗特穆德-汤普森综合征、维尔纳综合征、李弗劳明综合征和遗传型视网膜母细胞瘤,其中布卢姆综合征、罗特穆德-汤普森综合征和维尔纳综合征以 RecQue 解旋酶家族基因缺失为特点。DNA 复制前双螺旋的解开依赖于 DNA 解旋酶,这些基因突变增加了多发恶性肿瘤的风险。

近来对治疗前活检标本的研究证实,同源染色体 6p21、8q24、12q14 扩增及 10q21.1 杂合子丢失是骨肉瘤最常见的基因突变类型,另外染色体 9、10、13 和 17 丢失及 1 号染色体增添也和骨肉瘤的发生有关。

(2)抑癌基因异常。

DNA 损伤可以导致细胞恶性病变,但由于体内存在许多抑癌基因,所以很少进展成肿瘤,*TP53* 和 *Rb* 基因就是其中两个重要抑癌基因,*TP53* 通过激活促凋亡基因 *Bax* 和 *TP21* 来发挥抑癌作用。但是抑癌基因可发生突变从而失去保护功能,使突变的体细胞分裂失控,*TP53* 和 *Rb* 基因突变都被证明和骨肉瘤发病机理有关。

50%的癌症和 22%的骨肉瘤中都存在 *TP53* 基因突变。*TP53* 突变涉及到骨肉瘤的发生。

Rb 基因突变也与骨肉瘤的发生有关。*Rb* 基因是控制细胞周期的关键基因,Rb 蛋白通过结合转录因子 E2F 调节细胞周期。无论是胚系细胞还是体细胞的 *Rb* 基因突变都能促进骨肉瘤的发生,丢失 *Rb* 基因是骨肉瘤的高危家族因素。*Rb* 基因突变或缺失使细胞异常增殖,从而导致肿瘤发生。

(3)转录因子。

转录是遗传信息从双链 DNA 到单链 mRNA 的过程,转录因子能促进启动子和特定基因结合进行翻译。转录的调节通常是很保守的,一旦反常就可能引起骨肉瘤或者其他肿瘤的发生。基因重排可导致转录因子产生过量或活性增加。

活化蛋白-1(AP-1)是转录的调节者,调节骨细胞增殖、分化和代谢。AP-1 包含 Fos 和 Jun 蛋白,它们分别是原癌基因 *c-fos* 和 *c-jun* 编码的产物。与良性成骨细胞的损伤或低度恶性的骨肉瘤相比,在高度恶性的骨肉瘤中 *Fos* 和 *Jun* 显著上调,这和远处转移有关。试验发现,*c-fos* 和 *c-jun* 双转基因小鼠患骨肉瘤的概率要比 *c-fos* 单转基因小鼠高。

原癌基因是一种转录因子,它在胞核中起作用,促进细胞生长和分裂。原癌基因扩增和骨肉瘤的发病及耐药性有关,在骨髓基质细胞中过量表达原癌基因可促进骨肉瘤发生和发展。在人骨肉瘤细胞(U2OS)变异种中,原癌基因扩增能够最大限度地抵制阿霉素,并且发现在人成骨肉瘤细胞(SaOS-2)耐甲氨蝶呤的变异种中也存在原癌基因扩增现象,下调原癌基因能够增强治疗耐甲氨蝶呤骨肉瘤的效果,因此目前原癌基因已经成为骨肉瘤治疗的靶点。在人肉骨细胞瘤(MG-63)将反义原癌基因片段经腺病毒介导转染骨肉瘤细胞后能够导致细胞周期停滞和细胞凋亡。

(4)生长因子。

骨肉瘤细胞通过自分泌和旁分泌产生一系列的生长因子并发挥作用。生长因子表达失调可加速细胞增殖,如转化生长因子(TGF)、胰岛素样生长因子(IGF)和结缔组织生长因子(CTGF)失调,同时生长因子受体也会过量表达并激活,和这些受体相关的信号转导通路活性增强。

转化生长因子-β(TGF-β)蛋白是一种细胞分泌的二聚体蛋白大家族,与其他许多生长因子一样,它们也广泛影响着细胞的生长代谢,如分化、增殖、凋亡和基质产生等。骨形态发生蛋白(BMPs)的形成需要大量 TGF-β 家族蛋白。高度恶性的骨肉瘤表达 TGF-β1 明显高于低度恶性的骨肉瘤。骨肉瘤易感和转移与转化生长因子 β 受体(TGFR1)变异有关。骨肉瘤中 IGF-Ⅰ和 IGF-Ⅱ过量表达,它们结合相应的受体发挥特定的作用,例如结合 IGF-1R,导致磷脂酰肌醇-3 激酶(PI3K)和丝裂原活化蛋白激酶(MAPK)信号转导通路激活,促进细胞增殖、抑制细胞凋亡。慢病毒介导的胰岛素样生长因子受体(IGFR)-1 的特异 shRNA(short hairpin RNA)能够提高骨肉瘤细胞对多西他赛和顺铂的敏感度,另外用 IGFR-1 的单克隆抗体也能增强抗肿瘤效应。结缔组织生长因子(CTGF)和 CCN(CTGF/Cyr61/Cef10/NOVH)家族的多种蛋白相关联,并通过整合蛋白信号通路发挥作用,促进骨肉瘤的黏附、转移、增殖和血管生成等。研究表明,CTGF 是 SaOS-2 细胞系增殖的刺激因子,可促进 I 型胶原、碱性磷酸酶和骨桥蛋白表达。另外,CCN3 过量表达和骨肉瘤不良预后有关。甲状旁腺激素(PTH)、甲状旁腺激素相关肽(PTHrP)和甲状旁腺激素受体(PTHR1)与骨肉瘤的进展及转移有关。PTHrP 是骨肉瘤转移和高钙血症的体液因素,PTHrP 和 PTHR1 在破骨活动的信号转导方面有一定作用,当人肉骨细胞瘤细胞(HOS)过量表达 PTHR1 时可以直接促进骨肉瘤细胞增殖、活力和浸润。研究表明,PTHrP 能通过阻断 P53 和线粒体的细胞凋亡机制来提高骨肉瘤的耐药性,还能下调促凋亡基因 *Bax* 和 *PUMA* 并上调抑凋亡基因 *Bcl*-2 和 *Bcl*-*xl*。

(5)WWOX。

在骨内环境中 WWOX(WW domain-containing oxidoreductase)失调可促进成骨肉瘤生成(Aqeilan et al,2007)。WWOX 是多种蛋白的配偶体,包括埃兹蛋白(EZRIN)、表皮生长因子受体 4(ERBB4)和 Runt 相关转录因子 2(RUNX2),参与骨肉瘤的发病。EZRIN 是一种细胞骨架连接蛋白,在儿童骨肉瘤患者中高表达 EZRIN 可以增高复发风险。

WWOX 可以和 ERBB4 受体的酪氨酸激酶相互作用。ERBB4 受体分布于细胞的不同部位,其细胞内段能够抑制转录活性。ERBB4 在细胞分化、增殖方面发挥着重要作用,在骨肉瘤细胞核内 ERBB4 的细胞内段(P80)高表达,并且当骨肉瘤细胞中 WWOX 减少或缺失时,ERBB4 的细胞内段在细胞核中就会大幅度增加。

骨祖母细胞的增殖、分化、成熟需要 WWOX 调节,同时涉及转录因子 RUNX2。骨肉瘤中 RUNX2 的表达严重失调。在缺乏 WWOX 的小鼠骨组织中 RUNX2 的 mRNA 和蛋白含量增加,并且用能控制 WWOX 水平的骨肉瘤细胞系研究证明,它们成负相关,因此 WWOX-RUNX2 的相互作用可能在骨肉瘤的发生和发展中发挥着重要作用。

(6)miRNAs。

miRNAs(microRNAs)是非编码小 RNAs,通常仅含 18~25 个核苷酸,它们通过碱基互补配对的方式识别靶 mRNA,并根据互补程度不同指导沉默复合体降解靶 mRNA 或阻遏靶 mRNA 的翻译。miRNAs 表达的改变与骨肉瘤的耐药性、凋亡、浸润和迁移相关。

①14q32 miRNAs-cMYC 相互作用。*cMYC* 是骨肉瘤发病机理的重要组成部分,在大多数骨肉瘤患者中此原癌基因都高度表达,约 30%的骨肉瘤 *cMYC* 基因座扩增。*cMYC* 过量表达的原因是 miRNAs 和相关的基因调控网络失调。有研究介绍了骨肉瘤中一个新的调控网络,包括 14q32 miRNAs、*cMYC* 和 miR-17-92,并证明 14q32 miRNAs(miR-544、miR-369-3p、miR-134 和 miR-382)共同作用使 *cMYC* 不稳定,然后控制了 miR-17-92 miRNAs 的表达。

14q32 miRNAs 网络调节是骨肉瘤发病的一个重要机制,因为:(a)通过基因异位的方法使 14q32 miRNAs 表达调节恢复正常,或降低 miR-17-92 聚集性能够促进骨肉瘤细胞凋亡;(b)当成骨细胞进行分化时 14q32 miRNAs 含量增高;(c)阻断 14q32 miRNAs 促进成骨细胞瘤变。这些发现指出 14q32 miRNAs 可以被看作抑癌基因,它们的表达水平和成骨细胞的分裂能力成负相关,因此丢失 14q32 miRNAs 可归于骨肉瘤发病的诱发因素。在原发性骨肉瘤患者中发现 14q32 miRNAs 和 *cMYC* 也成负相关,因此 *cMYC* 水平增高会对细胞正常生理产生严重负面影响。在骨肉瘤细胞中降低 *cMYC* 水平能够促进其凋亡,这可能是通过提高 *p27kip*1 水平实现的;相反,诱导 *cMYC* 可以激活 miR-17-92 miRNAs 的转录子并提升 miR-17-92 水平,导致细胞分裂异常甚至逃逸凋亡。研究证明,通过减少 14q32 miRNAs 表达来稳定 *cMYC* 可导致 miR-17-92 水平提升。骨肉瘤细胞中表达 *cMYC* cDNA 能够减弱 14q32 miRNAs 促凋亡的作用。

②miRNA-29a。包括 miRNA-29a、miRNA-29b 和 miRNA-29c 在内的 miRNA-29 家族成员都参与横纹肌肉瘤和肝癌的形成。研究表明,在绝大多数骨肉瘤组织中 miRNA-29a 和 miRNA-29b 的表达水平都下调,在 U2OS 和 SAOS-2 成骨细胞系中 miRNA-29a 能够通过激活 *TP*53 基因促进细胞凋亡,miRNA-29a 的这一作用依赖于 *TP*53 的表达水平。此外,在多种肿瘤中,原癌基因 *Bcl*-2 和 *Mcl*-1 是 miRNA-29 的直接作用靶点,在 U2OS 和 SAOS-2 成骨细胞系中发现 miRNA-29a 高表达能够下调 *Bcl*-2 和 *Mcl*-1,而 miRNA-29a 沉默能够增强它们的表达。另外,提高 miRNA-29a 的表达水平能够促进 *E2F*1 和 *E2F*3 两种抑癌基因的表达。总之,miRNA-29a 的沉默促进了骨肉瘤的发病(Zhang et al,2012)。

最近研究还发现,高表达 miR-181a、miR-181b、miR-181c 和低表达 miR-16、miR-29b、miR-142-5p 都和骨肉瘤的发生有关。

三、骨肉瘤的健康预防

(1)宜吃食物。

①宜吃富含抗癌元素的食物,如芦笋,芦笋中含有丰富的抗癌元素硒,阻止癌细胞分裂与生长,抑制致癌物的活力并加速解毒,甚至使癌细胞发生逆转,刺激机体免疫功能,促进抗体的形成,提高对癌的抵抗力。

②宜吃富含钙的食物,如牛奶,牛奶富含优质蛋白质,还含有钙、磷、铁、镁、锌等微量元素,促进肠道营养物质的吸收,提高免疫力,增强抗病能力。

③宜吃富含优质蛋白质的食物,如排骨,排骨富含蛋白质、维生素,还含有大量磷酸钙、骨胶原、骨黏蛋白,可以为骨癌患者提供丰富的营养物质,提高抗病能力,有利于身体的恢复。

(2)忌吃食物。

①忌吃辛辣刺激的食物,如辣椒,辣椒具有刺激性,容易刺激胃肠黏膜,抑制胃肠黏膜对钙、磷等营养物质的吸收,降低人体免疫力,降低抗病能力,不利于身体的恢复。

②忌喝刺激的饮料,如白酒,白酒含有酒精,酒精具有促进交感神经兴奋的作用,以及抑制肠道对营养物质的吸收,饮用后不利于骨癌患者的恢复。

③忌吃容易胀气的食物,如洋葱,洋葱属于容易胀气的食物,容易导致胃肠胀满,使肠道蠕动减慢,不利于对营养物质的吸收,从而影响身体的恢复。

参考文献

[1] CSERNI G. Evaluations of surgically removed breast tumors from the pathologist's viewpoint, with special emphasis on benign lesions[J]. Orvosi Hetilap, 2000,141(48):2595.

[2] GIANI C,D'AMORE E,DELARUE J C,et al. Estrogen and progesterone receptors in benign breast tumors and lesions: relationship with histological and cytological features[J]. Int J Cancer,1986,37(1):7-10.

[3] KRISTAL A R,ARNOLD K B,SCHENK J M,et al. Race/ethnicity,obesity,health related behaviors and the risk of symptomatic benign prostatic hyperplasia:results from the prostate cancer prevention trial[J]. J Urol,2007,177(4):1395-1400;quiz1591.

[4] KIM E H,LARSON J A,ANDRIOLE G L. Management of benign prostatic hyperplasia[J]. Annu Rev Med,2016,67:137-151.

[5] BECHIS S K,OTSETOV A G,GE R B,et al. Personalized medicine for the management of benign prostatic hyperplasia[J]. J Urol,2014,192(1):16-23.

[6] LANGAN R C. Benign prostatic hyperplasia[J]. Prim Care,2019,46(2):223-232.

[7] TE A E. Recent advances in prostatectomy for benign prostatic hyperplasia[J]. F1000Research, 2019,8:1528.

[8] LEE K L,PEEHL D M. Molecular and cellular pathogenesis of benign prostatic hyperplasia [J]. J Urol,2004,172(5 Pt 1):1784-1791.

[9] TINELLI A,VINCIGUERRA M,MALVASI A,et al. Uterine fibroids and diet[J]. Int J Environ Res Public Health,2021,18(3):1066.

[10] TRISTAN M,OROZCO L J,STEED A,et al. Mifepristone for uterine fibroids[J]. Cochrane Database Syst Rev,2012,2012(8):CD007687.

[11] TRISTAN H,RAJAONARISON J,WONG L,et al. Myomectomy:technique and current indications[J]. Minerva Ginecol,2017,69(4):357-369.

[12] IVANOVA Y,DIMITROV D,DIMITROVA K,et al. The use of ultrasound guided high intensity focused ultrasound (hifu) in the treatment of uterine fibroids: an overview[J]. Wiad Lek,2022,75(2):545-550.

[13] ISLAM M S,AKHTAR M M,CIAVATTINI A,et al. Use of dietary phytochemicals to target inflammation,fibrosis,proliferation,and angiogenesis in uterine tissues:promising options for prevention and treatment of uterine fibroids? [J]. Mol Nutr Food Res,2014,58 (8):1667-1684.

[14] BAIRD D D,HILL M C,SCHECTMAN J M,et al. Vitamin d and the risk of uterine fibroids[J]. Epidemiology,2013,24(3):447-453.

[15] DAVANZO B,EMERSON R E,LISY M,et al. Solitary fibrous tumor[J]. Transl Gastroenterol Hepatol,2018,3:94.

[16] LÖFFLER H,GASSMANN W. Morphology and cytochemistry of acute lymphoblastic leukaemia[J]. Baillieres Clin Haematol,1994,7(2):263-272.

[17] WEINMANN M,BECKER G,EINSELE H,et al. Clinical indications and biological mechanisms of splenic irradiation in chronic leukaemias and myeloproliferative disorders[J]. Radiother Oncol,2001,58(3):235-246.

[18] ASHFAQ K,YAHAYA I,HYDE C,et al. Clinical effectiveness and cost-effectiveness of stem cell transplantation in the management of acute leukaemia:a systematic review[J]. Health Technol Assess,2010,14(54):iii.

[19] BRIVIO E,BARUCHEL A,BEISHUIZEN A,et al. Targeted inhibitors and antibody immunotherapies:novel therapies for paediatric leukaemia and lymphoma[J]. Eur J Cancer, 2022,164:1-17.

[20] ZEEB H,BLETTNER M. Adult leukaemia:what is the role of currently known risk factors? [J]. Radiat Environ Biophys,1998,36(4):217-228.

[21] WHITELEY A E,PRICE T T,CANTELLI G,et al. Leukaemia:a model metastatic disease [J]. Nat Rev Cancer,2021,21(7):461-475.

[22] BAILEY N G,ELENITOBA-JOHNSON K S J. Impact of genetics on mature lymphoid leukemias and lymphomas[J]. Cold Spring Harb Perspect Med,2020,10(11):a035444.

[23] GIRINSKY T,LAPUSAN S,RIBRAG V,et al. Phase Ⅱ study of concomitant chemoradiotherapy in bulky refractory or chemoresistant relapsed lymphomas[J]. Int J Radiat Oncol Biol Phys,2005,61(2):476-479.

[24] ANSELL S M,LIN Y. Immunotherapy of lymphomas[J]. J Clin Invest,2020,130(4): 1576-1585.

[25] AYALA E,TOMBLYN M. Hematopoietic cell transplantation for lymphomas[J]. Cancer Control,2011,18(4):246-257.

[26] VIALA K. Neurological complications of lymphomas[J]. Revue Neurologique,2006,162 (12):1273-1278.

[27] SEIFERT M,SCHOLTYSIK R,KÜPPERS R. Origin and pathogenesis of B cell lymphomas[J]. Methods Mol Biol,2013,971:1-25.

[28] BADE BC,DELA C S. Lung Cancer 2020:epidemiology,etiology,and prevention[J]. Clin Chest Med,2020,41(1):1-24.

[29] PIPERI C,VLASTOS F,FARMAKI E,et al. Epigenetic effects of lung cancer predisposing factors impact on clinical diagnosis and prognosis[J]. J Cell Mol Med,2008,12(5A): 1495-1501.

[30] HOY H,LYNCH T,BECK M. Surgical treatment of lung cancer[J]. Crit Care Nurs Clin North Am,2019,31(3):303-313.

[31] KABIR Z,BENNETT K,CLANCY L. Lung cancer and urban air-pollution in Dublin:a temporal association? [J]. Ir Med J,2007,100(2):367-369.

[32] AVILA J,HERRICK B,ATTAI D J,et al. Treatments for breast cancer in men:late effects and impact on quality of life[J]. Breast Cancer Res Treat,2023,201(3):489-498.

[33] SANTEN R J,STUENKEL C A,YUE W. Mechanistic effects of estrogens on breast cancer [J]. Cancer J,2022,28(3):224-240.

[34] SCHULER L A,AUGER A P. Psychosocially influenced cancer:diverse early-life stress experiences and links to breast cancer[J]. Cancer Prev Res (Phila),2010,3(11):1365-1370.

[35] DYDJOW-BENDEK D,ZAGOŹDŹON P. Selected dietary factors and breast cancer risk [J]. Przegl Epidemiol,2019,73(3):361-368.

[36] MA H Y,BROSENS L A A,OFFERHAUS G J A,et al. Pathology and genetics of hereditary colorectal cancer[J]. Pathology,2018,50(1):49-59.

[37] WEEKES J,LAM A,SEBESAN S,et al. Irino tecan therapy and molecular tangets in colorectal cancer:a sysfeatic review[J]. World J Gas Froenterol,2009,15(29):3596-3602.

[38] GRANCHER A,MICHEL P,DI FIORE F,et al. Aspirin and colorectal cancer[J]. Bull Cancer,2018,105(2):171-180.

[39] TSUKAMOTO T,NAKAGAWA M,KIRIYAMA Y,et al. Prevention of gastric cancer:eradication of *Helicobacter pylori* and beyond[J]. Int J Mol Sci,2017,18(8):1699.

[40] WÖLL E,DEVRIES A,EISTERER W,et al. Chemotherapy in gastric cancer[J]. Anticancer Res,2008,28(2B):1213-1219.

[41] SMYTH E C,NILSSON M,GRABSCH H I,et al. Gastric cancer[J]. Lancet,2020,396 (10251):635-648.

[42] WU K,CRUSIUS J B A,FAN D,et al. The immunogenetics and pathogenesis of gastric cancer. Highlights of the First Sino-European Workshop on the Immunogenetics and Pathogenesis of Gastric Cancer[J]. Drugs Today (Barc),2002,38(6):391-417.

[43] KLEIN A P. Pancreatic cancer epidemiology:understanding the role of lifestyle and inherited risk factors[J]. Nat Rev Gastroenterol Hepatol,2021,18(7):493-502.

[44] ORR B,EDWARDS R P. Diagnosis and treatment of ovarian cancer[J]. Hematol Oncol Clin North Am,2018,32(6):943-964.

[45] ZSIROS E,TANYI J,BALINT K,et al. Immunotherapy for ovarian cancer:recent advances and perspectives[J]. Curr Opin Oncol,2014,26(5):492-500.

[46] YU P,WANG Y R,YUAN D H,et al. Vascular normalization:reshaping the tumor micro-

environment and augmenting antitumor immunity for ovarian cancer[J]. Front Immunol, 2023,14:1276694.

[47] MILESHKIN L, PARAMANATHAN A, KONDALSAMY-CHENNAKESAVAN S, et al. Smokers with cervix cancer have more uterine corpus invasive disease and an increased risk of recurrence after treatment with chemoradiation[J]. Int J Gynecol Cancer, 2014, 24(7):1286-1291.

[48] KUMAR L, HARISH P, MALIK P S, et al. Chemotherapy and targeted therapy in the management of cervical cancer[J]. Curr Probl Cancer, 2018, 42(2):120-128.

[49] MIGLIERINI P, MALHAIRE J P, GOASDUFF G, et al. Cervix cancer brachytherapy: high dose rate[J]. Cancer Radiother, 2014, 18(5/6):452-457.

[50] CHO W K, PARK W, KIM H, et al. Is the pathologic tumor size associated with survival in early cervical cancer treated with radical hysterectomy and adjuvant radiotherapy? [J]. J Obstet Gynecol, 2022, 61(2):329-332.

[51] ROSA D D, MEDEIROS L R, EDELWEISS M I, et al. Adjuvant platinum-based chemotherapy for early stage cervical cancer [J]. Cochrane Database Syst Rev, 2009(3):CD005342.

[52] HANSEN M F, SETON M, MERCHANT A. Osteosarcoma in Paget's disease of bone[J]. J Bone Miner Res, 2006, 21(Suppl 2):P58-P63.

[53] KALIFA C, BRUGIERES L, LE DELEY M C. Neoadjuvant treatment in osteosarcomas. Bulletin Du Cancer, 2006, 93(11):1115-1120.

[54] AQEILAN R I, TRAPASSO F, HUSSAIN S, et al. Targeted deletion of Wwox reveals a tumor suppressor function[J]. Proc Natl Acad Sci USA, 2007, 104(10):3949-3954.

[55] ZHANG W, QIAN J X, YI H L, et al. The microRNA-29 plays a central role in osteosarcoma pathogenesis and progression[J]. Mol Biol (Mosk), 2012, 46(4):622-627.